手术室专科护理学

主　编　高兴莲　郭　莉

科　学　出　版　社
北　京

内 容 简 介

全书分为21章，第一至第三章主要介绍了手术室护理的发展历程，常用的器材，手术室围手术期护理(术前、术中、术后)，急危重手术患者护理。第四至第二十一章分别阐述了各专科手术护理内涵，系统地介绍了每类手术的基础理论知识、局部解剖知识、手术体位护理、术前物品准备、特殊器材准备、手术配合技能、患者术前评估及个性化护理措施等。全书内容丰富、图文并茂，手术方法与配合采用表格形式，清晰明了，除了介绍常见手术，也介绍了部分复杂手术。

本书可供手术室护士参考阅读，也可作为专科护士培养教材和继续教育用书。

图书在版编目(CIP)数据

手术室专科护理学 / 高兴莲，郭莉主编. —北京：科学出版社，2014.3

ISBN 978-7-03-040211-0

Ⅰ. ①手… Ⅱ. ①高… ②郭… Ⅲ. 手术室–护理学 Ⅳ. R472.3

中国版本图书馆 CIP 数据核字(2014)第 048973 号

责任编辑：戚东桂 张 晨 李伟伟 / 责任校对：赵桂芬

责任印制：徐晓晨 / 封面设计：范璧合

科 学 出 版 社 出版

北京东黄城根北街 16 号

邮政编码：100717

http://www.sciencep.com

北京厚诚则铭印刷科技有限公司 印刷

科学出版社发行 各地新华书店经销

*

2014年 3月第 一 版 开本：787×1092 1/16

2019年 7月第六次印刷 印张：28 1/2

字数：640 000

定价：138.00 元

(如有印装质量问题，我社负责调换)

《手术室专科护理学》编写人员

主　编　高兴莲　郭　莉

副主编　杨　英　吴荷玉　王曾妍

编　委　(按姓氏汉语拼音排序)

陈　丹　陈　蓉　陈翠萍　高兴莲　龚腊梅　郭　莉

李　芳　李　莎　李　珊　李婷婷　刘　红　刘杏娥

吕　晶　马　琼　牛丹丹　彭玉兰　沈剑辉　王　萍

王曾妍　吴荷玉　吴佳颖　许　娜　杨　英　易薇薇

俞全全　余文静　张　敏　周　琦

序

手术室专科护理在我国高等院校课程中没有专门教材，部分课程归属在外科护理学和基础护理学中，而且教材内容和篇幅与手术室专科护理内容相差甚远。因此，手术室护理专业教育相对其他护理专业基础显得更加薄弱。《中国护理事业发展规划纲要(2011—2015)》指出："十二五"期间将进一步加快护理教育的改革与发展，完善护理教育方式，坚持以岗位需求为导向，促进理论与实践相结合，大力培养临床实用型人才，突出护理专业特点。

《手术室专科护理学》的编写正是顺应了这一目标要求，全书共分21章，从编写设计上应手术患者需求，增加了患者手术过程中生理、心理、人文与社会等方面内容，进一步拓展了手术室护理内涵。从撰写内容上，关注手术室护士基础知识薄弱部分和临床实践重点部分，系统地介绍了各个专科手术的基础理论知识、局部解剖知识、手术体位护理、术前物品准备、特殊器材准备、手术配合技能、患者术前评估、术中病情观察及个性化护理措施等。既为临床手术室管理者提供较好的培训工具，也为广大的手术室护理人员提供学习教材。

此外，本书还可以作为护士职前教育的选修课程，为培养手术室专业护理人才奠定坚实的理论基础，同时其出版也填补了当前我国高等院校教育中手术室护理内容缺失部分。本书编写根据手术室护理专业自身的特点，结合临床发展需求，力求达到使手术室专科护理知识化、规范化、系统化、标准化的目的，培养临床手术室护士分析和解决手术专科护理问题的辩证思维方法和临床综合能力。相信本书的出版将为促进我国手术室专科护士培养规范化、系统化及科学化作出贡献。

中华护理学会手术室专业委员会主任委员

郭　莉

2013年12月

前　言

随着外科手术不断向高度专科化方向发展，手术种类越来越多，专科与亚专科手术分化越来越细，高新技术和高精尖仪器设备也逐年增加，对手术室护士的手术护理技术、术前物品准备、仪器设备使用也提出了更高的要求，手术室护士工作范畴已从过去的全面参与型向专科参与型转变。实施手术专科化是手术室护理发展的必然趋势。因此，手术室护士培训模式、培训内容、培训方法也需要不断改进和创新，才能满足手术室护士专科化发展的需求。

《手术室专科护理学》以手术室各个专科护士手术配合需求为导向，以提升手术室护士专业内涵为目标，通过理论和临床教学培训，使手术室护理人员较系统地了解、熟悉和掌握各个专科手术的基本理论、局部解剖知识、手术体位护理、术前物品准备、特殊器材准备、手术配合技能、患者术前评估、术中病情观察及个性化的护理措施等内容，并运用这些知识解决临床专科手术中护理疑难问题。

《手术室专科护理学》可作为临床手术室护士的参考书、培训教材，也可作为高等院校护理人才培训过程中手术室专业内容的选修课程。希望本书的出版对促进手术室专科护士培养规范化、系统化及科学化起到一定作用。

在编写过程中，本书得到了郭莉主任和各位编委的大力支持，在此表示衷心感谢！由于撰写时间仓促，编者水平有限，受所在医院医疗、护理水平的限制，书中还有许多不够完善的地方，恳请阅读本书的手术室护理同仁批评指正。

高兴莲

2013年12月

目　　录

第一章　手术室护理的发展

第一节　手术室的历史沿变

手术室源于 16 世纪的意大利和法国，当时只是一个圆形的剧场，不是为活着的人做手术，而是为了解剖尸体。随着时代的进步，外科学得到了飞速的发展，科学技术推动了手术室的发展。到了 19 世纪，随着麻醉学的诞生，美国牙科医生 William T. G. Morton 于 1846 年在美国麻省总医院(Massachusetts General Hospital)首次当众使用乙醚麻醉成功地进行了拔牙手术。尽管当时的手术场地设在图书馆的教室内，甚至没有正式的着装，却由此拉开了手术室历史的帷幕。

一、手术室的发展历史

外科手术的历史可以追溯到遥远的新石器时代。随着社会的进步，外科学飞速地发展，同时也带动了消毒灭菌技术和无菌技术的更新与完善。1846 年美国麻省总医院的牙科医生 William T.G. Morton 揭开了手术室发展历史的序幕。

二、手术室的进化

1. 第一代手术室　又称为创世纪简易型手术室。一个世纪以前的手术并非在固定的地方施行，而是在病房或患者家中，也有的在医生的诊所中进行。医学在不断进步，1886 年细菌的发现、蒸汽灭菌法的诞生，使手术器械得到了有效的消毒；1887 年外科洗手法的创立，显著降低了术后患者的感染率；1897 年口罩开始使用，过滤来自医务人员的细菌；1898 年灭菌手术衣开始使用；所有这些逐步形成了简易型手术室所具备的基本要素。

2. 第二代手术室　又称为分散型手术室。20 世纪的欧洲，医院的部分病房内开始配置各自相关的手术室。1937 年召开的法国巴黎万国博览会上，现代模式的手术室正式创立。

3. 第三代手术室　又称为集中型手术室。20 世纪中期，病房开始集中化后，出现了集中型手术室。1955 年，日本东京大学集中型中心手术部正式开设，揭开了日本集中型手术室的帷幕；1963 年，中央供应型手术室平面布局在美国诞生；1966 年，世界上第一间层流洁净手术室在美国的巴顿纪念医院设立；1969 年，英国卫生部推荐的手术室平面布局，就是今天被广泛使用的污物回收型手术室的雏形。

4. 第四代手术室　又称为 21 世纪的手术室。跨入了新的世纪，开始步入新的手术时代，手术室相对集中，功能完全独立，设备精良，能满足各种类型的手术需求。同时，随着医院信息系统的应用，将手术室推向了一个全新的发展空间，相继涌现了机器人手术间、一体化手术间、术中磁共振和 CT 手术间、术中放疗手术间和复合手术间等现代化手术室，为手术患者提供了更加广阔的治疗环境。这个时期手术室更注重安全性，包括空调洁净系统安全、医疗气体安全和放射线安全等。

随着医学和工程学的发展，近年来出现了一种全新的手术室，人们称之为数字化手术室，其技术核心是信息技术。数字化手术室采用医学图像存储和传输系统，将各类医学影像设备所获得的医学图像送至手术现场，以指导手术过程。或者在手术室内安装专用的手术图像设备，取得实时的手术动态像以指导手术的进行。主要有 3 种形式。

(1)信息化手术室：采用现代医学影像档案盒通讯系统，即 PACS 系统，使 CT、MRI、DSA、ECT、PET/CT、超声所获得的图像资料迅速送到手术现场，供手术选用。或者在手术现场安装专用手术图像设备，取得手术部位的实时图像，直接指导手术的进程。

(2)复合手术室(MRI、CT、DSA 等)：手术图像引导的概念，已成为医学成像领域的热点问题，它使医学成像从以诊断为目的向注重治疗过程转移。图像引导技术的出现，可以提高手术治疗的安全性并能节省医疗费用。

(3)微创手术室：微创手术是将先进的医学摄像系统、完善的手术器械、熟练的外科手术操作技巧相结合的前沿技术。以腹腔镜为代表的微创技术可以达到传统手术的效果，但具备手术创伤小、术后恢复较快等优点，在临床上广泛应用。虽然取得了良好的临床效果，但因器械的活动自由度小，完成精细分离、缝合、吻合等操作的难度大，限制了腹腔镜技术向更复杂外科手术的拓展。近年来兴起的手术机器人技术在微创的基础上，将手术的精度和可行性提升到了一个全新的高度，以手术机器人为代表、以信息化处理为标志的新的外科手术时代即将来临。目前，国外手术机器人已在心胸外科、泌尿外科、妇科和腹部外科等领域逐渐普及，国内也陆续引进代表当今手术机器人最高水平的达芬奇(Da Vinci)手术机器人，并迅速投入运用。

第二节　手术室护理的发展

一、国际手术室护理发展史

1. 19 世纪后期　对手术室护士的特征描述：具备灵活的头脑和锐利的眼睛；拥有一种不容易激动或混乱的心境；具备判断不寻常情况的能力；能够提供最大程度的帮助。

2. 1894 年　Hunter Robb 外科医师提出“手术团队”理念，当时是资深护士担任器械护士，年轻护士和学生担任巡回护士。

3. 1910 年　(ANA)提出巡回护士应该是有经验的护士，器械护士主要以技术为导向。专科护士(clinical nurse specialist，CNS)是为提高临床专科护理质量，适应专科护理学发展应运而生的。20 世纪三四十年代，美国开始培养这类人才，20 世纪 60 年代正式将其称之为临床护理专家。

4. 1985 年　(AORN)提出手术室全期(手术前期、手术中期、手术后期)护理。手术室全期护理(perioperative nursing)是用来描述在手术全期中护理工作的目的和范围，也就是护理人员应用所学的知识与技能，针对患者存在的健康问题和需要，提供患者在手术前、手术中、手术后期的各项专业及持续性的护理活动。

二、国内手术室护理发展史

中华民族有着五千年悠久的历史，遗憾的是，当我们打开近代中国护理发展历史这部“教科书”，却发现作为医学科学的重要组成部分的护理学，其历史发展的研究尚未得到我国护理界的足够重视。西方护理学传入我国已经近一个多世纪，但护理界对其起源、传入并在我国发展的历史研究甚少。我们现在还没有一本规范的中国护理史的教科书及著作，护理教育甚至高等护理教育中尚未开设护理史课程，护理史的学术研究活动也是一个空白。

国内手术室护理的发展与外科学的发展是紧密相连的。现代外科学发展日新月异，促进了手术室护理的快速发展。

1. 手术室护理模式的发展

(1)以疾病为中心的手术室护理模式：其中心是完成手术任务，主要任务是熟悉手术医师手术方式和手术方法，熟练配合手术。

(2)以患者为中心的手术室护理模式：根据患者的需要，提供最佳的手术期护理，确保患者在手术期间得到最好的护理。

(3)以人的健康为中心的手术室护理模式：实施手术室全期护理，包括手术前期的访视护理、手术中期的配合护理、手术后期的护理效果反馈。

2. 手术室护士角色的改变

(1)手术室全科护士：传统的手术室护士扮演着全科护士的职责，以完成手术任务为核心，实施功能制护理。巡回护士负责手术患者的病情观察及手术中物品供应等工作，而器械护士则负责手术中与外科医生器械传递配合工作。巡回护士与器械护士不分专科，每日根据手术的需要安排手术室护士工作。

(2)手术室专科护士：随着现代外科学的不断发展，手术领域和范围日趋扩大，新方法、新器械、新仪器设备不断推陈出新，对手术室护士的整体素质和专业水平要求越来越高，促使手术室护理人员向高度专业化和一专多能方向发展，手术室护士由随意全面参与型向专科定人参与型发展，这就是手术室专科护士。专科护士(clinical nurse specialist，CNS)是指在某一特殊或者专门的护理领域具有较高水平和专长的专家型临床护士。手术室专科护士的职能和作用包括四个方面：利用专科护士在某一领域的知识、专长和技术为患者和社会人群提供围手术期护理服务，促进患者康复并提高患者的自我手术配合能力；向同业的护理人员提供专科领域的信息和建议，指导和帮助其他护理人员提高对患者的围手术期护理质量；开展手术室专科领域的护理研究，并将研究的结果应用于本专业领域；参加相应的管理委员会，参与护理质量、护理效果的考核评价工作和成本效益的核算工作。

第三节　手术室护理发展趋势

手术室护理经历了一个从无到有、从小到大、从简单到严谨的发展过程。并且在这个过程中，逐渐形成了一套自己独特的护理体系，旨在通过手术前、中、后期的各项专业及持续性的护理活动，为患者提供安全优质的护理服务。由于手术室护理在手术诊疗中的独特作用，有学者称其为护理的第一专业。随着医学技术的发展越来越高效，医疗器械的发展越来越精细，医学专业逐渐由专科向亚专科发展，人们对疾病的诊断和治疗方法不断改进，对手术室的护理要求也越来越高，这一切使得手术室学科的发展也相应地向更加专业化和现代化的方向发展。

一、向专科化方向发展

医疗技术和各手术学科专业化程度的发展，以及医学分科的不断细化，促使手术室护理人员向高度专业化和一专多能方向发展。专科护士是指在特定的护理领域能熟练运用护理技术、知识，并能够从事高水平护理实践的护理人员。现代外科的专业化和外科手术器械的精细化发展使手术室护士专科化成为当今我国手术室护理发展的趋势。传统方法常根据手术数量和种类随机安排洗手护士，因此，护士和医生间了解不够、配合生疏，易出现理解上的偏差。专科化的护理，护士能更快地熟悉高新仪器的使用和保养，更快地熟练掌握各个专科手术的配合技巧，使手术配合更默契，既提高了护理工作质量、缩短了手术时间，又提高了手术医生的满意度，护士能更加积极主动地学习相关专科知识、参与学科建设。实施专科化是手术室护理发展的必然趋势，因此临床护理专家应运而生。

二、向亚专科护理转变

随着医疗技术和各手术学科专业化程度的发展，以及医学分科的不断细化，如骨科组分为小儿、创伤、脊柱、关节等，手术室护理专业化已经成为现代护理实践的策略与方向。

三、向人文关怀型整体护理方向转变

手术是患者一生中较为特殊的一段经历，常可导致手术患者产生比较强烈的生理与心理反应。如果这些反应过于强烈，不仅对患者的神经系统、内分泌系统及循环系统等产生影响，干扰手术和麻醉的顺利实施，影响患者的治疗，还会给患者带来巨大的心理压力，影响其康复。通过人文关怀不仅可以使患者在极度衰弱时仍保持人格尊严，增强患者对医护人员的信任，还可以缩短医患距离，提高整个医院的护理质量和护理层次。因此，手术室的人文关怀要求护士不但要具备医学理论知识和过硬的护理技能，还要学习心理学、伦理学、美学、法学等多元化知识，灵活运用护理技巧，做好情感换位，以达到最佳的治疗效果。人文关怀彻底改变了传统的生物医学模式，开辟了手术室从疾病护理向全人护理转化的护理理念，也真正体现了“以人为本”的医院文化。符合当前患者的需要，符合人性的需要，也更符合现代医学模式的需要。

四、向高效率的手术团队方向发展

与传统的以手术医生为主的工作方式相比，手术团队的工作方式更能激发团队成员的凝聚力，提高工作效率。1894 年，在约翰·霍普金斯外科医生 Dr. Hunter Robb 的建议下就提出了"手术团队"的概念。手术团队是医院里最小规模、最基础的团队，它由手术医生、麻醉师、手术室护理人员和其他辅助性技术人员组成，该团队充分利用各成员的知识和技能协同工作，高效完成预期手术。手术室护士不再只是充当"外科医生助手"的角色，而是趋向于"合作者"的角色。手术室护士的参与意识和观念应该转变，不再是被动、盲目机械地传递手术器械，而是积极主动地参与手术的过程，包括参与手术前病例的讨论，共同制订手术方案等。如今由手术室管理和提供给医生使用的高新仪器越来越多，如各种内镜、导航仪等，这些仪器都由护士负责管理、维护和保养，供各个专科的手术医生使用，在这一方面，护士比医生更为熟悉，在某种程度上，护士甚至可起到指导的作用。需要加强团队精神培养和建设，把个人目标融入到团队目标中，每个人都应该知道自己的责任和任务，与团队共同发展，荣辱与共。

我们相信，随着我国经济建设的不断发展，与国际手术室护理交流的不断加深，我国手术室护理会有更加广阔的天地。

（高兴莲　郭　莉）

主要参考文献

高建萍. 2012. 特殊手术间的应用与管理. 现代手术室精细化管理及新技术培训班资料汇编，95
郭燕红. 2004. 探讨和建立专科护士制度提高护理专业技术水平. 中华护理杂志，39(12)：952
吕连桂. 1998. 专科护理新进展. 北京：人民军医出版社，434，435
毛晓萍，戴红霞. 2005. 手术室专科护理组的设置与管理. 解放军护理杂志，22(8)：83
潘绍山，孙方敏，黄振始. 1998. 现代护理管理学. 北京：科学技术文献出版社，410，411
宋烽. 2012. 数字化手术室建设. 现代手术室精细化管理及新技术培训班资料汇编，91
王建敏. 2008. 手术室护理人员工作全书. 北京：军事医学科学出版社，17，18
魏革，刘苏君. 2003. 手术室护理学. 北京：人民军医出版社，156～161
曾祥玉，杨开宗. 2011. 高效率手术团队的建设初探. 中国实用医药，6(8)：258
朱丹，周力. 2008. 手术室护理学. 北京：人民卫生出版社，2～5
Wise J. 1999. Perioperative nursing. Prof Nurs，15(1)：5

第二章　手术室常用器材

第一节　一次性耗材

手术室各种医用耗材的使用越来越普遍，种类越来越繁多，数量越来越庞大，这些耗材是围手术期护理工作顺利展开的物资保证。有效管理和使用医用耗材，优化耗材管理流程，提高工作效率，杜绝安全隐患，减少浪费是手术室管理者的一项重要工作任务。

一、低值耗材

对进入人体组织内，包括进入血管、体腔肌肉内的一次性无菌医疗耗材，出厂前对其无菌、热源、溶血反应、异常毒性反应等检验合格的，在有效期内使用。使用后进行无害化处理。常用低值医用耗材有以下几种。

(一)常用敷料

手术常用敷料见表 2-1。

表 2-1　常用敷料

名称	规格	用途
纱布垫	大纱布垫长 40cm，宽 40cm 小纱布垫长 50cm，宽 12cm 垫的一角内置一显影条	保护切口和手术止血使用
纱布	长 28cm，宽 27cm	供手术止血使用
显影纱布	大号：长 35cm，宽 35cm 小号：长 28cm，宽 27cm(图 2-1)	供手术止血使用
纱布球 (纱布剥离子)	根据术中需要制作成不同形状，一般棉球直径 0.5cm	术中钝性分离用
纱条	大纱条：长 100cm，宽 12cm 中纱条：长 60cm，宽 6cm 小纱条：长 30cm，宽 2cm	具有引流、填充压迫止血、防腐防臭、杀菌、减少创面分泌物及一定的阵痛作用。适用于五官科、口腔科手术
棉球	大棉球：直径为 5cm 小棉球：直径为 1.5cm，带显影(图 2-2)	大棉球消毒皮肤使用 小棉球术中消毒使用
烧伤纱布	长 28cm，宽 28cm	创伤及烧伤患者包扎创面使用
纱布夹棉	长 35cm，宽 35cm	创伤及烧伤患者包扎创面使用
手术薄膜巾	目前生产的规格有 20cm × 30cm、45 cm × 45cm、30cm × 50cm、30 cm × 45cm 等	按不同手术要求选择规格

续表

名称	规格	用途
棉片	有显影和不显影，10 片每包（图 2-3）一般规格有 60cm × 25mm、70cm × 20mm 等	用于颅脑、脊柱等手术拭血或压迫止血
凡士林油纱条（布）	纱条规格为 5cm × 150cm 布规格为 10cm × 10cm	多用于切开引流等手术后压迫止血及填塞伤口时使用，也具有引流作用。纱条用于鼻部手术
碘仿纱条	宽：8cm × 60cm 或 6cm × 60cm 窄：4cm × 30cm	填塞伤口，压迫止血，伤口换药
明胶海绵	一种白色或微黄色，质轻软而多孔的海绵状物，具有吸水性	明胶海绵在水中不溶，用于创口渗血区止血
止血材料	有纱布、粉状、胶、膜类等	为可吸收，用于多种组织止血

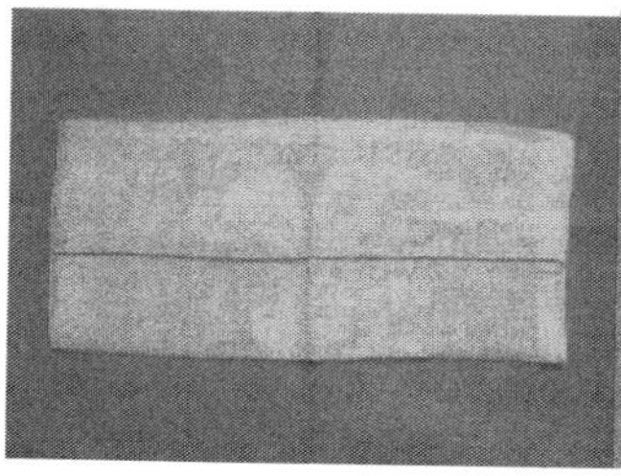

图 2-1　显影纱布

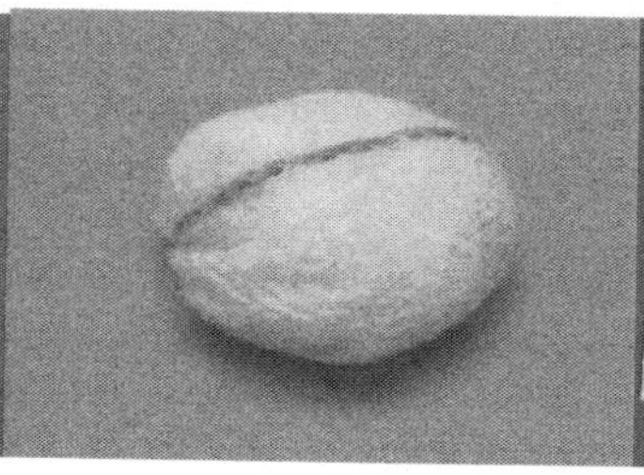

图 2-2　棉球

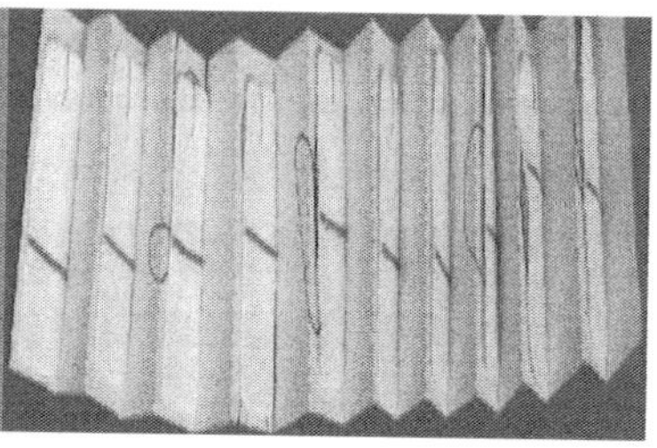

图 2-3　棉片

（二）手术缝针的规格及用途

手术缝针分针尖、针身及针孔（针眼）。按针尖形状分圆针、圆体角针、三角形角针、钝针、反角针及铲针等(表 2-2)。针身弯曲度分为 1/4 弧、3/8 弧、1/2 弧、5/8 弧及直形等。各类缝针亦属于精密器械。手术选用缝针时，依缝合部位的组织类型，选用适当针尖的锐利度及针身的大小，避免造成组织的创伤；依缝合部位的深浅，选择缝针的弯曲角度。正确传递缝针的方法如图 2-6。

表 2-2　手术缝针常用的规格及用途

缝针类型	规格	用途
圆形缝针（图 2-4）	圆 1/2 弧（4mm × 10mm、5mm × 12mm、6mm × 14mm、7mm × 17mm、10mm × 20mm、11mm × 17mm、10mm × 28mm）	主要用于柔软容易穿透的组织，如腹膜、胃肠道及心脏组织，穿过时损伤小
圆体角针（图 2-5）	角 1/2 弧（10mm × 20mm）	适用于坚韧的组织，其尖端是三角形的，针身部分是圆形的
三角形角针（图 2-5）	角 3/8 弧（4mm × 12mm、6mm × 17mm、9mm × 28mm、10mm × 34mm）	针尖至带线的部位皆为三角形，用于穿透坚韧难穿透的组织，如皮肤、筋膜及软骨等
钝针（图 2-4）	圆 1/2 弧（10mm × 34mm）	针尖较钝，对组织的损伤小，但穿透力差，适用于缝合质脆组织，如肝脏组织

续表

缝针类型	规格	用途
铲针(双针)	弧 3/8(2mm×5mm)	适用于眼科手术
带针慕丝线	角 3/8 弧和 1/2 弧，型号有 1～5-0	皮肤或皮内缝合
无损伤缝针	圆 3/8 弧，常用型号有 2-0～11-0	用于血管吻合及管状或环形构造时，亦用于连续缝合，如肠道吻合和心脏手术，有弯形和直形两种

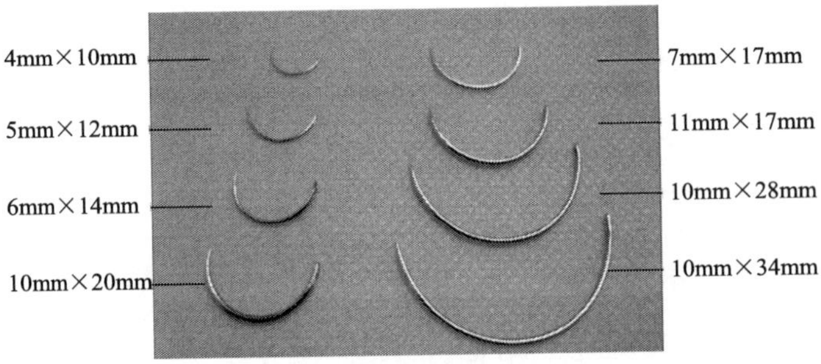

图 2-4 圆针规格

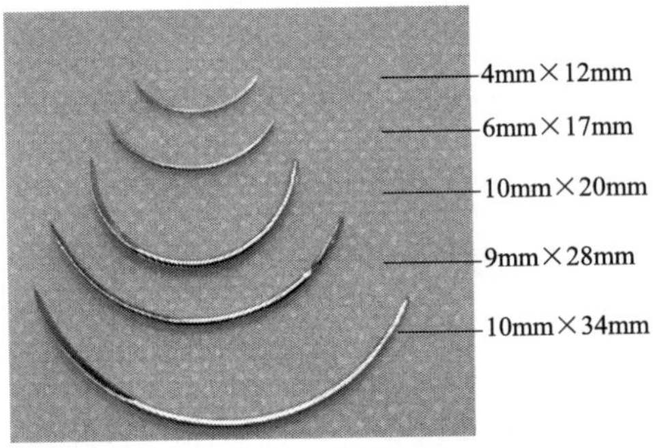

图 2-5 角针规格

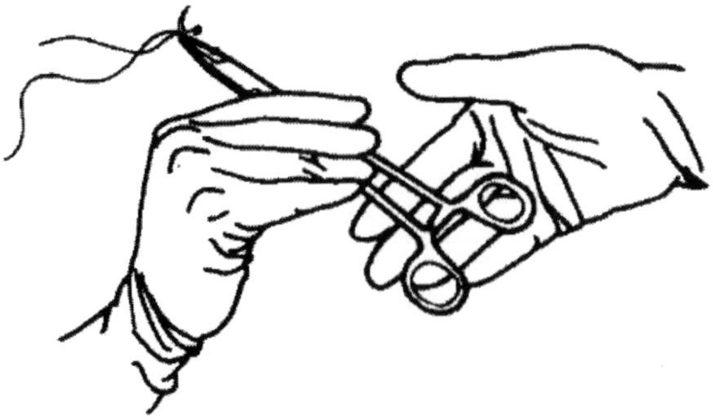

图 2-6 传递缝针

(三)手术缝线

手术缝线分为可吸收缝线和不可吸收缝线。各种缝线的粗细以 1～10 内的自然数与零的个数表示，数字越大表示缝线越细，常用的有 0～11-0。根据缝线的材料构造分为单纤维缝线（单股缝线）和多股缝线；也可根据缝线是否带针分为带针缝线和不带针缝线。

1. 可吸收缝线（图 2-7）　是指缝线植入组织后，通过机体组织酶分解吸收或水解过程吸收，随着时间的推移，缝线材料逐渐消失。目前临床常用的可吸收缝线是由人工合成的，型号有 1-0～9-0 等，是目前较理想的一种缝线，是由人工合成材质和天然材质制成，具有表面光滑、吸收快、损伤小、组织反应小的优点。吸收时间根据伤口或组织需要支撑时间而有不同。

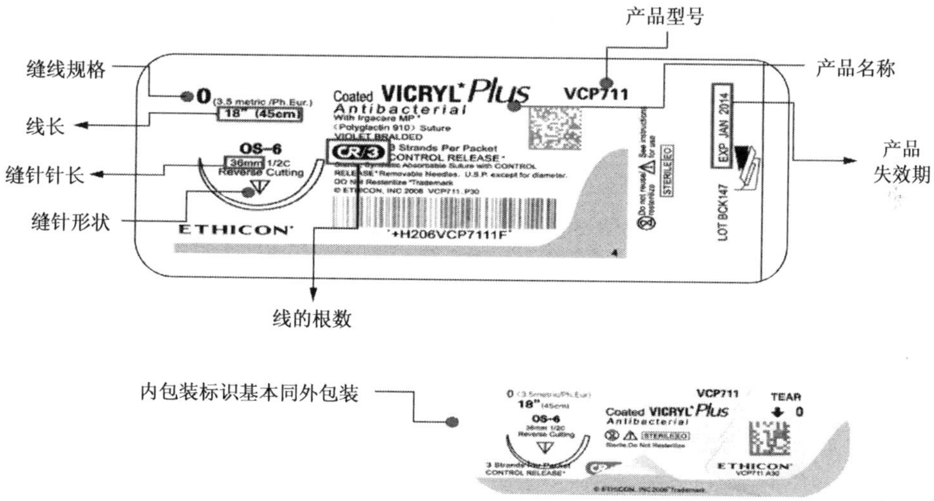

图 2-7　可吸收线外观及内包装

2. 不可吸收缝线　是指缝线在人体内不受酶的消化，不被水解吸收。常用的类型、型号和适用范围见表 2-3。

表 2-3　不可吸收缝线的类型、型号和适用范围

缝线类型	常用型号	适用范围
丝线	5-0、4-0、3-0、2-0、0、1	适合所有手术
锦纶线（尼纶线）	2-0 ~ 11-0	常用于血管、神经的吻合与修补，也用于输卵管吻合手术
涤纶编结线	1-0 ~ 6-0	常用于心脏瓣膜置换、矫形外科肌腱修补及显微血管吻合手术
滑线（Prolene）	1-0 ~ 11-0	多用于缝合心脏、血管、神经等
不锈钢丝	直径分别为 0.4mm、0.6mm、0.8mm、1mm、1.2mm	主要用于减张缝合及坚韧组织，如用于修补肌腱、软骨、骨组织等

（四）引流物品

引流管规格及用途见表 2-4。

表 2-4　引流管规格及用途

引流管名称	规格	用途
橡皮引流条（橡皮片）	根据需求自制	用于皮下引流
橡皮胶管	18 号和 26 号	根据手术需求选用引流
乳胶管	14 号、18 号、30 号	脑外科手术多用 14 号，骨科手术多用 18 号，胸科多用 30 号
“T” 形管	12 号、14 号、16 号、18 号、20 号、22 号、24 号	用于胆总管及肾盂引流
橡胶气囊导尿管	6 ~ 18 号	用于保留性导尿

二、高值耗材

医用高值耗材在临床中应用越来越广泛，因此，针对高值耗材均为植入性材料以及成本昂贵的特点，建立规范的管理方法和严格的管理制度非常重要。

(一)高值耗材的种类及特点

1. 种类　一次性使用医用高值耗材是指种植、埋藏、固定于机体受损或病变部位，支持、修复、替代其功能的一类特殊医用消耗性材料，其中包括人工关节、骨折固定用的钢板(图 2-8)、螺钉(图 2-8)、人工晶状体(图 2-9)、人工心脏瓣膜(图 2-10)、动脉瘤夹(图 2-11)、疝补片(图 2-12)、手助器(图 2-13)、肠道吻合器(图 2-14)、闭合器(图 2-15)、切缝器(图 2-16)及其他金属或高分子植入性耗材等。

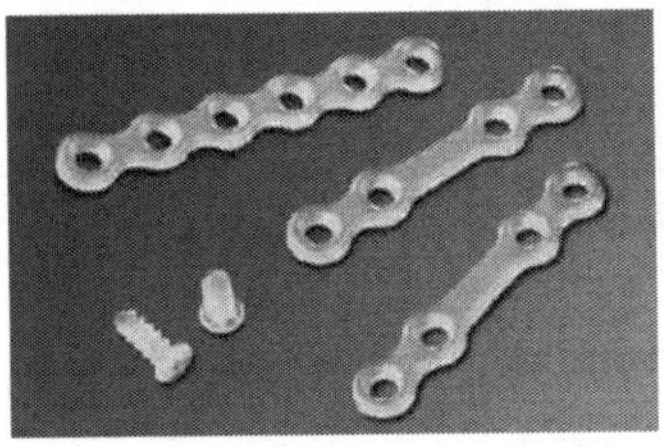
图 2-8　螺钉和钢板

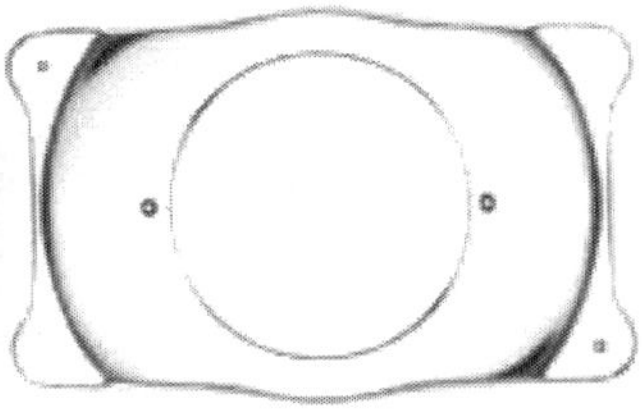
图 2-9　人工晶状体

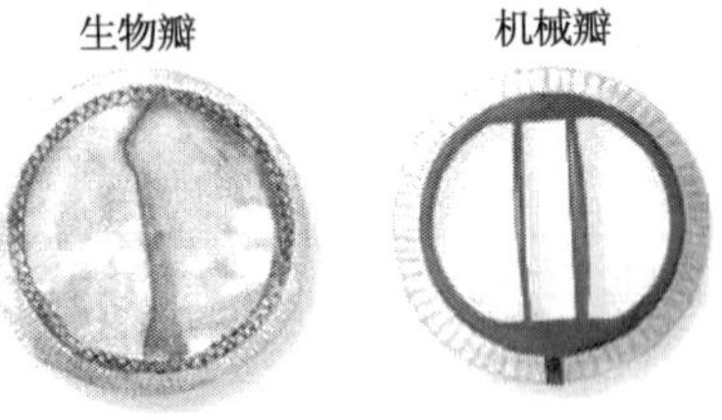

图 2-10　人工心脏瓣膜

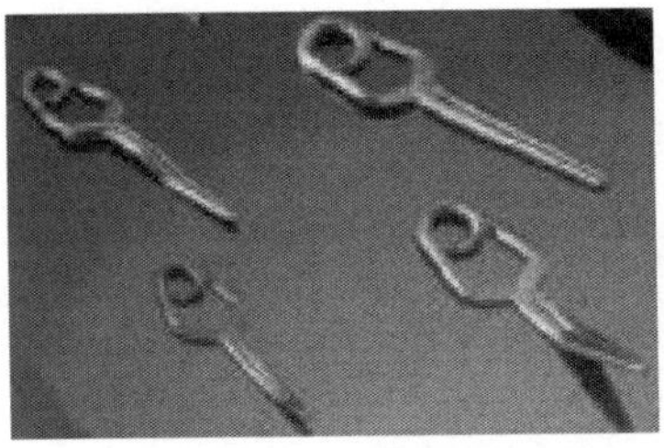
图 2-11　动脉瘤夹

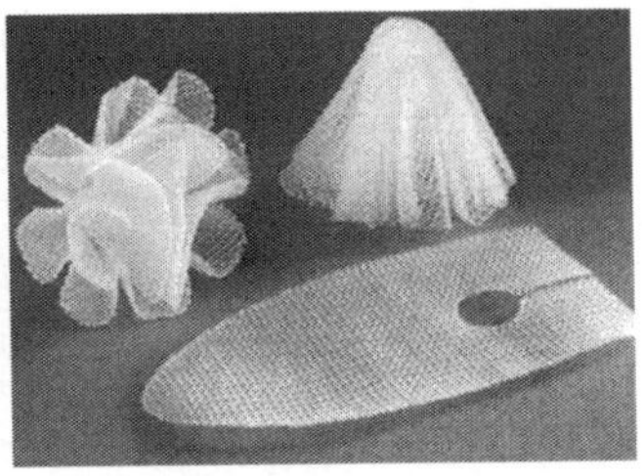
图 2-12　疝补片

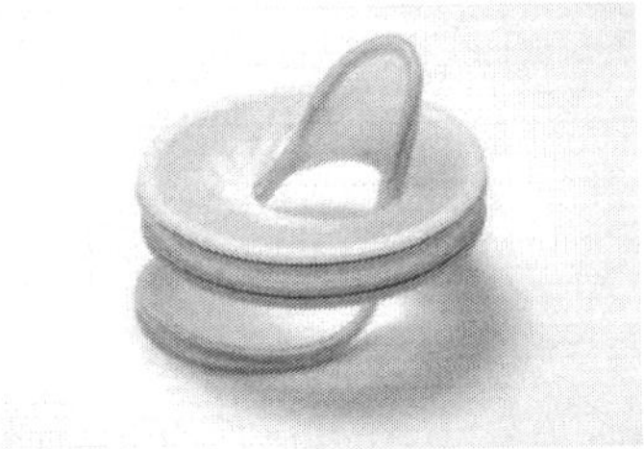
图 2-13　手助器

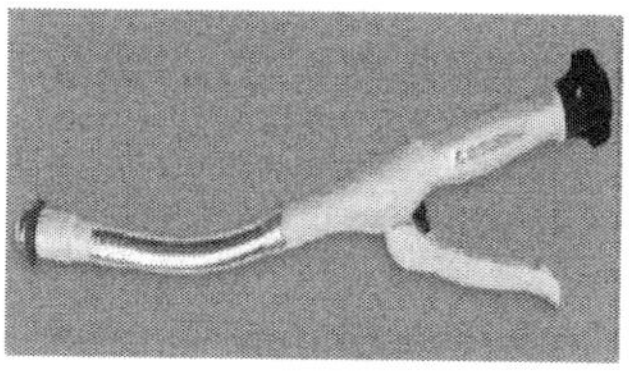

图 2-14 吻合器

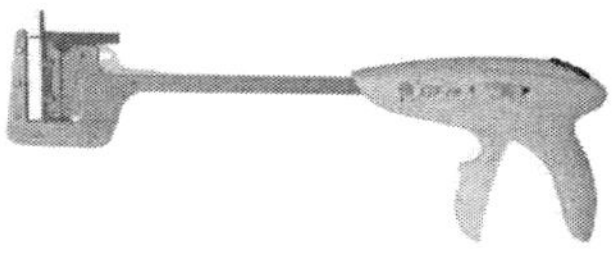

图 2-15 闭合器

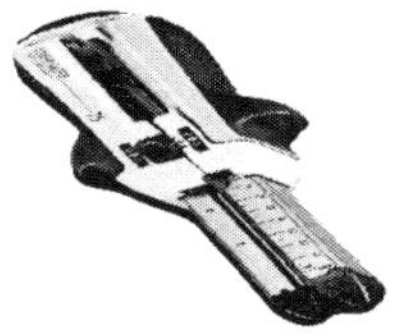

图 2-16 切缝器

2. 特点 ①组织反应小、伤口愈合好、应用范围广；②一次性包装，使用便利；③作为植入材料，有发生不良反应的可能；④价格昂贵。

(二)高值耗材管理

1. 建立二级库房 医院器材科下设手术室二级库房，凡是手术中使用的高值贵重物品，一级仓库的出库数就是二级仓库的进货数，手术贵重物品一律由器材科专职人员负责收发并进行电脑记录。月末进行盘点，并以“进、销、存”的三方数进行核对，数量不符要及时查找原因。

2. 定点、定量、定人放置 定点放置是为方便配送人员取用的同时避免经常更换位置而造成工作的忙乱。根据耗材用量的大小，建立合适的基数值，每天进行耗材的清点、登记、整理、请领工作，储存量不宜过大，避免过期造成经济损失。

3. 做好记账工作 每日将高值耗材出库记录与记账数目进行核对，避免漏账以及与其他账目不符的情况出现。

4. 高值耗材由医院器材科统一进货和储存 在储存时，需要冷藏的物品要放入冰箱进行保存，在保存过程中注意保持物品包装的干燥，并每周进行 1 次冰箱的清理工作。

5. 建立严格的出入库登记制度 准确及时记录出入库的数量，电脑扫码入库和出库，打印双联单并签名，做到有据可查，有据可依。

6. 建立严格的库房领取制度 每日手术间根据手术需要在二级库房领取耗材时，输入手术间号码，电脑扫码高值耗材条码，自动生成型号、价格、品名、厂家等信息。如果术中未使用，及时返还二级库房并在电脑中消码，避免数目混乱。

7. 管理人员根据每日的出库记录与记账员进行核对 保证数目准确，避免漏账或者其他数目不清的现象发生，造成医院或者患者的经济损失。

8. 建立知情同意制度 在使用高值耗材前，医保患者签署知情同意书，避免引起医疗纠纷。

9. 严格高值耗材规范使用制度 因高值耗材价格昂贵，使用前手术护士必须重复口头医嘱，重复正确方可打开耗材传递到手术台上，避免浪费、造成经济损失。

10. 建立耗材使用与患者病历相联系制度 将使用耗材的条形码粘贴在患者病历中，便于患者进行术后的查询，也为医院在医疗纠纷中的举证倒置提供有利的依据。

随着现代科技和外科学日新月异的发展，手术室的仪器设备种类日趋增多，各种贵重、精密的仪器使用，不仅拓展了外科手术领域，也提高了显微外科技术的发展，提高了手术的成功率。虽然它们有诸多的优势，如果仪器设备使用管理不当，均会带来安全隐患，直接或间接地损坏手术患者利益。

第二节 手 术 器 械

手术器械是外科手术操作的必备工具，多选用碳钢材料镀铬或镍制成，具有精致轻便、易于把持、刀刃锋利、结构圆滑、弹性好、韧性强、不生锈、耐高温等特点。手术器械种类多、用途广、更新快，可分为普通器械和专科手术器械两大类，而普通手术器械又是一切手术操作的基础。因此，正确了解各种手术器械的结构特点、基本性能是正确使用和灵活应用器械的前提和保证。

(一)基础手术器械

1. 手术刀 一般用于切开和剥离组织，分为刀柄和刀片两部分，刀柄常用型号有3号、4号、7号，刀片常用型号有10号、11号、12号、15号、23号(表2-5)。刀柄、刀片的末端均刻有型号，一把刀柄可以安装几种不同型号的刀片，刀片宜用持针器安装，安装及取刀片方法如图2-17、图2-18。传递手术刀(图2-19)时刀锋不要对着自己或别人，以免造成伤害。

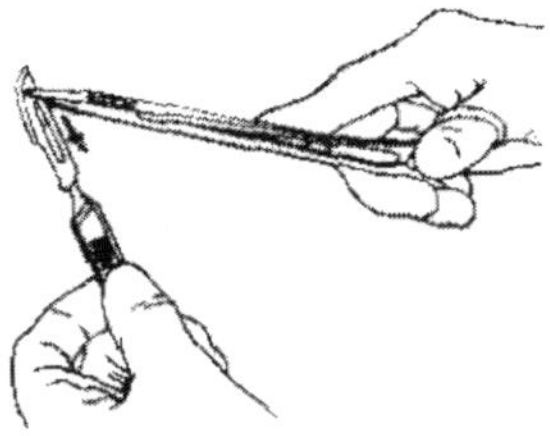

图2-17 安置刀片

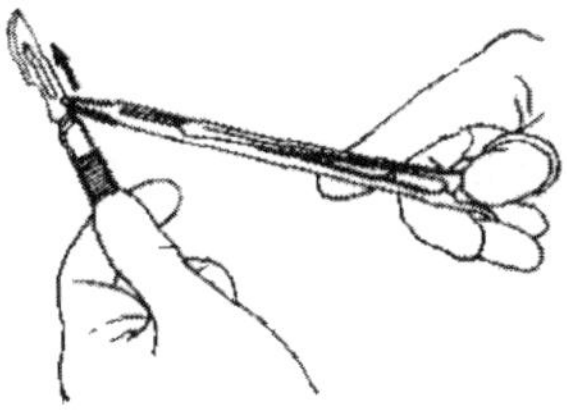

图2-18 取刀片

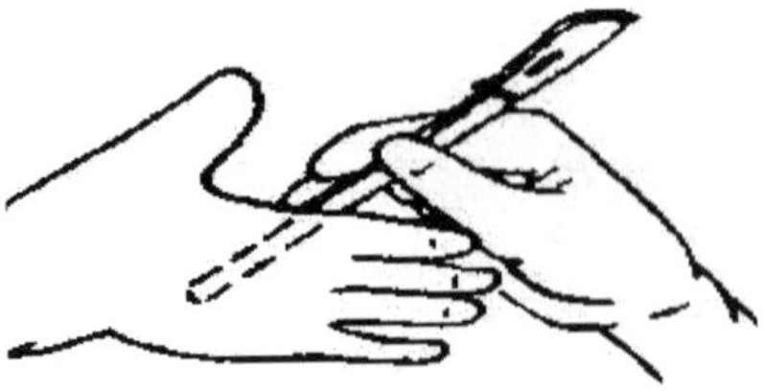

图2-19 传递手术刀

表2-5 刀柄和刀片的型号及用途

刀柄型号	安装刀片	用途
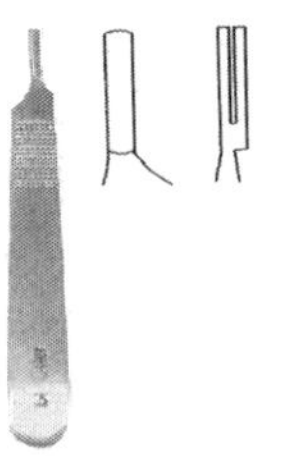 3号	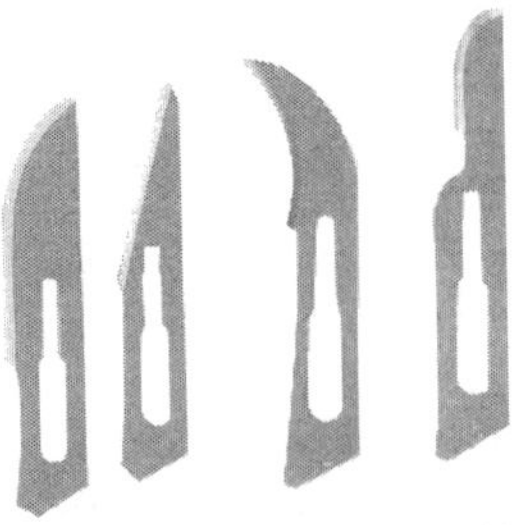 10号、11号、12号、15号	浅部割切

续表

刀柄型号	安装刀片	用途
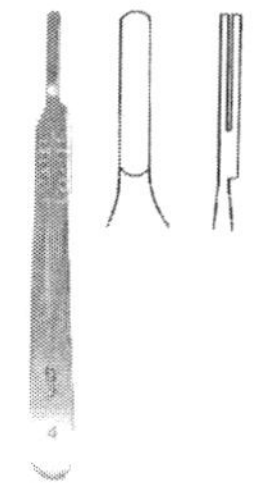 4号	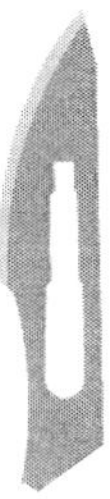 23号	浅部割切
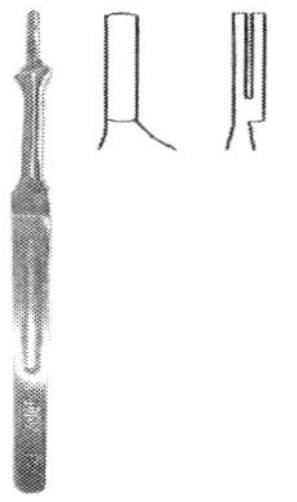 7号	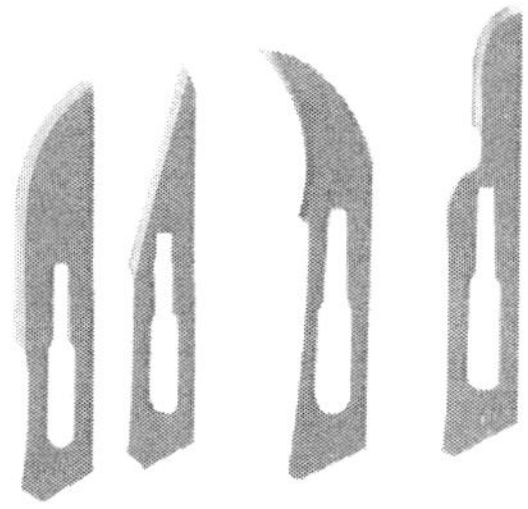 10号、11号、12号、15号	深部割切

2. 手术剪　根据其结构特点有尖、钝、直、弯、长、短等型号，根据用途分为组织剪、解剖剪、线剪、拆线剪等。通常浅部手术操作用直剪，深部手术操作用弯剪。正确把持法：拇指和第四指(无名指)分别插入剪刀柄的两环，中指放在第四指环的剪刀柄上，示指压在轴节处起稳定和向导作用(表2-6)。

表2-6　剪刀的种类和用途

种类	用途	种类	用途	种类	用途
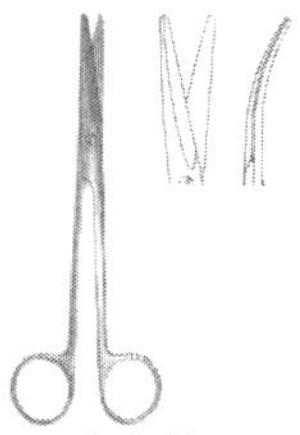 组织剪	用来解剖、剪断或分离剪开组织	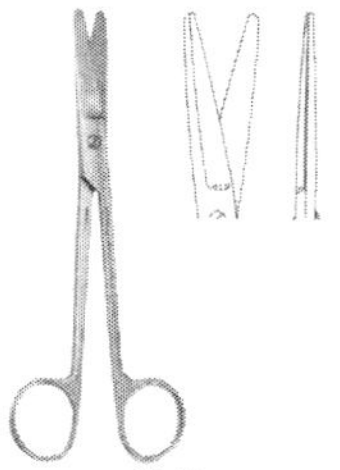 线剪	用来剪断缝线、敷料、引流管等	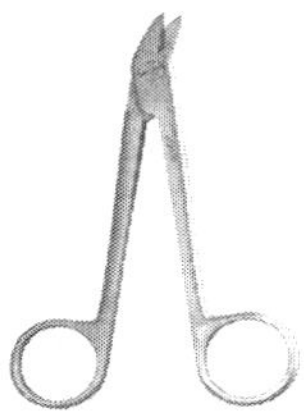 钢丝剪	用来剪切钢丝用

续表

种类	用途	种类	用途	种类	用途
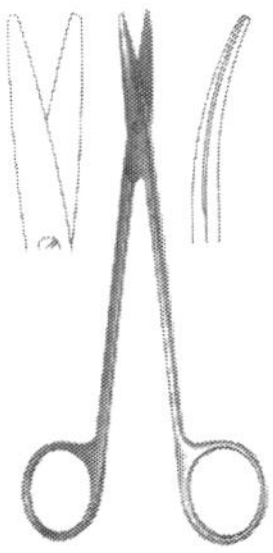 解剖剪	供解剖组织用	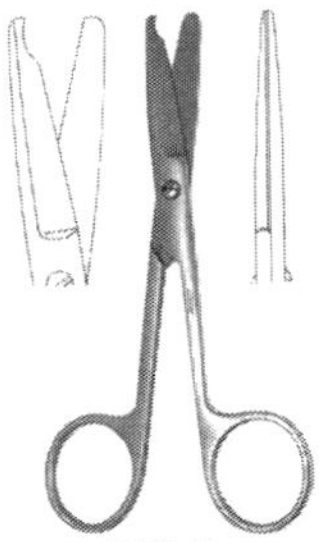 拆线剪	供剪、拆缝合线用	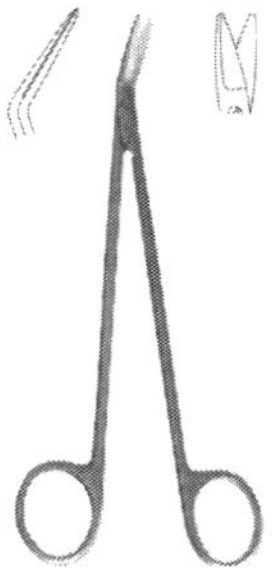 心脏剪	供剪、拆缝合线用

3. 手术镊　用于夹持和提起组织，以利于解剖及缝合，也可夹持缝针及敷料等。根据分类及用途分为有齿镊、无齿镊、圆头镊、眼科镊、单齿镊等(表 2-7)。正确持镊是用拇指对示指与中指，执二镊脚中、上部。正确传递镊子的方法见图 2-20。

表 2-7　镊子的种类及用途

种类	用途	种类	用途	种类	用途
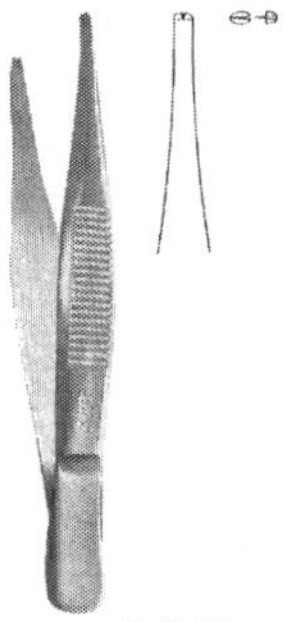 有齿镊	用于夹持组织，因尖端有钩齿，夹持牢固，但对组织有一定损伤	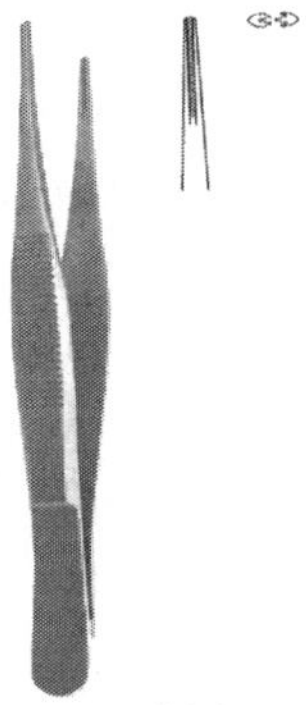 无齿镊	其尖端无钩齿，用于夹持脆弱的组织、脏器及敷料	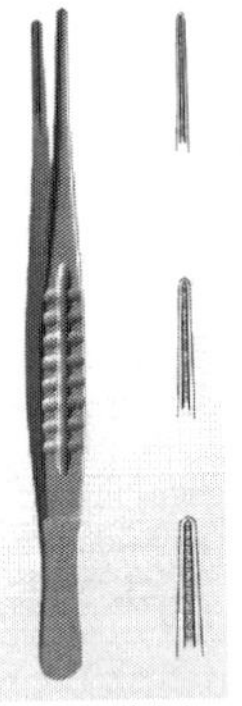 无损伤镊	用来夹持内脏器官、组织及大血管
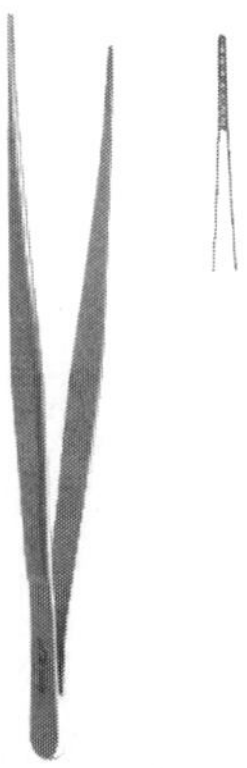 单齿镊	用于较大或较厚的组织及牵拉皮肤切口	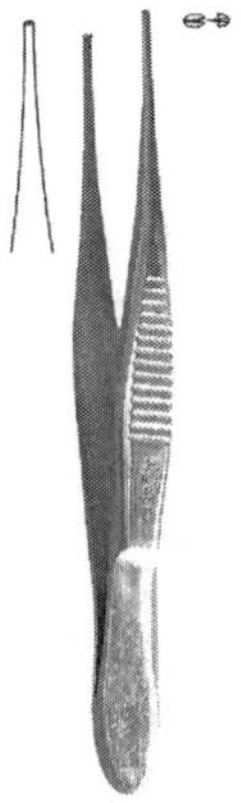 眼科镊	用于夹捏细软组织	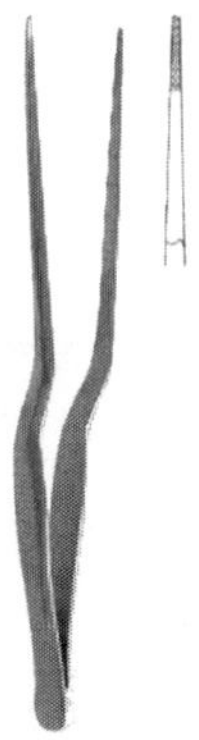 枪状镊	用于夹持组织或敷料

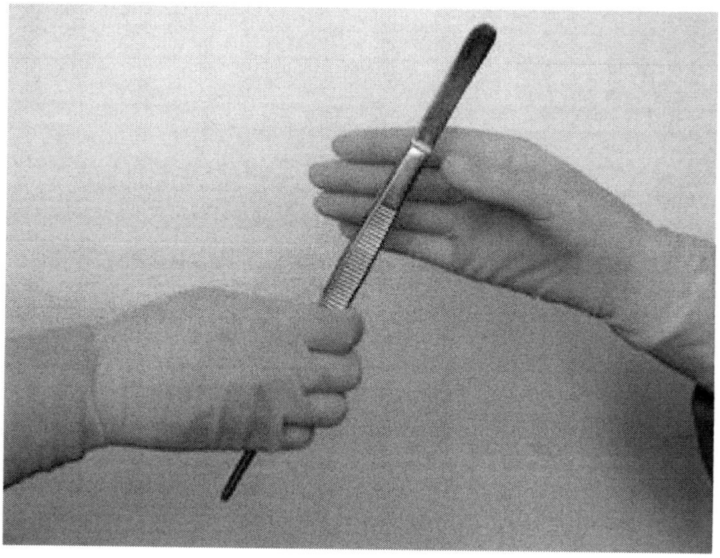

图 2-20　传递镊子

4. 手术钳　主要用于固定手术物品、钳夹组织、钳夹血管或出血点。用于血管手术的血管钳，齿槽的齿较细、较浅，弹性较好，对组织的压榨作用及对血管壁、血管内膜的损伤均较轻，称无损伤血管钳。由于钳的前端平滑，易插入筋膜内，不易刺破静脉，也供分离解剖组织用。也可用于牵引缝线、拔出缝针，或代镊使用，但不宜夹持皮肤、脏器及较脆弱的组织。用于止血时尖端应与组织垂直，夹住出血血管断端，尽量少夹附近组织。止血钳有各种不同的外形和长度，以适合不同性质的手术和部位的需要。除常见的直、弯两种，还有有齿血管钳(全齿槽)、蚊式直血管钳、弯血管钳(表 2-8)、传递血管钳(图 2-21)。

表 2-8　钳的种类及用途

种类	用途	种类	用途	种类	用途
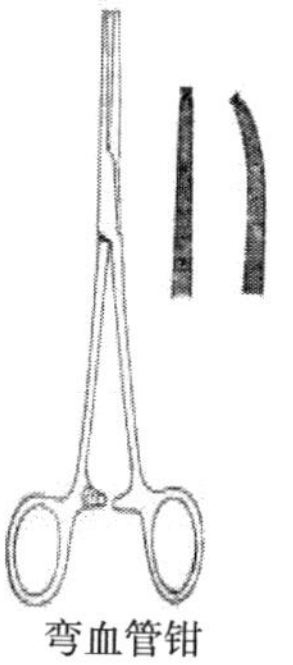 弯血管钳	夹持深部组织或内脏血管出血，有长短两种	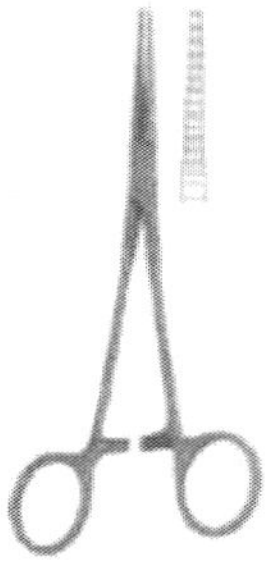 直血管钳	夹持浅层组织出血，协助拔针等用	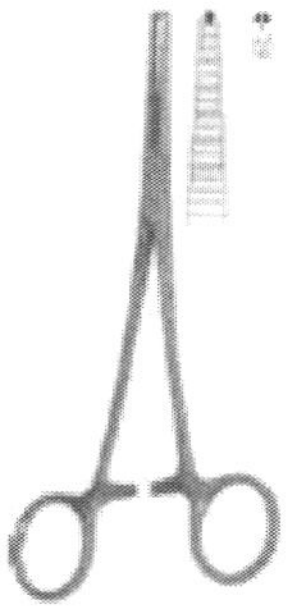 有齿血管钳	夹持较厚组织及易滑脱组织内的血管出血，不能用以皮下止血

续表

种类	用途	种类	用途	种类	用途
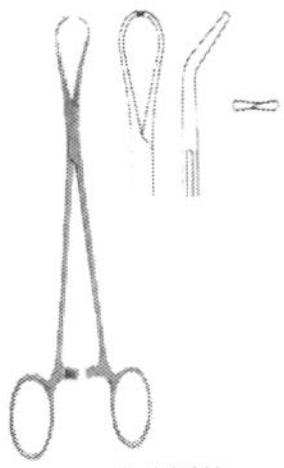 布帕钳	固定布巾用	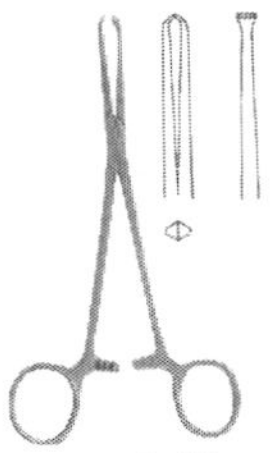 组织钳	夹持组织或皮肤	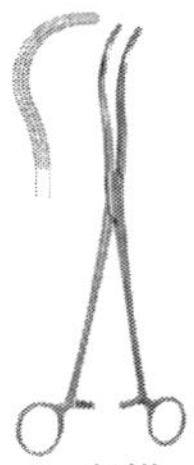 肾钳	钳夹肾蒂血管用
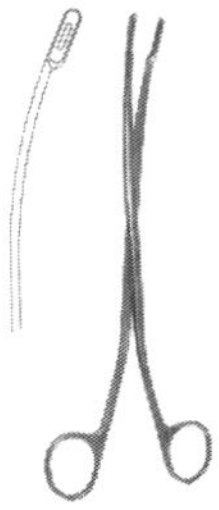 胆石钳	夹取胆道内结石用	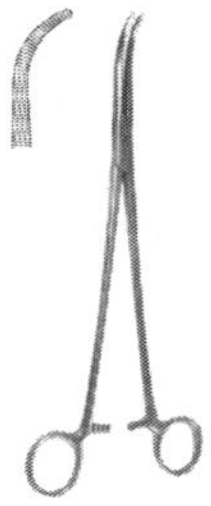 胆囊钳	胆管手术时作止血、结扎、分离组织用	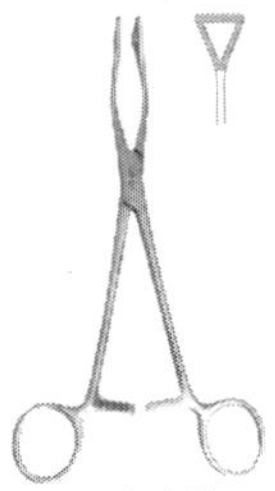 肺叶钳	钳夹肺组织用

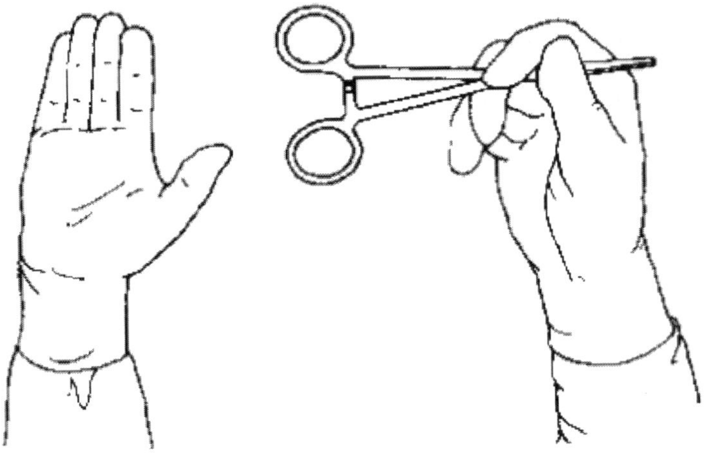

图 2-21　传递血管钳

5. 拉钩类　常用的有皮肤拉钩、阑尾拉钩、双头拉钩、神经根拉钩、肩胛骨拉钩、胸腔拉钩、腹腔拉钩、“S”形拉钩(带状拉钩)、眼睑拉钩、上颌窦拉钩、肝叶拉钩等(表 2-9)。用于牵开组织，暴露手术视野。

表 2-9　拉钩的种类及用途

种类	用途	种类	用途	种类	用途
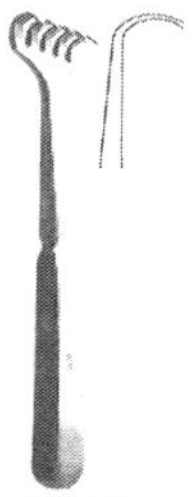 创口钩	牵拉皮肤、皮下组织用	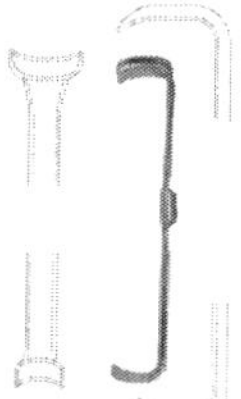 阑尾拉钩	用于腹壁牵拉	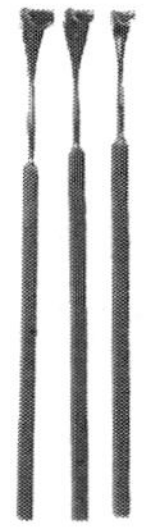 眼见拉钩	钳夹肾蒂血管用
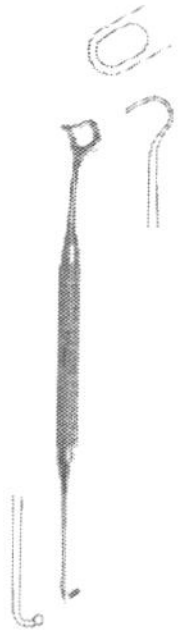 神经拉钩	牵拉神经，防止神经牵拉损伤	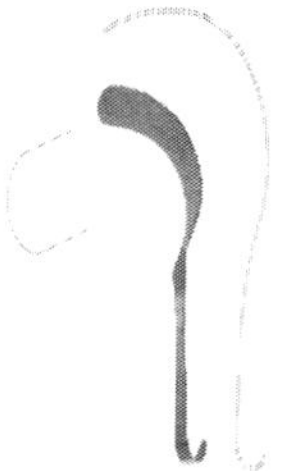 “S”形拉钩	显露深部手术野用	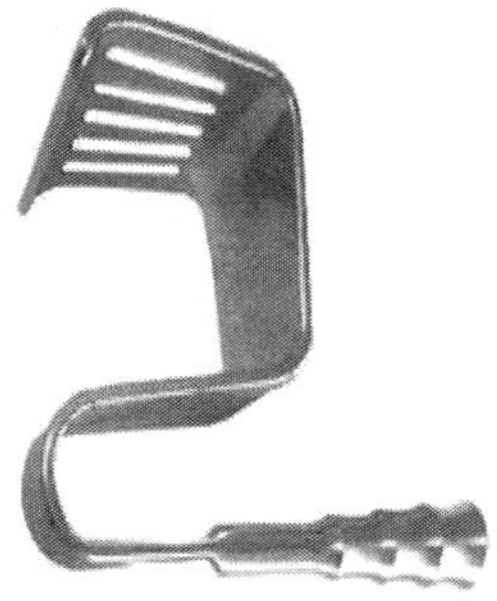 肩胛拉钩	牵拉肩胛骨用

(二)特殊手术器械

1. 显微手术器械　显微手术器械是指适合于医生在显微镜下对组织进行细致的解剖、分离和清创修复的特殊精细工具。常用的显微手术器械有：显微组织镊、显微剪刀、显微持针器(钳)、显微血管钳、显微血管夹、橄榄状针头(表 2-10)。显微手术器械在使用及存放时必须妥善保护。特别是器械头部，应套在硅胶套管内或包埋在海绵等软质垫内存放，避免撞击损坏。

表 2-10　显微手术器械的种类及用途

种类	用途	种类	用途	种类	用途
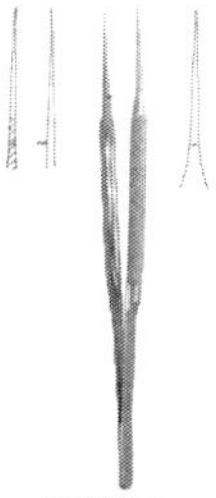 显微镊	显微手术中夹持组织用	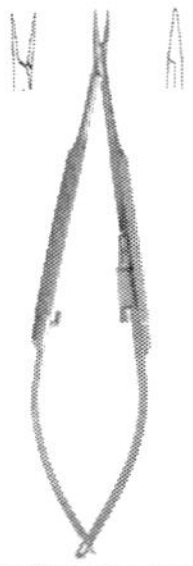 显微持针器	显微手术中夹持细小缝针用	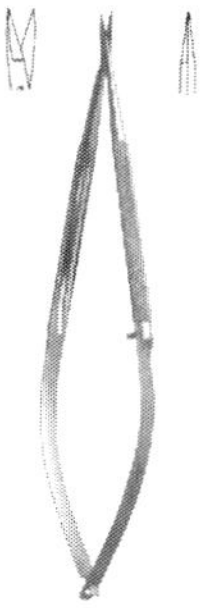 显微剪	显微手术剪切组织用

续表

种类	用途	种类	用途	种类	用途
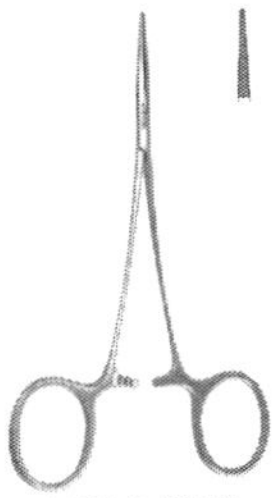 显微血管钳	分离组织，钳夹、结扎小血管等	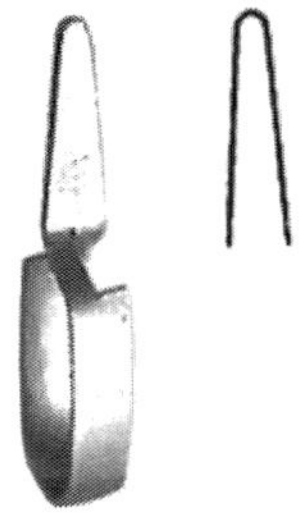 显微血管夹	夹闭小血管用	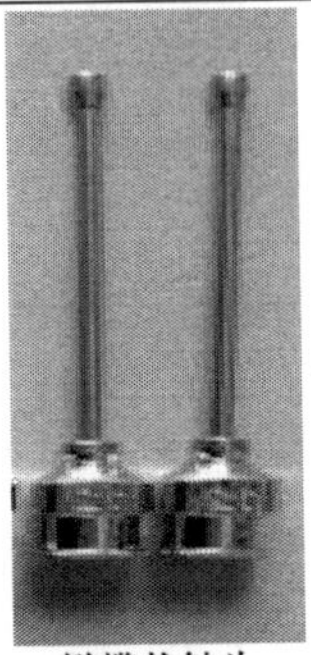 橄榄状针头	冲洗血管用

2. 外科自动拉钩 自动拉钩装置在各类外科手术广泛开展应用，它使手术视野充分暴露，并节省助手的体力，利于助手配合手术，提高手术质量，缩短手术时间，减少手术出血，使手术顺利完成(表 2-11)。

表 2-11 自动拉钩的种类及用途

种类	用途	种类	用途	种类	用途
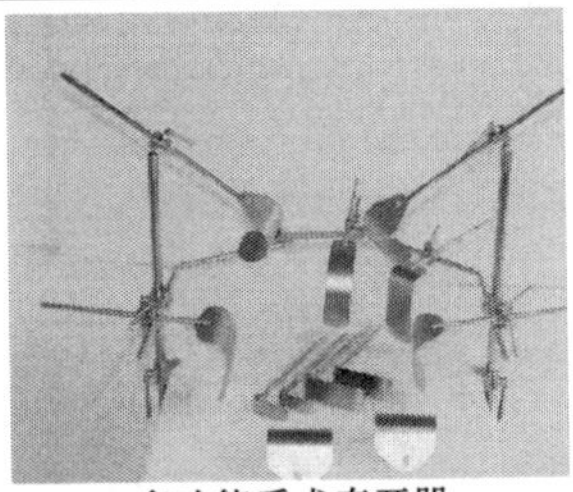 多功能手术牵开器	自行固定牵开器	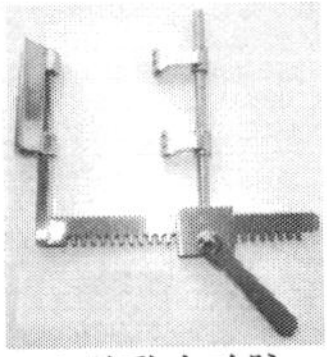 心脏乳内动脉牵开器	暴露乳内动脉	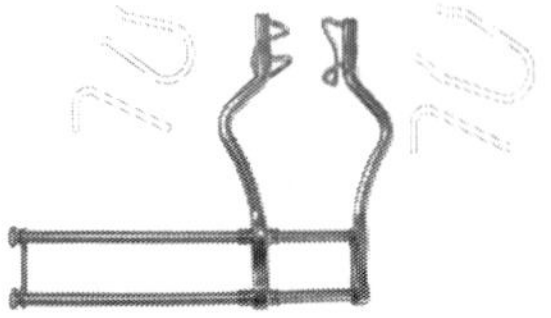 二叶腹壁固定牵开器	牵拉腹壁
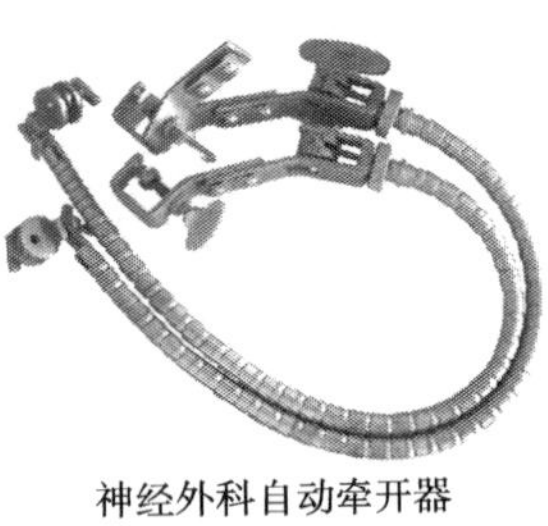 神经外科自动牵开器	牵拉脑组织，显露手术野	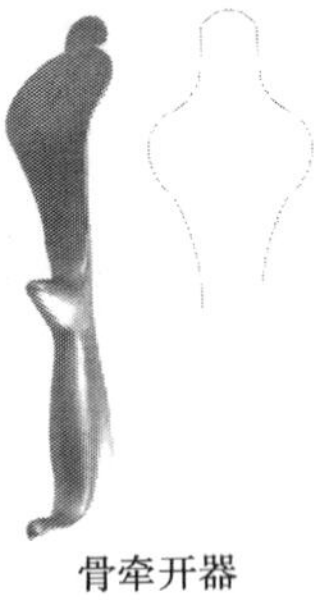 骨牵开器	显露骨骼用	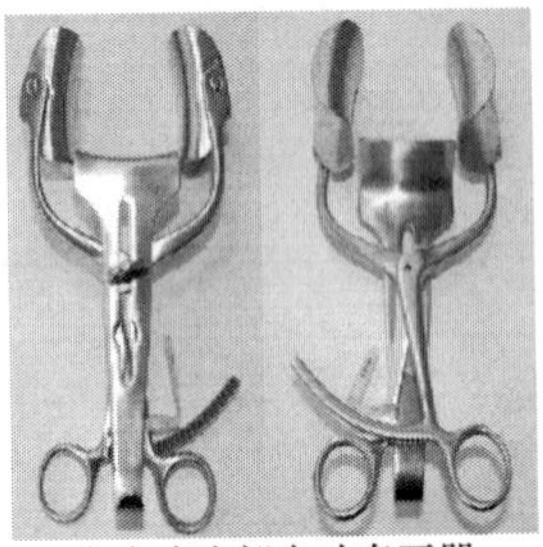 卡齿式腹部自动牵开器	牵拉腹壁

3. 腹壁悬吊器械 包括：腹壁穿刺钢针、悬吊柄、悬吊架(图 2-22)。在脐部放置 10mm Trocar 用于放置腹腔镜。将钢针穿过腹壁皮下与悬吊柄固定，为防止损伤患者皮肤，钢针两边用塑胶管套住，将腹壁悬吊起，然后把卷链器固定到悬吊架，用卷链器调节悬吊高度。

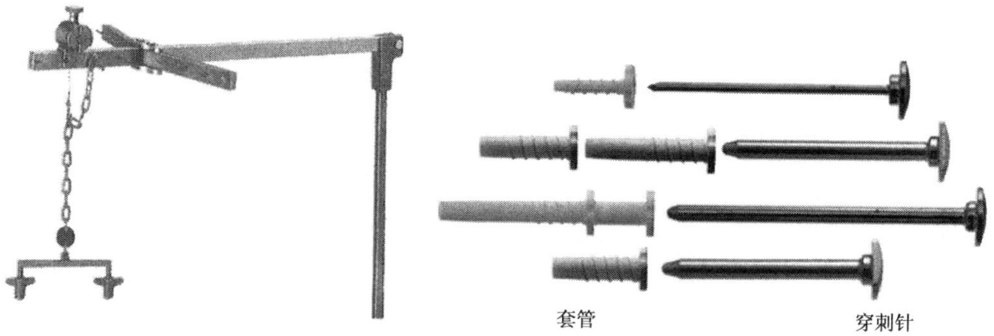

图 2-22　悬吊系统

(三)常用内镜器械

1. 镜头　常用镜头(图 2-23)直径有 5mm 和 10mm 两种，镜身长度为 300～335mm。镜头视角为 0°～120°，0°和 30°为最常用的。0°为前视镜，正视前方较易掌握，适合初学者，而 30°镜可以达到更加满意的术野显露，15°～30°为前视斜镜，45°～70°为斜视镜，90°为侧视镜，120°为后视镜。

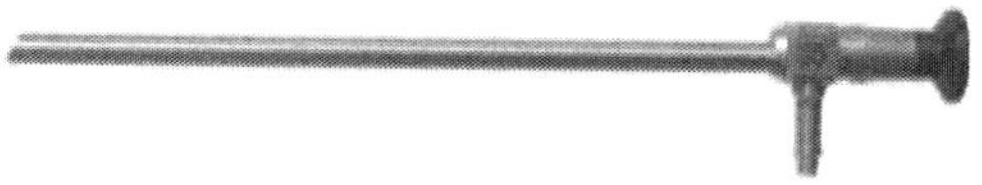

图 2-23　镜头

2. 气腹针　气腹针(图 2-24)外径为 2mm，针芯前端圆钝、中空、有侧孔，可以通过真芯注水、注气和抽吸。针芯的尾部有弹簧保护装置，穿刺腹壁时，针芯遇阻力回缩针鞘内，针鞘刺入腹腔内落空、阻力消失，针芯因弹簧作用再突入腹腔，圆钝针芯有助保护腹腔内器官组织。

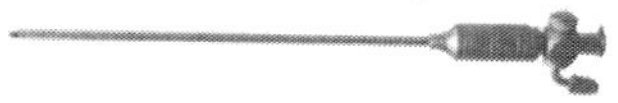

图 2-24　气腹针

3. 分离钳　分离钳有直头与弯头(图 2-25)两种。钳杆及柄绝缘，尖头及尾端导电，不通电时做组织分离用，通电时可用做电凝止血。分离钳外径 5mm，一般可作 360° 旋转，便于操作。分离钳主要用于分离、止血、牵引及缝合打结。

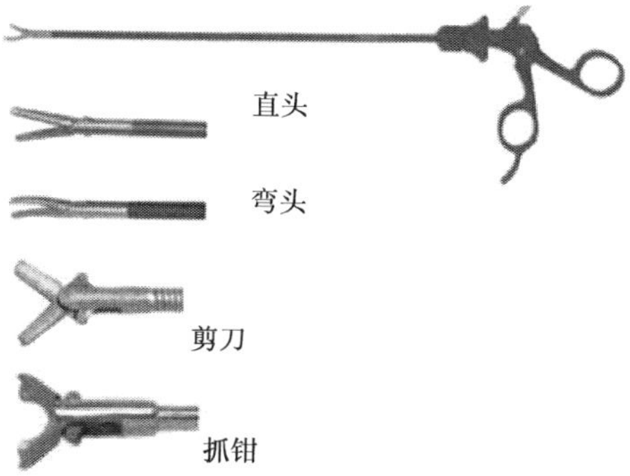

图 2-25　分离钳和针持、剪刀、抓钳

4. 套管针与转换套 套管针包括穿刺锥和套管鞘。按材料不同，有两类：一种为金属套管针(图 2-26)，可反复使用，另一种为一次性使用塑料套管针(图 2-26)。套管鞘的前端有平头和斜头两种，手术中套管鞘不慎脱出时，斜头套管容易重新插入腹腔。穿刺锥有圆锥型和多刃型，各有优缺点：前者穿刺时不易损伤腹壁血管，但较钝，穿刺时较费力；后者穿刺时省力，但对腹壁损伤较大。套管针尾端则有自行关闭的阀门防止漏气。套管针内径 3～33mm，腹腔镜外科最常用有 5mm 和 10mm 两种。转换套(图 2-26)与套管针尾端相接，可在不同外径之间变换，容纳不同外径的手术器械通过。

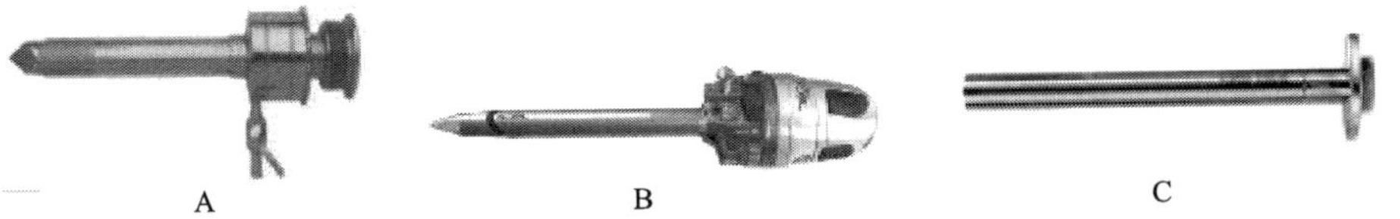

图 2-26 套管针和转换套

A. 金属丘卡；B. 一次性丘卡；C. 转换套

5. 抓钳 抓钳(图 2-25)根据对组织抓持损伤程度分有创和无创两类。杆柄可无绝缘层。常用有锯齿形抓钳、鼠齿形抓钳、匙形咬口抓钳。外径有 5mm 和 10mm 两种，长度为 320mm，器械手柄处长有棘轮结构状锁扣，有助于减轻手术时手控疲劳。抓钳用于对组织的钳夹、牵引及固定。

6. 持针器 分直头和弯头两种(图 2-25)，一般外径 5mm，长度 450mm，不带绝缘层，夹持面有螺纹。

7. 电凝钩 电凝钩(图 2-27)是腹腔镜手术常用而重要的器械，可用于解剖、分离、电切和电凝止血。电凝钩有针形和直角形，电凝钩是一种消耗性器械，使用时间久后绝缘层易磨损，应注意定期检查。

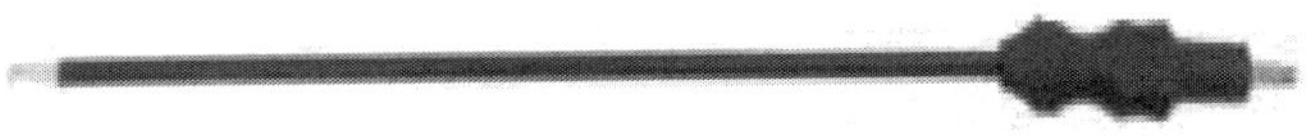

图 2-27 电凝钩

8. 吸引器 吸引器(图 2-28)用于吸引和冲洗。规格有直径 5mm 和 10mm 两种，头端带有多个侧孔，手柄端有推进式或按压式双控阀门。

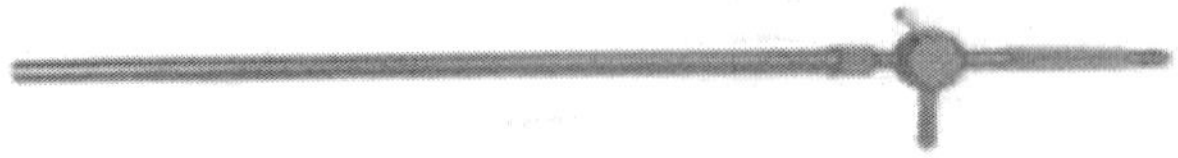

图 2-28 吸引器

9. 标本袋 腹腔镜手术标本取出时为避免污染腹腔，需要装进标本袋(图 2-29)，便于取出。理想的标本袋应不透水、够结实。市面上有不同型号的一次性标本袋，有时也可根据手术标本大小用安全套、塑胶手套、一次性尿袋、普通塑料胶袋等自制。

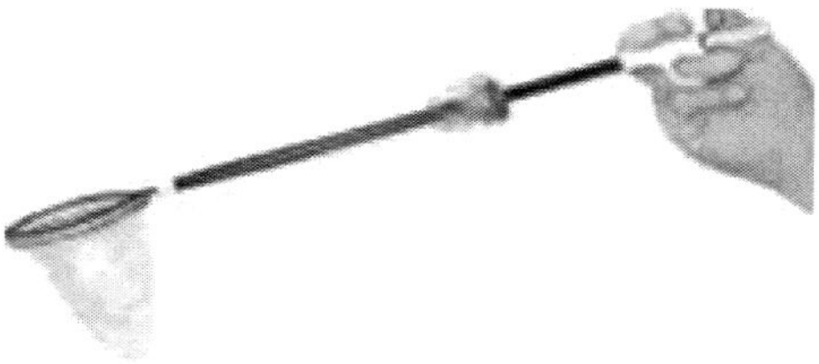

图 2-29　一次性标本袋

10. 施夹器与金属钛夹　腹腔镜手术的血管、胆囊管等可用金属夹夹闭后离断，以替代结扎。常用的金属夹为钛夹(图 2-30)，有大、中、小号，可根据组织的宽度灵活选用。施夹器外径为 10mm。

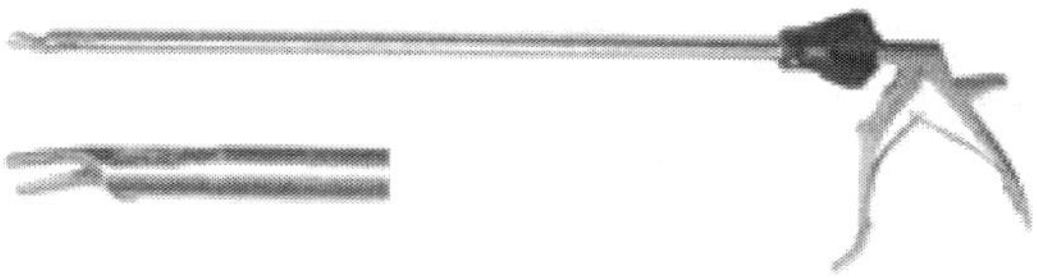

图 2-30　金属钛夹

11. 剪刀　手术剪外径有 5mm 和 10mm 两种，一般都带有绝缘层和电极头，可同时止血。常见有直头剪(图 2-25)、弯头剪、钩形剪，弯头剪有左弯剪、右弯剪，大多可 360°旋转。

12. 其他腹腔镜器械及用物　包括打结器、取石钳、吸收夹钳、直角钳等。

第三节　仪 器 设 备

一、高频电刀

高频电刀(图 2-31)是一种取代机械手术刀进行组织切割的电外科器械。它通过有效电极尖端产生的高频高压电流与机体接触时对组织进行加热，实现对机体组织的分离和凝固，从而起到切割和止血的目的。由于它频率高、有效面积小、电流密度大，存在使用中的安全隐患。临床使用的高频电刀有两种主要的工作模式：单极和双极。

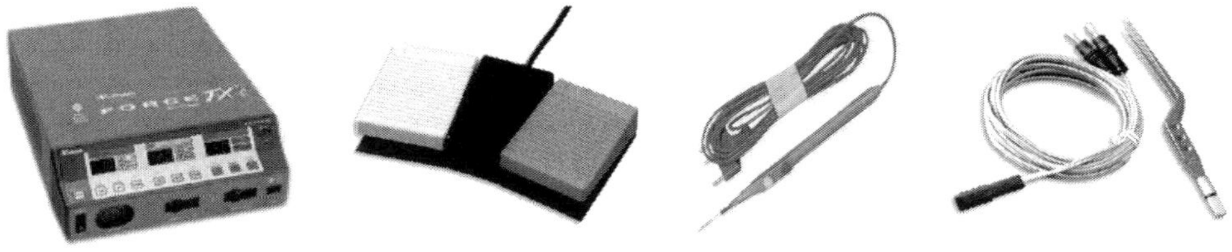

A　　B　　C　　D

图 2-31　高频电刀系统

A. 高频电刀主机；B. 双极脚踏开关；C.电刀笔；D. 双极电凝镊

（一）单极模式

1. 结构和配件　由主机、电刀笔、脚踏控制开关和回路电极（负极板）组成，分切割、电凝两种功能。

2. 工作原理

（1）利用300～500Hz高频电凝释放的热能和放电对组织进行切割、止血，电流在刀的刀尖形成高温、热量和放电，使接触的组织快速脱水、分解、蒸发、血液凝固，实现分解组织和凝血作用，达到切割止血的目的。

（2）使用负极板可构成电流回路，利用其自身大的面积，使高频电流能够大幅度分散单位面积内所导向人体的电流密度，对人体组织产生的热效应很小。它只有一个电极发出电流到患者，另一个电极用负极板线连接患者，电流从产热器通过电刀主线到患者，通过患者机体到负极板返回机器（图2-32）。

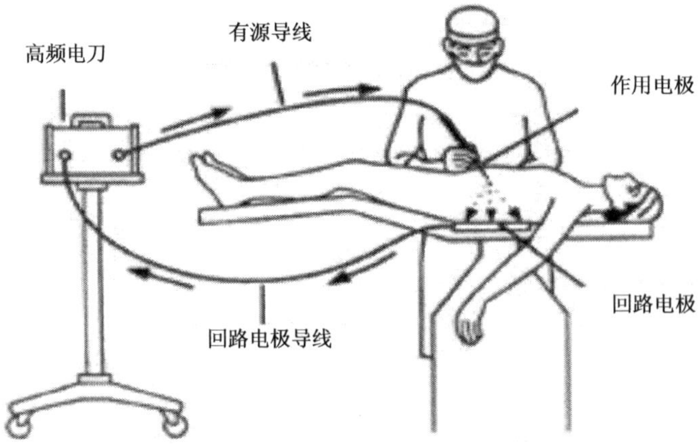

图2-32　负极板的电流回路

箭头表示高频电流方向

3. 应用范围　广泛用于外科手术，安装起搏器的患者禁止使用，以免扰乱起搏器功能，使之不正常工作，甚至发生停搏。使用监护仪时，需注意高频电刀对监护仪的干扰。

4. 操作步骤

（1）连接电源线，接通电源，开机自检。

（2）根据医生习惯及手术需要，选择合适的输出模式和功率。

（3）连接负极板线路，将负极板粘贴于患者肌肉丰富的部位。

（4）连接电刀笔线路，使用脚踏开关的，将开关置于医生方便之处。

（5）术中根据手术需要及时调整模式及输出功率，并督促各级人员安全使用电刀。

（6）使用完毕，先关主机电源，再拔电源插头。

（7）拆除电刀线、极板线、揭除患者皮肤上的极板，并保持连线清洁。

（8）检查极板处皮肤及全身皮肤情况，并在高频电刀使用本上登记，如遇异常，加以鉴别，情节严重的需及时处理并上报护士长。

5. 注意事项

(1)负极板的安全使用

1)负极板一次性使用，重复使用会使接触电阻变大，增加电灼伤的机会。

2)粘贴于距离手术切口近、易于观察、干燥、无瘢痕、肌肉丰富且无骨骼突出的部位，避免毛发、脂肪多及瘢痕、骨突处，避免受压；远离心电监护的电极，如小腿、大腿内外侧、臀部、腰部、背部、腹部、上肢(图 2-33)。

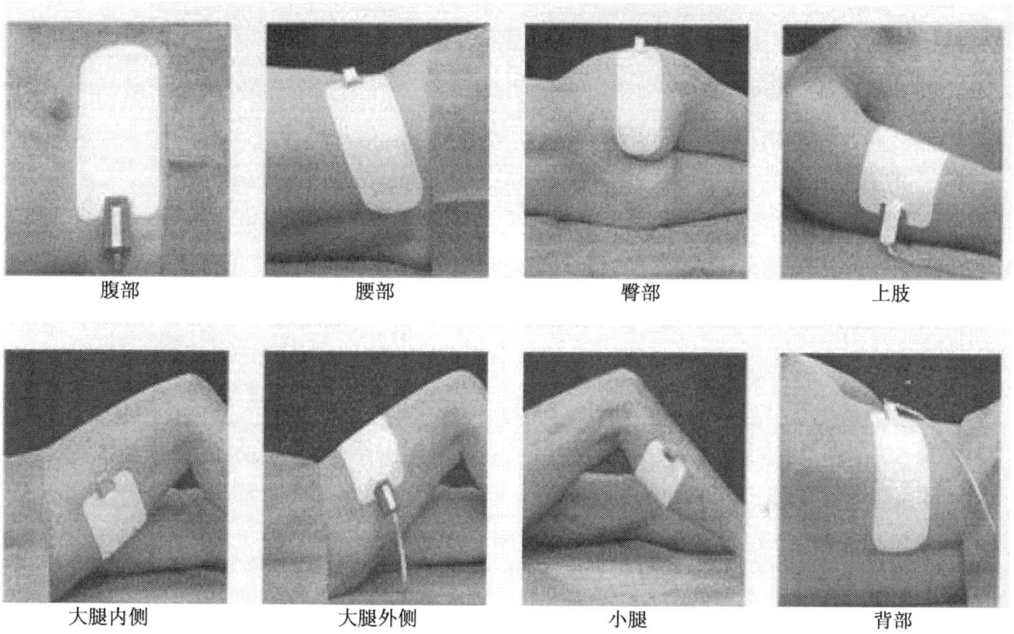

图 2-33　负极板粘贴的位置

3)婴儿负极板的部位选择大腿、背部、腹部及平坦肌肉区，15kg 以下小儿应选择婴幼儿极板，儿童极板的有效面积是 $65cm^2$，成人有效导电面积是 $129cm^2$，一旦负极板接触面积减少，电阻增大而至不安全水平，就容易发生电外科损伤。负极板接触面积为 $50cm^2$ 时，负极板温度为 36℃，接触面积下降到 $13cm^2$，温度上升至 40℃，极板温度超过皮温 6℃，可发生灼伤。因而电极板面积一般大于 $65cm^2$。

(2)防止旁路灼伤

1)尽量避免电流环路中金属移植物，防止高频漏流加热而烫伤患者的组织。

2)防止患者直接与金属床接触，可致形成除电极以外的低电阻道路，易发生旁路性电灼伤，因此患者与金属床之间要有 4cm 厚的绝缘层，肢体应有两层布单包裹，以保证患者的肢体不接触金属物。

3)心电图电极离手术部位 15cm 以上。

(3)电刀线的安全使用

1)选择一次性使用，手控电刀线易短路失灵，尤其是反复用一次性的手控刀笔，接触不良时勿使用。

2) 术中不使用时提醒医生置入电刀安全防护套内。

(4) 安全的环境：高频电刀在使用时会形成电弧，遇到易燃物会燃烧或爆炸，所以应避免在易燃易爆的环境中使用。使用乙醇的患者，应待乙醇干后使用电刀笔。

(5) 健全管理制度：建立高频电刀使用登记本，提高警惕，遵循操作规程，防止医疗事故的发生。

(6) 做好自身防护

1) 正确固定电刀线，避免缠绕，使用电刀时，不要虚接触患者组织。

2) 产生的烟雾及时吸净。

(7) 正确调节输出量：如果高频电刀有效输出量不足，应检查负极板、电刀线、机器的完好程度，不能随意增大输出功率设定值。

(8) 严格掌握禁忌证：安装起搏器的患者禁用，体内有金属移植物的患者慎用。

(二) 双极模式

1. 结构和配件 由主机、双极镊、脚踏控制线组成。一次性双极镊中还有配套的冲洗系统进行冲水。

2. 工作原理 它是种电子式射频电流发生器，双极镊与组织接触良好，电流在双极镊的两极之间通过。由于两极的电极之间已经形成回路，所以不需要使用负极板。双极技术是两个热极直接输入患者，电流只通过电灼镊两相邻电极之间的组织区域，不通过患者全身。50Hz 的输出是双极电凝器的最大输出。它无切割功能，主要是凝血功能，速度慢，止血效果可靠，对周围组织影响极小，可以脚控或手控，使用脚控比较安全。

3. 应用范围 已广泛用于神经外科、手外科、颌面外科、整形外科、骨科的脊柱或脊髓手术及耳鼻喉等精细组织和部位的手术，也适用于安装心脏起搏器和体内有金属移植物的患者。

4. 操作步骤

(1) 接通电源，开机自检。

(2) 将脚踏置手术者方便之处。

(3) 连接双极电凝线，手术台上连接双极镊，用湿盐水纱布检查双极功率。

(4) 双极镊夹住组织或出血后，踩脚踏电凝止血，然后松开。

(5) 擦净双极电凝线、电凝镊及脚踏开关上的污物及血迹。

5. 注意事项

(1) 使用时不断用生理盐水冲洗，目的是保持组织湿润无张力，保持术野洁净。避免高温影响周围的重要结构和组织，减少组织焦痂与电凝镊子的黏附。

(2) 及时清除电凝镊上的焦痂，用湿沙布擦除，不可用刀片等锐器刮除，否则会损伤镊尖的涂层。

(3) 在重要组织结构(如脑干、下丘脑)等附近电凝时，电凝输出要尽量小。

(4) 脚踏板应用防水塑料袋包好，防止血液和冲洗液的污染，导致电路短路或故障。

二、显微镜

显微镜的使用使外科学发生了飞跃性的变化，运用显微技术是现代外科一项新进展。在显微镜下进行组织的分离、切割、切除与缝合手术操作，使手术进行得更加精确细致，降低了组织创伤，有利于组织愈合，这就是显微外科技术。

(一)显微镜的分类

手术显微镜按照设计观念分为：外科手术显微镜、眼科手术显微镜(图 2-34)。

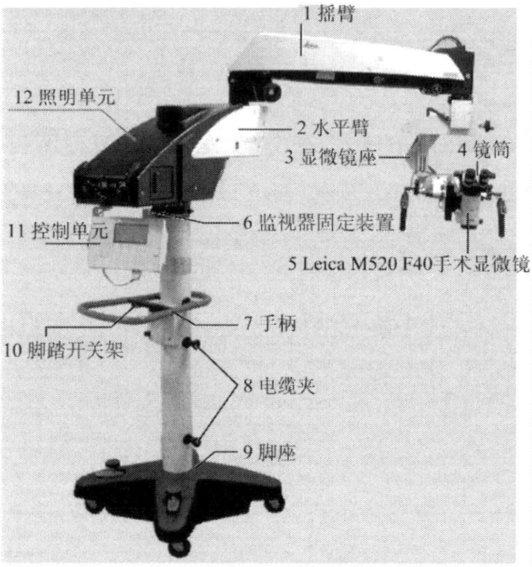

A

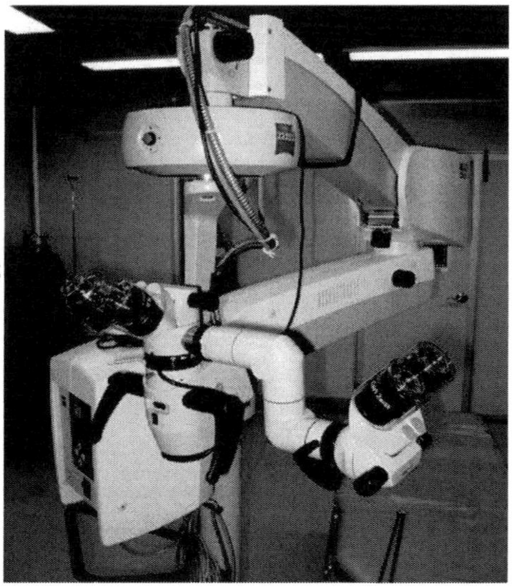

B

图 2-34　手术显微镜

A. 外科显微镜；B. 眼科显微镜

1. 外科手术显微镜　使用变焦范围大，应至少满足 210～450mm 的变焦范围，它对景深、视野及色彩还原度的要求很高，最大视场直径要求达到 150mm 以上，适合神经外科、脊柱外科、耳鼻喉科、手外科等科室对深部手术的要求。

2. 眼科手术显微镜　主要是卤素灯照明，属于低照度照明，50W 为最低，保证对视网膜的安全，眼科手术范围小，放大倍数高。对主体感光要求比较高，红光反射是眼科前睫手术时所必需的，是显微镜发生的 0°光线由眼底视网膜反射而成的，红光反射的质量也是评判眼科显微镜的标准。*X*—*Y* 平移功能也是其特性之一。

(二)显微镜的组成及配置

1. 照明系统　是显微镜的灵魂，力求尽可能达到完善的图像质量。冷光源是外科显微镜的主照明，300W 氙灯是顶级照明，额定使用时间为 500h，一般可以用 2000～3000h。卤素灯多为外科显微镜的备用照明及眼科显微镜的照明，额定使用时间为 50h，一般可以用 200～300h。

2. 支架部分　分悬吊式和立柱式。力求最大范围的伸展度，稳定的平衡系统，立柱式较多见，由镜臂、基柱、底座组成。

3. 光学系统 包括有镜体、目镜、物镜、助手镜等。

4. 附属装置 包括摄像系统、显示器等。使术野画面在显示器上显示，便于护士、麻醉师了解术中情况和进展，主动配合手术。手术显微镜监视器可供年轻医师与参观者学习，还可将手术过程记录下来，以满足示教时要求或工作资料保存。

（三）工作原理

利用光学原理高倍放大，清晰显示组织的显微结构。

（四）操作步骤

(1) 术前拭去镜身浮灰，接好电源，开机自检。

(2) 使用时，松开底座刹车，将手术显微镜推至手术床旁，置于各专科习用的位置。

(3) 将灭菌的附件（一般是调节镜头方向的旋钮和触物镜）置于正确的位置上，并将无菌透明保护套包裹镜头及前臂，松紧范围以能适应镜头活动所需范围为准，剪去镜头下的薄膜，方便术者观看。

(4) 根据手术部位移动底座，使显微镜位于可调节范围的中间位置，正对手术野的中心，并固定脚刹、各支架及力臂，将脚踏开关置于术者方便之处。

(5) 自检完毕，开启照明开关，光源的调节应从最小的光度开始调节至合适，目距医生自己也可以控制。

(6) 根据需要摄取目镜中所见的影像。

(7) 使用完毕将光度调至最小，再关光源开关，最后收拢各关节及力臂，并将螺丝拧紧，关掉电源开关。

(8) 拭镜纸擦去物镜及目镜的污物，将显微镜移至安全地方，并用丝绸罩罩住。

(9) 在使用登记本上登记日期、使用时间、手术者姓名。

（五）使用注意事项

1. 电路安全 氙灯照明为高压电照明，安全需引起重视，防水、防潮。

2. 照明光控制 氙灯通过光纤照明，虽然称为冷光源，但实际上对光照部分依然有明显照明热度，有发生热损伤的危险，这种热损伤与显微镜的工作焦距与使用时间长短有关。

3. 防止振动、撞击 显微镜应固定在手术间放置，避免反复移动及生物碰撞。

4. 镜头调节 调节镜头时，动作应轻柔，根据术者视力进行调节，防止镜头脱落。

5. 避免过度牵拉连接线 导光纤维及摄像系统连接线应避免过度牵拉。

6. 计算机控制系统 防止病毒感染和计算机死机。

7. 保持无菌 传染物品应尽量传递到术野内，使术者眼睛不离开目镜，方便术者取用，保持无菌套无菌。

8. 定期进行保养　专人维修、保养。

三、手术床

手术床见图 2-35。

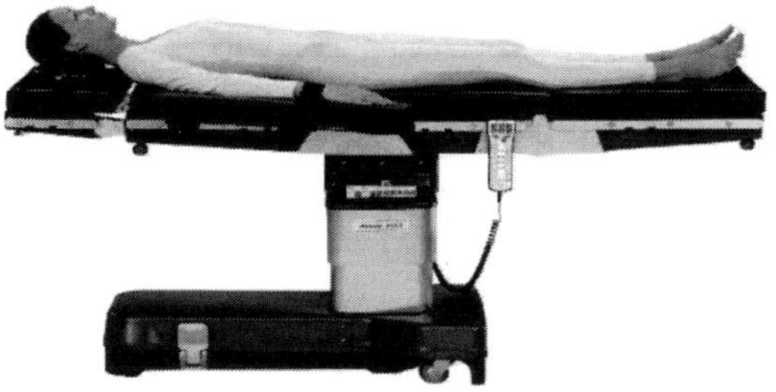

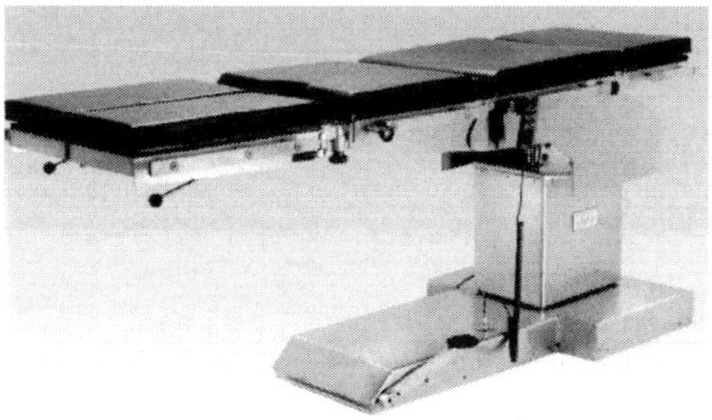

图 2-35　手术床

手术床提供麻醉和手术的设备平台，手术床使用与管理的好坏直接影响麻醉及手术的进程和患者的安全。现代手术床根据其功能和结构的不同，可分为电动调节式、液压调节式、机械调节式三种，而且逐步向多功能、智能化趋势发展。

（一）电动调节式手术床（偏心透视床）的特点

(1) 专利技术设计，在确保稳定性的前提下，偏心支柱结构使手术床可获得 X 线透视空间，它具备 2 套相互独立的液压驱动系统和微处理器控制系统，确保手术床在 1 套系统发生故障时，应用另外 1 套备用系统。

(2) 手术床可由电源直接供电，也可由充电电池供电充电（充电 6～8h），可满足 80～100 次手术要求。

(3) 头部板和腿部板可互换，完全满足了各种外科手术体位的需求。

(4) T 形底座设计使手术室具有极高的稳定性和良好移动性，并且给医生提供了更大的脚部空间，降低了长时间手术产生的疲劳感。

(5) 为 C 臂提供了更大的透视活动空间，可自如地实现从患者肩部到脚部的手术拍片过程。

(6) 有的床型还可直接与骨科牵引架配合，是专门的电动液压、骨科牵引床，牵引架采用悬空式设计，方便术中使用 C 臂。

（二）手术床的安全使用

(1) 使用前正确掌握手术床的正确调节方法及不同配件的用途及安装方法。

(2) 严格操作程序，正确启动释放底座刹车。

(3) 使用完毕，将手术床降至最低限度，擦净污物及血迹。

(4) 电动调节或手术床要及时充电，方便使用。

(5) 不宜将较重的物品放于手术床上，手术床的重量不宜超过 150kg。

(6) 手术床在调控时，要提醒医生停止操作，以免影响操作及器械损伤脏器。

(7) 防止患者皮肤接触手术床的金属部位，避免旁路灼伤。

(8) 手术床控制板应挂在手术床旁边的专用钩上，避免连接线夹伤、压伤，防止线路损坏。

(9) 患者在手术床上时，禁止移动手术床，以防坠床。

(10) 定期检查手术床的功能，由专业人员做好保养工作，确保手术需要。

四、手术无影灯

手术无影灯见图 2-36。

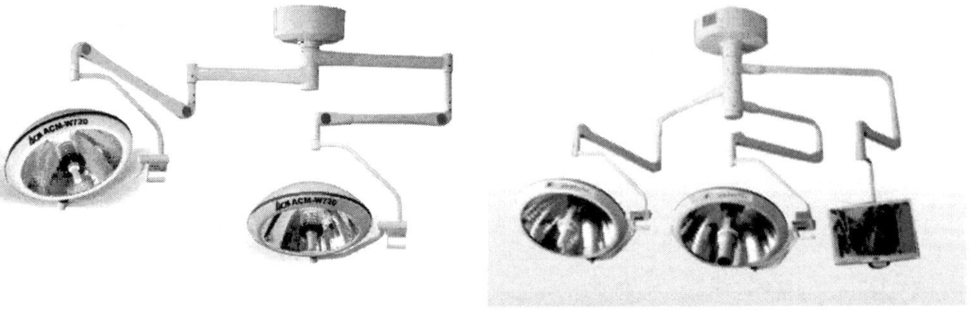

图 2-36 手术无影灯

无影灯是手术必不可少的一种照明工具，从单一满足亮度到向光学、机械学、色彩学、材料与卫生学等多学科结合要求方向发展。其分类有：移动式、吊顶式、壁挂式；单头、多头及子母灯。其中吊顶式较常见，便于移动、清洁，安全，灯照范围广。

(一)无影灯特点

(1) 无影、冷光、多反射系统设计，确保手术区域无影。有冷光源过滤器和冷光反射系统，最大程度减少热辐射。

(2) 结构轻巧，且调节范围广，稳定性好，有可安装可拆卸的灯柄，以便术者在术中随意调节方向。

(3) 灯的外形设计符合层流净化手术室要求，便于清洁，确保手术间空气能顺利进行对流循环。

(4) 光线接近自然，色彩逼真，减少手术人员的眼睛疲劳。

(5) 灯光调节可通过面板或微型计算机控制，聚焦效果好，清晰度高。

(6) 预留中央摄像系统，以供教学、科研、手术演示使用。

(二)使用注意事项

(1) 定期督促专业人员检查无影响灯的紧固件是否松动，防止发生坠落事故。

(2) 非专业人员不得随意拆卸无影灯或控制线路。

(3) 术前 30min 及术后擦拭无影灯正反两面，确保无尘、无污物及血迹，避免使用腐蚀性消毒剂。

(4) 调节手术灯位置时，应注意移动范围，勿碰撞吊顶、显示屏或输液架等，高度适宜，不违反无菌操作规程，手术完毕，无影灯应固定在手术床的正中央，保持平衡。

(5) 手术间内常规备用同型号的灯泡，以便损坏时请专业人员更换。

(6) 调节无影灯应注意由弱到强，禁止一下开到最大开关，以免损坏灯泡。手术结束时应将灯光调到最弱，再关闭电源开关或控制面板。

(7) 调节灯柄使用后即时取下，并清洗消毒备用，污染的灯柄应及时取下。

(8) 每周对无影灯做 1 次彻底的大扫除，包括吊顶、连接杆、活动臂，并检查其各关节活动度，发现异常及时汇报，并与厂家取得联系。

五、动力设备系统

动力系统(图 2-37)广泛应用于骨科、耳鼻喉科、颌面外科、整形外科、创伤外科、神经外科等领域，它在手术中代替了手术医师的许多手工操作，省时省力、效果好，提高了工作效率。根据动力驱动不同分为气动式和电动式两种。

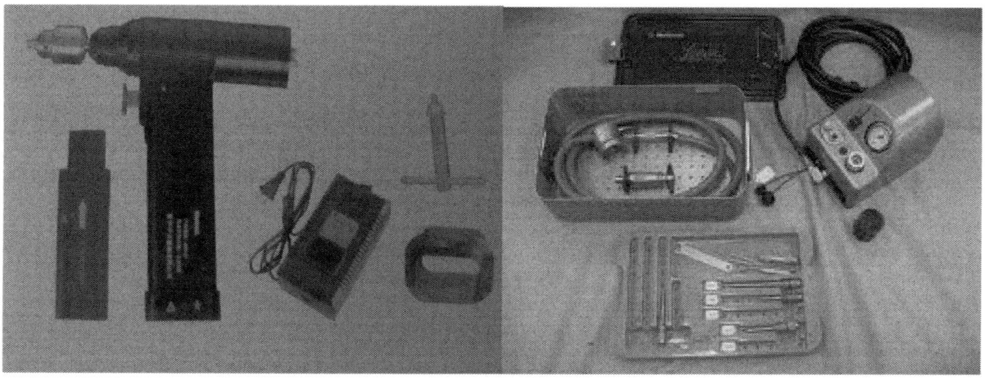

图 2-37　动力设备系统

(一)结构和配件

1. 气动钻　由钻头、钻机手柄、输气管连接管、氮气减压阀、氮气筒及脚控开关组成。

2. 电动钻　由钻头、手柄、主机、动力线路(或专用电池)及脚踏开关组成。新产品中有的还有冷却冲洗系统进行自动喷水。

3. 多用钻　有各式钻头、锯片、钥匙，以满足不同手术方式的需要。

(二)工作原理

电动工具以电为动力，将电能转化为机械能，气动工具以气针为动力。

(三)操作步骤(以气钻为例)

(1)术前检查氮气压力总阀，压边不能低于 0.5MPa，打开总阀开关。

(2)将仪器放在手术侧，接通电源，脚踏开关置于手术者右脚下。

(3)手术台上选择合适的钻头安装入手柄，将手柄连接线固定好置于手术台下。

(4)分别连接手柄连接线和输气连接管于脚踏开关上。

(5)打开分压开关，一般不要超过 0.3MPa，踩脚踏开关，检查动力钻运转是否正常。

(6)使用完毕，关掉总阀开关，启动脚控开关，排掉余气，然后再关分压开关。

(7)拆除手柄连线和输气连接管，擦净血迹，并按顺序摆放。

(8)将氮气筒及脚踏开关放在固定的地方。

(9)在使用登记本上注明时间及使用情况，并签名。

(10)使用后的气钻要及时用专用外科清洁剂清洗并定期保养。

(四)使用注意事项

(1)在使用前应了解机器的结构及功能，做到心中有数，同时熟练掌握各连接部分的装卸，以防遗失。

(2)正确连接各部件，确保钻头、锯片安装稳固，暂不使用时，将手控开关置于关闭位置。

(3)输气管需顺放连接，勿扭转屈曲，不要与锐器物品堆在一起，以免削破输气管。电诱导线勿拉扯，以免电线断裂。蓄电池在用完电后要及时充电。

(4)因钻速极快，会产生大量的摩擦热，因此需要不断用盐水冲洗进行局部降温，同时还可将碎骨组织冲出，以方便仪器的正常工作。

(5)使用完毕应立即清洁，一般没有电路的机械部分可用清水清洗，带有电路的部分用湿水布擦抹，不能用水直接冲刷，以防电凝短路发生故障，不易清洁的应用专用清洗剂喷洗。

(6)按照各机器使用说明书的要求进行消毒灭菌，一般钻头机采用高压蒸汽灭菌，电源导线或输气管采用环氧乙烷或低温等离子消毒。

(7)传递手柄过程中应确保患者与其他医务人员的安全状态，避免误伤。

(8)操作时建议戴防护眼镜，避免术中的血液和组织碎屑飞溅，引起损伤或传播传染性疾病。

(9)定期保养。

六、自动气压止血仪

自动气压止血仪(图 2-38)是采用计算机数字控制，根据手术部位的需要设定压力，通过新型高效气快速充气加气于止血带，从而压迫肢体，阻止血液循环，达到止血的目的。用于肢体手术，能最大限度地阻止创面出血，提高手术视野的清晰度。如果使用不当，可发生软组织损伤，神经血管皮肤的损伤，甚至危及生命。因此，掌握正确的止血

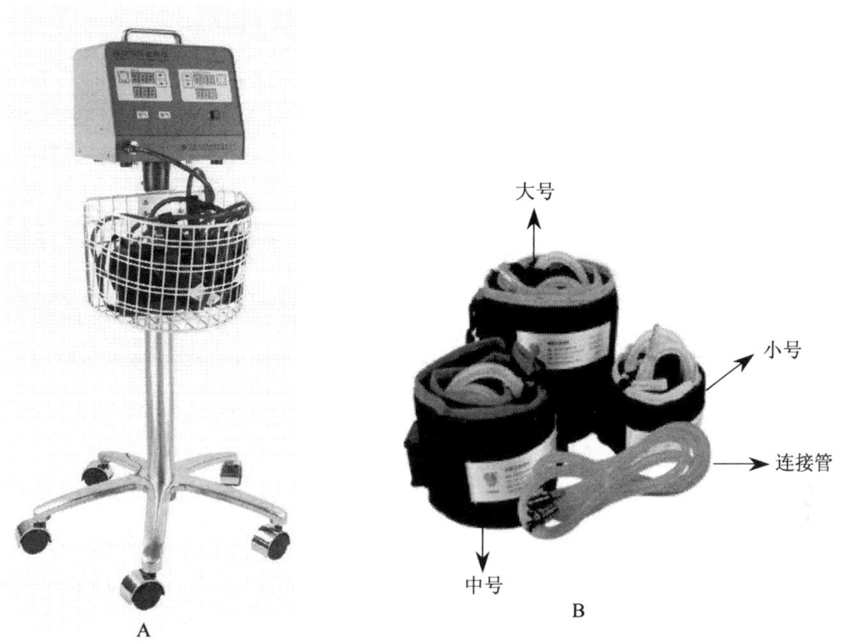

图 2-38　自动气压止血仪及止血带型号

A. 自动气压止血仪；B. 止血带型号

带使用方法，提高止血带使用的安全性十分重要。

(一)结构和配件

(1)自动气压止血仪是由主机、气囊止血带、电源线、止血带连接头、支持架组成。主机面板上有压力、时间显示及调节按键、充气按键、放气按键，报警显示一般是 10min、5min、1min 时有自动报警提示。

(2)止血带有大号、中号和小号，大号用于成人下肢；中号是儿童下肢和成人下肢通用，小号是儿童上肢(图 2-38)。

(二)自动气压止血仪的操作步骤

(1)连接电源，开机自检。

(2)根据患者的情况、年龄、手术等因素选择长短、宽度适合的止血带，松紧适中于患者手术肢体的适当部位，一般距离手术部位 10～15cm，上肢在上臂中上 1/3 处，防止压迫桡神经，下肢应选在大腿根部近腹股沟处。

(3)根据患者手术的情况设定工作压力及工作时间。一般上肢压力不超过 40kPa，下肢不超过 80kPa，一般保险压力大于工作压力 5～10kPa，时间上肢是不超过 60min，下肢不超过 90min，如需继续使用，需间隔 10～15min。婴幼儿严格掌握压力大小，上肢在 4.5kPa 以内，下肢在 6.1kPa 以内，儿童根据身体状况来设定，无论采取哪种方式，一定要严格把握压力的范围。

(4) 将止血带的充气导管套于仪器的止血带接头处。

(5) 待肢体驱血后，按充气开关，直至压力数字达到设定值。

(6) 使用完毕，按放气键放掉余气。当设定时间为 10min、5min 时提醒医生。

(7) 关闭电源，拔掉电源线。

(三)禁忌证

上止血带部位皮肤有严重溃乱，四肢患血管疾病及其他原因引起的血供不佳的疾病(包括血栓性闭塞性脉管炎)，以及患有镰状细胞病(红细胞形态改变)的患者不能使用止血带。有严重感染或恶性肿瘤的患者在使用止血带时，禁止驱血，将该肢体抬高 45°后再充气。

(四)并发症

1. 止血带麻醉 由于充气压力过大，时间长发生止血带麻痹性损伤，表现有明确界限的运动障碍，属严重并发症，可致长期功能丧失。

2. 止血带坏死 表现为皮肤水疱、破溃、局部皮肤的坏死。

3. 止血带休克 发生在松止血带时，患者表现为出汗、恶心、血压下降、周围血管阻力降低，血钾升高和代谢性酸中毒。

4. 止血带疼痛 止血带充气压力过大，时间过长，尤其在麻醉作用不够完全时极易出现止血带疼痛，由肢体缺血引起，多数患者难以忍受，表现为出冷汗、烦躁不安，即使用镇静药和镇痛药也难以控制。

5. 其他 压力性水疱。

(五)使用注意事项

(1) 使用前要注意检查气囊止血带是否漏气，否则导致充气泵持续工作，影响使用寿命。

(2) 严格掌握禁忌证及使用压力和时间，严防止血带并发症。

(3) 需要在工作中提前停机排气的，不能直接拔除电源线，应先按放气开关，待排完气才能关闭主机电源，以免充气泵的损坏。

(4) 需要用无菌止血带时应注意消毒范围，避免污染。

(5) 预防并发症的措施如下：

1) 充分把握好止血带的部位及松紧度，并加以内衬保护皮肤。

2) 严格限制止血充气压力及时间。

3) 补充血容量，在松止血带时加快输液速度。

4) 双下肢手术时，分别松解，错开数分钟，不能同时放松。

5) 及时观察患者的生命体征变化，并做好心理护理。

七、超声刀

超声刀是通过机械振荡达到切开凝血的目的，其优越性主要在于切割精确，可控制凝血，无烟，少焦痂，无特异性组织损伤，使术野清晰，便于解剖。特别适用于重要脏器附近的分离或装有心脏起搏器的患者手术，广泛用于普外科、妇科、肝肠科、内镜手术。

（一）结构和配件

主要有主机、手柄、扳手、连接线、刀头系列（图 2-39～图 2-41）及脚踏开关。主机为高频，由计算机控制电能量。

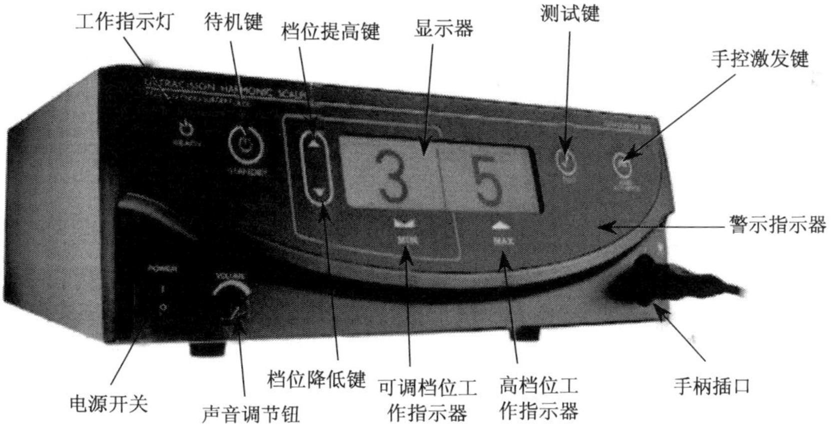

图 2-39　超声刀主机

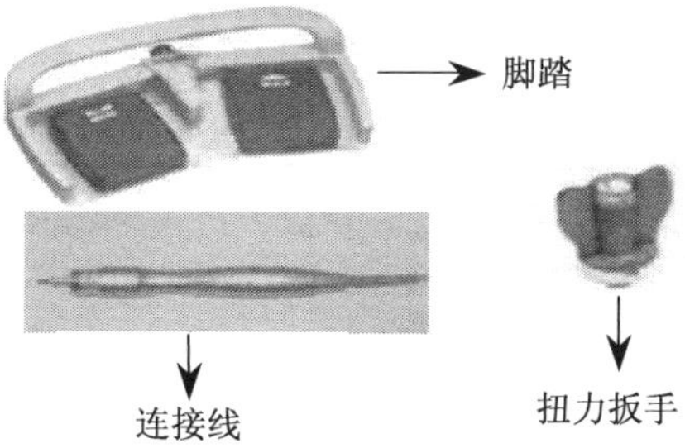

图 2-40　脚踏

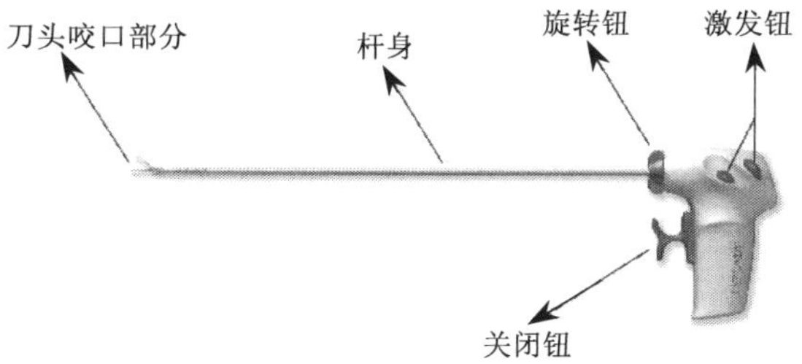

图 2-41　超声刀头

（二）工作原理

将电能转化为机械能，手柄内的超声系统再将转换器发生的功能放大，并增加刀的功能，工作时刀片以 55.5kHz 超声频率做前后 50～100μm 的机械振荡，导致与之接触的组织细胞内水汽化，蛋白质氢链断裂，细胞崩解重新融合，组织被凝固后切开，而当组织切开时，刀头与组织蛋白接触通过机械振动导致组织内胶原蛋白结构破坏，造成蛋白凝固，进而封闭血管达到止血目的，其特点如下：

(1) 自动进行先凝后切，凝血可控制，大大减少了出血的危险性，凝血功能好，切割组织同时可封闭直径≤5mm 细小血管。特别是当晚期肿瘤与周围的重要脏器粘连，以及肿瘤过大，不易显露时，应用超声刀可明显减少术中出血。

(2) 切割精度高，且极少产生焦化和烟雾，能保持手术野清晰，避免意外损害。

(3) 由于采用超声切割凝固原理，没有电流通过机体，不会发生传导性组织损伤，能为安装了心脏起搏器的患者提供手术，提高安全性。

(4) 工作时切割(或凝固)部位的组织温度低于 80℃，向周围组织热传递范围仅为 1mm，产生的热效度低，对周围组织的损伤远远小于激光和高频电刀，可以避免深度的组织热损伤，是理想的腹腔镜手术器械。

(三)操作步骤

(1) 接通主机电源，开机自检。

(2) 选择输出功率参数，调至 3～5 档，振动频率为 55.5kHz。

(3) 连接手术刀头：套上转换帽→上刀头→用扳手拧紧，如果是手电凝剪可直接与连接线连接。

(4) 按 standby 脚控或手控测试超声刀性能。

(5) 测试通过，可正常使用，如未通过，应检查各部件是否连接紧密。

(四)注意事项

(1) 手术刀头贵重、精密，应轻拿轻放，勿使用暴力，在装卸时要动作轻柔，以防止刀头损坏。

(2) 操作手柄不要遗落或碰撞，以免改变其振动频率。

(3) 刀头有血迹，变干后影响刀头的使用效率及超声发射频率。

(4) 使用后的输出线可用湿布擦拭干净，不宜用水冲洗，顺其弯度盘绕，不宜过度扭曲、打折，以延长使用寿命。

(5) 使用后的手柄、刀头连接线等可采用环氧乙烷或低温等离子灭菌。

八、低温等离子刀

低温等离子射频治疗鼾症是近年在国外开始使用的一种新技术，它是利用低温等离子射频的能量，以较低的温度(40～70℃)来融解软腭的组织，并引起它的变形和瘢痕化，从而有效地解决咽喉阻塞的问题，对于鼾症、鼻炎(慢性鼻炎及过敏性鼻炎)及慢性扁桃体炎、扁桃体肥大、腺样体肥大等疾病，均有非常独特的疗效。

1. 结构和配件　等离子仪器、等离子刀头、水冷系统。

2. 作用原理　利用低温等离子射频的能量，以较低的温度来进行组织的切除，从而减轻组织的损伤，并能大大减轻患者的痛苦以及缩短康复的周期。

3. 优点

(1) 与前述的微波激光 DNR 等治疗方法相比，治疗痛苦很轻，大部分人只感觉到异物感而无疼痛感，一般不影响饮食。

(2) 不出血或者出血极少，损伤小，可重复治疗。

(3) 效果可靠，对经过多导睡眠图检查和医生筛选后，适用于等离子治疗的患者，疗效明显。

(4) 对其他手段无法很好解决的舌根肥厚问题，也可以轻松处理。

(5) 不损伤黏膜表面的生理功能，尤其对鼻腔的处理方面，目前是治疗单纯性鼻甲肥大的最理想方法。

九、激光

激光是一种特殊的光，是受激辐射所产生的光放大，与普通光的最大区别在于激光是一种单色性好、方向性和相干性强、高密度的光，生物组织在吸收激光后会产生一系列的生物效应，包括光热效应、压强效应、强电场效应、光化学效应，弱激光的刺激效应等。利用激光可对组织进行凝固、切割、汽化等操作，尤其是在切割时有较好的止血效果，减少出血与创伤，加快术后愈合。目前在手术时使用较多的是眼科和耳鼻喉科。眼内激光在玻璃体切割术时用来封闭裂孔，这种激光准确性高，对组织损伤小，甚至无需做巩膜外加压，简化手术过程，优于冷凝或电凝封闭裂孔。使用时注意自身保护仪器，安装锁具，导光束顺势盘放。

1. 眼科激光仪组成　半导体激光器、电凝及控制系统、冷却系统、激光治疗适配器、脚踏开关。

2. 作用原理　激光作用于眼球，并被组织吸收后，眼球组织会发生凝固、汽化、穿孔和切割等一系列的变化。

3. 注意事项

(1) 手术者戴防护眼镜。

(2) 防止误伤、皮肤和气管保护。

(3) 操纵器和机头熟练操作。

(4) 不用易燃性物质(尼龙盖物、麻醉气体)。

(5) 使用防止反射的器械，如黑色镀金(铬)器械。

（杨　英　高兴莲）

主要参考文献

高兴莲，田莳. 2012. 手术室专科护士培训与考核. 北京：人民军医出版社，83～94

贺吉群. 2012. 图解内镜手术护理. 长沙：湖南科学技术出版社，36～57

黄文霞，谭永琼. 2011. 图解手术室护理学. 北京：科学出版社，13

赵爱平. 2012. 手术室护理. 北京：人民卫生出版社，29～44

第三章　手术室围手术期护理

第一节　手术前期护理

手术前期护理是指从患者决定接受手术治疗到将患者安置在手术台上为止。手术室护理在手术前期护理中主要实施的是术前访视、术前接待、术前安全核查工作。

一、术前访视

(一)护理评估

1. 生理评估　生命体征、营养状况、既往史、自主活动能力、皮肤完整性及各系统、器官功能。

2. 心理评估　焦虑、恐惧等心理状态。

3. 社会评估　年龄、性别、受教育程度、职业背景和宗教信仰等。

4. 认知能力的评估　对疾病以及手术相关知识的了解程度。

5. 病情的评估　查阅病历了解患者的一般资料，包括：既往史、手术史、过敏史、家族史；手术方式、手术种类、性质、时间及麻醉方式；患者的各种实验室检查报告阳性体征，特殊感染，如肝肾功能、血尿常规、出凝血时间、心电图、胸片等检查。

(二)常见护理诊断/问题

1. 知识缺乏　与患者对自己的疾病和即将实施的手术缺乏认识，以及对术前准备内容和注意事项缺乏了解有关。

2. 焦虑与恐惧　与患者担心手术成功与否、术后恢复效果、手术费用、手术环境陌生、麻醉情况等因素有关。

3. 活动无耐力　与患者年龄、疾病、营养状况等因素有关。

4. 睡眠状态紊乱　与患者担心手术、麻醉有关。

(三)护理措施

1. 提高患者手术相关知识

(1)巡回护士向患者自我介绍，说明术前访视目的，希望取得手术中主动配合。

(2)告知患者术前禁饮、禁食事宜，具体时间可咨询其责任护士和管床医生。

(3)告知患者当日取下义齿、不化妆；避免佩戴首饰、手表；携带手机等贵重物品；将术中需要的X线平片、MRI和药品备好以便带入手术室；并在手术当日更换好病员服，排净大小便。

(4)根据患者的文化程度以不同的方式介绍麻醉种类、手术室环境、术中体位、手术过程，使其从心理上有充分的准备。同时向患者发放专科彩色宣传册。

2. 缓解患者术前焦虑与恐惧

(1)与患者谈心：用亲切和蔼的言语进行安慰和鼓励；向患者阐明手术的重要性和必要性，使患者获得安全感；讲解该手术的优点及手术医生的精湛医技，提高患者对医护人员的信任度；介绍同种疾病手术患者的效果，使其树立康复的信心。

(2)倾听患者的需求：满足家属及患者对手术过程中提出的合理要求，缓解其焦虑与恐惧情绪。

3. 活动无耐力

(1)对于老年患者：鼓励患者被动运动和主动运动相结合，加强营养，增加肌力。

(2)对于因疾病导致的营养不良或者长期卧床患者：给予适当安慰，增强其战胜疾病的信心。

4. 调节睡眠紊乱状态

及时与负责医生、责任护士联系，术前通过沟通或药物干预，解决患者睡眠问题。

(四)注意事项

(1)注意首因效应，访视前要注意仪表端庄、举止大方、以同情的心态、和蔼的态度，耐心地对待患者，取得患者的信任。

(2)与患者交谈必须使用普通话，采用通俗易懂的语言，避免讲方言。

(3)避免在患者吃饭和休息的时间段进行访视，时间不能过长，以免影响患者休息。

(4)访视时必须穿工作服，对病情性质问题，避免回答，请患者直接和医生沟通。

(5)急诊手术的术前访视可通过电话了解患者的基本情况，对于直接从门诊转运的危重急手术，如肝脾破裂、异位妊娠等大出血休克的患者，与护送的医生或家属进行沟通。

二、接手术患者

(一)护理评估

(1)评估手术转运床性能。

(2)评估患者生命体征，带入手术室各种管道通畅性，急诊患者要评估输液部位。

(3)评估患者意识：包括神志、精神状态、配合情况及心理状况。

(4)评估患者术前用药情况，禁食禁饮情况。

(5)评估女性患者月经期情况。

(6)评估手术同意书是否签字。

(7)评估麻醉同意书是否签字。

(8)评估手术区备皮情况。

(9)评估手术部位标示。

(二)常见护理诊断/问题

(1)焦虑与恐惧：与患者从病房到手术室的过程中担心手术的成功与否及疼痛有关。

(2)排尿异常：与手术、患者情绪紧张有关。

(3)定向力障碍：与术前用药有关。

(4)有受伤的危险：与手术转运床的功能，转运途中的路面状况等有关。

(5)语言沟通障碍：与患者疾病、年龄、意识状态有关。

(三)护理措施

1. 术前心理疏通 巡回护士主动与患者亲切交流，鼓励患者说出紧张担心的感觉，协助寻找原因并针对原因进行解释。

2. 解决排尿异常 入手术室前鼓励患者排空大小便，若出现异常，留置尿管。

3. 防止术前用药并发症 询问患者感觉有无头昏、视物模糊等症状，使用手术转运床接送患者，防止患者术前用药后发生意外伤害。

4. 排查受伤的危险因素 接送前检查手术转运床的性能，接送途中注意路面情况，进出手术室，注意保护头部或伸出床外身体部位，防止患者因术前用药定向力障碍发生受伤。

5. 特殊患者核查与沟通

(1)语言沟通障碍：如智障、聋哑、小儿、意识障碍、昏迷等患者，咨询家属或随从医护人员。

(2)接患者时需要核查的内容：通过与家属或随从医护人员进行沟通并传递信息，专人看护。

(四)注意事项

(1)严格进行手术患者身份的核对，如有疑问及时与手术医生联系。

(2)特殊患者，如昏迷、精神病、聋哑、婴幼儿，严格与家属核对。

(3)急危重患者必须在医生和麻醉师陪同下接入手术间。

第二节 手术中护理

手术中护理是指从患者安置在手术台准备手术到手术结束转到恢复室为止。器械护士和巡回护士分别担任着不同的角色，实施的是全期护理概念。也就是手术室护理人员运用所学的知识与技能，针对手术患者存在的健康问题和需要，提供患者在手术前、中、后期的各项专业及持续性护理活动。

(一)护理评估

1. 患者的评估 通过术前访视掌握的患者一般资料和特殊情况，评估患者的生理、心理术前状态，观察主动配合程度。

2. 手术间环境评估 检查环境监测指标，如温度 22～25℃、湿度 40%～60%、物表整洁度等。

3. 患者生命体征的评估

(1)体温：正常体温口腔温度为36.3～37.2℃，腋下温度比口腔低0.2～0.4℃，直肠温度比口腔高0.5℃左右。

(2)脉搏：正常成人每分钟60～100次。女性稍快于男性，儿童快于成人。老年人可慢至55～75次/分，新生儿可快至120～140次/分。

(3)呼吸：正常成人16～20次/分，儿童30～40次/分，儿童的呼吸随年龄的增长而减少，逐渐到成人的水平。呼吸率与脉率之比约为1∶4。正常人的呼吸幅度应是深浅适度。

(4)血压：正常成人收缩压为90～140mmHg，舒张压为60～90mmHg，脉压为30～40mmHg。在40岁以后，收缩压可随年龄增长而升高。新生儿收缩压为50～60mmHg，舒张压为30～40mmHg。

(5)瞳孔：正常瞳孔在一般光线下直径为2～4mm，两侧等圆、等大。瞳孔反射有对光反射、集合反射。

4. 尿量的评估　评估尿路的通畅性，尿液的颜色、滴速及尿量并记录。

5. 静脉输液的评估　术前评估患者穿刺部位皮肤、静脉血管情况，结合手术部位、手术体位的要求，选定合适的输液部位和输液器具。

6. 术中器材的评估　评估手术中使用器材的完整性、功能状态，安全性能。

7. 手术体位的评估　评估体位用具完整性及实用性；评估摆放后体位稳定性、标准性；评估手术野是否暴露清楚，手术者操作便利性。

8. 无菌物品的评估　评估手术需要的物品和器械有效期，消毒灭菌情况。

9. 术中压疮评估　采用3S手术患者术前评估量表，从患者麻醉方式、手术体位、手术时间、受压部位皮肤状态、体重及手术区作用力等内容进行评估。

10. 潜在问题的评估

(1)实验室检查阳性结果。

(2)手术患者错误。

(3)手术中出血。

(4)术后感染等。

(二)常见护理诊断/问题

1. 有手术错误的危险　(包括手术患者错误、手术方式错误和手术部位错误)与手术医师、麻醉医师和手术室护士核查有关。

2. 焦虑和恐惧(fear and anxiety)　与手术患者对手术、麻醉及手术治疗缺乏信心有关。

3. 静脉穿刺困难的危险　与手术患者皮肤、血管状况和长期输液有关。

4. 实验室检查异常结果的危险　与患者疾病并发症、既往史等有关。

5. 体液不足的危险(fluid volume deficit)　与手术前禁饮、禁食和疾病有关。

6. 有误吸的危险(risk for aspiration)　与麻醉、患者术前禁饮、禁食有关。

7. 有坠床的危险　与手术床过窄、患者无意识的活动、护士保护措施不够等有关。

8. 体温改变的危险(risk for altered body temperature) 与手术时间、手术创伤、出血、环境温度、术中使用低温液体、大量低温盐水冲洗等方面有关。

9. 组织灌注量改变(altered tissue perfuslorl) 与手术中出血、体液补充不足有关。

10. 术中输血并发症的危险 与大量输血、输错血、输入过期血等有关。

11. 有肿瘤种植的危险 与手术操作中肿瘤组织散落、未灭活有关。如黏有肿瘤细胞的手术器械、手套等可以造成"医源性"自身接种的种植转移。

12. 有肌肉、神经、血管损伤的危险 与体位摆放不当，局部受压时间过长，肢体过度外展、外旋等有关。

13. 术中异物残留的危险 与手术前物品清点、手术中物品添加计数、关腔时腔内探查、手术医生操作等有关。

14. 有皮肤完整性受损的危险(risk for impaired skin integrity) 与疾病、营养、年龄、手术、麻醉、体重、体位、时间等有关。

15. 有感染的危险(risk for infection) 与手术中无菌物品、无菌操作、空气洁净度、手术类别、手术时间等有关。

16. 术中标本遗失的危险 与术中标本管理、送检流程和病理科交接环节有关。

(三)护理措施

1. 防止手术患者、手术方式及手术部位错误发生

(1)手术患者均应佩戴标示有患者身份识别信息的标识以便核查。

(2)手术安全核查由手术医师或麻醉医师主持，由具有执业资质的手术医师、麻醉医师和手术室护士三方(以下简称"三方")共同执行并逐项填写《手术安全核查表》。

(3)麻醉实施前：三方按《手术安全核查表》依次核对患者身份(姓名、性别、年龄、病案号)、手术方式、知情同意情况、手术部位与标识、麻醉安全检查、皮肤是否完整、术野皮肤准备、静脉通道建立情况、患者过敏史、抗菌药物皮试结果、术前备血情况、假体、体内植入物、影像学资料等内容。

(4)手术开始前：三方共同核查患者身份(姓名、性别、年龄)、手术方式、手术部位与标识，并确认风险预警等内容。手术物品准备情况的核查由手术室护士执行并向手术医师和麻醉医师报告。

(5)患者离开手术室前：三方共同核查患者身份(姓名、性别、年龄)、实际手术方式，术中用药、输血的核查，清点手术用物，确认手术标本，检查皮肤完整性、动静脉通路、引流管，确认患者去向等内容。

(6)三方确认后分别在《手术安全核查表》上签名。

(7)手术安全核查必须按照上述步骤依次进行，每一步核查无误后方可进行。

(8)特殊患者，如智障患者、婴幼儿、老人、聋哑人、昏迷患者等，可与家属或随从进行核对。

(9)无名急危重患者，可依据就诊时编号，进行编号和病历号核对。

2. 减轻患者焦虑和恐惧

(1)根据患者的具体情况，给予针对性的心理疏导。

(2) 巡回护士多与患者交流，鼓励患者说出心理感受，分散注意力，释放焦虑情绪。

(3) 引导患者熟悉手术间环境，介绍手术娴熟技术，减轻其恐惧心理。

3. 选择合适静脉穿刺

(1) 选择穿刺部位：首选上肢部位穿刺，避免选择下肢穿刺，特殊手术需要除外。

(2) 选择穿刺血管：首选近心端血管，血管弹性好，无弯曲，宜固定。

(3) 静脉穿刺困难患者，如老人、婴幼儿、长期输液的患者等，浅表静脉摸不到或硬化栓塞情况下，可选择深静脉穿刺。

(4) 观察穿刺部位：因静脉穿刺困难，常出现同部位多次穿刺，或同一条静脉多段穿刺的现象，因此术中必须严密观察穿刺部位及该肢体静脉穿刺部位有无液体渗漏、肿胀等现象发生。

(5) 对特殊药物如刺激性强、浓度高的药物，要做好输液外渗的预防和处理。

4. 针对辅助检查异常结果，提出预见性护理措施

(1) 巡回护士查看手术患者各项辅助检查结果，知晓专科手术常见辅助检查方法、正常参考值，异常结果风险见表 3-2。

(2) 针对辅助检查异常结果，提出预见性护理措施。如手术伴有糖尿病患者，手术过程中严密监测血糖值，及时调节输液种类，必要时输注少量糖类液体。同时严格无菌操作，预防手术后肺部感染。

5. 平衡手术患者有效循环

(1) 手术患者常因术前禁饮禁食体液丢失，麻醉前可根据患者的具体情况，适当补充液体，300～500ml。

(2) 选择合适的晶体溶液，心、肝和肾功能不良患者，可选择复方电解质晶体溶液。

(3) 小儿和老年患者，适当控制输液速度，以免发生肺水肿。

(4) 保持输液通畅，准确记录输入量，发现异常及时处理。

6. 防止麻醉时误吸

(1) 麻醉前仔细询问患者禁饮禁食情况。

(2) 准备中心吸引器，压力保持在 0.4kPa，麻醉时处于备用状态。

7. 防止患者坠床

(1) 麻醉实施前期，妥善固定患者。

(2) 麻醉诱导期，巡回护士守护患者一侧，防止坠床。

8. 维持术中体温稳定

(1) 调节手术间环境温度，根据患者手术需要、年龄需要、体质需要进行调节。

(2) 术中使用升温毯覆盖患者非手术部位，调节温度至 37℃，维持手术过程中患者体温稳定。

(3) 需要降温的患者，术中使用控温毯，可根据手术不同时段需要温度，调节不同温度实施降温或升温。

(4) 需要大量输液、输库存血或大量腔内冲洗患者，使用液体控温仪或液体升温箱进行调节，温度调节在 37℃。

9. 保障组织灌注量

(1)静脉选择穿刺部位时选近心端大血管，以便及时补液补血，及时保持组织灌注。

(2)急危重手术患者必须建立2条以上的静脉通道，必要时穿刺动脉和中心静脉。每条通道上均做标记，以免发生静脉与动脉管道混淆。

(3)术中出现大量出血或大面积渗血时，开放各个通道，晶体、胶体和血制品胶体配合使用，维持循环稳定。

(4)大量输液、输血时，观察手术中出血量，患者末梢循环和尿量。并通知麻醉医生准确记录出入量。

10. 术中输血并发症处理

(1)取回的血液应尽快输用，不得自行贮血。输血前将血液轻轻摇匀，避免剧烈震荡。血液内不得加入其他药物，如需稀释只能用静脉注射生理盐水。

(2)输血前后用静脉注射生理盐水冲洗输血管道。连续输用不同供血者的血液时，前一袋血液输完后，用0.9%氯化钠注射液冲洗输血器，再接下一袋血继续输注。

(3)输血过程中严密观察受血者有无输血不良反应，如出现异常情况应及时处理。

1)减慢或停止输血，用0.9%氯化钠注射液维护静脉通路。

2)立即通知值班的住院医师和血库值班人员，及时检查、治疗和抢救，并查找原因，做好记录。

(4)疑为溶血性或细菌污染性输血反应，应立即停止输血，用0.9%氯化钠注射液维护静脉通道，及时汇报上级医师，在积极配合治疗抢救的同时，还要注意以下几点：

1)核对用血申请单，血袋标签，交叉配血实验结果记录。

2)核对受血者及供血者ABO血型系统，Rh血型系统，不规则抗体筛选及交叉配血试验。

3)遵医嘱抽取患者血液加肝素抗凝血药，测定血浆游离血红蛋白含量。

4)遵医嘱抽取患者血液，测定血清胆红素含量，血浆游离血红蛋白含量，血浆结合珠蛋白，直接抗人体蛋白试验及相关抗体效价。

5)如怀疑细菌污染性输血反应，抽取血袋中血液做细菌菌种检测。

6)遵医嘱尽早检测血常规，尿常规及尿血红蛋白。

7)必要时，溶血反应发生后5～7h遵医嘱测血清胆红素含量。

(5)取血和输血前后，严格执行“三查八对”2人核对制度。

(6)输血完毕，血袋保留在4℃的冰箱内24h。

(7)准确记录输血成分及输入量。

11. 医源性肿瘤种植的预防

(1)黏有肿瘤细胞的手术器械、手套等可以造成“医源性”自身接种的种植转移，肿瘤手术切除后，及时更换使用过的器械，参与手术者及时更换手套。

(2)手术部位及腔隙使用蒸馏水进行肿瘤组织灭活。

(3)手术切口使用保护膜，夹取标本时，避免接触患者其他组织和器官。

12. 避免患者肌肉、神经、血管损伤

(1)正确摆放手术体位

1) 尽量维持正常人体的生理弯曲，防止肢体过度牵拉、扭曲、受压。

2) 在尽量减少对患者生理功能影响的前提下充分暴露手术野，便于手术者操作。

3) 保持患者正常的呼吸和循环功能。

4) 确保体位稳定性好，防止体位术中移动。

5) 避免发生各种手术体位并发症。

6) 评估手术床的性能及体位物品的准备情况，手术体位摆置的时机等。

(2) 熟悉常见手术体位的并发症(表 3-1)

表 3-1　手术体位与其相关并发症

手术体位	相关并发症
平卧位	直立性低血压，限制性脱发、受压点反应(常出现于足跟部、肘部、骶部)、尺/桡神经损伤、腰背痛、骨筋膜室综合征等
截石位	腓总神经损伤、腰背痛、骨筋膜室综合征等
侧卧位	眼耳部损伤、颈部损伤、肩胛上神经损伤、肺不张、臂丛神经和腋窝血管损坏等
俯卧位	眼部损伤、颈部损伤、胸廓出口综合征、乳房损伤、男性生殖器损伤、静脉回流受阻隔等
坐位	直立性低血压、气栓、气脑、眼部受伤、面/舌肿胀、四肢麻痹、坐骨神经损伤等

(3) 手术体位防护措施

1) 仰卧位：仰卧位时，枕部、骶尾部、双足跟等受压部位要做好压疮的防护措施，双手外展角度≤90°，防止损伤臂丛神经和腋神经。

2) 侧卧位：侧卧位时，避免下侧肢体受压；肩部和腋窝腾空，避免臂丛神经的损伤及压迫腋窝血管；保持头部和脊柱在同一水平线上。

3) 俯卧位：俯卧位时，避免压迫眶上动脉和神经；防止足部、女患者胸部及男患者会阴部受压；胸腹部尽量腾空，避免胸腹腔压力过高导致手术野出血，影响患者循环和呼吸。

4) 截石位 ：托住患者小腿部，避免肢体重物压迫腘窝处神经与血管，防止损伤腓总神经。两腿之间外展角度≤135°；臀下垫一方形软枕。

5) 坐位：弹力绷带加压包扎下肢时要松紧度适宜；提升背板时，应密切观察血压和心率的变化，可按 15°、30°、45°、60°、75°提升背板，以维持血流动力学的稳定；固定头位时始终保持头部略向前倾，下颌与胸骨的距离为二指，并衬一纱布垫，防止气管和颈静脉受压。

13. 防止术中异物残留

(1) 器械护士提前 15～20min 洗手，仔细检查器械包内物品的数量、性能和完整性。

(2) 进入患者体腔内的物品，必须是显影材质，不显影的物品严禁使用。

(3) 按照手术器械清点规范与巡回护士对点，严格执行手术前、关闭体腔前、关闭体腔后 3 次清点，并准确记录。

(4) 器械护士集中精力观察手术进展，知晓器械和物品去向。

(5) 术中添加的物品，必须由巡回护士完成和记录。

(6) 关闭体腔前后，器械数目正确无误，方可逐层关腔。

(7) 体腔内填塞止血敷料，记录在手术护理上，取出时应与记录单上数目核对。

14. 预防非预期压疮发生

(1) 术前对患者全面的评估：包括身高，体重，患病时间，各项检查、化验结果，有无水肿，自主活动能力，皮肤有无异常或压疮；若发现异常，应与病房护士取得联系，进行沟通，记录评估过程和评估结果。

(2) 对术中压疮风险的评估：手术时间、麻醉方式、手术体位、患者年龄、皮肤状况等。

(3) 预防压疮的措施

1) 重点部位的护理：对受压点和好发部位粘贴压疮贴或使用减压保护垫预防压疮。

2) 体位的护理：按照体位摆放原则，做好体位摆放的评估和护理要点。

3) 体温、室温、输血和输液的护理：注意为患者保暖，通过调节室温，使用变温毯、输血输液加温仪，可有效地维持患者的体温，从而保证患者皮肤的血供。

4) 手术过程中勤观察体位摆放及受压点和好发部位的情况。

15. 控制术中感染

(1) 严格监督手术室日常环境各项监测指标，保障手术间洁净度。

(2) 严格监督手术人员外科手术消毒程序。

(3) 严格执行手术中无菌操作规范。

1) 手术衣腰以上，肩以下，腋中线以前，袖口及肘部视为无菌区。

2) 戴好手套后双手不可下垂至腰部以下，应双手内收紧靠体侧，置于胸前口袋中。

3) 手术器械台上视为无菌，器械台边缘以下视为有菌，但周围人员不可触及。

4) 无菌操作时手术人员应面向无菌区，交换位置时须背对背走。

5) 禁止在手术人员背后传递器械，巡回护士操作时不可跨越无菌区。

6) 手术过程中避免交谈，以免飞沫通过口罩传播细菌。

7) 限制参观人数(2 人)，以减少污染的机会。参观者应远离手术者＞33cm 距离。不得随意在手术室互窜手术间。

(4) 手术中使用的无菌物品实施过程追踪和结果控制相结合。

(5) 手术安排原则：根据手术间层流级别安排相应手术，先做无菌手术，后做污染手术。连台手术间自净 30min。

16. 术中标本管理

(1) 术中快速(冰冻)病理标本

1) 手术中切下标本组织交给巡回护士。

2) 巡回护士将标本装入标本袋，粘贴好患者基本信息标本签，勿装固定液。

3) 巡回护士与手术医生确定标本名称并核对标本，给家属看标本后，专人送往病理科。

4) 巡回护士填写术中快速冰冻切片标本登记本，快速标本送检流程按照危急值流程处理。

(2)择期手术标本

1)手术切下标本组织交给器械护士。

2)巡回护士取大小适合的标本袋。

3)手术结束，器械护士督促医生填写病理标本送检申请单和手术患者基本信息标本签，要求字迹清晰，编号一致，书写工整，并保持申请单和标签整洁。

4)手术医生将标本送检申请单和标本送至标本间，使用新鲜的标本固定液，固定液为组织体积的3～5倍。

5)标本班护士核对标本、标本送检单、标本送检申请单、标本登记本，与病理科交接并在标本登记本签字。

(四)注意事项

1. 术中用药、输血的核查　由麻醉医师或手术医师根据需要下达医嘱并做好相应记录，由手术室护士与麻醉医师共同核查。

2. 体位安置要安全合理，防止坠床或损伤　保护患者受压皮肤，避免压疮的发生，做好交班并记录。

(五)临床常见实验室检查结果参考值

临床常见实验室检查结果参考值见表3-2～表3-6。

表3-2　血常规

项目	参考值	临床意义
红细胞计数(RBC)	男：(4.0～5.3)×10^{12}/L 女：(3.5～5.0)×10^{12}/L 儿童：(4.0～5.3)×10^{12}/L	红细胞减少多见于各种贫血，如急慢性再生障碍性贫血、缺铁性贫血等 红细胞增多常见于身体缺氧、血液浓缩、真性红细胞增多症、肺气肿等
血红蛋白测定(Hb)	男：120～160g/L(12～16g/dl) 女：110～150g/L(11～15g/dl) 儿童：120～140g/L(12～14g/dl)	血红蛋白减少多见于各种贫血、如急慢性再生障碍性贫血、缺铁性贫血等 血红蛋白增多常见于身体缺氧、血液浓缩、真性红细胞增多症、肺气肿等
白细胞计数(WBC)	成人：(4～10)×10^{9}/L 新生儿：(15～20)×10^{9}/L	生理性白细胞增高多见于剧烈运动、进食后、妊娠、新生儿。另外采血部位不同，也可使白细胞数有差异，如耳垂血比手指血的白细胞数平均要高一些。病理性白细胞增高多见于急性化脓性感染、尿毒症、白血病、组织损伤、急性出血等 白细胞减少多见于再生障碍性贫血、某些传染病、肝硬化、脾功能亢进、放疗、化疗等

续表

项目	参考值	临床意义
白细胞分类计数(DC)	中性秆状核粒细胞：0.01 ~ 0.05(1% ~ 5%)	生理性中性粒细胞增多见于情绪激动、剧烈运动、新生儿、月经期、妊娠及分娩等；病理性中性粒细胞增多见于急性感染或炎症、急性失血、急性中毒、恶性肿瘤等
	中性分叶核粒细胞：0.50 ~ 0.70(50% ~ 70%)	中性粒细胞减少见于感染性疾病、贫血、物理及化学损伤等
	嗜酸粒细胞：0.005 ~ 0.05(0.5% ~ 5%)	嗜酸粒细胞增多多见于变态反应性疾病、寄生虫病、皮肤病及血液病等 嗜酸粒细胞减少多见于长期应用肾上腺皮质激素或肾上腺皮质激素分泌增加
	淋巴细胞：0.20 ~ 0.40(20% ~ 40%)	生理性淋巴细胞增多多见于婴儿；病理性淋巴细胞增多见于病毒感染、再生障碍性贫血、淋巴细胞性白血病、淋巴瘤等 淋巴细胞减少多见于应用肾上腺皮质激素
	单核细胞：0.03 ~ 0.08(3% ~ 8%)	单核细胞增多多见于感染性疾病、血液病 单核细胞减少的临床意义不大
血小板计数(Plt)	$(100 \sim 300) \times 10^9/L$	血小板计数增高见于血小板增多症、脾切除后、急性感染、溶血、骨折等 血小板计数减少见于再生障碍性贫血、急性白血病、急性放射病、原发性或继发性血小板减少性紫癜、脾功能亢进、尿毒症等

表 3-3　尿常规

名称	正常	异常
酸碱度(pH)	4.6 ~ 8.0(平均值 6.0)	增高常见于频繁呕吐、呼吸性碱中毒等
		降低常见于酸中毒、慢性肾小球肾炎、糖尿病等
尿比重(SG)	1.015 ~ 1.025	增高多见于高热、心功能不全、糖尿病等
		降低多见于慢性肾小球肾炎和肾盂肾炎等
尿胆原(URO)	<16	超过此数值，说明有黄疸
隐血(BLO)	阴性(–)	阳性(+)同时有蛋白者，要考虑肾脏病和出血
白细胞(WBC)	阴性(–)	超过 5 个，说明尿路感染
尿蛋白(PRO)	阴性或仅有微量	阳性提示可能有急性肾小球肾炎、糖尿病肾性病变
尿糖(GLU)	阴性(–)	阳性提示可能有糖尿病、甲亢、肢端肥大症等
胆红素(BIL)	阴性(–)	阳性提示可能肝细胞性或阻塞性黄疸
酮体(KET)	阴性(–)	阳性提示可能酸中毒、糖尿病、呕吐、腹泻
尿红细胞(RBC)	阴性(–)	阳性提示可能泌尿道肿瘤、肾炎尿路感染等
尿液颜色(GOL)	浅黄色至深黄色	黄绿色、尿混浊、血红色等就说明有问题

表 3-4 肝功能

项目名称	参考范围	检验意义
血清总蛋白(TP)	60.0～80.0g/L	增高：常见于高度脱水症(如腹泻、呕吐、休克、高热)及多发性骨髓瘤；降低：常见于恶性肿瘤、重症结核、营养及吸收障碍、肝硬化、肾病综合征、烧伤、失血
血清白蛋白(ALB)	35.00～50.00g/L	增高：常见于严重失水而导致血浆浓缩，使白蛋白浓度上升；降低：基本与总蛋白相同，特别是肝脏、肾脏疾病更为明显，见于慢性肝炎、肝硬化、肝癌、肾炎等，如白蛋白 30g/L，则预后较差
血清球蛋白(GLO)	15～35g/L	增高：常见于肝脏疾病(如慢性肝炎、肝硬化、肝癌、肾炎等)、网状内皮系统疾病，如多发性骨髓瘤、单核细胞性白血病、慢性感染，如化脓性感染、梅毒、麻风、结缔组织病；减低：皮质醇增多症，长期应用糖皮质类固醇激素，出生后至 3 岁，球蛋白呈生理性降低
白蛋白/球蛋白(A/G)	1.00～2.50	增高：常见于肝脏疾病(如慢性肝炎、肝硬化、肝癌、肾炎等)，如治疗后白蛋白提高至正常或接近正常，A/G 比值接近正常，表示肝功能有改善；故检测血清白蛋白、球蛋白及其比值，可估计肝脏疾病的病情和预后
总胆红素(TBIL)	5.11～17.1μmol/L	增高：原发生胆汁性肝硬化、急性黄疸型肝炎、慢性活动期肝炎、病毒性肝炎、其他原因导致的肝硬化、溶血性黄疸、新生儿黄疸、胆石症等
谷丙转氨酶(ALT)	0.0～40.0U/L	增高：常见于急慢性肝炎、药物性肝损伤、脂肪肝、肝硬化、心梗、胆道疾病等
谷草转氨酶(AST)	0.0～37.0U/L	增高：常见于心梗、急慢性肝炎、中毒性肝炎、心功能不全、皮肌炎等

表 3-5 肾功能

项目	参考值	临床意义
血尿素氮(BUN)	正常情况：二乙酰–肟显色法 1.8～6.8mmol / L 尿素酶–钠氏显色法 3.2～6.1mmol / L	增高：急慢性肾炎、重症肾盂肾炎、各种原因所致的急慢性肾功能障碍，心力衰竭、休克、烧伤、失水、大量内出血、肾上腺皮质功能减退症、前列腺肥大、慢性尿路梗阻等
血尿素	正常情况：3.2～7.0mmol / L	急慢性肾炎、重症肾盂肾炎、各种原因所致的急慢性肾功能障碍、心力衰竭、休克、烧伤、失水、大量内出血、肾上腺皮质功能减退症、前列腺肥大、慢性尿路梗阻等
血肌酐	正常情况：成人男 79.6～132.6μmol / L，女 70.7～106.1μmol / L，小儿 26.5～62.0μmol / L，全血 88.4～159.1μmol / L	增加：肾衰竭、尿毒症、心衰、巨人症、肢端肥大症、水杨酸盐类治疗等；减少：进行性肌萎缩、白血病、贫血等
血尿酸	正常情况：成人男 149～417μmol / L，女 89～357μmol / L；＞60 岁男 250～476μmol / L，女 190～434μmol / L	增加：痛风、急慢性白血病、多发性骨髓瘤、恶性贫血、肾衰竭、肝衰竭、红细胞增多症、妊娠反应、剧烈活动及高脂肪餐后等
尿肌酐(Cr)	正常情况：婴儿88～176μmmol/(kg · d)，儿童 44～352μmol/(kg · d)，成人 7～8mmol / d	增高：饥饿、发热、急慢性消耗等疾病，剧烈运动后等；减低：肾衰竭、肌萎缩、贫血、白血病等

续表

项目	参考值	临床意义
尿蛋白	正常情况：定性阴性 定量：<150mg / d	正常人每日自尿中排出 40 ~ 80mg 蛋白，上限不超过 150mg，其中主要为白蛋白，其次为糖蛋白和糖肽。这些蛋白的 0.60(60%)左右来源于血浆，其余的来源于肾、泌尿道、前列腺的分泌物和组织分解产物，包括尿酶、激素、抗体及其降解物等；生理性增加：体位性蛋白尿、运动性蛋白尿、发热、情绪激动、过冷过热的气候等
选择性蛋白尿指数(SPI)	正常情况：SPI<0.1 表示选择性好，SPI0.1 ~ 0.2 表示选择性一般，SPI>0.2 表示选择性差	当尿中排出大分子 IgG 的量少时，表示选择性好；相反，表示选择性差
β_2-微球蛋白清除试验	正常情况：23 ~ 62μl / min	增高：肾小管损害，本试验是了解肾小管损害程度的可靠指标，特别有助于发现轻型患者
尿素清除率	正常情况：标准清除值 0.7 ~ 1.1ml/(s · 1.73 m^2) [0.39 ~ 0.63ml/(s · m^2)] 最大清除值 1.0 ~ 1.6ml/(s · 1.73 m^2)[0.58 ~ 0.91ml/(s · m^2)]	临床意义见菊粉清除率，儿童纠正清除值=1.73 / 儿童体表面积 × 实得清除值，儿童体表面积与成人相差甚大，纠正公式为：最大清除值=1.73 / 儿童体表面积 × 实得清除值
菊粉清除率	正常情况：一般情况下(成人) 2 ~ 2.3ml / s (20 ~ 29 岁)	增加：心排血量增多的各种情况(如高热、甲亢、妊娠)、烧伤、一氧化碳中毒、高蛋白饮食、糖尿病肾病早期；降低：休克、出血、失水、充血性心衰、高血压晚期、急慢性肾功能衰竭、急性肾小球肾炎、肾病综合征、肾盂肾炎、肾淀粉样变性、急性肾小管病变、输尿管阻塞、多发性骨髓瘤、肾上腺皮质功能减退、肝豆状核变性、维生素 D 抵抗性佝偻病、慢性阻塞性肺病、肝功能衰竭等；注意：随着年龄的递增，菊粉清除率逐年下降
血内生肌酐清除率	正常情况：血浆 一般情况下成人 0.80 ~ 1.20ml/(s · m^2)；尿液 成人 男 0.45 ~ 1.32ml/(s · m^2)，女 0.85 ~ 1.29ml/(s · m^2)，50 岁以上，每年下降 0.006ml/(s · m^2)	临床意义见菊粉清除率；内生肌酐清除率降至 0.5 ~ 0.6ml/(s · m^2)[(52 ~ 63)ml / (min · 1.73 m^2)] 时为肾小球滤过功能减退，如< 0.3ml/(s · m^2) (31ml / (min · 1.73 m^2)为肾小球滤过功能严重减退；注意：在慢性肾炎或其他肾小球病变的晚期，由于肾小管对肌酐的排泌相应增加，使其测定结果较实际者高；同样，慢性肾炎肾病型者，由于肾小管基膜通透性增加，更多的内生肌酐从肾小管排出，其测得值也相应增高
尿素氮 / 肌酐比值(BUN)	正常情况：12 : 1 ~ 20 : 1	增高：肾灌注减少(失水、低血容量性休克、充血性心衰等)、尿路阻塞性病变、高蛋白餐、分解代谢亢进状态、肾小球病变、应用糖皮质类固醇激素等；降低：急性肾小管坏死
酚红(酚磺酞)排泄试验(PSP)	正常情况：15min0.25 ~ 0.51(0.53)，30min0.13 ~ 0.24(0.17)，60min0.09 ~ 0.17(0.12)，120min 0.03 ~ 0.10(0.06)，120min 总量 0.63 ~ 0.84(0.70)	当肾小管功能损害 0.50(50%)时，开始表现有 PSP 排泄率的下降；降低：慢性肾小球肾炎、慢性肾盂肾炎、肾血管硬化症、范可尼综合征、心衰、休克、重症水肿、妊娠后期、尿路梗阻、膀胱排尿功能不全等

续表

项目	参考值	临床意义
浓缩试验	正常情况：成人禁饮 12h 内每次尿量 20～25ml，尿相对密度速增至 1.026～1.030～1.035，儿童至少有一次尿相对密度在 1.018 以上	夜尿量增加、尿相对密度下降、相对密度差＜0.009 均表示肾浓缩功能减退，见于急慢性肾功能不全，如慢性肾炎、急性肾功能衰竭、慢性肾盂肾炎、肾动脉硬化、高血钙、低血钾、充血性心衰、中毒性肾损害、药物性肾病等
稀释试验	正常情况：4h 排出饮水量的 0.80～1.0，尿相对密度降至 1.003 或以下	稀释试验主要反映肾远曲小管和集合管的功能，异常见于肾小球病变或肾血流量减少，于肾衰后期，尿相对密度恒定在 1.010 左右，表示肾浓缩和稀释功能均已受损
对氨马尿酸清除率	正常情况：男 8.6～8.8ml／s，女 8.1～8.5ml／s	对氨马尿酸清除率(或肾血浆流量)＝尿对氨马尿酸浓度(mg／dl)×稀释倍数／血浆对氨马尿酸浓度(mg／dl)×尿量(ml／min)，肾全血流量[RBF(ml／min)]＝肾血浆流量(ml／min)／1—血细胞比容，急性肾小球肾炎早期 RBF 正常或高于正常，慢性肾小球肾炎 RBF 降低，肾盂肾炎或其他肾脏疾患，如伴高血压或肾实质的严重损害时，RBF 降低，肾动脉硬化症、心衰、肾淤血等 RBF 亦下降

表 3-6 血气分析

项目	参考值	临床意义
动脉血氧分压 PaO_2	10.6～13.3kPa(80～100mmHg) ＜10.6 kPa(80mmHg)：缺氧	判断肌体是否缺氧及程度 ＜60 mmHg(8kPa)：呼吸衰竭 ＜40 mmHg：重度缺氧 ＜20 mmHg：生命难以维持
动脉血二氧化碳分压 $PaCO_2$	4.67～6.0kPa (35～45mmHg)	①结合 PaO_2 判断呼吸衰竭的类型和程度： PaO_2＜60 mmHg，$PaCO_2$＜35 mmHg：Ⅰ型呼吸衰竭 PaO_2＜60 mmHg，$PaCO_2$＞50 mmHg：Ⅱ型呼吸衰竭 ②判断是否有呼吸性酸碱平衡失调 $PaCO_2$＞6.67 kPa(50 mmHg)：呼吸性酸中毒 $PaCO_2$＜4.67 kPa(35 mmHg)：呼吸性碱中毒 ③判断是否有代谢性酸碱平衡失调 代谢性酸中毒：$PaCO_2$↓，可减至 10mmHg 代谢性碱中毒：$PaCO_2$↑，可升至 55mmHg ④判断肺泡通气状态 二氧化碳产生量(VCO_2)不变 $PaCO_2$↑肺泡通气不足 $PaCO_2$↓肺泡通气过度
动脉血氧饱和度 SaO_2	95%～98%	反映 Hb 结合氧的能力，受 Hb 的质和量的影响，＜90%表示呼吸衰竭，＜80%表示严重缺氧，贫血时 SaO_2 正常不表示不缺氧
血液酸碱度 pH	7.35～7.45	＜7.35：失代谢酸中毒(酸血症) ＞7.45：失代谢碱中毒(碱血症)

续表

项目	参考值	临床意义
碳酸氢根（HCO_3^-） 实际碳酸氢根（AB） 标准碳酸氢根（SB）	22～27 mmol/L 是动脉血在 38℃、$PaCO_2$ 5.33kPa $SaO_2$100%条件下，所测的 HCO_3^- 含量，AB＝SB	呼吸性酸中毒：HCO_3^-↑，AB＞SB 呼吸性碱中毒：HCO_3^-↓，AB＜SB 代谢性酸中毒：HCO_3^- ↓，AB＝SB＜正常值 代谢性碱中毒：HCO_3^- ↑，AB＝SB＞正常值
全血缓冲碱（BB）	是血液（全血或血浆）中一切具有缓冲作用的碱（负离子）的总和，45～55mmol/L	代谢性酸中毒：BB↓ 代谢性碱中毒：BB↑
二氧化碳结合力（CO_2CP）	22～31 mmol/L	临床意义与 SB 相同
剩余碱（BE）	±2.3mmol/L	临床意义与 SB 相同 BE 为正值时，缓冲碱（BB）↑ BE 为负值时，缓冲碱（BB）↓

第三节　手术后护理

（一）护理评估

（1）评估意识状态、生命体征及病情变化。

（2）评估伤口敷料有无渗出，引流管的类型、位置、是否通畅，观察引流液的颜色、性质，引流量。

（3）评估受压部位皮肤状态。

（4）评估输液管是否通畅，穿刺部位有无外渗。

（5）术后 1～3 日，评估患者手术切口、体位受压处皮肤、穿刺部位和静脉。

（二）常见护理诊断/问题

（1）意识模糊（confusion）：与麻醉有关。

（2）生命体征异常：与手术后患者恢复的情况有关。

（3）有受伤的危险（risk for injury）：与麻醉苏醒期躁动有关。

（4）疼痛（pain）：与手术创伤有关。

（5）体温过低（hypothermia）：与手术创伤、环境温度有关。

（6）有压疮的危险：与手术时间、麻醉、体重、年龄和术中受压部位皮肤防护有关。

（三）护理措施

1. 防止患者意外受伤

（1）麻醉苏醒期专人守候患者加强固定约束，防止患者坠床。

（2）意识清醒后、生命体征稳定的患者，由麻醉医师，手术医师，手术室人员一起护送回病房。

(3)妥善将患者安置到病床上，特殊患者如关节置换、骨折内固定的手术患者，主刀医师参与指导安置。

2. 密切观察患者生命体征变化

(1)密切观察生命体征，包括呼吸次数，胸腹部呼吸活动度和血压、脉搏、心率、动脉血氧饱和度是否正常，以及皮肤颜色、末梢循环状况，如有异常，协助麻醉医师处理。

(2)观察术后有无继发性出血，包括伤口有无渗血，胸腔引流量等；颈部手术患者术后呼吸和切口的肿胀情况，防止切口部位的出血压迫气管。

(3)保持输液通畅，依据患者病情适当调节输液速度。

(4)保持呼吸道通畅，防止呕吐误吸，应去枕平卧，头偏向一侧。

(5)保持各种管道通畅，保证各种管道无打折，引流袋低于引流平面，同时注意保持尿管的通畅。

(6)观察患者手术部位及全身情况，搬动体位时要轻巧，防止体位突然改变影响血流动力学改变，使血压下降。

3. 为患者升温和保温

(1)观察患者体温，及时调节手术间温度至24℃以上，注意使用升温毯或棉被保暖。

(2)手术后及时为患者穿好病员服。

(3)若遇到冬季，护送患者回病区加盖棉被。

4. 预防疼痛

(1)术后使用镇痛药品或设备。

(2)保护好伤口，避免牵拉。

5. 压疮防护　术后观察患者全身皮肤状况，若发现或发生非预期性压疮时，要积极采取措施，防止皮肤的伤害加深，与病房值班护士或护士长详细交班，将手术室压疮处理措施记录在特殊事件登记本上并签字。巡回护士要及时、准确填写压疮登记报告表一式两份，一份科室留底，一份在一周内上交护理部。重大压疮或特殊情况需立即报告护理部。

(四)术后其他护理

1. 手术间的术后整理

(1)按照手术间规范要求，还原手术间固定物。

(2)手术间自净 30min 后，关闭层流开关。并将次日手术所需要的器械和敷料准备齐全，使手术间处于备用状态。

2. 术后回访　手术后 1～3 天回访患者，巡回护士和器械护士均可回访。回访目的是询问患者的恢复情况、伤口情况、有无感染；观察手术受压部位的皮肤、感觉、有无神经功能障碍和损伤；观察电烧负极板粘贴部位皮肤情况有无红肿、水疱、灼伤等；观察静脉穿刺部位情况。

第四节　急危重手术患者护理

一、术前评估

1. 预见性评估　接电话时须了解病情，做好接诊准备。

2. 入室后评估

(1) 评估患者的意识和病情。

(2) 评估患者的临床指征：①血压，观察血压是否正常；②脉搏，观察脉搏的快慢、强弱来判断病情轻重；③呼吸，观察呼吸的次数、节律来判断病情的危重；④体温，若体温低，提示机体血容量不足；若体温高，提示有感染性休克。

(3) 评估瞳孔：观察瞳孔的大小，对光反射及双侧是否对称。

(4) 评估皮肤黏膜、温度、湿度、颜色、弹性及完整性。

3. 评估参与手术配合护士资质　对于急危重患者护理手术室护士必须熟练掌握手术室急危重患者抢救手术配合的理论知识和技能，具有分析和解决护理问题的能力，还要有发现潜在性的护理问题的能力，有预见性的主动采取相应的护理措施的能力。

4. 评估手术相关问题

(1) 评估手术方式、手术部位、手术体位的摆放及术中并发症的发生率。

(2) 评估手术关键点和术中的配合要点，以及术中病情变化的观察和护理重点，如肾上腺嗜铬细胞瘤术中结扎肾上腺动脉时可引起高血压危象或心血管并发症，切瘤后又可引起血压急剧下降，甚至低血容量休克等，这是病情变化的重点时刻，需加强护理。

5. 物品器械评估　评估手术物品器械和抢救物品的准备完善率以及无菌物品的消毒灭菌效果。

二、常见护理诊断/问题

1. 焦虑与恐惧　与生命健康受到威胁有关。与环境改变，如患者从急诊科进入手术室；疼痛刺激；伤、残及死亡的威胁；无亲人陪伴有关。

2. 组织灌注量改变 (altered tissue perfuslorl renal)　与创伤、失血、失液、感染有关。

3. 有体温改变的危险 (risk for altered body temperature)　与疾病有关。

4. 组织完整性受损 (impaired tissue integrity)　与创伤、疾病有关。

5. 疼痛 (pain)　与创伤有关。

6. 有感染的危险 (risk for infection)　与抵抗力下降有关。

三、护理措施

1. 减轻患者焦虑与恐惧

(1) 以沉着、有序、忙而不乱的工作作风，高质量的技术取得患者的信任，使其保持良好的心理状态，树立战胜疾病的信心。

(2)抢救程序要严谨，必须明确分工，紧密配合，积极救治，严密观察，详细记录。以专科手术间为标准，备齐仪器、设备、器械及抢救物品，随时做好应急抢救准备。

(3)遇有大批患者和严重多发伤等情况时，应立即报告护理部、医院办公室，由医院组织专科医师和护士共同抢救。

2. 及时实施救治，补充血容量，维持循环系统稳定

(1)快速建立2～3条静脉通道，标示清楚，以利于补液补血和给药，尽量少用下肢静脉。因为下肢静脉距心脏较远，当患者腹腔大量出血时，腹压升高，从而压迫下腔静脉而影响输液输血速度。

(2)做好备血准备和自体血回输准备，严格执行术中输血管理制度。

(3)严格执行查对制度、交接班制度和各项操作规程，特殊抢救情况执行口头医嘱时，护士要复述两遍，口头医嘱要准确、清楚，尤其是药名、剂量、给药途径与时间等，避免有误，及时补充记录。

(4)保持尿管通畅，术中连续监测尿液颜色、速度和尿量并记录。

(5)术中动态监测患者血液出入量并详细准确记录和统计每小时血液出入量。

(6)严格执行安全核查制度：做好术中用药、输液输血的查对制度，做好术中物品的更换、添加记录。

(7)术中发生大出血时：①巡回护士在配合麻醉师紧急抢救的同时，还要配合手术台上各种物品的供应。②巡回护士在紧急扩容的同时要密切观察患者的生命体征、尿量、四肢末梢循环、颈静脉充盈度、皮肤颜色、温度，并注意是否有寒战和荨麻疹等并发症的发生。

(8)保留急救药物的安瓿、输液空瓶、输血空袋等至抢救结束，以便急救后统计与查对补开医嘱，避免医疗差错。

(9)严密观察患者病情变化和生命体征的监测，特别是四肢末梢循环状态、黏膜颜色、皮肤温度等；详细、客观书写抢救护理记录，补记抢救记录应在6h内完成，并注明补记时间。

3. 防止术中患者体温下降

手术中注意保暖：因危重患者周围末梢循环不良，机体调节功能减弱，从而术中应调节好合适的室温、湿度，术中输血输液应注意加温。术中肢体温暖，鼻温或腋温维持在36～37℃。保持温度的稳定。

4. 及时处理组织器官创伤

(1)快速做好术前器械和抢救物品准备。

(2)多发伤患者或涉及多个手术专科患者，急诊科组织会诊，讨论手术方案和顺序，原则上先救治影响生命的器官。

(3)根据手术需求，调节专科护士配合手术，缩短患者救治时间。

5. 减轻疼痛

(1)及时实施麻醉，减少患者疼痛。

(2)术后使用镇痛泵，持续降低患者痛苦。

6. 预防术后感染

(1)严格执行术中各项无菌操作原则，防止感染的发生。

(2)术前 0.5～2h 预防性使用抗生素。

(3)创伤患者及时清理伤口，切除腐烂组织。

(4)防止术中低温也是预防术后感染的重要措施。

(5)特殊感染手术患者，安排在专用手术间内实施。

四、危急重手术患者质量监测指标

(1)静脉穿刺通道≥2 条，选择上肢静脉血管，全开放时滴速成线状。

(2)专科手术使用的仪器设备、器械准备齐全，完善率≥98%。

(3)尿量维持在 2ml/(kg·h)循环稳定。

(4)手术中止血，准备 42℃热盐水止血垫，实施创面热止血，或准备止血材料填压止血。

(5)非预期压疮发生率为 0。

(6)术中低温发生率＜5%。

(7)术后感染发生率＜5%。

（王曾妍　高兴莲）

主要参考文献

邓大琼，江小方. 2010. 严重创伤 53 例临床评估及护理. 齐鲁护理杂志，78，79

方丹，王字，段宝玲，等. 2002. 直肠癌 Miles 手术体位损伤的预防. 天津护理，10(4)：179～181

高云. 2009. 神经外科手术中半坐卧位的护理. 中国实用神经疾病杂志，2(12)：71，72

龚志锦，詹镕洲. 1994. 病理组织制片和染色技术. 上海：上海科学技术出版社，6～10

胡群花，胡任红. 2010. 40 例脾破裂患者的术中抢救及护理. 海南医学，142

胡永梅，侯睿，陆虹. 2010. 手外科患者术前焦虑状况及其影响因素的调查.中华现代护理杂志，16(31)

黄松云，于秋江. 2001. 280 例严重创伤在急诊救治中的护理体会. 实用护理杂志，17(7)：18，19

黄卓凡，陈巧玲. 2011. CRRT 在 ICU 危重患者治疗中的护理体会. 当代护士，38(3)：38～40

贾海燕. 2005. 手术体位在手术中的作用. 护理研究，19(3)：417

蒋琪霞，刘进玲. 2003. 应用 Braden 计分表预测及预防压疮的护理研究. 实用护理杂志，19(11)：3，4

金肖，夏余群，高丽娟，等. 2008. 两种不同输液姿势在剖宫产术中的应用分析. 护士进修杂志，12(23)：2119，2120

梁颖. 2012. 患者转运途中发生坠床 1 例护理失误分析.中国实用医药，7(9)

刘桦，赵静. 2006. 病理免疫组化染色方法质量控制应注意的基本问题. 中国煤炭工业医学杂志，9(12)：1246

刘秀立，甘建辉. 2011. 术前访视对手术室护理工作的影响. 中国美容医学，6(20)

刘燕梅，李莲英，左育涛. 2011. 规范手术室接患者流程的模式内容及应用效果. 中国医药指南，9(25)

马莹，白萍. 2007. 医源性种植转移. 中国肿瘤临床，42(9)：854，855

钱秀玉，何金爱，侯利环，等. 2007. 手术室开展术前访视现状的调查分析. 中华护理杂志，42(9)

王会娟，王秋玲. 2010. 难免压疮的评估与知情同意. 工企医刊. 23(4)：94，95

王莉，曾俊，陈莉．2007．手术室病理标本有效送检质量控制与管理．局解手术学杂志，16(5)：366，367
王思真．2000．神经外科麻醉学．北京：人民卫生出版社，397～399
王曾妍．2010．择期手术患者麻醉前的输液护理．实用护理学杂志，8(20)：44，45
韦金翠．2011．手术标本管理的问题与解析．南京医科大学学报(社会科学版)，4(2)：131～133
卫生部国家中医药管理局文件．卫医发[2002]190号．病历书写基本规范．第3章．第二十三条，十四款
卫生部医政司．2002．《医疗事故处理条例》及配套文件汇编．北京：中国法制出版社，47(6)：510～512
魏革，左丹，胡玲，等．2012．患者术中病情观察指引的设计与应用．中华护理杂志，47(6)：510～512
叶彤．2011．骨科手术不同输液部位对下肢深静脉血栓形成的影响．齐鲁护理杂志，17(17)：57，58
游华娟．2009．手术护理记录单书写质量影响因素的调查分析．当代医学，15(19)：17，18
余让碧，鄢杰．2001．YQ—P压疮垫在预防压疮中的作用．护理学杂志，16(5)：275
岳晓云．2008．浅谈围手术期整体护理.基层医学论坛，12(8)
周亚昭，华薇．2005．脊柱后路手术体位护理的难点及对策．护士进修杂志，20(12)：1126，1127

第四章　胃肠外科手术护理

第一节　胃、十二指肠手术

一、概述

(一)胃相关解剖和生理知识

1. 胃的解剖　胃是消化管的膨大部分，上以贲门接食管，下以幽门续十二指肠，胃中度充盈时，3/4 位于左季肋部，1/4 位于上腹部。贲门位于第 11 胸椎左侧，较为固定；幽门位于第 1 腰椎右侧，直立位时可下降至第 3 腰椎平面。胃有三个部分：胃底，位于贲门左侧，是高于贲门水平的部分；胃窦，位于角切迹的右方；胃体，介于胃底和胃窦之间，所占体积最大。幽门前壁有一较粗的幽门前静脉，可作为幽门的标志，也是胃与十二指肠的分界线(图 4-1)。胃大部分位于左季肋部，小部分位于上腹部，胃的位置常因体型、体位、胃内容物的多少及呼吸而改变，有时胃大弯可达脐下甚至盆腔。一般将胃分为五个区域：贲门、胃底、胃体、胃窦和幽门。

(1)贲门：食管与胃交界处，在第 11 胸椎左侧，其近端为食管下端括约肌，位于膈食管裂孔下 2～3cm，与第 7 肋软骨胸骨关节处于同一平面。

(2)胃底：胃的最上部分，位于贲门至胃大弯水平连线之上。胃底上界为横膈，其外侧为脾，食管与胃底的左侧为 His 角。

(3)胃体：胃底以下部分为胃体，其左界为胃大弯，右界为胃小弯；胃小弯垂直向下

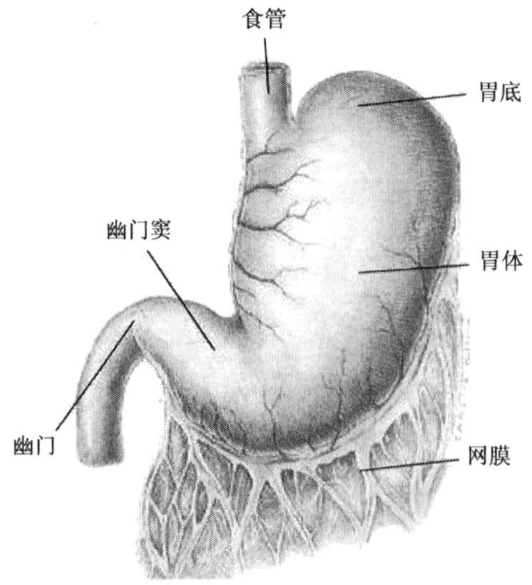

图 4-1　胃的形态

突然转向右，其交界处为胃角切迹，胃角切迹到对应的胃大弯连线为其下界。胃体所占面积最大，含大多数壁细胞。

(4)胃窦：胃角切迹向右至幽门的部分称为胃窦部，主要为G细胞。

(5)幽门：位于第1腰椎右侧，幽门括约肌连接胃窦和十二指肠。

2. 胃的血管、神经和淋巴引流

(1)胃的血管：胃动脉来源于腹腔动脉干及其分支，胃小弯血液供应来自胃左动脉，胃右动脉形成了胃小弯动脉弓；胃大弯由胃网膜左动脉、胃网膜右动脉形成动脉弓；胃短动脉供应胃底部；胃后动脉供应胃体上部及胃底后壁。胃的静脉与同名动脉伴行形成交通支，分别注入脾静脉、肠系膜上静脉并汇集注入门静脉。

(2)胃的淋巴引流：胃淋巴管网丰富，共有16组淋巴结。分4群：①腹腔淋巴结群，引流胃小弯上部淋巴液；②幽门上淋巴结群，引流胃小弯下部淋巴液；③幽门下淋巴结群，引流胃大弯右侧淋巴液；④胰脾淋巴结群，引流胃大弯上部淋巴液。最后汇入腹腔淋巴结。

(3)胃的神经支配：胃神经包括交感神经和副交感神经。交感神经抑制胃液分泌和运动，传递痛觉；副交感神经来自左、右迷走神经，促进胃液分泌和运动。

3. 胃的生理功能　胃主要功能是运动和分泌，通过接纳、储存、搅拌食物，分泌胃液初步消化。食物进入胃后约5min胃开始蠕动，从进食到完全排空需要4～6h。正常成人每日分泌胃液1500～2000ml，主要成分是胃酸、胃酶、电解质、黏液和水。

(二)十二指肠相关解剖和生理知识

1. 十二指肠解剖　是小肠的第一段，上接幽门，下续空肠，全长14～29cm，分上部、降部、水平部和升部，呈“C”形环抱胰头。十二指肠位于第1～3腰椎平面，紧贴腹后壁内面，大部分被腹膜固定在腹膜后隙。分四个部分：上部，为十二指肠溃疡好发部位；降部，胆总管和胰管的总开口处即位于其后内侧的中部；水平部，自降部向左平行，完全固定于腹后壁；升部，与空场相接，形成十二指肠空场曲(图4-2)。

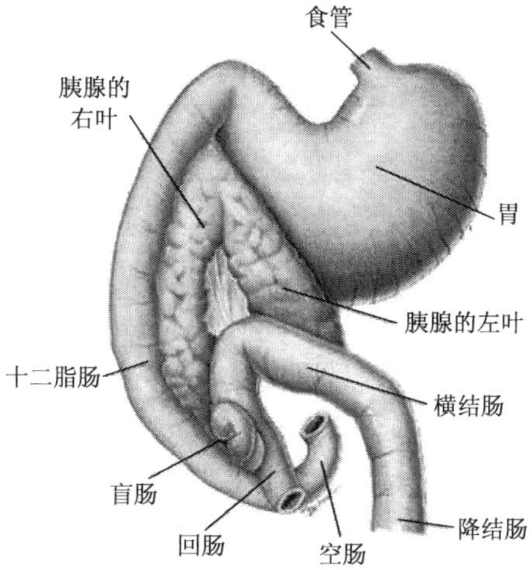

图4-2　胃和十二指肠

2. 十二指肠的生理功能　十二指肠黏膜内有 Brunner 腺，分泌的十二指肠液含多种消化酶：肠蛋白酶、脂肪酶、蔗糖酶等。十二指肠黏膜内的内分泌细胞分泌胃泌素、抑胃肽、胆囊收缩素、促胰腺素等肠道激素。

二、胃穿孔修补术

1. 手术适应证　胃或十二指肠溃疡急性穿孔等。

2. 麻醉方式　采用全身麻醉。

3. 手术体位　仰卧位。

4. 术前准备

(1) 患者准备：术前禁饮禁食，持续胃肠减压，控制感染。

(2) 用物准备：胃包、孔巾、高频电刀、大量生理盐水、粗橡胶引流管、3-0 可吸收线。

5. 手术方法及手术配合（表 4-1）

表 4-1　手术方法及手术配合

手术方法	手术配合
1. 手术野皮肤消毒	使用 1%活力碘消毒皮肤 3 次。消毒范围：上至乳头，下至耻骨联合，两侧至腋中线
2. 打开腹腔	上腹正中切口，用有齿短镊确定切口位置及长度，手术者及助手各持显影纱布垫 1 块按压皮肤，23 号刀切开，显影纱布垫拭血，电刀切皮下组织至肌层，中弯血管钳止血，2-0 丝线结扎。用刀切开腹膜，组织剪扩大切口，两块湿方垫保护切口，腹部拉钩牵开暴露手术野
3. 探查腹腔	用生理盐水打湿手探查腹腔，准备深部手术器械
4. 吸净腹腔内容物、胃内容物及腹腔渗出液	用吸引管吸引（必要时去除吸引头）
5. 寻找穿孔部位	用无齿卵圆钳寻找和夹持穿孔部位，凡接触过穿孔渗出物的器械及纱球视为污染，均应放在弯盘内
6. 沿胃或十二指肠纵轴修补穿孔，并在附近取一块大网膜组织塞于两线之间	用无齿长镊，6×14 圆针 3- 0 丝线间断全层缝合穿孔部位
7. 清理腹腔	用温盐水或 0. 1 %活力碘盐水冲洗腹腔，用吸引器头吸净腹腔液体
8. 放置引流管	用 11 号刀片切皮，中弯血管钳分离，置引流管，用 10×34 角针，2-0 丝线固定引流管
9. 关闭腹腔	清点台上所有用物
(1) 缝合后鞘和腹膜	用中弯血管钳提取腹膜，用 12×28 圆针 0 号丝线连续缝合
(2) 缝合腹直肌前鞘	用 12×28 圆针 0 号丝线间断缝合
(3) 缝合皮下组织	用组织钳夹活力碘棉球消毒皮肤，用 12×28 圆针 0 号丝线间断缝合
(4) 缝合皮肤，清点器械	用 10×34 角针 3-0 丝线间断缝合，备活力碘棉球消毒皮肤，纱布覆盖伤口

三、胃大部分切除术(毕Ⅱ式)

1. 手术适应证

(1)慢性胃溃疡合并大量、持续或再次出血。

(2)消化性溃疡合并急性穿孔，慢性溃疡。

(3)瘢痕性幽门梗阻。

(4)胃溃疡并有恶性病变者。

2. 麻醉方式　采用连续硬膜外麻醉或全麻。

3. 手术体位　仰卧位。

4. 术前准备

(1)患者准备：术前胃肠道清洁准备，术前12h禁饮禁食，持续胃肠减压。

(2)物品准备：胃包、孔巾、双层大单、腹部自动拉钩、切口保护套、3-0可吸收缝线、6×14圆针、透明质酸钠(几丁糖)、切割缝合器。

5. 手术方法及手术配合(表4-2)

表4-2　胃大部分切除术手术方法及手术配合

手术方法	手术配合
1~3步同胃穿孔修补术	同胃穿孔修补术手术配合
4. 游离胃大弯	用弯血管钳分离血管，切断胃网膜左动脉、静脉，胃短动脉、静脉分支及胃网膜右动脉、静脉。血管钳夹闭血管后，用解剖剪剪开，用2-0丝线或6×14圆针2-0丝线贯穿缝扎，胃短动脉留体端双重结扎
5. 游离幽门及十二指肠	用蚊弯血管钳止血，用3-0丝线结扎
6. 游离胃小弯	用中弯血管钳分离，血管钳夹闭血管后，解剖剪剪开，切断胃右动脉、静脉及胃左动脉下行支。2-0丝线结扎，6×14圆针2-0丝线贯穿缝扎
7. 游离十二指肠	用中弯血管钳、解剖剪游离，3- 0或2-0丝线结扎出血点
8. 切断十二指肠	用有齿直血管钳2把钳夹断肠处，长镊夹持湿纱垫保护切口周围，用11号刀切断，幽门断端用纱布包裹，取下标本及手术刀一并放入弯盘内，用0. 5 %活力碘棉球消毒残端
9. 处理十二指肠残端	用长镊，6×14圆针2-0丝线绕过有齿直血管钳行连续缝合，松开有齿直血管钳，用6 ×14圆针3-0丝线间断缝合浆肌层
10. 胃空肠吻合(Moyniban术为例)	于结肠前距Treitz韧带8~12cm处空肠与胃吻合，近端对大弯侧，间断缝合胃肠后壁浆肌层，全层缝合胃肠后壁、前壁，最后间断缝合胃肠前壁浆肌层。用长镊，6×14圆针3-0丝线缝合，吻合口两侧6×14圆针3-0丝线缝牵引线，蚊式血管钳夹线尾作牵引，用长镊，6×14圆针3- 0丝线和3-0吸收线吻合
11. 关闭腹腔	同胃穿孔修补术手术配合

四、胃癌根治术（以胃窦部癌切除术为例）

1. 手术适应证

(1) 经胃镜检查确诊胃癌。

(2) 术前 B 超及 CT 检查无肝脏、肺等远处转移者。

(3) 无严重心、肺、肝、肾功能不全者。

2. 麻醉方式　采用连续硬膜外麻醉或全麻。

3. 手术体位　采用仰卧位或 45°、60°侧卧位。

4. 术前准备

(1) 患者准备：术前 3 日常规进行胃肠道清洁准备，术前 12h 禁饮禁食，持续胃肠减压。

(2) 用物准备：胃包、孔巾、双层大单、腹部自动拉钩、3-0 可吸收缝线、引流管、几丁糖、荷包钳、荷包线、25cm 吻合器、闭合器、切割缝合器、钉仓。

5. 手术方法与手术配合（表 4-3）

表 4-3　胃癌根治术手术方法及手术配合

手术方法	手术配合
1~3 步同胃穿孔修补术	同胃穿孔修补术
4. 探查腹腔	协助术者上腹部自动拉钩，用盐水洗手，纱布垫覆盖切口周围，保护切口
5. 切除大网膜	用中弯血管钳分离、钳夹，组织剪剪断，在横结肠上缘剪开胃横结肠韧带，分离到胰腺下缘。2-0 丝线结扎
6. 切断胃网膜右动、静脉血管，清除幽门下及胰后淋巴结	用胆囊钳分离，中弯血管钳钳夹、解剖剪剪断，2-0 丝线结扎或 6×14 圆针 2-0 丝线缝扎
7. 分离清除肝十二指肠韧带内肝动脉侧的淋巴组织	用中弯血管钳、胆囊钳分离钳夹，解剖剪剪断，2-0 丝线结扎或缝扎
8. 切断十二指肠，处理残端	在切口两端上肠钳和可可钳，23 号手术刀切开，电刀切断十二指肠。距离幽门 3cm 处切断，拟行 Billroth Ⅱ 式吻合，TX30G 闭合十二指肠残端
9. 清除肝总动脉干淋巴结	用大拉钩牵开肝脏，分离肝总动脉干及其根部脂肪、淋巴结并清除
10. 清除胃左动脉、腹腔动脉周围淋巴结	用中弯血管钳游离、钳夹，解剖剪剪断，2-0 丝线带线结扎或缝扎
11. 清除胃网膜左动脉淋巴结	用长镊、解剖剪分离，中弯血管钳钳夹，2-0 丝线结扎加缝扎
12. 切除胃，重建消化道 (1) 远端胃大部切除 (2) 近端胃切除 (3) 全胃切除	同胃大部分切除手术配合 用长镊、解剖剪分离食管，胃体切除使用 TLC 75 切缝器，CDH 25 吻合器重建消化道 用长镊、解剖剪分离食管和胃周围组织，全胃切除后将食管拉向腹腔，CDH 25 吻合器重建消化道
13. 放置引流管，关闭腹腔	同上

五、全胃切除术(空肠代胃术)

1. 手术适应证

(1)胃癌范围较广但尚能切除无远处转移。

(2)早、中期胃底贲门癌，胃体癌，胃窦癌已侵入胃体。

(3)胃良性病变累及全胃或出现并发症。

(4)胃应激性溃疡经非手术治疗难以控制出血者。

2. 麻醉方式　采用连续硬膜外麻醉或全麻。

3. 手术体位　采用仰卧位或45°、60°侧卧位。

4. 术前准备

(1)患者准备：术前3日常规进行胃肠道清洁准备，术前12h禁饮禁食，持续胃肠减压。

(2)用物准备：胃包、孔巾、双层大单、闭合器、直线切割缝合器、25号圆形吻合器、荷包钳、荷包线、几丁糖、关闭腹腔线。

5. 手术方法及手术配合(表4-4)

表4-4　全胃切除术手术方法及手术配合

手术方法	手术配合
1~4步同胃穿孔修补术，探查腹腔	配合同胃穿孔修补手术
5. 分离大网膜至游离十二指肠第1段	用中弯血管钳分离、钳夹，组织剪剪断，2-0丝线结扎
6. 分离结肠脾区，结扎胃网膜左动静脉	从横结肠中段向结肠脾区分离，结扎胃网膜左动静脉。用胆囊钳分离，中号血管钳钳夹，组织剪剪断，4-0号丝线结扎或6×14圆针2-0丝线缝扎
7. 分离横结肠系膜前叶，结扎胃网膜右动静脉	沿结肠中血管走向分离横结肠系膜前叶，结扎胃网膜右动静脉。用胆囊钳分离，中号血管钳钳夹，组织剪剪断，0号丝线结扎或6×14圆针2-0丝线缝扎
8. 游离胃小弯	用胆囊钳分离，中号血管钳钳夹，组织剪剪断，2-0丝线结扎或6×14圆针3-0丝线缝扎
9. 切断十二指肠，处理残端	用闭合器TX30G离断十二指肠，6×14圆针3-0丝线浆膜层加固间断缝合
10. 游离胃贲门周围	用大止血垫将脾脏托起，分离贲门周围组织、血管和神经
11. 全胃切除，离断食管	用荷包钳钳住食管贲门处，肠钳钳住下段，用23号刀切断，0.5%活力碘棉球消毒残端，用弯盘接标本，荷包线缝合，取下25cm圆形吻合器的蘑菇头，将沾有液状石蜡的蘑菇头放入残端，荷包线结扎
12. 重建消化道	用肠钳钳住部分空肠，23号刀切断，0.5%活力碘棉球消毒，用25cm吻合器将远端空肠和食管残端进行端侧吻合
13. 将近端空肠与远端空肠行端侧吻合	用长镊，6×14圆针3-0丝线间断缝合，缝合前将胃管送入空肠内
14. 关闭腹腔　同胃穿孔修补术	配合同胃穿孔修补术

六、胃手术专科护理

1. 护理评估

(1) 评估手术患者营养状态、疼痛性质、机体水和电解质平衡、实验室检查阳性结果。

(2) 评估手术患者生命体征、出血量、手术方式。

(3) 评估手术患者腹腔引流液体量、颜色和性质；胃肠持续减压量；手术中尿量。

2. 常见护理诊断/问题

(1) 急性疼痛：与穿孔后消化液、溃疡出血对腹膜的强烈刺激有关。

(2) 体液不足：与消化液大量丢失、溃疡出血、梗阻后呕吐有关。

(3) 营养失调：与禁食、清洁胃肠、肿瘤消耗、摄入不足、丢失过多有关。

(4) 有吻合口瘘、吻合口狭窄与梗阻的危险：与手术、机体抵抗力有关。

3. 护理措施

(1) 缓解疼痛：持续胃肠减压；提供手术治疗配合措施。

(2) 平衡体内水、电解质：根据医嘱和电解质检测结果，选择输液种类和速度。由于胃部手术患者体液丢失多，常规麻醉插管前输注 500～800ml 平衡液如乳酸林格液，心肝肾功能不良患者可选择 500～800ml 复方电解质溶液。

(3) 纠正营养失调：肿瘤患者可在术前补充能量、纠正贫血，术中大量出血时及时输注各类血制品。

(4) 预防潜在并发症：术中传递合适型号的吻合器、闭合器、切割缝合器处理十二指肠残端、吻合胃与空肠。

第二节 小 肠 手 术

一、概述

(一)小肠相关解剖知识

小肠分为十二指肠、空肠和回肠三部分，上一节已经讲过十二指肠，这里主要介绍空肠和回肠。

1. 小肠的解剖 空肠与回肠是小肠的主要部分，通称小肠。空肠上端在十二指肠空肠曲续自十二指肠升部，回肠下端至右髂窝与盲肠相接。空肠、回肠共长 5～7m，两者之间无明显界限。小肠上部的 2/5 为空肠，位于左腰区和脐区；下部 3/5 为回肠，位于脐区、右腹股沟区和盆腔(图 4-3)。

2. 小肠血管、神经和淋巴引流

(1) 小肠的血管：空肠与回肠血液供应来自肠系膜上动脉，该动脉从腹主动脉分出，从胰腺颈下缘穿出，跨过十二指肠横部，到达肠系膜根部。分出胰十二指肠下动脉、中结肠动脉、右结肠动脉、回结肠动脉和 12～16 支空肠、回肠动脉。各支相互吻合形成动脉弓，分支到达肠壁。小肠的静脉分布与动脉相似，最后集合成肠系膜上静脉，与脾静脉汇合成为门静脉干。

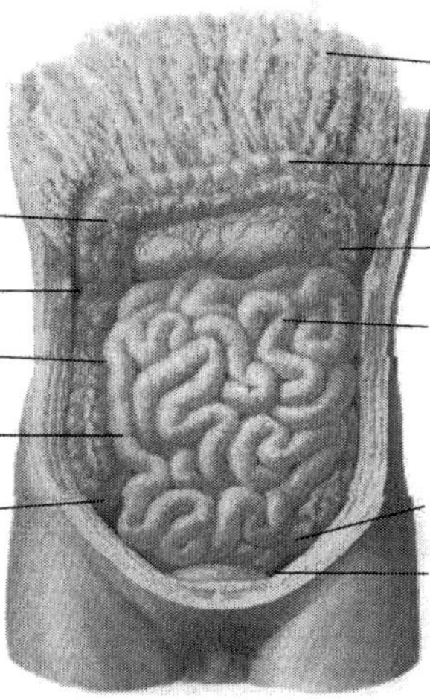

图 4-3　小肠的位置

(2) 小肠的淋巴引流：空肠黏膜下有散在性孤立淋巴结，回肠则有许多淋巴集结。小肠淋巴管始于黏膜绒毛中央的乳糜管，淋巴液汇集于肠系膜根部的淋巴结，经肠系膜上动脉周围淋巴结、腹腔淋巴结注入乳糜池。

(3) 小肠的神经支配：小肠接受交感神经和副交感神经支配，交感神经兴奋使小肠蠕动减弱，血管收缩。迷走神经兴奋使肠蠕动和肠腺分泌增加。小肠的痛觉由内脏神经传入纤维传导。

(二)小肠的生理功能

小肠是食物消化和吸收的主要部位，小肠黏膜分泌含有多种酶的碱性肠液，食糜被消化和分解为葡萄糖、氨基酸、果糖等。小肠还分泌多种胃肠激素，如胃泌素、肠促胰泌素、胆囊收缩素等。小肠有丰富淋巴结，还具有免疫功能。

二、小肠造瘘术

1. 手术适应证

(1) 空肠近侧消化道梗阻、瘘或吻合口瘘，不能进食，需肠内营养者。

(2) 重大腹部手术，严重创伤，腹腔感染行剖腹探查者。

(3) 结肠、直肠多发性肿瘤，行全结肠、直肠切除等。

2. 麻醉方式　采用全身麻醉。

3. 手术体位　仰卧位。

4. 术前准备

(1) 患者准备：术前常规进行胃肠减压。

(2) 物品准备：胃肠手术器械、孔巾、造瘘营养管。

5. 手术方法及手术配合(表 4-5)

表 4-5 小肠造瘘术手术方法及手术配合

手术方法	手术配合
1 ~ 4 步同胃穿孔修补术，探查腹腔	配合同胃穿孔修补术
5. 寻找 Treitz 韧带	用长镊、大止血垫沿横结肠系膜向上寻找 Treitz 韧带，是空肠起始的重要标志
6. 荷包缝合空肠	距离 Treitz 韧带 15 ~ 20cm 处，用 6 × 14 圆针、3-0 丝线在浆膜层荷包缝合，11 号刀切开 5mm 大小孔，止血钳分离肠管，吸尽肠内容物。盐水纱布垫保护肠管周围组织或器官
7. 空肠置管并包裹	将造瘘营养管插入肠腔，收紧荷包线。用无齿镊，6 × 14 圆针 3-0 丝线浆膜层间断缝合，并包埋 3 ~ 5cm
8. 固定造瘘管	用 50ml 注射器向造瘘管内注入生理盐水 20ml，观察切口周围有无渗漏。将造瘘管尾部引出腹壁外，壁层腹膜用 6 × 14 圆针 3-0 丝线浆膜层间断缝合固定。腹腔外用 9 × 28 三角针，2-0 丝线固定
9. 关闭腹腔	配合同胃穿孔修补术

三、小肠部分切除术

1. 手术适应证

(1) 绞窄性疝、肠扭转、肠粘连等引起的肠坏死。

(2) 小肠较大的损伤，小肠局限性炎症、狭窄引起的肠梗阻。

(3) 小肠及肠系膜肿瘤者等。

2. 麻醉方式 采用全身麻醉。

3. 手术体位 仰卧位。

4. 术前准备

(1) 患者准备：术前有梗阻者行胃肠减压。

(2) 物品准备：胃肠手术器械、孔巾、吻合器(必要时)、3- 0 吸收线、引流管。

5. 手术方法及手术配合(表 4-6)

表 4-6 小肠部分切除术手术方法及手术配合

手术方法	手术配合
1~2 步同胃穿孔修补术	配合同胃穿孔修补术
3. 分离病变部位肠系膜	上腹部自动拉钩，纱布垫包裹病变位置，用长无齿镊、解剖剪分离肠系膜，用 6 × 14 圆针、3-0 丝线缝扎止血或 2-0 丝线结扎

续表

手术方法	手术配合
4. 切除病变小肠	在确定切除的小肠范围内，两端分别用可可钳和肠钳夹闭(肠钳夹住留体端)。用23号刀从中切开小肠浆膜层，电刀或解剖剪切断肠管。0.5%活力碘棉球消毒肠管2～3次，显影纱布包裹肠断端。同法切除另一端肠管。标本放置弯盘内
5. 肠管端端吻合	肠管两端用3-0丝线吊线牵拉，3-0吸收线全层缝合肠壁。6×14圆针3-0丝线浆膜层间断缝合加固。或使用CDH 25吻合器实施肠管吻合
6. 缝合系膜裂孔	用3-0丝线缝合肠系膜间间隙
7. 清洗腹腔，放置引流管	用大量温盐水(肿瘤患者用蒸馏水)冲洗腹腔，吸引器吸尽，放置引流管
8. 关闭腹腔同胃穿孔修补术	配合同胃穿孔修补术

四、小肠手术专科护理

小肠手术的常规护理见第三章手术室围手术期护理，专科护理如下：

1. 护理评估

(1)评估手术患者营养失衡状态。

(2)评估手术患者水、电解质、酸碱失衡情况；评估患者中毒情况。

(3)评估手术过程中沾染技术操作规范状况。

2. 常见护理诊断/问题

(1)急性疼痛：与疾病、腹胀压力有关。

(2)有酸碱失衡，中毒危险：与肠道不通，食物残渣，肠腔内的细菌和毒素吸收有关。

(3)有肠粘连、腹腔感染及肠瘘的危险：与手术沾染、腹膜炎有关。

3. 护理措施

(1)缓解疼痛：持续胃肠减压，吸出肠内气体和液体，减轻腹胀，缓解疼痛；手术治疗解除疼痛。

(2)纠正水、电解质与营养失衡：①根据实验室测得电解质参数，患者呕吐情况，选择不同种类液体输注；②过度脱水患者，大量补充晶体溶液；③低血容量患者及时补充血制品和胶体。

(3)防止感染和中毒：①术前使用抗肠道内细菌的抗生素；②术中操作时，严格技术操作，防止梗阻部位周围组织、器官被污染；③术后，大量温盐水冲洗腹腔，液体颜色清亮、无污浊。如果病灶为肿瘤，冲洗时大量采用蒸馏水，对肿瘤周围进行灭活，防止医源性肿瘤转移。

第三节　结 肠 手 术

一、概述

(一)结肠相关解剖知识

1. 大肠　是人体消化系统的重要组成部分，为消化道的下段，成人大肠全长约 1.5m，起自回肠，包括盲肠、升结肠、横结肠、降结肠、乙状结肠和直肠六部分(图 4-4)。全程形似方框，围绕在空肠、回肠的周围。大肠在外形上与小肠有明显的不同，一般大肠口径较粗，肠壁较薄。

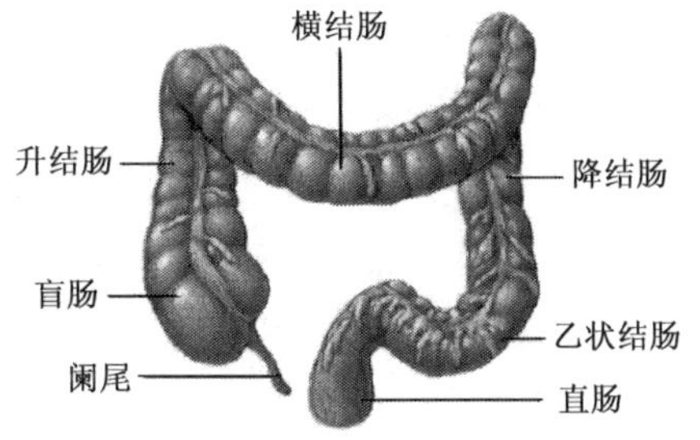

图 4-4　大肠的形态

2. 结肠　包括盲肠、升结肠、降结肠和乙状结肠，全长平均约 150cm，结肠有三个解剖标志，即结肠袋、结肠垂和结肠带。

3. 阑尾　是一条细长的盲管，长 5～10cm，直径 0.5～0.7cm，起自盲肠根部，为三条结肠带的会合点，通常为腹膜所包，其远端游离于右下腹腔。其内腔开口于回盲瓣远侧 2～3cm 处，系膜呈三角形，与回肠系膜相连，内有血管、神经和淋巴管。因其较短，常使阑尾远端弯曲而成半月形(图 4-5)。

4. 结肠的血管、淋巴和神经　右半结肠由肠系膜上动脉所供应，分为回结肠动脉、右结肠和中结肠动脉；左半结肠是右肠系膜下动脉所供应，分出左结肠动脉和数支乙状结肠动脉。静脉和动脉同名，肠系膜上、下静脉汇合入门静脉。结肠淋巴结分为四组：结肠上淋巴结、结肠旁淋巴结、中间淋巴结和中央淋巴结，流进腹主动脉周围淋巴结。支配右半结肠是迷走神经，支配左半结肠是盆腔神经。

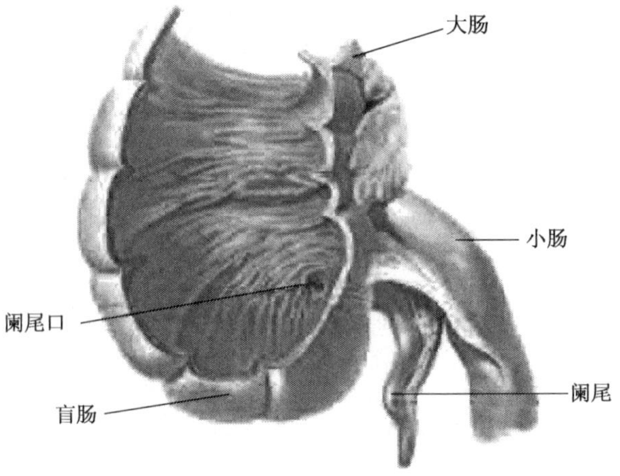

图 4-5　阑尾的位置

(二)结肠的生理功能

结肠的主要功能是吸收水分和部分电解质、葡萄糖，并为粪便提供暂时储存和转运场所，吸收主要在右半结肠。

二、阑尾切除术

1. 手术适应证

(1)急性阑尾炎。

(2)慢性阑尾炎急性发作等。

2. 麻醉方式　一般采用硬膜外麻醉，小儿全身麻醉。

3. 手术体位　仰卧位。

4. 术前准备

(1)患者准备：术前禁饮禁食，抗生素术前抗感染。

(2)物品准备：阑尾器械包、手术衣1包、敷料大孔1包、干式传物钳1个、单极电刀线1根、18号引流管、石炭酸(苯酚)、2-0可吸收线1根、皮肤胶1支、3cm×5cm小切口敷贴1片。

5. 手术方法及手术配合(表4-7)

表4-7　阑尾切除术手术方法及手术配合

手术方法	手术配合
1. 手术野皮肤消毒	使用1%或0.5%活力碘消毒皮肤3次，消毒范围：上至肋缘，下至大腿上段、两侧至腋后线
2. 打开腹腔	采用右下腹麦氏切口(McBurney切口)，用有齿短镊确定切口位置及长度，手术者及助手各持纱布垫1块按压皮肤，切开皮肤。用止血钳分离腹外斜肌腱膜，甲状腺拉钩将切口两端拉开，组织剪剪开腹内斜肌及腹横肌，2把中弯血管钳提起腹膜，组织剪或电刀切开3-0丝线结扎并止血
3. 探查腹腔	用生理盐水将手术者及助手手部湿润，长镊子夹大盐水纱布垫保护皮肤，“S”形拉钩牵开并推开小肠，暴露盲肠
4. 寻找阑尾	递术者长无齿镊寻找阑尾，用组织钳夹住阑尾系膜后将阑尾提出腹腔
5. 切除阑尾 (1)处理阑尾系膜	术者及助手各持血管钳1把，夹住阑尾系膜后，用解剖剪切断，阑尾动脉用0号丝线带线结扎后，再用2-0丝线结扎1次
(2)处理阑尾根部	距离阑尾根部0.5～1cm处的盲肠壁上浆肌层6×14圆针2-0丝线行荷包缝合，蚊式血管钳夹住线尾，暂时不结扎 阑尾周围用显影纱布保护，防止污染腹腔 阑尾切除后，根部创面使用石炭酸、75%乙醇和盐水棉签处理，或使用3%碘酊、75%乙醇和盐水棉签处理
(3)荷包缝合包埋	术者使用长镊、血管钳将阑尾残端送入盲肠壁内，助手拉近荷包并打结包埋，再用6×14圆针3-0丝线缝合加固
6. 清理腹腔	准备生理盐水冲洗腹腔，吸引器吸尽腹腔液体，干净盐水纱布垫检查腹腔。仔细检查阑尾系膜及根部有无出血，腹腔有脓液时，吸尽腹腔液体，放置引流管引流
7. 关闭腹腔	关腔前清点器械、敷料等数目，逐层缝合，关闭腹腔

三、结肠造口术

1. 手术适应证 不能切除的结肠、直肠或盆腔肿瘤形成的梗阻或作为左侧结肠切除吻合术的辅助性手术。

2. 麻醉方式 采用全身麻醉。

3. 手术体位 仰卧位。

4. 术前准备

(1)患者准备：术前3天口服导泻药清洁灌肠。

(2)用物准备：胃包、孔巾、玻璃棒、凡士林纱布、粗血浆引流管。

5. 手术方法及手术配合(表4-8)

表4-8 结肠造口术手术方法及手术配合

手术方法	手术配合
1~3步同胃穿孔修补术	配合同胃穿孔修补术
4. 游离大网膜及横结肠系膜	用长镊、中弯血管钳、解剖剪充分游离，2-0丝线结扎或缝扎止血
5. 于脐下切一小口	更换刀片，用11号刀片切一小口，有齿镊提夹皮缘并切除，蚊式血管钳止血、3-0丝线结扎或电凝止血
6. 结肠造口	用玻璃棒穿过肠系膜无血管区，两端用短橡皮管绕过肠襻相连接。用无齿镊、6×14圆针3-0丝线将肠浆肌层与腹膜及皮下缝合。用凡士林油纱布围绕结肠保护切口周围皮肤及结肠
7. 关闭腹腔	配合同胃穿孔修补术

四、右半结肠切除术

1. 手术适应证 盲肠癌、升结肠癌、结肠肝曲癌、阑尾类癌和腺癌。

2. 麻醉方式 采用全身麻醉。

3. 手术体位 仰卧位。

4. 术前准备

(1)患者准备：术前3天口服导泻药清洁灌肠。

(2)用物准备：胃包、孔巾、高频电刀、长电刀头、腹腔引流管、腹部自动拉钩、超声刀、吻合器等。

5. 手术方法及手术配合(以旁正中切口为例)(表4-9)

表4-9 右半结肠切除术手术方法及手术配合

手术方法	手术配合
1. 手术野皮肤消毒	使用1%活力碘消毒皮肤3次。消毒范围：上至剑突，下至大腿上1/3处，两侧至腋中线

续表

手术方法	手术配合
2. 剖腹探查	取旁正中切口，用23号刀切开皮肤、皮下组织，用中弯血管钳和电刀止血，甲状腺拉钩牵开显露切口。用刀柄钝性分离，甲状腺拉钩牵开，显露后鞘及腹膜，23号刀切开，组织剪扩大切口。两块湿显影纱垫保护切口，用腹部深部拉钩牵开显露手术野。用无菌盐水洗手，准备好吸引器
3. 显露右半结肠	协助医生上大拉钩，用湿棉垫保护切口。用纱布条结扎结肠病变的两端，抽取氟尿嘧啶500mg给术者注入病变部结肠内
4. 游离右半结肠回流中枢的血管	用中弯血管钳、电刀、超声刀游离，2-0丝线结扎或缝扎止血
5. 游离大网膜、右半结肠	用中弯血管钳、电刀游离，2-0丝线结扎或6×14圆针3-0丝线缝扎止血
6. 切断横结肠及肿块	用肠钳2把、有齿直血管钳2把钳夹预定切断处肠管，线剪切断肠管，妥善安置标本，0.5%活力碘棉球消毒肠管切口
7. 端端吻合肠管	将回肠与横结肠端端吻合或端侧吻合切断、吻合肠管。用6×14圆针3-0丝线间断缝合
8. 关闭系膜孔隙	用6×14圆针3- 0丝线间断缝合
9. 关闭腹腔	清点器械，蒸馏水冲洗腹腔，放置引流管
(1)缝合腹直肌后鞘及腹膜	用中弯血管钳提起腹膜，用10×28圆针0号丝线缝合，或关闭腹腔线缝合腹膜
(2)冲洗切口	用0.1%活力碘冲洗，用吸引器吸引
(3)缝合腹直肌前鞘	用10×28圆针2-0丝线间断缝合
(4)缝合皮下组织	0.5%活力碘消毒切口，10×28圆针3-0丝线间断缝合
(5)缝合皮肤，覆盖切口	用9×28大三角针3-0丝线间断缝合，用消毒棉球消毒皮肤，纱布覆盖伤口

五、结肠手术专科护理

结肠手术常规护理见第三章手术室围手术期护理，专科护理如下：

1. 护理评估

(1)评估手术患者肠道及腹部皮肤准备情况。

(2)评估手术可能实施的手术方式。

(3)评估手术患者伤口或造口腹部包扎情况。

2. 常见护理诊断/问题

(1)肠道清洁不足：与术前清洁灌肠、肿瘤梗阻程度有关。

(2)手术方式改变：与手术探查结果、肿瘤位置、大小、淋巴转移等有关。

(3)自我形象紊乱：与腹壁肠道造口有关。

(4)有腹腔粘连、吻合口瘘、切口感染。

3. 护理措施

(1)防止肠内容物污染：术前准备切口保护套，大量灭菌棉球，出现肠道内容物外溢时，及时用纱布垫包绕局部，0.5%活力碘棉球多次消毒处理，污染的器械和物品单独存放。防止腹腔内粘连、切口感染。

(2)术中及时添加器械和物品：因手术方式改变，原计划姑息切除手术改为根治术，巡回护士根据手术方式改变及时准备好物品。

(3)包扎好造瘘口：造瘘口在腹壁固定好后，用凡士林纱布覆盖好，多层灭菌纱布保护，外加透明膜固定，防止肠内容物外溢。

第四节　直肠与肛管手术

一、概述

(一)直肠与肛管相关解剖知识

1. 直肠与肛管的解剖　直肠位于盆腔的后部，骶骨前方，在第3骶椎高度，上续乙状结肠，向下穿过盆膈续为肛管，全长12～15cm(图4-6)。可分为上段直肠和下段直肠，以腹膜反折为界。男性直肠下段与膀胱底、前列腺、精囊腺、输精管壶腹、输尿管盆段相邻，女性直肠下段与阴道后壁相邻。肛管上自齿状线，下至肛门缘，长1.5～2cm，在盆膈平面接续直肠，下端止于肛门。肛管被肛门括约肌包绕，平时处于收缩状态，有控制排便的作用。男性会阴位于肛门与阴囊根之间(图 4-7)，女性会阴位于肛门与阴道前庭后端之间(图4-8)，在矢状上，呈楔形，尖朝上，底朝下，深3～4cm。

2. 直肠与肛管的血管、淋巴和神经

(1)动脉：齿状线以上的供应动脉主要来自于肠系膜下动脉的终末支——直肠上动脉。齿状线以下的血液供应为肛管动脉。

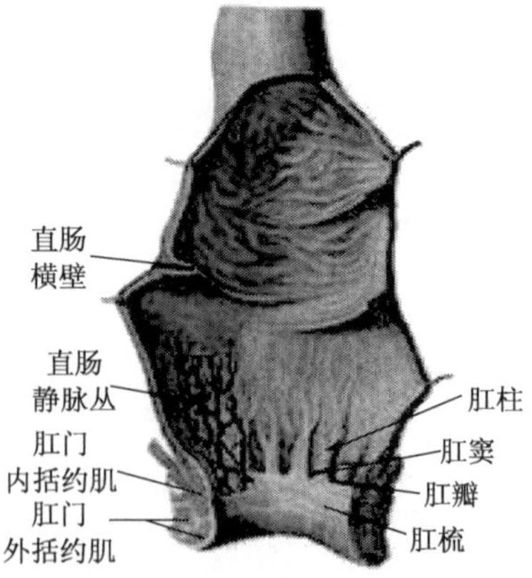

图4-6　直肠和肛管腔面的形态

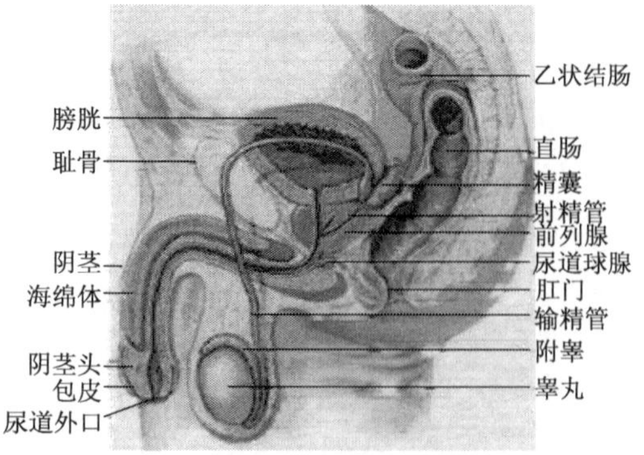

图4-7　男性肛门

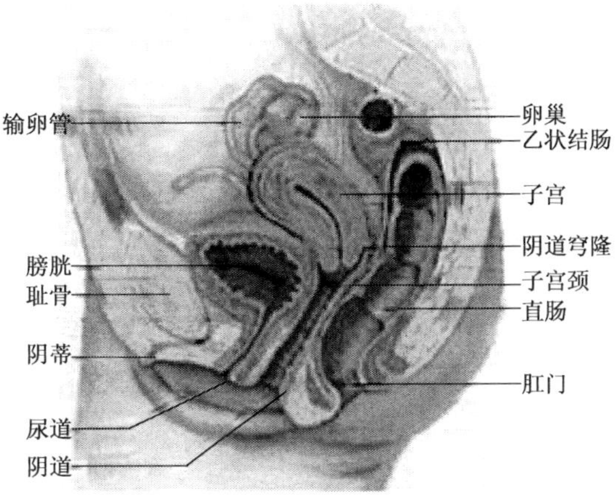

图 4-8　女性肛门

(2)静脉：直肠肛管有两个静脉丛即直肠上、下静脉丛，分别位于齿状线上、下方的黏膜和肌层。在直肠、肛管外侧汇集成直肠下静脉和肛管静脉，分别注入髂静脉和会阴内静脉，回流到下腔静脉。

(3)淋巴：直肠肛管淋巴引流以齿状线为界分成上、下两组。上组有三个引流方向：向上引流到肠系膜下动脉旁淋巴结，向两侧引流到髂内淋巴结；下组有两个方向：向下注入腹股沟淋巴结，向周围引流到髂内淋巴结。

(4)神经：以齿状线为界，上由交感神经和副交感神经支配，下由阴部神经的分支支配。分支包括直肠下神经、前括约肌神经、会阴神经和肛尾神经。

(二)直肠与肛管的生理功能

直肠有排便、吸收和分泌功能。可吸收少量的水、盐、葡萄糖和一部分药物，也能分泌黏液以利排便。肛管的主要功能是排泄粪便。

二、经腹会阴部直肠癌根治术

1. 手术适应证

(1)直肠下段癌，无腹腔和肝脏转移。

(2)肛管恶性肿瘤，无腹腔和远处器官转移。

2. 麻醉方式　全身麻醉。

3. 手术体位　截石卧位。

4. 术前准备

(1)患者准备：术前 3 天流质饮食和口服导泻药清洁灌肠。

(2)用物准备：直肠包、合适双腔导尿管、凡士林纱布、肛管、深部手术器械、腹部自动拉钩、超声刀。

5. 手术方法及手术配合（表 4-10）

表 4-10　经腹会阴部直肠癌根治术手术方法及手术配合

手术方法	手术配合
1. 手术野皮肤消毒	用 1%活力碘消毒皮肤 3 次，会阴部使用 0.5%活力碘消毒 消毒范围：耻骨联合、肛门周围及臀、大腿上 1/3 内侧
2. 留置双腔导尿管	用 14F 气囊导尿管、液状石蜡、注射器抽吸盐水 10ml 充盈气囊，连接引流袋
3. 常规剖腹探查（见胃穿孔手术 2～3）	配合同胃穿孔手术 2～3
4. 腹部手术部分	
（1）下腹部左旁正中切口（自耻骨联合至脐上 4cm），探查腹腔	用生理盐水洗手，腹腔拉钩牵开，盐水纱垫保护
（2）剪开乙状结肠外侧腹膜及腹膜反褶处，分离乙状结肠系膜	用长镊，长解剖剪剪开侧腹膜，长弯血管钳分离、钳夹止血，中弯血管钳带 2- 0 或 0 号长丝线结扎
（3）分离直肠后壁及直肠旁的疏松结缔组织	用中弯血管钳夹束带提起乙状结肠，长镊、长直角钳、长解剖剪分离，长弯血管钳止血，中弯血管钳带 2- 0 或 0 号长丝线结扎。准备热盐水纱布，吸引器
（4）分离直肠前壁	配合同（3）
（5）切断直肠两侧侧韧带，结扎直肠中动、静脉	用长弯血管钳钳夹，15 号刀切断，0 号丝线结扎或缝扎
（6）切断肠系膜下血管	用长直角钳，长解剖剪分离，0 号、2-0 丝线双重结扎
（7）切断乙状结肠	用长有齿直钳及肠钳夹住肠管，23 号刀切断，用 0. 5 %活力碘棉球消毒残端
（8）缝合近端肠管，做人工肛门；结扎远端自会阴部切口中移去	用长镊，6 × 17 圆针 2-0 丝线缝合近端肠管，橡皮手套套住远端，0 号丝线扎紧
（9）人工肛门腹壁造口 1）左下腹偏外方做一皮肤椭圆形切口，同时切去一小块皮肤及腹外斜肌腱膜	用消毒棉球消毒皮肤，用 23 号刀切开，蚊式血管钳钳夹止血，3-0 丝线结扎或电凝止血
2）逐层切开至腹膜	更换刀片，逐层切开
3）将近端乙状结肠自此切口拉出，固定于腹壁上	用 5 × 12 圆针 3-0 丝线缝合固定人工肛门
4）钳夹乙状结肠腹壁造口端，48h 后开放	用有齿直血管钳 1 把钳夹乙状结肠造口（此钳带回病房）
（10）盆腔冲洗	用温蒸馏水冲洗（此时会阴部切口已将标本移除，止血完毕）
（11）缝闭盆底，缝闭盆腹膜，盆腔内留置引流管自腹部下端引出	用长镊，长持针钳 6 × 17 圆针 2-0 长丝线缝合
（12）关闭腹腔	配合同右半结肠切除术
5. 会阴手术部分（另备会阴部手术物品一份）	
（1）再次消毒肛周皮肤，缝闭肛门	0.5%活力碘棉球消毒，9 × 28 角针 3- 0 丝线关闭肛门
（2）距肛门 2 ~ 3cm 处做一椭圆形切口，切开皮肤、皮下脂肪	用 23 号刀切开，蚊式血管钳或电凝止血，3-0 丝线结扎，干纱布拭血，用组织钳数把钳夹周围皮肤作牵引
（3）切断两侧肛提肌	更换刀片，中弯血管钳钳夹、分离，用 23 号刀切断，2-0 丝线结扎，盐水纱垫拭血
（4）分离、切断直肠周围的组织，拉出乙状结肠远端	用长弯血管钳分离，解剖剪剪断，深部拉钩牵开，2-0 丝线结扎出血点，热盐水纱布压迫止血，切下之标本置于弯盘内

续表

手术方法	手术配合
(5)冲洗切口	大量温生理盐水冲洗(腹部与会阴部可先后或分两组进行)
(6)于骶前腔内放置引流	彻底清点器械、敷料等数目，粗胶管1条，中弯血管钳协助置管
(7)逐层缝合切口	用无齿镊，10×34圆针2-0丝线逐层缝合切口，有齿镊，9×28角针3-0丝线缝合皮肤
(8)覆盖切口	用有齿镊2把对合皮肤，消毒棉球消毒皮肤，纱布、敷料覆盖切口

三、肛瘘切除术(挂线)

1. 手术适应证

(1)已经纤维化的低位肛瘘。

(2)括约肌上肛瘘或括约肌外肛瘘等高位肛瘘。

2. 麻醉方式　骶管麻醉。

3. 手术体位　截石卧位。

4. 术前准备

(1)患者准备：术前日流质饮食，会阴部及肛周备皮，清洁肛周。

(2)用物准备：直肠活检包、双层中单、孔巾、探针、亚甲蓝、窥肛器、液状石蜡、平头注射器针头1个、凡士林油纱布、碘仿纱布、无菌橡皮筋。

5. 手术方法及手术配合(表4-11)

表4-11　肛瘘切除术手术方法及手术配合

手术方法	手术配合
1. 手术切口	肛周切口
2. 手术野皮肤消毒	1%活力碘消毒皮肤3次，会阴部使用0.5%活力碘消毒。消毒范围：耻骨联合、肛门周围及臀、大腿上1/3内侧
3. 扩张肛管	1%活力碘棉球消毒，用消毒液状石蜡、窥肛器扩张肛管
4. 探查瘘管方向及其内口，挂线将探针自瘘管轻轻送入，自肛门拉出	用注射器连接磨平的针头抽吸亚甲蓝自瘘管外门注入，将润滑油的探针从外口插入内口穿出。挂线患者将探针尾端缚一橡皮筋给术者，拉紧橡皮筋
5. 沿瘘管内、外的皮肤及黏膜切开，直至瘘管壁全部切除	用有齿镊，15号刀切开，组织剪或电刀剥离瘘管壁，蚊式血管钳钳夹、电凝止血
6. 处理创面	
(1)一期缝合	用圆针2-0可吸收缝线全层缝合，6×17角针3-0丝线间斯缝合皮肤
(2)二期缝合	电凝止血后，用凡士林油纱布或碘仿纱布填塞创面
7. 覆盖切口	用有齿镊对合皮肤，活力碘棉球消毒，纱布覆盖切口

四、环状痔切除术

痔可分为内痔、外痔及混合痔三类。内痔是指齿状线上方肛垫移位及病理性肥大；外痔是指齿状线以下的肛周皮肤和皮下结缔组织炎性增生、静脉丛的病理性扩张或血栓淤滞而形成的肿块；混合痔，也称里外痔，发生于肛门同一方位齿状线上下，静脉曲张形成的团块，内外相连，无明显分界。

1. 手术适应证 内痔、外痔和混合痔，其他治疗无效。

2. 麻醉方式 骶管麻醉。

3. 手术体位 截石卧位。

4. 术前准备

(1) 患者准备：术前进流质饮食，肛周备皮，术前晚灌肠。

(2) 用物准备：窥肛器、粗引流管、凡士林油纱布、液状石蜡。

5. 手术方法及手术配合(表 4-12)

表 4-12 环状痔切除术手术方法及手术配合

手术方法	手术配合
1~3 步同肛瘘切除术	同肛瘘切除术
4. 牵引肛门皮肤与黏膜交界处，于齿状线平面上环形切开黏膜	用组织钳 4 把钳夹牵引，11 号刀环形切开，弯蚊式钳钳夹，干纱布拭血，3- 0 丝线结扎
5. 分离黏膜下层，推开肌层及括约肌	用中弯血管钳、组织剪分离，盐水纱布剥离，3-0 丝线结扎止血
6. 于痔核上方切断黏膜：先切 1/4 圆周，边切边缝，直至完成全圈之缝合	用 11 号刀切开，有齿镊、6 × 14 圆针 3-0 丝线间断缝合黏膜与皮肤切缘，取下的组织钳及标本放入弯盘内
7. 直肠内放置橡皮管	将粗引流管外包绕凡士林油纱布予术者塞入肛门，保护肛门皮肤创缘，用纱布覆盖

五、吻合器痔环切术

1. 手术适应证

(1) Ⅱ、Ⅲ、Ⅳ期内痔患者。

(2) 以内痔为主的环形痔。

2. 麻醉方式 骶管麻醉。

3. 手术体位 截石卧位。

4. 术前准备

(1) 患者准备：术前日灌肠、备皮、清洁。

(2) 用物准备：33mm 吻合器(HCS 33)、肛管扩张器(CAD 33)、肛镜缝扎器(PAS 33)和持线器(ST 100)、粗引流管、凡士林油纱布、液状石蜡。

5. 手术方法及手术配合（表 4-13）

表 4-13　吻合器痔环切术手术方法及手术配合

手术方法	手术配合
1~2 步同肛瘘切除术	同肛瘘切除术
3. 扩肛 5min 左右	将圆形肛门扩张器涂抹液状石蜡后缓慢塞入肛门内，取出内芯
4. 通过肛镜缝扎器于齿状线上方约 4cm 处将直肠黏膜环形缝合 1 圈	置入肛镜缝扎器，用 3-0 可吸收线通过旋转肛镜缝扎器将直肠黏膜下缝入，退出肛镜缝扎器
5. 将吻合器头端伸入到环扎处上端，环扎缝线打结，用持线器通过吻合器的孔道将线带出	用头端张开到最大限度的吻合器，伸入到环扎处上端，用持线器打结
6. 击发吻合器，取出	牵引结扎线并顺时针方向旋转收紧吻合器的同时就完成了结扎脱垂黏膜过程，打开吻合器的保险装置，击发吻合器。将吻合器逆时针方向旋转 1 周，取出吻合器和扩张器
7. 直肠内放置橡皮管	将粗引流管外包绕凡士林油纱布，予术者塞入肛门，保护肛门皮肤创缘，用纱布覆盖

六、直肠肛管手术专科护理

直肠肛管手术常规护理见第三章手术室围手术期护理，专科护理如下：

1. 护理评估

(1) 会阴部备皮及清洁情况。

(2) 患者手术体位安全性。

(3) 手术过程中无菌操作。

2. 常见护理诊断/问题

(1) 自我形象紊乱：与会阴部备皮、截石位有关。

(2) 肌肉、神经损伤：与体位防护、手术时间、肢体承重有关。

(3) 有粘连、感染、伤口裂开的危险：与沾染手术、患者抵抗力降低有关。

3. 护理措施

(1) 检查手术患者会阴部：手术前常规检查患者会阴部备皮情况，发现问题及时处理。同时检查会阴部清洁，准备好会阴部冲洗液。

(2) 保护患者隐私：在术前操作过程中，无论是为患者脱下衣，还是摆放截石卧位，都要注意保护患者隐私，如果患者特别介意，最好在麻醉后操作。

(3) 截石位防护：摆放截石卧位时，下肢膝关节下注意保暖，腘窝处使用压疮贴和啫哩垫防护，避免损伤腓总神经；肢体不能过度外展，以免发生髋关节损伤；手术过程中，器械护士和手术助手不能以膝关节为支点，放置器械、物品或身体在患者膝部，造成不必要的伤害。

(4) 器械洁、污分区放置：直肠癌腹会阴手术中，器械护士严格执行器械洁、污分区放置原则，避免造成腹腔及伤口感染。

第五节　腹外疝无张力修补手术

体内某个器官或组织离开其正常解剖部位，通过先天或后天形成的薄弱点、缺损或孔隙进入另一部位，称为疝。疝多发生于腹部，以腹外疝为多见，临床常见有腹股沟疝(图 4-9)、股疝、脐疝、切口疝等。腹股沟疝是指疝囊从腹壁下动脉外侧的腹股沟内环突出，向内、向下、向前斜行经过腹股沟管，再穿出腹股沟管皮下环，可突入阴囊内。

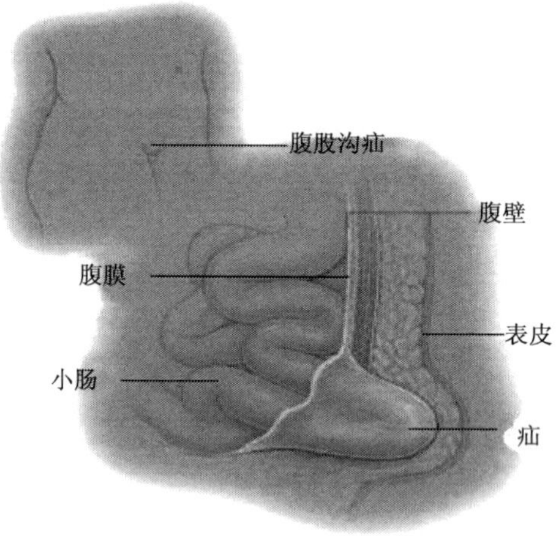

图 4-9　腹股沟疝

1. 手术适应证　腹股沟斜疝。

2. 麻醉方式　采用硬膜外神经阻滞麻醉或局部浸润麻醉。

3. 手术体位　采用仰卧位。

4. 术前准备

(1) 患者准备：术前排空膀胱，治疗咳嗽、便秘等引起腹压增高疾病。

(2) 用物准备：疝包、孔巾、各型补片。

5. 手术方法与手术配合(表 4-14)

表 4-14　腹外疝无张力修补术手术方法及手术配合

手术方法	手术配合
1. 手术切口	下腹腹股沟切口
2. 手术野皮肤消毒	使用 1%活力碘消毒皮肤 3 次，会阴部使用 0.5%活力碘消毒。消毒范围：上至脐部，下至大腿 1/2 处，包括外阴部
3. 切开皮肤、皮下、腹外斜肌腱膜	用 10 号刀片切皮，电刀切开皮下、腹外斜肌腱膜，电凝止血

续表

手术方法	手术配合
4. 充分游离出精索，清晰暴露腹横筋膜及内环结构，精细解剖及探查整个腹股沟区	用中弯止血钳夹、解剖剪分离，电凝或2-0丝线结扎止血
5. 放入补片	用6×14圆针3-0丝线间断缝合数针固定以防止补片移位
6. 缝合切口	用7×17圆针2-0丝线间断缝合皮下、腹外斜肌腱膜，9×28三角针3-0丝线间断缝合皮肤

6. 专科手术护理

(1)护理评估

1)患者年龄及配合程度。

2)患者采用麻醉方式。

3)患者术前呼吸系统、循环系统功能。

(2)常见护理诊断/问题

1)语言沟通障碍：与年龄、听力有关。

2)紧张焦虑：与麻醉方式有关。

3)有心血管系统疾病、上呼吸道感染、伤口裂开的危险：与手术后卧床、高龄有关。

(3)护理措施

1)积极沟通，主动配合：腹股沟疝多发生于老人，因知识缺乏、语言和听力原因，在沟通上需要应用普通话，如果懂方言，使用方言沟通更方便。

2)注意保暖，预防感冒：手术中注意采用多种方式保暖，防止术后因感冒咳嗽导致腹内压增高，影响伤口愈合。

3)术中密切关注心电监护：老年手术患者多伴有循环系统、呼吸系统等慢性疾患，手术创伤的刺激，术中会出现意想不到状态，手术中巡回护士严密观察生命体征变化。

(吴荷玉　李婷婷)

主要参考文献

毕建威. 2009. 胃肠外科新进展. 北京：人民军医出版社，4～17

高兴莲，田莳. 2012. 手术室专科护士培训与考核. 北京：人民军医出版社，296～311

黄荣. 2011. 结肠癌根治术围手术期的护理，中外医疗，11：173

姜寿葆. 1997. 外科护理学.杭州：浙江科学技术出版社，64～81

赖日源. 2010. 腹股沟斜疝的手术治疗体会. 医学新知杂志，20(3)：220，221

李乐之，路潜. 2012. 外科护理学.北京：人民卫生出版社，404～419

钱萍. 2003. 吻合器痔环切术的手术配合. 华南国防医学杂志，17(6)：47，48

孙辉，孙大军. 2007. 外科手术规范化操作与配合. 北京：人民军医出版社，180～195

王桂兰，刘义兰，赵光红. 2006. 专科患者护理常规及操作规程. 武汉：湖北科学技术出版社，557～563

王萍. 2003. 腹腔镜诊断与治疗梅克尔憩室的手术配合. 护理学杂志，18(2)：125，126
魏革，刘苏君. 2010. 手术室护理学. 北京：人民军医出版社，210～240
吴在德，吴肇汉. 2012. 外科学. 北京：人民卫生出版社，421～446
熊云新. 2006. 外科护理学.北京：人民卫生出版社，55～66
徐小兰. 2004. 护理学基础.北京：高等教育出版社，64～70
赵淑姝. 2001. 手术室护理人员手册.长沙：湖南科学技术出版社，11～80

第五章　肝、胆、胰、脾外科手术护理

第一节　肝 脏 手 术

一、概述

(一)肝脏相关解剖和生理知识

1. 肝　肝(liver)大部位于右上腹，隐匿在右侧膈下和季肋深面，其左外叶横过腹中线而达左上腹。它呈一不规则的楔形，右侧钝厚而左侧扁窄(图5-1)。肝膈面呈凸形，大部分与膈肌相贴附；肝脏面较扁平，与胃、十二指肠、胆囊、结肠肝曲以及右侧肾和肾上腺相毗邻。

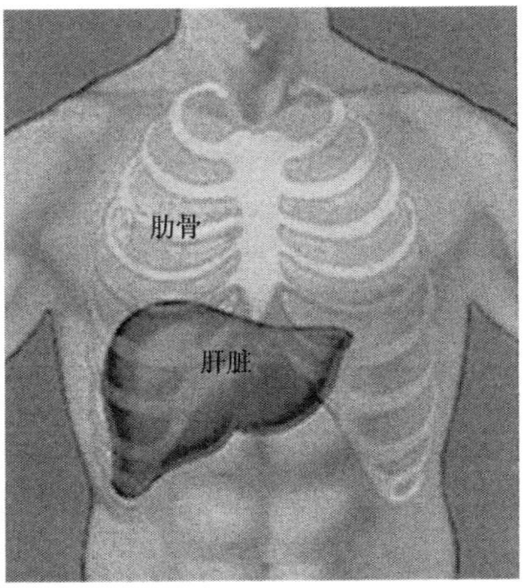

图5-1　肝脏的位置

2. 肝周围韧带的组成　肝脏的膈面和前面分别有左、右三角韧带，冠状韧带，镰状韧带和肝圆韧带，使其与膈肌及前腹壁固定(图5-2)。

3. 肝蒂及肝门的解剖　肝十二指肠韧带内包含有门静脉、肝动脉、胆总管、淋巴管、淋巴结和神经，又称肝蒂。门静脉、肝动脉和肝总管在肝脏面横沟各自分出向左、右侧的分支，再进入肝实质内，此处也称第一肝门。在肝实质内，由于门静脉、肝动脉和肝胆管的管道分布大体上相一致，且共同被包裹在Glisson纤维鞘内，因此可以由门静脉的分布来代表，称门静脉系统。另一管道系统称为肝静脉系统，是肝血液的流出管道，其分布也与门静脉系统不相一致。三条主要的肝静脉在肝后上方的静脉窝进入下腔静脉，此处也称第二肝门(图5-3)。

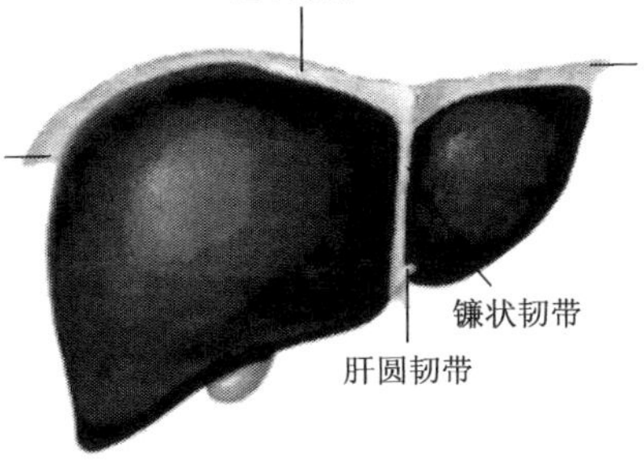

图5-2　肝脏周围韧带

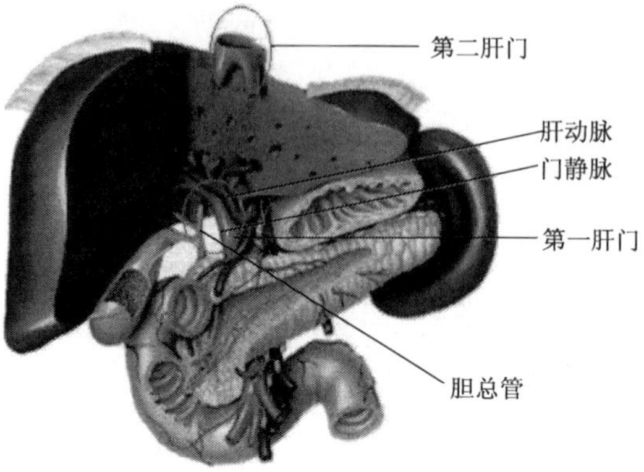

图 5-3 肝蒂及肝门的解剖

4. 肝的生理功能

(1)主疏泄：肝主疏泄是指肝气具有疏通、畅达全身气血作用，包括促进精血津液的运行输布、脾胃之气的升降、胆汁的分泌排泄以及情志的舒畅等功能。

(2)主藏血：肝藏血是指肝脏具有储藏血液、调节血量和防止出血的功能。

(二)肝脏的分叶及分段

临床上根据肝裂及门静脉在肝内的分布基础分为八段(Couinaud 法)，五个分叶，分别是：Ⅰ段为尾状叶、Ⅱ段为左外叶上段、Ⅲ段为左外叶下段、Ⅳ段为左内叶、Ⅴ段为右前叶下段、Ⅵ段为右后叶下段、Ⅶ段为右后叶上段、Ⅷ段为右前叶上段(图 5-4)。

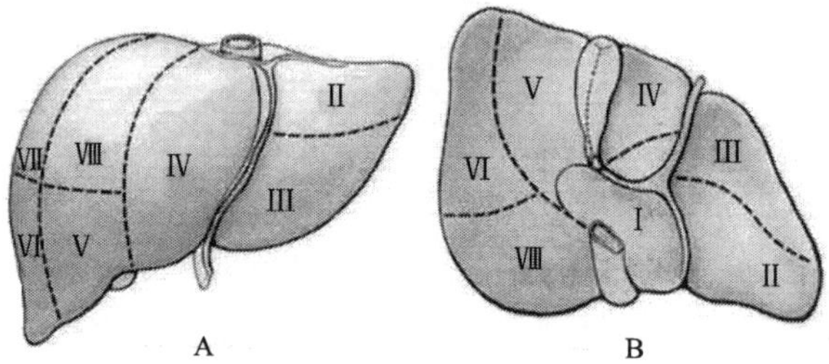

图 5-4 肝脏的分叶及分段

A. 正面观；B. 后面观

(三)肝内血管系统

肝内血管系统见图 5-5。

1. 肝固有动脉 由腹主动脉的腹腔干三大分支之一的肝总动脉发出的分支，在肝门附近分为左、右终支入肝；入肝后分为右肝固有动脉和左肝固有动脉。左肝固有动脉入肝后分为内叶动脉和外叶动脉，分布于左肝的内叶和外叶；也可有左肝固有动脉分为上段和下段动脉，分布于左肝部的外叶。尾状叶的血液供应特殊，它不属于右叶也不属于左叶。它有三条独立的动脉进入尾状叶，其中起自右肝固有动脉的占 35%，起于左肝固有动脉的占 12%。

2. 肝的静脉　出肝的血管主要是肝静脉系，其较大的属支行走于入肝血管的主要分支之间。肝血窦内的血液经过物质交换后，汇入肝小叶内的中央静脉，再汇入小叶下静脉，它们反复汇集最后成为三支大干，分别称之为肝左、中、右静脉(简称肝静脉)。一般肝内静脉排列较肝内的门静脉分支简单，可以分为肝左静脉、肝中静脉、肝右静脉三支。

3. 门静脉　由脾静脉和肠系膜上静脉汇合而成。门静脉还与腔静脉间存在侧支吻合，正常情况下，这些吻合支是不开放的。由于上述血管间的联系，当肝脏某些病理因素(如肝硬化)导致门静脉循环障碍时，血流受阻，可引起脾脏淤血肿大。当侧支循环开放，常导致不良后果，如致食管静脉淤血曲张，甚至破裂出血；如通过直肠静脉丛形成门静脉和下腔静脉吻合，可致此处静脉丛破裂导致便血；如通过脐周静脉丛形成门静脉和上、下腔静脉吻合，门静脉高压时，可出现脐周静脉怒张。

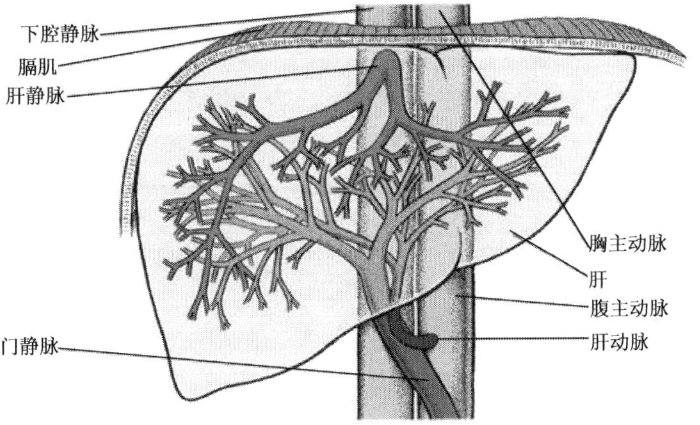

图 5-5　肝内血管

二、右半肝切除术

1. 手术适应证

(1) 原发性肝癌或转移性肝癌。

(2) 肝外伤。

(3) 肝棘球蚴虫病。

(4) 阿米巴肝脓肿等。

2. 麻醉方式　气管插管全身麻醉。

3. 手术体位　仰卧位、右肋缘垫高 30°。

4. 术前准备

(1) 患者准备：术前检查肝功能、超声波或 CT、放射性核素扫描以及甲胎蛋白、凝血功能，备适量新鲜血液，备术中用。

(2) 物品准备：脾肾包、多功能自动拉钩、大孔巾、双层大单、手术衣、阻断血管物品及器械、可吸收缝线、肝针、胶原蛋白海绵、可吸收止血纱布、引流管、点极电灼、长电灼刀头。

5. 手术方法与手术配合（表 5-1）

表 5-1　右半肝切除术手术方法及手术配合

手术方法	手术配合
1. 手术切口	右肋缘下切口
2. 手术野皮肤消毒	使用 1%活力碘消毒皮肤 3 次。范围：上至乳头，下至耻骨联合，两侧至腋中线
3. 开腹：右肋缘下切口	以 23 号刀片自剑突与肋缘平行向下向外斜行切开皮肤，高频电刀止血并逐层切开皮下、腹直肌前鞘、腹外斜肌腱膜。中弯血管钳钳夹，2-0 或 0 号丝线结扎或缝扎，切断腹直肌、切开腹内斜肌肌膜。电刀切开腹直肌后鞘和腹膜。用生理盐水洗手探查
4. 充分暴露手术野，显露右半肝和第一肝门	用肝脏多功能拉钩固定于手术床沿作牵引
5. 游离肝圆韧带、镰状韧带及右冠状韧带、右三角韧带，肝结肠韧带和肝肾韧带离断	用长解剖剪、胆囊钳、长弯血管钳分离、钳夹，解剖剪剪断，2-0 丝线结扎或者 7 × 17 圆针 2-0 丝线缝扎
6. 暴露肝门，分离肝裸区直达下腔静脉，切除胆囊	用长解剖剪、胆囊钳、长弯血管钳分离、切除胆囊，7 × 17 圆针、2-0 丝线连续缝合胆囊床，湿盐水纱垫拭血
7. 阻断肝门，时间 20 ~ 30mim	用细橡皮管或沙氏钳阻断肝蒂并记录肝门阻断时间，每 5min 报告 1 次时间
8. 切肝	
（1）沿预切线切开肝包膜、肝实质	用电刀或 23 号刀切开肝包膜、分离肝实质，用长弯血管钳或胆囊钳分离、解剖剪切断，中弯血管钳带 2-0 丝线双重结扎或 2-0 和 0 号丝线交替结扎
（2）完全切除右半肝	用中弯血管钳钳夹其余肝组织，解剖剪切断，中弯血管钳带 2-0 丝线结扎或 7 × 17 圆针 2-0 丝线缝扎，切下标本放入弯盘内
9. 拆除橡皮管松开肝门阻断，肝创面止血	用长镊，12 × 34 肝针 0 号丝线或 1-0 可吸收肝针缝线缝合肝创面，胶原蛋白海绵、可吸收止血纱布固定于切面边缘
10. 肝面下放置引流	1%活力碘消毒皮肤；11 号刀在肋缘下侧壁做小切口，中弯血管钳扩大，并将橡皮引流管带出切口外，用 10 × 34 角针 2-0 丝线缝扎固定橡皮引流管并连接引流袋
11. 关腹	数把中弯血管钳提起腹膜，12 × 28 圆针 0 号丝线或 0 号吸收线连续缝合腹膜及腹直肌后鞘。12 × 28 圆针 0 号丝线间断缝合腹直肌前鞘。10 × 34 三角针 3-0 丝线间断缝合皮肤

三、肝囊肿切除术

1. 手术适应证

（1）有明显症状的肝囊肿。

（2）因囊肿压迫引起肝叶萎缩及纤维化。

（3）合并有感染、出血、胆瘘等症状的肝囊肿。

2. 麻醉方式　气管插管全身麻醉。

3. 手术体位　仰卧位、右肋缘垫高30°。

4. 术前准备

(1)患者准备：术前行肝棘球蚴虫病检查，排除该病。

(2)物品准备：脾肾包器械、大孔巾、双层大单、衣服、胶原蛋白、止血纱布、2-0号肝针、50ml注射器。

5. 手术方法及手术配合(表5-2)

表5-2　肝囊肿切除术手术方法及手术配合

手术方法	手术配合
1~3步同右肝叶切除术	同右肝叶切除术
4. 探查肝囊肿：肝脏情况，囊肿位置、大小、数量等	上腹部多功能拉钩，用“S”形拉钩拉开肝脏，检查囊肿位置
5. 穿刺囊肿	用长镊子、50ml注射器穿刺抽取囊肿内液体
6. 切除囊肿：若囊肿边缘清楚，容易分离，用解剖剪和电刀直接切除囊肿	用长解剖剪、胆囊钳分离囊肿壁，止血垫压迫止血，明显出血用2-0肝针线贯穿缝扎，吸引器头吸引，湿盐水纱垫拭血
7. 囊肿边缘不清，不宜分离，阻断肝门20~30mim，切除囊肿，手术同肝部分切除术	用细橡皮管或沙氏钳阻断肝门血管并记录肝门阻断时间，每5min报告1次时间。手术配合同肝部分切除术
8. 肝创面止血	用长镊、12×34肝针0号丝线或2-0可吸收线缝合肝创面，胶原蛋白海绵、可吸收止血纱布固定于切面边缘
9. 肝面下放置引流	用1%活力碘消毒皮肤，11号刀在肋缘下侧壁做小切口，中弯血管钳扩大，并将橡皮引流管带出切口外，用10×34角针2-0丝线缝扎固定橡皮引流管
10. 逐层关腹	同右半肝切除术

四、微波技术在肝脏外科中的应用

随着治疗仪器和技术的进步，微波治疗已由最初以肝癌的姑息治疗方式逐渐转变成为一种根治性治疗方法。微波属于电磁波，生物体内含有带电粒子、水分子等极性分子物质，受到微波照射后，组织内分子无法适应电场的变化，产生猛烈且复杂的分子互撞运动，摩擦产生很大的热能，即组织自身发热，导致蛋白质发生热凝固。

微波凝固系统由微波发生装置、微波刀(图5-6)构成，目前我们使用的微波装置功率选择以40～70W为宜，时间在5～20min。对于一个直径2.0mm的刀头，将其功率设为60W，10min消融的范围为3.5cm，15min消融的范围为4cm，20min消融的范围为4.5cm。因此，在治疗直径大于4cm的肿瘤时，为了达到一次原位灭活的目的，建议采用双刀头并用消融技术，两针平行，间距设为2～3cm。

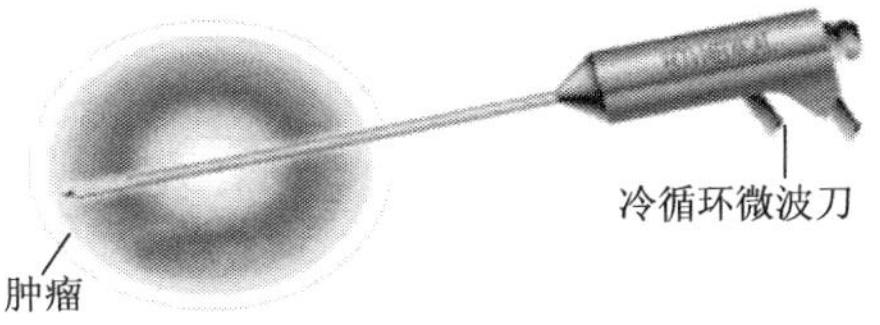

图5-6　冷循环微波刀

1. 手术适应证

(1)特殊部位的肝肿瘤。

(2)体积较大的肝肿瘤，如最大径 4～8cm，尤其当肿瘤位于肝脏表面时。

(3)血小板低或凝血功能较差，肝储备功能提示不能耐受手术切除病灶的肝细胞肝癌(hepatocellular carcinoma，HCC)患者。

(4)肝脏多发性肿瘤位于不同肝叶，广泛切除病灶可能发生肝功能衰竭时。

(5)超声发现肝深部其他区域新病灶，手术切除将失去大量非荷瘤肝实质。

(6)肝转移癌且原发病灶可根治性切除的患者。

2. 手术方法

(1)经组织内加温凝固后切肝：充分游离肝脏后，将针状微波辐射天线沿预定切线全长插入肝组织内，接通电源后使组织凝固，每间隔 1.5cm 凝固一点，使切线形成一条窄的凝固带，然后用普通手术刀分离，较粗的血管钳夹后切断、结扎，直至完整切除病灶。根据动物实验及文献报道，直径 3mm 以下血管经微波凝固后可产生永久性血栓，因此在未阻断肝门的情况下，切开肝脏可不出血。80%～90%的肝癌患者伴有不同程度的肝硬化，利用微波切肝不阻断肝门，对肝功能损害较小。

(2)微波技术可应用于原发性肝癌肝内转移或继发性肝癌：散在较小的转移灶可用微波辐射天线插入瘤体中心加温凝固；部分不能切除的继发性肝癌，也可在原发灶切除后，针对肝内转移灶分别以微波加温凝固；对部分不能切除的肝癌可沿瘤体周围及瘤体本身行微波固化，每点间距 1.5cm，直至整个瘤体被凝固。微波作用于肿瘤细胞对热的敏感性高于正常细胞，一般正常细胞临界致死温度为 45.7℃，而肿瘤细胞为 43℃。在微波作用下，其中心温度向周围衰减较快，当中心温度为 82℃时，距其 0.5cm 处为 66℃、1cm 处为 50℃、1.5cm 处为 40℃。因此，当在瘤内间距 1.5cm 固化一点时，对肿瘤组织有明显的凝固作用，而对正常肝组织影响较小，当行瘤内微波加温时，瘤内温度比正常组织更易积蓄，使瘤内温度明显升高。这是因为肿瘤血管有以下特点：①肿瘤血管神经感受器不健全，对温度的感受性差，致使通过血管扩张散热能力下降；②形态异常，血管扭曲不规则，血流阻力大，随着肿瘤的逐渐增大，血管受压更严重，同时容易形成瘤栓，致使管腔完全闭塞；③肿瘤的毛细血管壁由单纯内皮细胞和缺乏弹性基膜的外膜组成，管壁在高温、血流增加、压力增高的情况下极易破裂；④血管内皮细胞间隙大，部分由肿瘤细胞衬垫，肿瘤细胞向管腔内增生而引起阻塞；⑤肿瘤毛细血管具有大量窦状隙，在正常情况下，处于开放状态，致使温度升高，但血流并不增加。

(3)在 B 超引导下，经皮肝穿刺导入微波天线，行单个小肝癌微波固化。

(4)肝癌自发性破裂，经剖腹探查肿瘤无法切除可在结扎患侧肝动脉后，于破裂部位加温凝固，可达到止血目的，也可同时将整个瘤体进行固化。

3. 微波治疗仪(图 5-7)操作方法

(1)打开辐射发生器，放置无菌生理盐水 1 瓶于辐射发生器侧面托架上。

(2)手术台上用无菌方法将辐射天线与冷凝进出水管及辐射线相连。

(3)将辐射线尾端与手术台下辐射发生器 1 或 2 微波发射口相连，冷凝进出水管插入无菌生理盐水瓶中，并将出水管加粗段卡入辐射发生器上的泵槽中，关紧。

(4) 微波刀在结束治疗前 1min，缓慢退刀，退至凝固组织边缘时，关掉微波拔出微波刀，结束治疗。

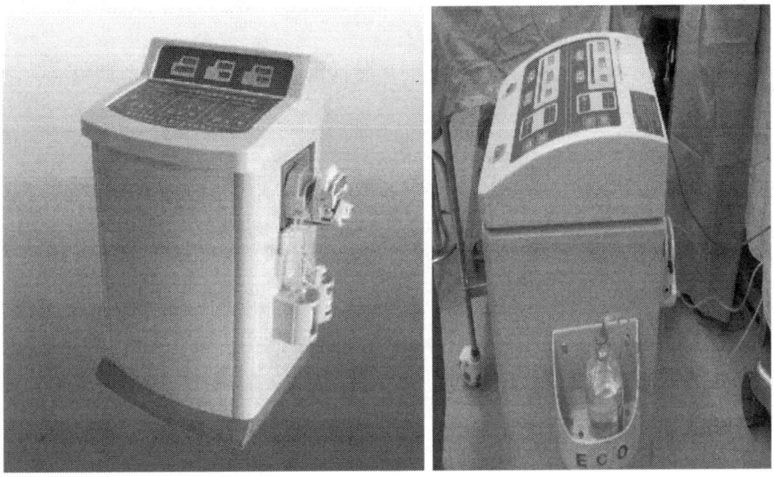

图 5-7　微波治疗仪器

4. 使用注意事项

(1) 肝脏应充分游离，使准备切除的肿瘤和部分肝脏能完全控制在术者手中，以方便辐射天线的插入。

(2) 用盐水垫保护好肝脏周围组织，以避免辐射天线穿透肝脏而灼伤邻近器官，辐射天线应全部插入组织内，避免微波泄漏给医护人员带来危害。

(3) 选用的辐射天线长度要适合，尽可能使其与所切肝脏的厚度相当，但不能过长，否则其远端将无固化作用。当肝脏切缘较厚时，尽可能经肝脏膈面和脏面同时进行固化。

(4) 每一凝固点固化程度应适当，固化程度与微波功率及作用时间相关，一般使用功率为 70～100W。作用时间根据组织颜色变化而定，使辐射天线底部肝组织变成白色即可。每针间距 1.5cm，凝固点能连成一线，当切线与腔静脉及肝门靠近时，进针应与其保持 1.5cm 以上距离，避免烧灼。

(5) 加温凝固拔除辐射天线后穿刺孔一般不出血。

(6) 应十分熟悉肝脏解剖结构，切开固化带用刀柄分离肝组织时应仔细，所遇较粗血管必须先钳夹后切断结扎。

(7) 肝切除后，应仔细检查切面，对出血点缝扎止血，并用白色纱垫覆盖肝切面，检查有无胆汁，如有胆汁则应在相应部位缝扎，直至确定无胆汁为止。

(8) 不能切除的肿瘤行瘤体固化时应尽可能先结扎患侧肝动脉，尤其对瘤体已大部分坏死液化极易破溃者，可将坏死肿瘤组织取出然后继续固化。

五、专科手术护理

1. 护理评估

(1) 评估患者辅助检查阳性结果，如肝功能、血红蛋白、黄疸指数、肝癌筛查、凝血因子、肝占位病变大小等。

(2) 预评估患者手术失血量及备血情况。

(3) 评估术前准备完善率。

(4) 评估患者外周静脉、全身皮肤状况。

2. 常见护理诊断/问题

(1) 体液严重不足：与肝功能不良、出血有关。

(2) 慢性疼痛：与肝脏肿瘤侵蚀有关。

(3) 有手术中体液丢失过多的潜在危险：与麻醉、手术创伤有关。

(4) 有皮肤完整性受损的潜在危险：与黄疸有关。

3. 护理措施

(1) 建立良好的外周静脉通路1～2条，必要时穿刺中心静脉监测中心静脉压，并协助麻醉师建立有创血压监测。

(2) 备齐特殊手术仪器、血管缝合针线、止血器材，如微波刀、超声刀、血管缝合Prolene线、止血纱布等。

(3) 采用自体血回输(非肿瘤患者)。

第二节　胆 道 手 术

一、概述

胆道系统(图 5-8)相关解剖和生理知识：

(1) 肝总管(common hepatic duct)：肝左、右管出肝后，在肝门附近汇合成肝总管。肝总管下行2.6～4cm与右侧的胆囊管汇合，续为胆总管。

(2) 胆囊(gallbladder)：囊性器官，呈梨形，位于肝脏面的胆囊窝内。长8～12cm，宽3～5cm，容积40～60ml。胆囊是储存浓缩胆汁的器官，位于肝脏面胆囊窝内，分底、体、颈、管四部，颈部连胆囊管(图 5-8)。胆囊借血管较多的疏松结缔组织与肝脏连接，下面与两侧面由腹膜覆盖。

(3) 胆囊管(cystic duct)：由胆囊颈向左后下延续而成，长2.5～4cm、直径0.2～0.3cm。胆囊管与胆囊颈之间常形成一个向下的锐角。胆囊管常呈波浪形，多由肝总管的右壁汇入，构成胆总管。

(4) 胆总管(common bile duct)：由肝总管和胆囊管汇合而成，长7～9cm、直径0.6～0.8cm，管壁内含大量的弹力纤维，有一定的舒缩能力。胆总管在肝、十二指肠韧带内下行，位于门静脉之前、肝动脉之右侧，下段位于十二指肠第一段和胰腺头部之后。约2/3的人胆总管贯穿胰腺头部，其余1/3的人胆总管在胰腺头部后面的沟内，末端到达十二指肠第二段的后内侧，在肠壁内扩大形成胆道口进入肠腔。约70%胆总管壶腹部和胰管互相汇合，构成同一出口，出口处有括约肌围绕，谓之胆道口括约肌，出口的口径约0.9cm。

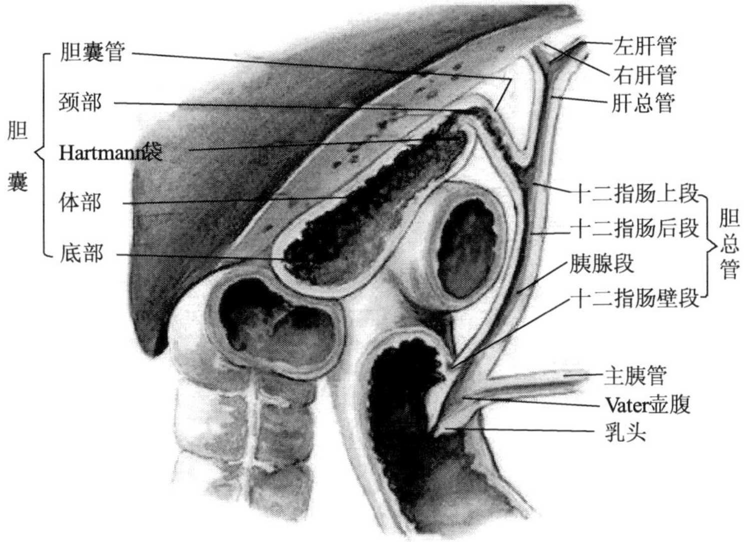

图 5-8　胆道系统

(5)胆道系统的血管、淋巴管和神经

1)胆管动脉：胆囊、肝管和胆总管的上部均由胆囊的分支供给。胆总管下部主要由胰十二指肠后上动脉与胰十二指肠后下动脉在肝胰壶腹附近互相吻合。胆总管中部由肝固有动脉右支发出分支供血，上述诸动脉的分支在各段管壁上构成血管网。

2)静脉：胆囊静脉与胆囊动脉伴行，直接汇入门静脉。此外，尚有些小静脉直接经胆细膜进入肝实质注入肝静脉，胆总管周围的静脉丛直接注入门静脉。

3)淋巴管：胆囊的淋巴结位于胆囊管与肝总管的汇合处，并与胃、肝和胰的淋巴管互相吻合。

4)神经：主要为来自腹腔神经丛的交感神经纤维和通过腹腔丛的副交感神经纤维，两者均随着肝动脉的分支经肝丛分布至胆囊及胆管。

(6)胆道系统的生理功能

1)胆汁的生成、分泌和代谢：①胆汁的生成和成分。正常成人肝细胞、胆管每日分泌胆汁 800～1200ml，其中约 3/4 由肝细胞分泌。胆汁中 97%是水，其他成分包括胆汁酸、胆盐、胆固醇、磷脂酰胆碱、胆色素、脂肪酸、酶类、无机盐和刺激因子。②胆汁的生理功能。a.乳化脂肪：胆盐进入肠道后与食物中的脂肪结合使之形成能溶于水的脂肪微粒，有利于肠黏膜的吸收。b.促进脂溶性维生素的吸收。利于脂肪、胆固醇和维生素 A、D、E、K 的吸收。c.抑制肠内致病菌生长和内毒素生成。d.刺激肠蠕动。e.中和胃酸。③胆汁的分泌。胆汁的分泌受神经内分泌的调节。④胆汁的代谢。胆汁中的胆固醇、胆色素、胆汁酸和磷脂酰胆碱的代谢及其含量的变化有重要临床意义。正常胆汁中的胆固醇、胆盐和磷脂酰胆碱按一定比例形成微胶粒溶液，若三者比例失调，则胆固醇易析出形成结石。胆汁中的胆红素不能水解为非结合胆红素，易与钙结合形成胆红素钙，促发胆红素结石的形成。

2)胆管和胆囊的生理功能：①胆管——输送胆汁至胆囊及十二指肠，毛细胆管在调节胆汁流量和成分方面有重要作用。②胆囊——有浓缩、储存、排出胆汁和分泌的功能。

二、胆囊切除术

1. 手术适应证

(1) 急性胆囊炎，保守治疗无效。慢性胆囊炎非手术治疗后反复发作。

(2) 有症状的胆囊结石。

(3) 有隆起病变的胆囊息肉。

(4) 胆囊外伤性破裂等。

2. 麻醉方式 气管插管全身麻醉。

3. 手术体位 仰卧位(右侧垫高 15°～30°)。

4. 术前准备

(1) 患者准备：术前使用足量抗生素，以控制患者已存在的感染。

(2) 物品准备：胆道包、大孔、双夹大、胆道探、液状石蜡、12 号或 14 号红尿管、10ml 注射器、50ml 注射器、各型号“T”形管、4-0 或 5-0 Prolene 线、胶原蛋白。

5. 手术方法及手术配合(表 5-3)

表 5-3 胆囊切除术手术方法及手术配合

手术方法	手术配合
1. 手术切口	右上腹直肌切口或右肋缘下切口
2. 手术野皮肤消毒	用 1%活力碘消毒皮肤 3 次，上至乳头，下至耻骨联合，两侧至腋中线
3. 开腹：右上腹直肌切口或右肋缘下切口	23 号刀切开皮肤，高频电刀止血并逐层切开皮下、腹直肌前鞘、腹直肌、腹直肌后鞘和腹膜，生理盐水洗手探查
4. 分离胆囊周围粘连组织，显露肝十二指肠韧带及胆囊颈部	用长镊夹持盐水纱垫将肠曲隔开，深“S”形拉钩牵开显露肝门区。用剥离球、长解剖剪分离胆囊周围组织，中弯血管钳带 2-0 丝线结扎止血，用血管钳轻轻提吊胆囊
5. 切开十二指肠韧带右缘之腹膜，分离显露胆囊管、胆囊动脉	用长镊、胆囊钳、长解剖剪剪开胆总管周围组织，2-0 丝线结扎或缝扎
6. 结扎胆囊管、胆囊动脉	用胆囊钳夹住胆囊管，解剖剪剪断，0 号丝线结扎。用 7×17 圆针 2-0 丝线缝扎 1 针(胆囊动脉结扎同上)
7. 切除胆囊	用电刀沿肿囊边缘切开浆膜，长镊、长解剖剪或电刀剥离胆囊，2-0 丝线结扎或电凝止血
8. 缝合胆囊床	7×17 圆针 2-0 丝线间断缝合胆囊床，放置橡皮引流管，胆囊床面放置胶原蛋白止血
9. 关腹	同常规关腹

三、胆总管探查引流术

1. 手术适应证　胆总管内结石、胆道蛔虫、阻塞性黄疸、胆道感染、肝内胆管结石、慢性复发性胰腺炎等。

2. 麻醉方式　气管插管全身麻醉。

3. 手术体位　仰卧位(右侧垫高15°～30°)。

4. 术前准备

(1)患者准备：应用抗生素控制感染。

(2)物品准备：胆道包、孔巾、双层大单、胆道探、取石钳、液状石蜡、各型红尿管、10ml注射器、50ml注射器、各型号“T”形管、3-0和4-0 Prolene线、4-0排针。

5. 手术方法与手术配合(表5-4)

表5-4　胆总管探查引流术手术方法及手术配合

手术方法	手术配合
1~3步同胆囊切除术	同胆囊切除术
4. 显露胆总管	用肝脏自动拉钩分别将肝、胃、十二指肠和横结肠拉开，用盐水纱垫保护周围组织，另用一块纱垫填塞小网膜孔，套管吸引器头吸引
5. 穿刺确认胆总管，并纵行切开	用10ml注射器穿刺定位，5×12圆针0号丝线于胆总管壁缝牵引线2针，蚊式血管钳2把钳夹线尾，11号刀切开，吸引器头吸净胆汁
6. 探查胆总管：向上探查左、右胆管，向下探胆总管下段及Oddis括约肌通畅情况	从小到大依次用胆道探条探查。如有结石，用取石钳取出，放入弯盘内，并用白纱布擦干净。选择合适红尿管、50ml注射器抽吸温盐水，反复冲洗胆总管
7. 放置“T”形管引流，缝合胆总管，检查是否通畅及漏水	用长镊夹“T”形管置入胆总管，5×12圆针0号丝线间断缝合。用50ml注射器抽吸温盐水注入“T”形管，检查胆总管漏水情况
8. 于肋床底部网膜孔附近放置腹腔引流管	活力碘纱球消毒皮肤，11号刀在肋缘下侧壁做小切口，将橡皮引流管放置在网膜孔，10×34角针2-0丝线腹壁缝扎固定“T”形管及橡皮引流管
9. 关腹，清点器械	同关腹常规

四、胆总管空肠Roux-en-Y吻合术

1. 手术适应证　胆总管下段梗阻、肝外胆管狭窄、十二指肠乳头开口部憩室及各种原因使胆总管明显扩张。

2. 麻醉方式　气管插管全身麻醉。

3. 手术体位　仰卧位(右侧垫高15°～30°)。

4. 术前准备

(1)患者准备：术前完善心肝肾各项检查，检查凝血酶原时间。

（2）物品准备：胆道包、大孔巾、双层大单、胆道探、取石钳、肝脏多功能拉钩、液状石蜡、各型红尿管、10ml 注射器、50ml 注射器、各型号“T”形管、吻合器、荷包缝合线、3-0 号和 4-0 号 Prolene 线、4-0 号排针。

5. 手术方法与手术配合（表 5-5）

表 5-5 胆总管空肠 Roux-en-Y 吻合术手术方法及手术配合

手术方法	手术配合
1~3 步同胆囊切除术	同胆囊切除术
4. 腹腔探查：检查肝、胆、脾、肾、胰、胃及盆腔，明确占位病变性质和范围	生理盐水洗手，上肝脏多功能拉钩，暴露手术野
5. 穿刺胆总管，确定位置	用 10ml 注射器穿刺，白纱布分辨胆汁
6. 游离胆管近端，剪开肝左、右管开口处	用长镊、胆囊钳、长解剖剪、剥离球钝性分离，2-0 丝线结扎或缝扎，电刀止血
7. 清扫周围淋巴结	用胆囊钳、解剖剪切断，中弯血管钳带 2-0 丝线结扎或 6 × 14 圆针 3-0 丝线缝扎
8. 在 Treity 韧带远端侧 10 ~ 20cm 处切断空肠，关闭远端	用中弯血管钳、解剖剪分离系膜，2-0 线结扎，用肠钳 2 把夹住空肠，切断后以 0.5%活力碘消毒残端，6 × 14 圆针 3-0 线关闭空肠远端
9. 提起横结肠，在结肠中动脉右侧系膜无血管区切开一小孔，将关闭空肠的远端经此孔上提，距断端 5cm 处切开，空肠与胆总管吻合	23 号刀切开空肠，吸引器头吸净分泌液，0.5%活力碘消毒。2-0 线结扎、4-0 排针缝合，5 × 12 圆针 0 号丝线间断加固缝合前壁
10. 将断端空肠近端与上提的空肠远端距胆管空肠吻合口 50cm 处做端侧吻合	用肠钳钳夹空肠，盐水纱垫保护切口周围，23 号刀切开，吸引器头吸净分泌液，活力碘消毒，长镊，6 × 14 圆针 3-0 丝线端侧吻合
11. 空肠侧侧吻合	6 × 14 圆针 3-0 丝线侧侧吻合
12. 吻合口处放置引流管	用 1 %活力碘纱球消毒皮肤；11 号刀在肋缘下侧壁做小切口，并将橡皮管带出切口外，用 10 × 34 角针 2-0 丝线缝扎固定橡皮引流管
13. 关腹，清点器械	同关腹常规

五、专科手术护理

1. 护理评估

（1）评估患者水、电解质、酸碱平衡状况及胃肠减压情况。

（2）评估手术沾染技术规范情况。

（3）评估术前物品准备。

（4）评估全身皮肤状况。

2. 常见护理诊断/问题

（1）体液不足：与疾病影响、术前禁饮禁食、术前清洁灌肠有关。

（2）腹泻：与清洁灌肠的刺激有关。

（3）有外科感染的潜在危险：与手术沾染技术有关。

(4)有皮肤完整性受损的潜在危险：与黄疸有关。

3. 护理措施

(1)备齐特殊手术用物，如腹腔镜、胆道镜等，并保证其功能完好。

(2)严密观察患者生命体征，遵医嘱及时补足血容量，维持生命体征稳定。

(3)预防潜在并发症：督促沾染手术技术规范，遵医嘱适时使用抗生素。

第三节　胰 腺 手 术

一、概述

胰相关解剖及生理知识

(1)胰(pancreas)：位于腹上区和左季肋区，横过第1、2腰椎前方，居网膜囊后面，形成胃床的大部分。除胰尾外均属腹膜外位。其右侧端较低，被十二指肠环绕；左侧端较高，靠近脾门。通常将胰分为头、颈、体、尾四部分，其间并无明显的界限(图5-9)。

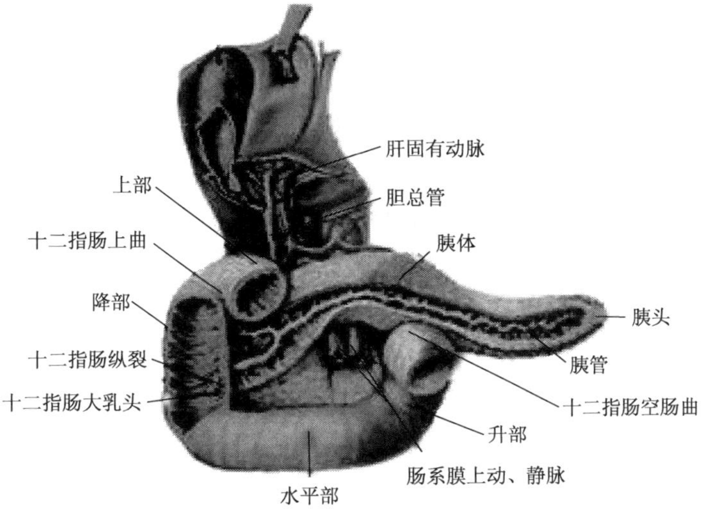

图5-9　十二指肠和胰

(2)胰的血管、淋巴管和神经

1)动脉：主要来自胰十二指肠上、下动脉和脾动脉的分支。其中胰头部的血液供应，以胰十二指肠(动脉)前、后弓为主。自前、后弓多为单弓，它的上半部多浮现于胰头表面，而下半部则埋于胰头下缘的深部；胰十二指肠后弓的下半部较前弓位置略高，且前、后弓的下半之间有许多吻合支。

2)静脉：胰内有丰富的静脉网，其静脉多经脾静脉及胰十二指肠上、下静脉，最后注入门静脉，但也有直接注入门静脉者。

3)淋巴管：胰的淋巴管主要入胰脾淋巴结，胰十二指肠淋巴结以及肠系膜上淋巴结等。

4)神经：胰的神经来自内脏神经，其纤维通过脾丛分布于胰。胰岛接受胆碱能的神经纤维支配，胰腺的分泌也受激素的调节。

(3)胰的生理功能

1)胰腺的外分泌：腺泡细胞和胰腺导管管壁细胞分泌胰液，每天 750～1500ml，主要成分是碳酸氢盐和消化酶。胰腺分泌的消化酶有糖类消化酶如淀粉酶；蛋白类消化酶如胰蛋白酶、糜蛋白酶、氨基肽酶和羧基肽酶、弹性蛋白酶、胶原酶、核糖核酸酶；脂肪类消化酶如胰脂肪酶、胰磷脂酶等。胰液分泌受神经体液的双重支配，以体液调节为主。

2)胰腺的内分泌：来源于胰岛，在胰体尾部较多。胰岛包含多种内分泌细胞，分泌不同的内分泌激素，胰岛细胞发生病变时，出现相应的内分泌失调症状。

二、急性胰腺炎手术

1. 手术适应证

(1)急性重症胰腺炎，病情恶化者。

(2)急性重症胰腺炎，出现坏死并感染。

(3)急性重症胰腺炎，合并穿孔、出血、肠瘘等。

(4)胰腺周围脓肿或急性坏死性胰腺炎出现全身中毒症状者。

2. 麻醉方式 气管插管全身麻醉。

3. 手术体位 仰卧位。

4. 术前准备

(1)患者准备：术前胰淀粉酶测定，控制感染，术前晚行温盐水灌肠。

(2)物品准备：脾肾包、腹部大拉钩、胰头癌小件(静脉拉钩、血管夹、小沙氏钳)、大孔巾、双层大单、10ml 注射器。

5. 手术方法及手术配合(表 5-6)

表 5-6 急性胰腺炎手术方法及手术配合

手术方法	手术配合
1. 手术切口	上腹正中切口或肋缘下斜切口
2. 手术野皮肤消毒	用 1%活力碘消毒皮肤 3 次。范围：上至乳头，下至耻骨联合，两侧至腋中线
3. 开腹：上腹正中切口或肋缘下斜口	23 号刀自剑突与肋缘平行向下向外斜行切开皮肤，高频电刀止血并逐层切开皮下、腹直肌前鞘、腹外斜肌腱膜。2-0 或 0 号丝线结扎或缝扎切断腹直肌、切开腹内斜肌肌膜。电刀切开腹直肌后鞘和腹膜。用生理盐水洗手探查
4. 探查腹腔：依次探查胰腺、肝脏、胆道等器官，确定胰腺坏死部位	用盐水纱垫、腹腔自动拉钩显露胰腺，用长镊、解剖剪、胆囊钳分离胰腺周围组织
5. 清除胰腺坏死组织。切开胰腺上、下腹膜，钝性分离胰腺后肠管，使胰腺与胰床分离	用 10ml 注射器抽出坏死胰腺组织，做细菌学培养。用有齿敷料钳清除胰腺坏死组织，留取标本
6. 冲洗坏死组织腔，根据坏死范围放置 4～6 根引流管	用 0.1%活力碘或大量温生理盐水冲洗坏死腔，并将引流管带出切口外，用 12×34 角针 2-0 丝线缝扎固定橡皮引流管
7. 关闭腹腔，清点器械	12×28 圆针 1-0 丝线或 1-0 吸收线连续缝合腹膜及腹直肌后鞘。12×28 圆针 0 号丝线间断缝合腹直肌前鞘，腹内斜肌肌膜及腹外斜肌腱膜。12×34 三角针 3-0 丝线间断缝合皮肤

三、胰腺囊肿内引流术

1. 手术适应证

(1)胰腺囊肿胃吻合术。

(2)胰腺囊肿十二指肠吻合术。

(3)胰腺囊肿空肠吻合术。

2. 麻醉方式　气管插管全身麻醉。

3. 手术体位　仰卧位。

4. 术前准备

(1)患者准备：术前胰淀粉酶、脂肪酶、血糖测定。术前晚行温盐水灌肠。

(2)物品准备：脾肾包、大孔巾、双层大单、衣服、腹部自动拉钩、10ml 注射器。

5. 手术方法及手术配合(表 5-7)

表 5-7　胰腺囊肿内引流术手术方法及手术配合

手术方法	手术配合
1~3 步同急性胰腺炎手术	同急性胰腺炎手术
4. 暴露出囊肿	大止血垫保护好切口周围，用小拉钩暴露囊肿
5. 切开囊肿，吸出囊肿内容物，并清除囊内坏死组织	用 11 号刀切开，吸引器吸出内容物，卵圆钳清除坏死组织
6. 将距十二指肠悬韧带 30cm 处的空肠提到横结肠前，行囊肿与空肠侧侧吻合	3-0 或 4-0 排针缝合，6×14 圆针 3-0 丝线加固
7. 空肠近、远端在距吻合口 40cm 处再行空肠与空肠端侧吻合	用肠钳钳夹空肠，23 号刀切开，吸引器头吸净分泌液，0.5％活力碘消毒；6×14 圆针 3-0 丝线吻合
8. 冲洗腹腔，放置引流管	大量生理盐水冲洗腹腔，1%活力碘纱球消毒皮肤；11 号刀在肋缘下侧壁做小切口，中弯血管钳将橡皮引流管带出切口外，10×34 角针 2-0 丝线缝扎固定橡皮引流管
9. 关闭腹腔	同急性胰腺炎手术

四、胰十二指肠切除术

1. 手术适应证

(1)胰腺癌无广泛转移者。

(2)壶腹周围癌无远处转移者。

(3)胆总管中、下段癌等。

2. 麻醉方式　气管插管全身麻醉。

3. 手术体位　仰卧位。

4. 术前准备

(1)患者准备：术前 3～5 天做肠道准备，放置胃肠减压。

(2)物品准备：脾肾包、大孔巾、双层大单、衣服、腹部自动拉钩、TLC 75、CDH 25、

TCR 75、TX30G、3-0 和 4-0 排针、止血纱布等。

5. 手术方法及手术配合(表 5-8)

表 5-8 胰十二脂肠切除术手术方法及手术配合

手术方法	手术配合
1～3 步同急性胰腺炎手术	同急性胰腺炎手术
4. 探查腹腔：依次探查肝脏、胆道、胃、十二指肠、盆腔和肝门部、肠系膜、门静脉及腹主动脉淋巴结有无转移	术者洗手，用盐水纱垫、长无齿镊、腹腔自动拉钩牵开显露术野，吸引器吸尽腹水
5. 解剖十二指肠外侧，沿十二指肠外侧切开后腹膜，探查胰头病变范围	用长镊、长解剖剪剪开后腹膜，2-0 丝线结扎止血；盐水纱垫保护肠曲，显示胰头
6. 显露肠系膜上静脉，探查肿瘤是否侵犯肠系膜上静脉前壁	术者再次用生理盐水洗手探查，沿胰腺背面用解剖剪分离肠系膜上静脉
7. 常规切除胆囊	配合同胆囊切除术
8. 游离肝固有动脉、肝总动脉和胃、十二指肠动脉，同时清扫肝门部及胰头后淋巴结，切断肝总管、十二指肠动脉	用解剖剪、中弯血管钳、胆囊钳分离切断，2-0 丝线结扎或缝扎，十二指肠动脉用 2-0 丝线双重结扎或缝扎
9. 剪开肝胃韧带，结扎、切断胃右动脉	2-0 丝线双重结扎后缝扎
10. 游离胃窦幽门部及十二指肠壶腹，距幽门下 2cm 处切断十二指肠	用长盐水纱垫保护十二指肠周围组织，用肠钳 2 把钳夹十二指肠切断，碘伏纱球消毒断面，TX30G 处理残端。残端浆膜用 6×14 圆针 3-0 丝线间断缝合加固
11. 清除幽门部淋巴结，如有癌细胞浸润，行胃大部分切除	用中弯血管钳、解剖剪游离胃大、小弯，TLC 75 离断胃远端，盐水纱垫保护切口周围，包裹残端胃
12. 游离近端空肠，于近端空肠 5～10cm 处切断空肠	用中弯血管钳游离，解剖剪剪断，2-0 丝线结扎或缝扎，肠钳 2 把钳夹空肠，盐水纱垫保护切口周围，23 号刀或电刀切断，盐水纱垫包裹残端
13. 胰腺颈部切断胰腺，显露并保留胰管，将胰头部、十二指肠、胃、空肠上段和胆总管整块取下	用长弯血管钳、无损伤血管钳各 1 把分别夹住胰腺颈部，11 号刀或电刀切断，6×14 圆针 3-0 丝线间断缝合，切下标本置入弯盘内
14. 重建消化道，按胰、胆、十二指肠的顺序进行吻合	
(1)将胰腺切面深入空肠腔内，胰管内置硅胶管，实施胰空肠吻合	去除空肠断端的肠钳，0.5%活力碘消毒肠管，用长镊将胰腺切面置入空肠内，圆针 3-0 可吸引缝线或 7×17 圆针 2-0 丝线吻合间断缝合。后壁吻合完成后用硅胶引流管置于胰管内，再吻合前壁
(2)肝总管(或胆总管)空肠端侧吻合	用肠钳钳夹空肠，盐水纱垫保护切口周围，23 号刀切开，吸引器头吸净分泌液，活力碘消毒；用长镊，圆针 3-0 或 4-0 可吸收缝线或 5×12 圆针 4-0 丝线端侧吻合，间断缝合
(3)空肠十二指肠端侧吻或胃空肠吻合，该距胆肠吻合口应在 40cm 以远处	3-0 可吸收缝线和 6×14 圆针 3-0 丝线端侧吻合，间断缝合
15. 于胰肠、胆肠吻口前、后分别放置引流管，自腹壁戳洞引出橡皮引流管	用大量蒸馏水冲洗腹腔，长纱布垫、长无齿镊检查腹腔及吻合口有无活动出血，11 号刀在肋缘下侧壁做小切口，将橡皮引流管带出切口外，10×34 角针 2-0 丝线缝扎固定橡皮引流管
16. 关闭腹腔	同急性胰腺炎手术

五、胰腺癌化学内脏神经去除术（离子植入术）

1. 手术适应证　晚期胰腺癌，失去手术根治时机。

2. 麻醉方式　气管插管全身麻醉。

3. 手术体位　仰卧位。

4. 术前准备

(1)患者准备：术前晚行温盐水灌肠。

(2)物品准备：脾肾包、大孔巾、双层大单、衣服、腹部自动拉钩、3-0 和 4-0 的排针。粒子植入加乙醇注射手术要准备放置粒子显微镊和粒子穿刺针、乙醇注射针头(7号)、10ml 注射器、50ml 注射器、95%乙醇、粒子(术前 20%戊二醛浸泡)。

5. 手术方法及手术配合(表 5-9)

表 5-9　离子植入术手术方法及手术配合

手术方法	手术配合
1~3 步同急性胰腺炎手术	同急性胰腺炎手术
4. 探查腹腔：依次探查肝脏、胆道、胃、十二指肠、盆腔和肝门部、肠系膜及腹主动脉淋巴结有无转移	术者洗手，用盐水纱垫、长无齿镊、腹腔自动拉钩牵开显露术野，吸引器吸尽腹水
5. 解剖十二指肠外侧，沿十二指肠外侧切开后腹膜，探查胰腺病变范围	用长镊，长解剖剪剪开腹膜，2-0 丝线结扎或缝扎止血，盐水纱垫保护肠曲，显示胰腺
6. 在病变部位植入离子将内脏神经阻滞以破坏神经节缓解疼痛	将消毒好的放射离子用生理盐水冲洗干净，放置粒子穿刺针，以显微镊置入
7. 70%乙醇注入腹腔神经丛，使腹腔神经节发生慢性坏死，切断内脏感觉神经	用 50ml 注射抽 70%乙醇 40～60ml，7 号针进行注射
8. 放置引流管	11 号刀在肋缘下侧壁做小切口，并将橡皮引流管带出切口外，用 10×34 角针 2-0 丝线缝扎固定橡皮引流管
9. 关闭腹腔	同急性胰腺炎手术

六、专科手术护理

1. 护理评估

(1)评估患者水、电解质、酸碱平衡、营养状况及胃肠减压。

(2)评估手术沾染技术规范情况。

(3)评估手术方式及术前准备质量。

(4)全手术期间断评估患者血糖。

2. 常见护理诊断/问题

(1)组织灌注量改变：与内分泌代谢紊乱、术前禁饮禁食、术前清洁灌肠、胃肠减压有关。

(2)有外科感染的潜在危险：与手术创伤、腹膜炎症、手术沾染技术有关。

(3)有皮肤完整性受损的潜在危险：与黄疸、低蛋白血症、手术时间较长等有关。

(4) 有血糖异常改变的潜在危险：与手术损伤胰腺有关。

3. 护理措施

(1) 备齐特殊手术用物：如腹腔自动拉钩、胰腺穿刺、胰腺癌化学内脏神经去除术（离子植入术）、腹腔神经丛注入 70%乙醇器械，胰肠吻合、胃肠吻合、胆肠吻合特殊缝合针线及器材，大量腹腔冲洗液（40℃生理盐水或蒸馏水），胰岛素、5%葡萄糖溶液等。

(2) 严密观察患者生命体征，遵医嘱及时输液、输血、用药，维持血糖及生命体征稳定。

(3) 预防潜在并发症：皮肤防压疮护理，督促沾染手术技术规范，遵医嘱适时使用抗生素。

第四节 脾 脏 手 术

一、概述

1. 脾（spleen） 位于腹腔的左上方，呈扁椭圆形，暗红色、质软而脆，当局部受暴力打击易破裂出血。脾位于左季肋区胃底与膈之间，恰与第 9～11 肋相对，其长轴与第 10 肋一致（图 5-10）。正常情况下，左肋弓下缘不能触及。脾分为内、外两面，上、下两缘，前、后两端。内面凹陷与胃底、左肾、左肾上腺、胰尾和结肠左曲为邻，称为脏面。脏面近中央处有一条沟，是神经、血管出入之处，称脾门（hilum of spleen）。外面平滑而隆凸与膈相对，称为膈面。上缘前部有 2～3 个切迹，称脾切迹（splenic notch）。脾肿大时，脾切迹仍存在可作为触诊的标志。在脾附近，胃脾韧带及大网膜中，常可见到暗红色、大小不等、数目不一的副脾。副脾（accessory spleen）是指正常脾脏以外，与正常脾脏结构相似、功能相同的组织，出现率为 15%～40%。位置、数目、大小均不恒定，多位于脾门、脾蒂、大网膜，少数位于脾结肠韧带、胰尾、肠系膜、左侧卵巢等处（图 5-11）。

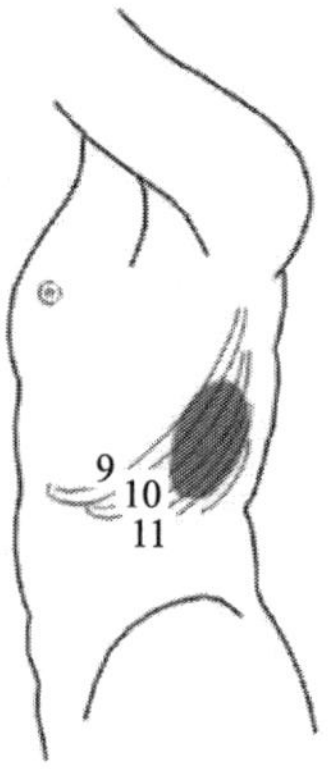

图 5-10 脾的位置

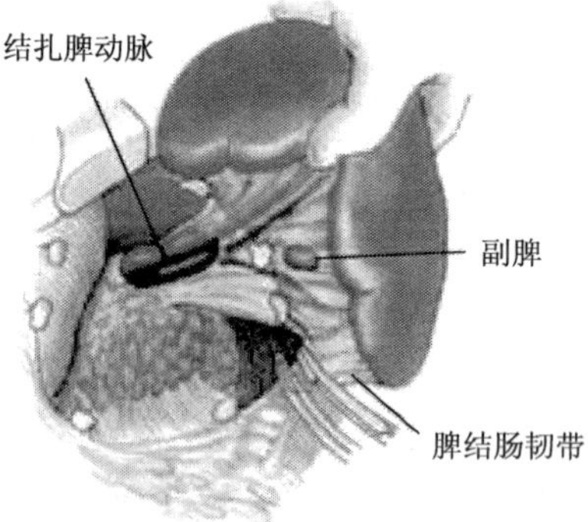

图 5-11 副脾的位置

2. 脾的供血 脾脏由脾动脉供血。脾动脉是腹腔动脉最大的分支，在接近脾门处分出胃网膜左动脉和数支胃短动脉。脾动脉在进入脾门前多先分为上、下两支，或上、中、下三支，再分为二级分支或三级分支进入脾门。根据脾动脉分支情况，可将脾脏划分为 2～3 个叶和上极段、下极段两个段。相邻脾段之间动静脉的吻合甚少，形成一个近乎无血管区的平面。脾动脉分支进入脾实质后为节段动脉、进而分为小梁动脉，最后形成终末动脉，故脾实质由内到外可划分为脾门区、中间区和周围区。

3. 脾的淋巴管和神经　脾虽然是一个淋巴器官，但它不是淋巴的滤器，所以脾没有淋巴输入管，但在脾门处可有淋巴输出管。脾的神经来自腹腔神经丛，主要为无髓的交感神经纤维，随血管进入脾内。此外少量感觉神经纤维分布在被膜和小梁内。

4. 脾的功能

(1) 首先它是人体的“血库”，当人体休息、安静时，它储存血液，当处于运动、失血、缺氧等应激状态时，它又将血液排送到血循环中，以增加血容量。

(2) 脾脏犹如一台“过滤器”，当血液中出现病菌、抗原、异物、原虫时，脾脏中的巨噬细胞、淋巴细胞就会将其吃掉。

(3) 脾脏还可以制造免疫球蛋白、补体等免疫物质，发挥免疫作用。脾功能亢进时可能会引起红细胞及血小板的减少。脾脏还有产生淋巴细胞的功能。

二、脾切除术

1. 手术适应证

(1) 脾外伤或闭合性损伤引起的脾破裂或包膜下破裂，引起致命的大出血。

(2) 游走脾（异位脾）：由于脾蒂过长，造成脾坏死。

(3) 脾局部感染脾脓肿常发生在脓毒血症。

(4) 脾脏原发性肿瘤。

(5) 肝内型门静脉高压症合并脾功能亢进者。

(6) 各种原因性疾病致脾功能亢进如原发性血小板减少性紫癜等。

2. 麻醉方式　气管插管全身麻醉。

3. 手术体位　仰卧位。

4. 术前准备

(1) 患者准备：术前应胃肠减压，纠正休克并充足备血。

(2) 物品准备：脾肾包、大孔巾、双层大单、腹部自动拉钩、备脾血回输装置。

5. 手术方法及手术配合（表 5-10）

表 5-10　脾切除术手术方法及手术配合

手术方法	手术配合
1. 手术切口	上腹旁正中切口或肋缘下斜切口
2. 手术野皮肤消毒	用 1%活力碘消毒皮肤 3 次。范围：上至乳头，下至耻骨联合，两侧至腋中线
3. 开腹：上腹旁正中切口或肋缘下斜口	23 号刀自剑突与肋缘平行向下向外斜行切开皮肤，高频电刀止血并逐层切开皮下、腹直肌前鞘、腹外斜肌腱膜。2-0 或 0 号丝线结扎或缝扎切断腹直肌、切开腹内斜肌肌膜。电刀切开腹直肌后鞘和腹膜。用生理盐水洗手探查

续表

手术方法	手术配合
4. 探查腹腔。外伤脾术者用手捏住脾蒂，长弯血管钳或胆囊钳夹住出血处	用吸引器吸尽腹腔内积血，大止血垫 3 块填压脾窝，将脾脏撑起
5. 分离脾周围韧带并切断（脾结肠韧带、脾肾韧带、脾膈韧带）	用长镊、胆囊钳、解剖剪游离，2-0 丝线结扎或 7×17 圆针 2-0 丝线结扎
6. 切断脾胃韧带，打开小网膜囊，在胰尾上缘游离，结扎脾动脉	用长镊，解剖剪剪断韧带，2-0 丝线、0 号丝线双重结扎或缝扎
7. 游离脾脏，将脾脏托出腹部切口	用长镊夹止血垫填塞脾床压迫止血
8. 分离脾蒂并切断，切除脾脏	用长弯止血钳和肾蒂钳夹住脾动静脉和脾蒂，解剖剪离断，0 号丝线结扎，近侧断端 7×17 圆针 2-0 丝线贯穿缝扎
9. 检查创面，彻底止血	用长镊，取出填塞的止血垫，出血点用 2-0 丝线结扎或 7×17 圆针 2-0 丝线缝扎
10. 冲洗腹腔放置引流管	用大量生理盐水冲洗腹腔，妥善放置引流管，10×34 角针 2-0 丝线缝扎固定引流管
11. 关腹，清点器械	12×28 圆针 0 号丝线或 0 号可吸收线连续缝合腹膜及腹直肌后鞘。12×28 圆针 0 号丝线间断缝合腹直肌前鞘，腹内斜肌肌膜及腹外斜肌腱膜。10×34 三角针 3-0 丝线间断缝合皮肤

三、专科手术护理

(1) 常规护理见第三章手术室围手术期护理。

(2) 专科手术护理见本章第五节门静脉高压症手术专科手术护理。

第五节　门静脉高压症手术

一、概述

门静脉高压是指门静脉系统压力升高。门静脉由肠系膜上静脉和脾静脉汇合而成，它将来自胃肠道、脾脏和胰腺的血液引流入肝脏。门静脉在肝门分成左右两支，在肝内呈节段性分布，其终末微静脉的血液与来自肝动脉的血液在肝窦汇合，并经肝窦通过肝静脉汇入下腔静脉。门静脉提供肝脏总血流量的 75%及总氧量的 60%。正常门静脉压为 5～10mmHg（7～14cmH_2O），比下腔静脉压高 4～5mmHg，若超过此界限，则称为门静脉高压。正常门静脉压力为 110～180mmH_2O，由于各种原因使门静血流受阻、血液淤滞时，则门静脉压力升高，从而出现一系列门静脉压力增高的症状和体征，叫做门静脉高压症。

肝门静脉（hepatic portal vein）自胰颈的后方上行，通过十二指肠上部的深面进入肝十二指肠韧带，上行至第一肝门，分为左、右两支，然后分别进入左、右半肝。在肝十二指肠韧带内，肝门静脉的右前方为胆总管，左前方为肝固有动脉，后面膈网膜孔（Winslow

孔）与下腔静脉相邻。

门静脉的属支主要有脾静脉、肠系膜上静脉、肠系膜下静脉、胃左静脉、胃右静脉、胆囊静脉和附脐静脉（图 5-12）。肝脏是身体里唯一享受双重血液供应的器官，即肝动脉和门静脉。门静脉将营养物质（来自胃肠道消化吸收）运送到肝脏进行代谢和解毒。门静脉血液中还含有肝脏需要的营养因子，它是维持肝细胞正常代谢和再生的重要物质。

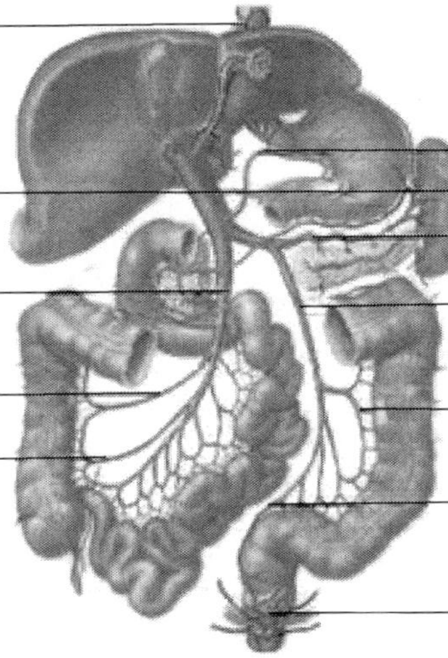

图 5-12　肝门静脉的属支

二、脾切除术加贲门周围血管断流术

1. 手术适应证

(1) 脾大、脾功能亢进，无或有轻度食管及胃底静脉曲张，但无出血史者。

(2) 适于门静脉高压症并发食管、胃底曲张静脉破裂大出血的患者。

(3) 门静脉高压症有食管下端或胃底静脉曲张，有出血史。

2. 麻醉方式　气管插管全身麻醉。

3. 手术体位　仰卧位。

4. 术前准备

(1) 患者准备：改善全身营养情况，术前 3 天服抗生素，术前晚作清洁灌肠。

(2) 物品准备：脾肾包、大孔巾、双层大单、腹部自动拉钩、胶原蛋白、吻合器类等。

5. 手术方法及手术配合（表 5-11）

表 5-11　脾切除术加贲门周围血管断流术手术方法及手术配合

手术方法	手术配合
1~8 步同脾切除术	同脾切除术
9. 脾床止血	用长镊夹止血垫 3 块填塞脾床压迫止血

续表

手术方法	手术配合
10. 显露食管下端和胃底血管，分离、切断及结扎胃网膜左、右血管，胃底部胃短血管、胃冠状静脉，腹部食管周围的曲张静脉丛，避免损伤迷走神经干	用长弯胆囊钳分离，解剖剪剪断，纱布垫托住胃体，2-0丝线或0号丝线结扎，食管周围静脉丛分离时先用2-0丝线带结扎再离断
11. 纵行切开胃底前壁5～7cm	用高频电刀止血，用长镊，6×14圆针3-0号丝线于切口两侧各缝牵引线一针，蚊式血管钳夹住线尾
12. 切断胃冠状静脉入口处。近门静脉和脾静脉处夹血管钳，分离并切断	调整自动拉钩位置，盐水纱布垫包裹未向上牵拉，解剖剪钝性分离，2-0丝线双重结扎并贯穿缝扎
13. 切断胃后静脉。分离胰腺上方组织，显露胃后静脉丛	用拉钩将胃向上翻转，钝性分离胃后结缔组织，胆囊钳夹住曲张静脉，解剖剪离断，7×17圆针2-0丝线双重结扎并贯穿缝扎
14. 离断左膈下静脉	将胃向下拉，解剖剪分离胃膈韧带，2-0丝线双重结扎左膈下静脉
15. 食管和胃浆膜化	6×14圆针3-0丝线间断缝合胃大小弯及食管下段前后壁浆膜
16. 冲洗腹腔，放置引流管	同脾切除术
17. 关腹，清点器械	同脾切除术

三、专科手术护理

1. 护理评估

(1) 评估患者生命体征、辅助检查阳性结果、胃肠减压。

(2) 预评估手术失血量及备血情况。

(3) 评估患者外周静脉、全身皮肤状况。

2. 常见护理诊断/问题

(1) 体液严重不足：与丢失脾脏储血、手术创伤出血有关。

(2) 有低血容量休克的潜在危险：与麻醉、脾切除、手术创伤有关。

(3) 有意外损伤毗邻大血管的潜在危险：与患者门静脉系统压力升高致门静脉的属支曲张有关。

3. 护理措施

(1) 建立良好的外周静脉通路1～2条，必要时穿刺中心静脉监测中心静脉压，并协助麻醉师建立有创血压监测。

(2) 备齐特殊手术仪器、血管缝合针线、止血器材，如超声刀、血管缝合Prolene线、止血材料等。

(3) 采用自体血回输。

(4) 备休克急救物品。

附　自体血回输

输血技术被誉为现代外科三大基础支柱(麻醉术、抗菌术，止血、输液及输血技术)之一。输血同样是临床治疗的重要手段、也是保障外科手术成功的重要措施。自体血回输可防止血源性疾病的传播，并且无输血反应、无须验血、缓解用血压力，同时解决特殊血型患者输血的要求。

(一)手术适应证

(1)创伤外科手术、外伤、战伤出血，如肝破裂、大血管损伤、脾破裂、脊柱外伤、大出血抢救等。

(2)妇产科异位妊娠破裂大出血等手术。

(3)器官移植手术(心、肝、肾移植)。

(4)外科大出血手术。

(二)脾血回收的用物准备

抗凝药品[1支肝素(1.25万U/支)]、500ml注射生理盐水一瓶、洗涤用盐水若干(1000ml/袋或3000ml/袋注射液为佳)、血液回收耗材一套(储血罐、双管、离心杯套装)、负压吸引管一根、输血器一套。

(三)自体血回输操作方法

由专业工程师备好仪器，巡回护士将吸引管传递给洗手护士，并将配好的肝素盐水抽20ml上台，洗手护士连接并固定好吸引管，轻摇无菌盆使肝素盐水覆盖盆面，将术中切下的脾脏放入盆内，迅速松开钳夹的器械，使脾内血充分流出，用吸引器将血吸入回收机内。用圆刀片将脾脏呈网格状切开，用无菌盐水冲洗切好的脾脏待止血完毕后，洗手护士用盆接过止血用过的棉垫，清洗血垫，吸引器将盆内血液吸尽至台下血液回收机内。工程师将回收的血液经过滤、离心分离、清洗，将回收好的血液经麻醉师同意后，用输血器回输到患者体内。

(四)自体血回输注意事项

(1)术中处理的血液不得转让其他患者。

(2)自体血经洗涤后，血小板、凝血因子、血浆蛋白等基本丢失，故应根据回收血量或出血量予以补充。

(3)吸引装置负压应在100～150mmHg。

(4)台上洗手护士清洗脾脏和带血棉垫时，动作应轻柔，避免破坏红细胞。

(5)肝硬化患者含有腹水，避免吸入血液回收机内。

(6)术中回收操作应严格执行无菌操作规范。

(7)回输术中处理的血液时，必须使用输血器。

(8)血液保存：暂不回输可保存在 22℃左右，若超过 6h，应置于储血专用冰箱，但不超过 24h。

（周　琦　张　敏）

主要参考文献

陈敏华. 2009. 肝癌射频消融——基础与临床.北京：人民卫生出版社，26
钱火红. 2003. 内镜微创技术护理学.北京：人民军医出版社，90
钱礼，郑树森，张启瑜. 2006. 钱礼腹部外科学. 北京：人民卫生出版社，535～784
汪国华，姚广宣，季适东. 1995. 胆道手术与胆心反射及胆心综合征.中级医刊，30(12)：16

第六章　甲状腺、乳腺外科手术护理

第一节　甲状腺手术

一、概述

(一)甲状腺相关解剖知识和生理知识

甲状腺(thyroid) 位于颈前部，舌骨下肌群深面。它呈 H 形或 U 形，由左、右两个侧叶和甲状腺峡构成。侧叶位于喉下部与气管上部的两侧，一般分为前、后缘，上、下端以及前外侧面与内侧面。上端可达甲状软骨中部，下端至第 5 或 6 气管软骨环水平。前缘薄，后缘钝圆。甲状腺峡位于第 2～4 气管软骨前方(图 6-1)。

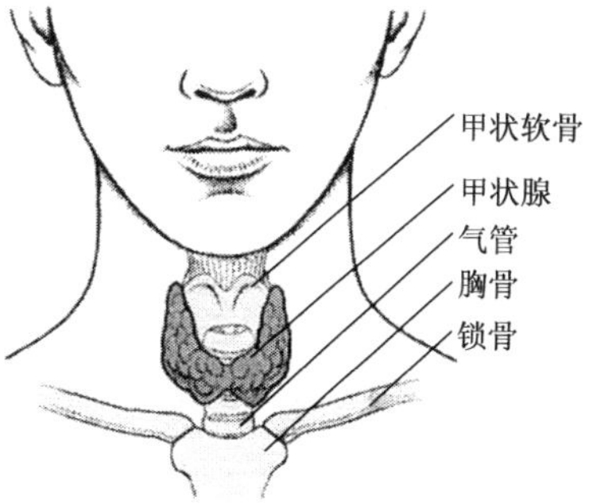

图 6-1　甲状腺的位置

(二)甲状腺血管、神经和淋巴管

甲状腺血管、神经和淋巴管各部分见图 6-2。

1. 甲状腺血管

(1) 甲状腺的动脉：供应主要来自两侧的甲状腺上动脉和甲状腺下动脉。甲状腺上动脉沿喉侧下行，到达甲状腺上极时，分成前、后分支进入腺体的前、背面。甲状腺下动脉呈弓形横过颈总动脉的后方，再分支进入甲状腺的背面。

(2) 甲状腺的静脉：甲状腺表面丰富的静脉网汇成上、中、下静脉干；上干伴行甲状腺上动脉，导至颈内静脉；中干常单行，横过颈总动脉的前方，亦导至颈内静脉；下干数目较多，在气管前导至无名静脉。

2. 甲状腺的淋巴循环　甲状腺的淋巴管行于叶间结缔组织内，常常围绕其伴行动脉，并且与腺被膜的淋巴管交通，管内可能包含胶状质。甲状腺的淋巴汇合流入沿颈内静脉排列的颈深淋巴结。气管前、甲状腺峡上的淋巴结和气管旁、喉返神经周围的淋巴结也收集来自甲状腺的淋巴。

3. 甲状腺的神经　有交感神经纤维和副交感神经纤维，主要是颈上和颈下交感神经节的节后纤维，沿动脉而行，形成甲状腺上丛和下丛。自神经丛发出的分支进入腺体实质后分布于毛细血管周围及滤泡周围，亦有分支达上皮基部而形成突触终末。此外，还有来自迷走神经、舌咽神经及舌下神经的分支。喉返神经：位于环甲关节后方，进入喉部。

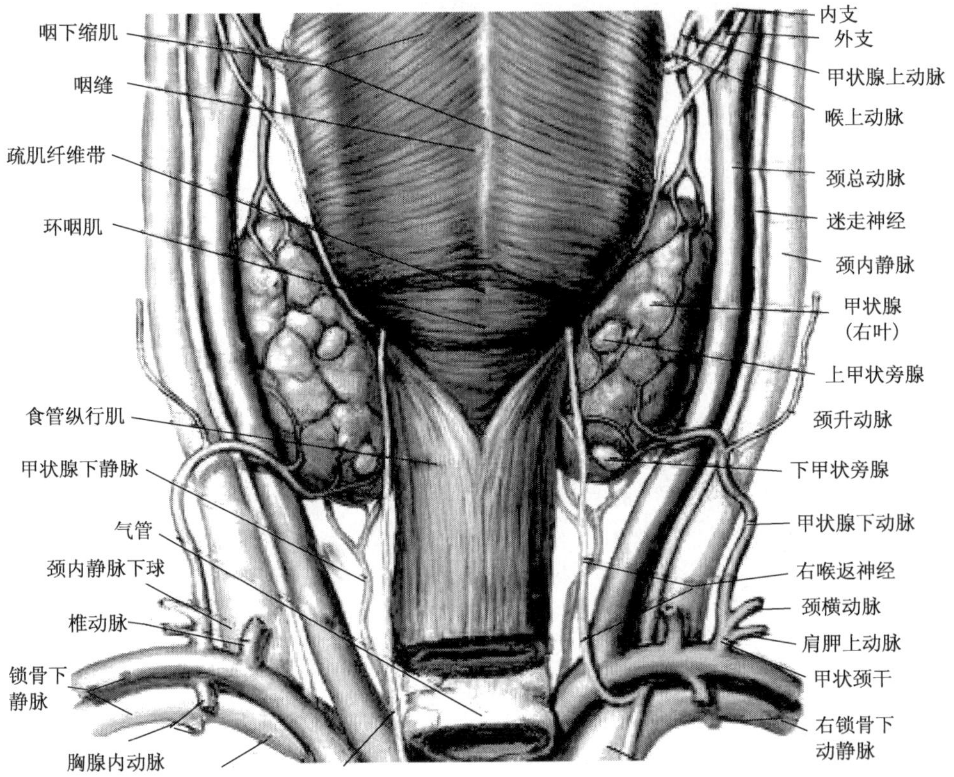

图 6-2　甲状腺周围关系

（三）甲状腺生理

合成、储存和分泌甲状腺激素，结构单位为滤泡，内含胶体，主要成分为甲状腺球蛋白。甲状腺激素是甲状腺球蛋白分解出来的有机结合碘。甲状腺激素与血清蛋白结合，其中 90%为 T_4，10%为 T_3。甲状腺激素的主要作用：增加全身组织的氧消耗及热量产生；促进蛋白质、糖类和脂肪的分解；促进人体的生长发育，主要在出生后影响脑与长骨的发育。甲状腺滤泡旁细胞（C 细胞）可分泌降钙素，参与调节血钙浓度。

（四）甲状旁腺

1. 甲状旁腺相关解剖知识和生理知识　为扁椭圆形的小体，又称上皮小体，呈淡黄棕色。在幼儿期，呈淡红色而较透明，并随着年龄增长而色加深。通常位于甲状腺侧叶的后面和甲状腺囊之间。平均长 6cm，宽 3～4cm，厚 1～2mm，每个甲状旁腺的重量约为 50mg。通常甲状旁腺的数量是 4 个，每侧有 2 个。根据其位置分别称为上甲状旁腺和下甲状旁腺。

2. 甲状旁腺血管、神经和淋巴管　甲状旁腺从甲状腺下动脉或从甲状腺上、下动脉之间的吻合支接受丰富的血液供给。动脉支主要有腺门进入实质内。甲状旁腺的静脉回流入甲状腺静脉。甲状旁腺的淋巴管是很丰富的，并且与甲状腺和胸腺的淋巴管相联系。甲状旁腺的神经由交感神经分布。直接从颈上或颈中交感神经节，或者间接通过位于甲状腺侧叶后面筋膜内的神经丛获得神经支配。

3. 甲状旁腺生理　甲状旁腺是较小的内分泌器官，分泌的激素(甲状旁腺素)的功能为调节钙的代谢，维持血钙平衡，主要使骨钙释出入血，再由肾排出进行调节血钙平衡，故甲状旁腺的靶器官是骨与肾。分泌不足时可引起血钙下降，出现手足搐搦症；功能亢进时则引起骨质过度吸收，容易发生骨折。故有些人出现上述症状时应考虑是不是与甲状旁腺功能失调有关。

二、甲状腺次全切除术

1. 手术适应证

(1)甲状腺良性肿瘤。

(2)甲状腺功能亢进。

(3)甲状腺微小癌。

2. 麻醉方式　气管插管全身麻醉。

3. 手术体位　仰卧位肩下放软枕，使患者头部自然后仰，颈部呈过伸位。

4. 术前准备

(1)患者准备：口服药品使甲状腺组织缩小、质地变硬利于手术，控制基础代谢率及心率(60～70 次 / 分)。

(2)用物准备：甲亢器械包、孔巾、双层大单、电凝、引流管、6-0 皮内缝线、组织胶、超声刀、高频电刀。

5. 手术方法及手术配合(表 6-1)

表 6-1　甲状腺次全切除术手术方法及手术配合

手术方法	手术配合
1. 手术切口	颈部切口
2. 手术野皮肤消毒	使用 1%活力碘消毒皮肤 3 次，消毒范围：上至唇下，下至乳头连线，两侧至斜方肌前缘
3. 切开皮肤、皮下组织、颈阔肌	用 3-0 丝线和 1 把直钳作切口标志；23 号刀切口，3-0 丝线结扎或电凝止血，更换刀片
4. 分离皮瓣：上至甲状软骨，下至胸骨颈静脉切迹，两侧达胸锁骨突肌缘	用组织钳提起皮缘，23 号刀或电刀分离颈阔肌，弯蚊式钳止血，3-0 丝线结扎或电凝止血
5. 牵引颈阔肌	用组织钳 2 把上、下牵开，纱布垫 2 块置于切口两侧保护切口
6. 缝扎颈前静脉，切开颈白线	用无齿镊，6×17 圆针 2-0 丝线缝扎，中弯血管钳 2 把提起正中线两侧筋膜，电刀切开颈白线
7. 由上极至下极游离甲状腺组织 (1)缝扎甲状腺作牵引 (2)分离甲状腺组织 (3)分离甲状腺上、下动静脉及甲状腺中静脉，结扎后切断	用甲状腺拉钩拉开甲状腺前肌；无齿镊、10×20 圆针 2-0 丝线缝扎病变组织，线不剪断，作牵引。超声刀逐步分离甲状腺组织。中弯血管钳带 3-0 线或 0 号线结扎，血管游离端用中弯血管钳 2 把夹住后将血管切断 2-0 丝线结扎；血管留存体内端用 6×14 圆针 3-0 丝线缝扎

续表

手术方法	手术配合
8. 切断甲状腺峡部	用 12 号蚊式血管钳贴气管壁前分离甲状腺峡部，超声刀离断峡部腺体
9. 切除甲状腺	用超声刀切除甲状腺体，保留甲状腺后包膜。高频电刀切面止血，或 6×14 圆针 3-0 或 4-0 丝线间断缝合腺体残端止血
10. 同法切除另一侧甲状腺	
11. 冲洗切口，放置引流管	用无菌蒸馏水冲洗创面，更换纱布垫，放置引流管，清点器械、敷料等数目，除去肩部长枕
12. 缝合甲状腺前肌群	用无齿镊，6×14 圆针 3-0 丝线间断缝合
13. 缝合颈阔肌	用无齿镊，6×14 圆针 3-0 或 4-0 丝线缝合
14. 缝合皮下组织	用活力碘棉球擦拭切口周围皮肤，无齿镊，6×14 圆针 4-0 丝线间断缝合；再次清点物品数目
15. 缝合皮肤，皮内缝合	用有齿镊，6-0 可吸收线行皮内缝合
16. 覆盖切口	用活力碘棉球消毒皮肤，敷贴覆盖切口

三、甲状腺癌根治术

1. 手术适应证 甲状腺癌。

2. 麻醉方式 气管插管全身麻醉。

3. 手术体位 仰卧位肩下放软枕，使患者头部自然后仰，颈部呈过伸位。

4. 术前准备

(1)患者准备：术前禁用阿托品，指导患者做颈部固定下身体活动练习。

(2)用物准备：甲亢器械包、孔巾、双层大单、电凝、引流管、6-0 皮内缝线、组织胶、超声刀、高频电刀。

5. 手术方法及手术配合(表 6-2)

表 6-2 甲状腺癌根治术手术方法及手术配合

手术方法	手术配合
1~3 步同甲状腺次全切除术	同甲状腺次全切除术
4. 分离皮瓣：上至颌骨下缘，下至锁骨，内至颈中线，外至斜方肌前缘	用组织钳提夹皮缘，用电刀分离皮瓣，3-0 丝线结扎或电凝止血
5. 切断颈前肌群	用超声刀切断，3-0 丝线结扎
6. 结扎颈外静脉	用解剖剪分离并剪断，3-0 丝线结扎
7. 同法切除双侧甲状腺	

续表

手术方法	手术配合
8. 切开颈动脉鞘，确认颈内静脉、颈总动脉和迷走神经，保护甲状旁腺、避免喉返神经损伤	用解剖剪打开动脉鞘，剥离球钝性分离肿大的淋巴结
9. 清除颈总动脉周围的脂肪及淋巴组织	用纱条轻轻牵拉颈总动脉，清理其周围的淋巴结
10. 冲洗切口	用生理盐水冲洗，更换纱布垫，清点器械敷料，除去肩枕，放置引流管
11. 放置引流管	用1%活力碘棉球消毒切口周围皮肤，6×17角针缝合固定引流管
12. 缝合颈阔肌	用无齿镊，6×14小圆针3-0或4-0丝线间断缝合，再次清点物品数目
13. 缝合皮肤	用6-0不可吸收缝线行皮内缝合
14. 覆盖切口	用1%活力碘棉球消毒皮肤，纱布覆盖切口，加压包扎

四、专科手术护理

1. 护理评估

(1)评估患者辅助检查阳性结果：如血钙浓度、气管软化实验等。

(2)预评估患者音色、音量。

(3)评估患者颈椎、寰椎关节活动状况。

2. 常见护理诊断/问题

(1)低效型呼吸形态：与手术创伤、疼痛有关。

(2)有窒息的危险：与麻醉、气管软化有关。

(3)有误吸的危险：与气管软化、周围血管神经功能障碍有关。

(4)有颈椎损伤的危险：与安置手术体位有关。

(5)有声音嘶哑的危险：与周围血管神经功能障碍有关。

(6)有心律失常、手足抽搐的危险：与手术损伤甲状旁腺有关。

3. 护理措施

(1)准备气管切开包，以便紧急救治窒息、误吸、呼吸形态改变的患者。

(2)保证两条通畅的负压吸引。

(3)甲状腺手术体位护理：患者仰卧位，肩下放软枕，头部自然后仰，颈部伸直，枕后放置圆形硅胶头垫，颈下平塞支撑软垫，防止颈椎空悬，以免损伤颈椎；头部不能过度伸仰以免患者手术后颈部疼痛。患者眼部涂入四环素眼膏，协助双眼自然闭合。

(4)比较患者术前术后发音状况，及早发现问题、及时处理。

第二节　乳 腺 手 术

一、概述

(一)乳房相关解剖知识和生理知识

乳房(breast)位于胸前部，胸大肌表面的胸肌筋膜的前面，位置为第 2～6 肋骨之间，其 2/3 位于胸大肌前，外侧始于腋前线，内侧可达胸骨旁，有些薄层的乳腺组织上可达锁骨及胸骨中线，外侧可达背阔肌前缘。乳房由皮肤、纤维组织、脂肪组织、乳腺构成。脂肪组织主要位于皮下。纤维组织主要包绕乳腺，但不形成完整的囊。有纤维组织隔嵌入于乳腺叶之间，将腺体分割成 15～20 个乳腺叶。一个腺叶有一个排泄管，称为输乳管，走向乳头，在近乳头处输乳管膨大成输乳管窦，其末端变细，开口于乳头(图 6-3)。

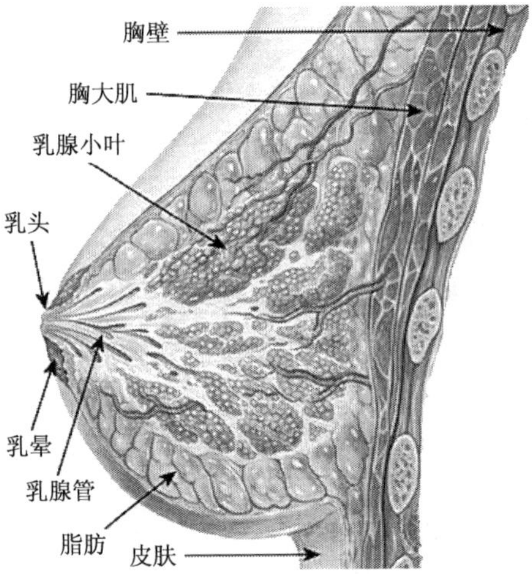

图 6-3　乳房解剖

(二)乳房血管、神经和淋巴管

(1) 乳房的动脉供应主要来自腋动脉的分支、胸廓内动脉的肋间分支及降主动脉的肋间血管穿支。

(2) 乳房的静脉回流分深、浅两组：浅组位于皮内和皮下，深组位于乳腺小叶周围和输乳管壁内。两组间广泛吻合。

(3) 乳房的淋巴主要注入腋淋巴结，部分至胸骨旁淋巴结、胸肌间淋巴结和纵隔淋巴结等。

引流方向有三个：①乳房外侧部和中央部的淋巴管注入胸肌淋巴结；②上部的淋巴管注入尖淋巴结和锁骨上淋巴结；③内侧部的淋巴管注入胸骨旁淋巴结。乳房内侧部的浅淋巴管与对侧乳房淋巴管交通，内下部的淋巴管通过腹壁和膈下的淋巴管与肝淋巴管交通。

(4)乳房的神经由第2～6肋间神经皮肤侧支及颈丛3～4支支配。除感觉神经外，尚有交感神经纤维随血管走行分布于乳头、乳晕和乳腺组织。此外，在行乳腺癌根治术时，还需涉及臂丛神经、胸背神经及胸长神经的解剖。

(三)乳腺的生理活动

乳腺的生理活动是受垂体前叶激素、肾上腺皮质激素和性激素的影响和制约的。垂体前叶产生的乳腺促激素，直接影响乳房，同时又通过卵巢和肾上腺皮质间接地影响乳房。在卵巢卵泡刺激素和促肾上腺皮质激素的作用下，卵巢和肾上腺皮质均分泌雌激素，促使乳房的发育和生长。在妊娠和哺乳期，由于胎盘分泌大量的雌激素和脑垂体分泌催乳素的影响，乳腺明显增生，腺管延长，腺泡分泌乳汁。哺乳期后，乳腺复退化而处于相对静止状态。平时，在月经周期的不同阶段，乳腺的生理状态也在各种激素的影响下，呈现周期性变化。

二、乳腺癌改良根治术

1. 手术适应证

(1)非浸润性乳腺癌或Ⅰ期浸润性乳腺癌。

(2)Ⅱ期乳腺癌无明显腋窝淋巴结肿大。

2. 麻醉方式　气管插管全身麻醉。

3. 手术体位　仰卧位，患侧上肢用搁手板支撑并外展90°，肩下用小软枕垫高30°充分暴露腋窝，头部稍偏向健侧，手术床稍偏向健侧。

4. 术前准备

(1)患者准备：术前患者做好乳腺癌改良根治术心理准备，预防性使用抗生素。

(2)物品准备：乳癌包、孔巾、双层大单、高频电刀、超声刀、无菌蒸馏水、皮钉缝合器。

5. 手术方法及手术配合(表6-3)

表6-3　乳腺癌改良根治术手术方法及手术配合

手术方法	手术配合
1. 手术切口	弧形或放射状切口
2. 手术野皮肤消毒	使用1%活力碘消毒皮肤3次，消毒范围：上至锁骨上部，下至髂嵴，两侧至腋中线
3. 切开皮肤及皮下	用23号刀切开皮肤，电凝止血或者3-0丝线结扎，长湿垫拭血
4. 分离皮瓣，暴露肿块组织	用组织钳夹住切口皮瓣，高频电刀或超声刀逐层分离皮瓣暴露肿块
5. 距病变0.5～1cm处做楔形切口至胸大肌筋膜前切除肿块	用组织钳夹持肿块，用超声刀或电刀沿肿块两侧切除
6. 创面止血	用蚊式钳钳夹，3-0丝线结扎或电凝止血，更换干净止血垫压迫止血。清点器械敷料

续表

手术方法	手术配合
7. 缝合乳腺组织及浅筋膜	用 6×17 角针，3-0 丝线间断缝合
8. 缝合皮下组织	用组织钳夹持 1%活力碘棉球消毒切口皮肤，6×17 角针，4-0 丝线间断缝合，再次清点物品数目
9. 缝合皮肤	6-0 可吸收线皮内缝合，皮肤黏合剂对合皮肤
10. 覆盖切口	用 1%活力碘棉球消毒皮肤，纱布覆盖切口，穿自制棉背心，绷带加压包扎

三、乳腺癌保乳手术(乳腺外科新技术)

1. 手术适应证

(1)单发病灶，无皮肤粘连，未侵犯胸肌，以肿瘤限于 3cm 以内为佳。

(2)临床淋巴结无肿大，或仅有单个活动的肿大的淋巴结。

(3)肿瘤位于乳晕以外的区域。

(4)肿瘤与乳房的体积比率较小。

(5)保乳手术标本切缘必须阴性。

(6)患者自愿接受保乳手术。

2. 麻醉方式 气管插管全身麻醉。

3. 手术体位 同乳腺癌改良根治术。

4. 术前准备

(1)患者准备：对保留乳房做好心理准备。

(2)用物准备：乳癌器械、6-0 皮内缝合线、皮肤黏合剂、γ 记数探测仪、亚甲蓝、加压棉背心、标本袋、高频电刀、超声刀。

5. 手术方法及手术配合(表 6-4)

表 6-4 乳腺癌保乳手术手术方法及手术配合

手术方法	手术配合
1. 麻醉前注射示踪剂	术前 1～2h 在核医学科注射示踪剂
2. γ 记数探测仪定位前哨淋巴结	全麻后，打开 γ 记数探测仪开关，并调节参数。用 γ 记数探测仪探头探出前哨淋巴结体表位置，用记号笔作出标记
3. 蓝染淋巴结	术前 5min 抽取亚甲蓝 3ml 在乳晕内侧缘将 1ml 亚甲蓝注入乳晕皮内和皮下，另外 2 ml 注入乳晕下的乳腺组织内
4. 手术切口	在距离肿瘤 2cm 以上梭形切口
5. 手术野皮肤消毒	使用 1%活力碘消毒皮肤 3 次，消毒范围：上至锁骨上部，下至髂嵴，两侧腋中线
6. 切开皮肤和皮下组织	电刀切开皮下组织，乳腺组织、直达深部的胸肌筋膜，边切边止血

续表

手术方法	手术配合
7. 切除的原发病灶肿块快速送往病理科检查组织切缘是否有癌细胞浸润。如果切缘为阳性，局部进行广泛切除再次送检切缘组织，直至组织切缘为阴性	用中弯血管钳、电刀切除肿块，肿块交给巡回护士，巡回护士必须与手术医生再次核对标本卡上的信息，重点内容是标本的名称和位置。并将切下的标本给患者家属看后快速送往病理科
8. 前哨淋巴结活检	同上
9. 腋窝淋巴结清扫	选择比较精细、钝性分离的器械使用，解剖剪或血管钳分离，有齿血管钳分离腋静脉周围的淋巴和脂肪组织。清除腋动脉、腋静脉后周围脂肪组织。并将背阔肌跨过腋静脉的一束肌肉切断。用0号丝线缝扎和结扎肌肉
10. 在手术创面进行彻底的止血后冲洗创面	用0号丝线结扎或电刀止血，无菌蒸馏水冲洗创面
11. 腋下放置负压引流管，缝合切口，皮瓣紧贴于胸壁	负压引流管 1 根，6-0 皮内缝合线缝合皮肤，外涂皮肤胶粘合

四、专科手术护理

1. 护理评估

(1)评估患者对手术创伤、疾病转归的认知程度。

(2)评估患者精神状态。

(3)评估患者价值观。

(4)评估患侧上肢循环、感觉、活动情况。

2. 常见护理诊断/问题

(1)组织完整性受损：与手术创伤有关。

(2)患侧上肢活动受限：与手术创伤、伤口加压包扎有关。

(3)有精神困扰的危险：与手术创伤、疾病转归认知不足有关。

(4)有自尊紊乱的危险：与组织完整性受损、自我形象改变有关。

(5)有患侧上肢水肿、麻痹的危险：与可能发生手术意外创伤、安置手术体位有关。

3. 护理措施

(1)心理护理及卫生宣教：针对患者的精神状态、认知程度、人生观、价值观耐心做好心理护理及卫生宣教。

(2)术后加压包扎过程中，巡回护士在协助扶起患者同时，严密观察患者生命体征，发现问题，及时使患者平躺下来处理。注意包扎的范围、松紧度。

(3)乳癌手术体位护理：患者仰卧位，患侧上肢抬高10～15cm，外展≤90°，远心端高于近心端，以免臂丛神经损伤，并利于血液回流；患侧肩胛下垫枕软抬高10cm，充分暴露患侧腋窝；头部偏向健侧，手术床向健侧倾斜20°。

(4)观察患侧上肢皮肤颜色、弹性、温度，及早发现问题、及时处理。

（牛丹丹　王　萍）

主要参考文献

陈国锐. 2005. 甲状腺外科. 北京：人民卫生出版社，7
高兴莲. 2009. 乳癌保乳手术的护理配合. 护理学杂志，29(8)：35～37
巩涛. 2010. 现代乳腺外科学. 石家庄：河北科学技术出版社，1
田兴松，刘奇. 2008. 实用甲状腺外科学. 北京：人民军医出版社，4
魏革，刘苏君. 2008. 手术室护理学. 北京：人民军医出版社，275～277
吴祥德，耿翠芝. 2009. 乳腺外科手术学. 北京：人民卫生出版社，1，2
吴在德. 2008. 外科学. 第 7 版. 北京：人民卫生出版社，303，304
张朝佑. 2009. 人体解剖学. 第 3 版. 北京：人民卫生出版社，574～578，678～682

第七章　小儿外科手术护理

第一节　腹腔镜辅助下先天性巨结肠根治术

1. 概述　结肠相关解剖知识及生理(见第四章第三节)。先天性巨结肠又称肠管无神经节细胞征(图 7-1)。此病主要缘于病变肠段缺乏神经节细胞，因为直肠缺乏神经节细胞，肠管持续痉挛、狭窄，使肠内容物难以通过，形成功能性肠梗阻，并且由于其近端结肠继发性扩张，肥厚甚至细胞退化变性，以致梗阻加重，患儿营养发育受影响，导致小儿常见的先天性肠道畸形。

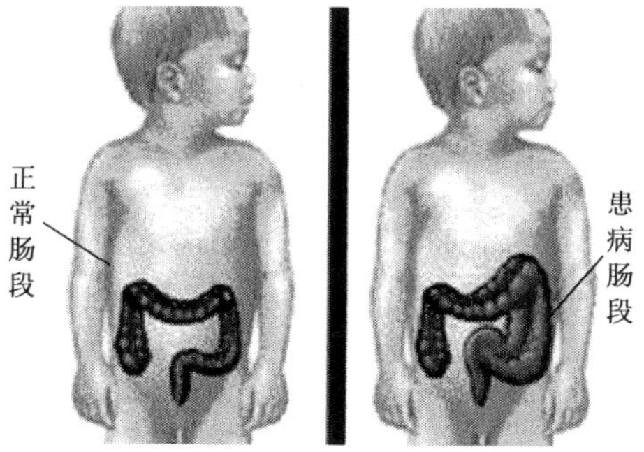

图 7-1　先天性巨结肠

2. 手术适应证　新生儿及婴儿先天性巨结肠常见型或短段型。

3. 麻醉方式　全身麻醉。

4. 手术体位　去除头架及床的腿板，置保温毯于手术床上，患儿平卧，臀部紧靠床边缘，臀部垫高约 30°，双腿下垂，固定好患儿上半身。

5. 术前准备

(1)患儿准备：术前 3 天作肠道准备，术前晚及手术日清洁灌肠各 1 次，术前留置胃管。

(2)物品准备：小儿腹器械包、腹腔镜器械及仪器、超声刀仪器及刀头、单极电刀线及专用尖电刀头、肝门拉钩、手术衣、孔巾、双层大单、无菌保护套、无菌小敷贴、10ml 注射器、液状石蜡、肛管及细引流管、导尿包、2-0 可吸收线、4-0 可吸收线、5-0 可吸收线、儿丁糖、皮肤胶、无菌绷带、保温毯。

6. 手术方法及手术配合(表 7-1)

表 7-1　先天性巨结肠根治术手术方法及手术配合

手术方法	手术配合
1. 手术切口	腹腔镜切口和肛周环形切口
2. 手术野皮肤消毒	用 0.5%活力碘消毒皮肤 3 次，从剑突至踝关节，两侧经腋中线至臀部、下肢用无菌治疗巾及绷带包裹

续表

手术方法	手术配合
3. 留置导尿管	术中留置尿管，尿管用组织钳固定
4. 建立气腹(压力 8 ~ 10mmHg)	用蚊弯血管钳 2 把提起肚脐孔，活力碘消毒后用 11 号刀片切开，将 10mm 穿刺套管置入腹腔后，取出套管芯，6 × 17 角针 1-0 丝线固定穿刺套管，置入腹腔镜，连接气腹管，接通 CO_2 气体，建立气腹
5. 在右上腹及左右下腹各切开小口并分别置入穿刺套管	在腹腔镜监视下用 3 个 5mm 穿刺套管分别置入右上腹切口及左右下腹切口，6 × 17 角针 1-0 丝线固定穿刺套管
6. 探查腹腔并分离乙状结肠痉挛段	用 5mm 分离钳、肠钳、超声刀等器械分别置入穿刺套管内，游离乙状结肠系膜
7. 环行分离直肠浆肌层直达盆腔底部	用分离钳、肠钳抓住乙状结肠移行段的近端，超声刀进行分离，吸引器吸净腹腔内积血积液并检查无出血后，用针持夹 5-0 可吸收线(针头撇成靴状)，线留 10cm 长，生理盐水打湿线，结肠上做标记，撤出腹腔镜器械妥善放好，排出腹腔内 CO_2 气体，用纱布垫将切口覆盖，关闭光源和 CO_2
8. 更换体位，拟行肛门成形术	将患儿双下肢分开向上屈膝屈髋贴近腹部，暴露出会阴部，活力碘棉球数个消毒肛门及直肠壁
9. 牵开肛门，环形切开直肠黏膜	用无齿镊、4 × 10 圆针 4-0 丝线于齿状线间断缝合 12 针后留置牵引线，牵开肛门，用针状尖电刀头环形切开直肠黏膜，4 × 10 圆针 4-0 丝线缝牵引线 16 根，向下牵拉直肠
10. 向上分离直肠肌鞘 4 ~ 5cm 至腹腔内直肠游离处翻转，切断直肠肌鞘	用蚊弯血管钳、电刀环行切断直肠肌鞘，小直角钳向上分离直肠黏膜，3-0 丝线结扎，使直肠完全游离
11. 由直肠牵引线将痉挛段、移行段的直肠近端和乙状结肠标记线处全部拖出肛门切除	用中弯血管钳夹住肠管，电刀切除，弯盘接标本，活力碘棉球消毒肠管断面，用 10ml 注射器抽 0.1%活力碘盐水冲洗肛门
12. 将近端正常结肠断端与齿状线上残余的直肠黏膜远端吻合	4 × 10 圆针 4-0 丝线行端端吻合，4-0 可吸收线缝合会阴部切口
13. 再次探查腹腔	腹腔再次充气，开光源，检查腹腔内有无肠扭转及腹腔出血，放引流管，6 × 17 角针 2-0 丝线固定引流管，用输液管打入几丁糖防止肠粘连
14. 缝合腹壁切口	用 2-0 可吸收线缝合腹壁切口，H 胶粘皮肤，用小敷贴覆盖伤口
15. 放置肛管	用液状石蜡棉球润滑肛管，6 × 17 角针 2-0 丝线固定好引流管，连接引流袋

7. 专科护理

(1)护理评估

1)评估患儿的生理发育：如出生时情况、身高、体重、行为活动、反应、是否合并其他畸形等。

2)评估患儿的营养、头发、皮肤状况。

3)评估患儿的饮食及排便情况。

4)评估患儿的配合情况及家长对手术和麻醉的认知程度。

5）评估术前准备质量：如输血准备、患儿窒息急救准备、手术物品准备、保暖措施等。例如，手术床处于功能状态、床单位齐全、仪器设备正常（中心吊塔、腹腔镜全套、高频电刀、负压吸引、超声刀、电源等）、电刀负极板完好、手术器械（小儿腹器械包）、手术敷料（大孔包+双层中单2块）和一次性物品（纱垫、棉球、缝针、缝线、11号手术刀片、针极电刀头、超声刀）、肛门拉钩、处于无菌有效期内、约束带、防压创贴、啫喱垫准备合适、特殊缝合针线。

（2）常见护理诊断/问题

1）营养失调、发育不良：与疾病导致的贫血有关。

2）体温调节无效：与患儿体温调节中枢发育不全有关。

3）语言沟通障碍、患儿行为紊乱、不合作：与年龄、环境改变、无亲人陪伴有关。

4）有窒息、误吸的危险：与患儿发育不良有关。

5）有受伤的危险：与年龄、患儿行为紊乱、手术者操作粗蛮有关。

6）有体液过多或体液不足的危险：与手术损伤、静脉输入管理有关。

7）有体温过低或高热的危险：与患儿体温调节无效、手术、麻醉、保暖措施不当有关。

8）有皮下气肿、高碳酸血症和低氧血症的危险：与手术中CO_2进入皮下、血液循环有关。

（3）护理措施

1）心理护理及卫生宣教：充分了解患儿及其家属的需求，耐心与患儿沟通，尽量消除其陌生感，帮助家属了解麻醉、手术相关知识，耐心解答家属各种手术期间护理知识方面的疑问，协助家属及患儿积极配合手术。

2）在患儿进入手术室之前，应做好一切准备工作。选择适合患儿手术的器械包，手术用具，如小儿吸痰管、小儿面罩、小儿指氧探头、小儿体位用具，并根据小儿的年龄体重选择合适型号的气管导管和小儿电刀负极板，做好输液准备。完好的腔镜设备是进行腔镜手术的基础，因此术前应认真检查显示器、冷光源、摄像主机的工作状态，确保性能完好。手术床处于功能状态、床单位齐全、仪器设备（中心吊塔、高频电刀、负压吸引、超声刀、电源等）正常、电刀负极板完好、手术器械（小儿腹器械包）、手术敷料（大孔包+双层中单2块）和一次性物品（纱垫、棉球、缝针、缝线、11号手术刀片、针极电刀头、超声刀）、肛门拉钩、约束带、防压创贴、啫喱垫、特殊缝合针线准备合适。

3）建立良好的外周静脉通路1～2条，严格管理静脉通路，术中严密观察患者的病情变化、手术进程，结合患者病情变化准确执行医嘱。术中发生大出血时，进行快速输液、输血等抢救工作，维持手术患者组织灌注充分。及时精准记录血液输入量，保持术中循环稳定，避免引起体液过多或体液不足。

4）体位护理：去除头架及床的腿板，置保温毯于手术床上，患儿平卧，臀部紧靠床尾边缘，臀部垫高约30°，双腿下垂，双上肢曲肘上举，自然置于头边。保护易受压处（肩峰、枕部、背部、肘部、骶尾部）皮肤。

5）保持术中体温稳定：采用鼻温探头持续监测体温，适时调节环境温度、正确使用液体加温和体表升温，建议液体加温器温度设置为35℃，变温水毯水温设置≤39℃，鼓风加热毯温度设置为 37℃，保持患儿手术中温度的稳定，避免发生体温过低或高热。

6) 督促沾染手术技术规范，遵医嘱适时使用抗生素。

7) CO_2 气腹压力管理：气腹的目的是借助气体的压力分离腹前壁与腹内脏器，为术者提供宽阔的视野和易于操作的手术环境。小儿适宜的气腹压力为：0～3 岁 9mmHg，4～6 岁 11mmHg，7～12 岁 13mmHg。预防皮下气肿、高碳酸血症和低氧血症的发生。术中应严密监测患者的心率、血压、心电图、SaO_2、呼气末 CO_2 分压、气道峰压等指标，患者颜面部、颈部及身体暴露处皮肤是否有皮下气肿的握血感、皮下捻发音。及早发现问题、及时处理。

8) 手术完毕，检查静脉通路、导尿管、各种引流管是否维持通畅，保证固定牢固，连接正确。用专用管道标签做好各种引流管的标记。将尿管、肛管平放于病床上，并在上面平铺一块中单，防止患儿术后因疼痛哭闹挣扎，导致其双腿在踢蹬过程中受牵拉或扯脱肛管。

9) 麻醉复苏期，专人守护手术患儿，防止坠床等意外伤害发生。在护送患儿回病房的途中，观察患儿的生命体征，垫高其肩部使头稍后仰、头偏一侧，保持气道通畅，并备好呼吸囊，防止呼吸暂停。

第二节　腹腔镜辅助下先天性高位肛门闭锁Ⅰ期成形手术

1. 直肠与肛门相关解剖及生理知识（见第四章第四节）　先天性肛门闭锁是常见的肛门直肠畸形病之一，属胎儿期胚胎发育畸形，主要临床表现为出生后无肛门，胎便无法排出或有瘘管经瘘管排出（图 7-2）。先天性肛门闭锁可分为高位、中间位、低位三种：高位畸形指直肠盲端位于肛提肌以上，中位畸形指直肠盲端经过部分肛提肌，低位畸形指直肠盲端完全通过肛提肌。同时，高位肛门闭锁多合并有直肠尿道瘘或直肠阴道瘘。

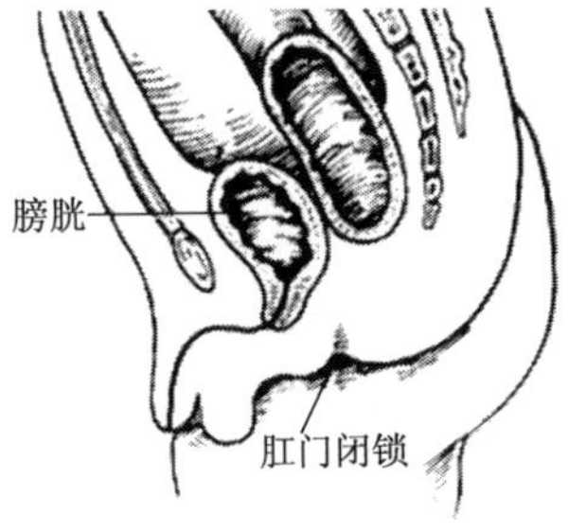

图 7-2　肛门闭锁

2. 手术适应证　先天性高位肛门闭锁合并直肠尿道瘘或直肠阴道瘘。

3. 麻醉方式　全身麻醉。

4. 手术体位　同先天性巨结肠根治术。

5. 术前准备

(1) 患儿准备：同先天性巨结肠根治术。

(2) 物品准备：同先天性巨结肠根治术。另备肌肉电刺激仪及电刺激线、宫颈探。

6. 手术方法及手术配合(表 7-2)

表 7-2　闭锁Ⅰ期成形手术方法及手术配合

手术方法	手术配合
1~5 步同先天性巨结肠根治术	1~5 步同先天性巨结肠根治术
6. 游离直肠和乙状结肠，夹闭瘘管，分离盆底组织	用肠钳抓起直肠和乙状结肠系膜反褶处，超声刀离断肠管系膜、离断直肠上动静脉和乙状结肠动静脉。当直肠逐渐变细成锥形时，可显现尿道或阴道瘘管，用钛夹钳关闭瘘管，分离钳分离盆底的脂肪组织，暴露盆底肌肉和耻骨直肠肌
7. 盆底肌肉收缩中心的判定	调节电刺激仪电流在 100 ~ 150mA，电刺激会阴部肌肉，观察盆底肌肉的收缩反应，确定肌肉收缩中心，用 11 号尖刀片纵行切开收缩中心会阴部皮肤
8. 盆底隧道的形成	用 3mm 金属穿刺套管，在腹腔镜的指引下，经会阴肌肉的收缩中心从盆底肌中心穿入，再用液状石蜡润滑过的宫颈探放射状扩张肠管，10mm 穿刺套管导入鞘内，形成盆底隧道
9. 直肠-肛门的吻合	用中弯血管钳从穿刺套管处将直肠从盆底隧道拉出，5-0 可吸收线将直肠与会阴皮肤缝合
10. 再次探查腹腔	用腹腔镜检查腹腔内有无出血，排出 CO_2 气体，放置引流管，6 × 17 角针 2-0 缝线固定引流管，用输液器管将几丁糖注射到腹腔手术野，防止肠粘连
11. 缝合腹壁切口	用 2-0 可吸收线缝合腹壁切口，用 H 胶粘皮肤，小敷贴覆盖伤口
12. 放置肛管	用液状石蜡棉球润滑肛管，6 × 17 角针 2-0 丝线固定引流管，连接引流袋

7. 专科护理

(1)常规护理见第三章手术室围手术期护理。

(2)专科护理见本章第一节腹腔镜辅助下先天性巨结肠根治术专科护理。

第三节　产时胎儿手术

一、概述

产时胎儿(图 7-3)手术是指在胎儿娩出过程中及胎儿娩出后立即进行出生缺陷的胎儿的手术治疗，包括不断脐带手术、子宫外产时处理、产房外科手术及后两者的联合手术。子宫外产时处理是产时胎儿外科手术的一种，即在保持胎儿胎盘循环的同时去除阻碍胎儿呼吸的诱因。产房外科手术是指在产房分娩(包括剖宫产)后针对外科畸形患儿立即进行的早期外科干预治疗。

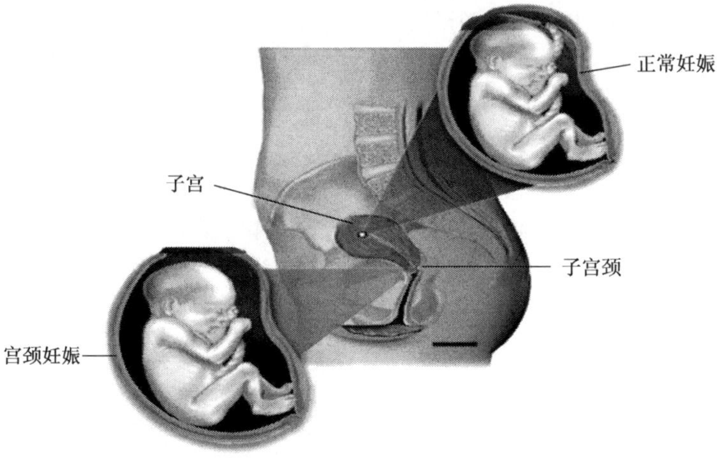

图 7-3　产时胎儿示意图

二、胎盘支持下膈疝修补术

1. 手术适应证　先天性膈疝。

2. 麻醉方式　全身麻醉。

3. 手术体位　截石位，将手术床向左侧倾斜 15°。

4. 术前准备

(1) 患者准备：产时胎儿手术关系母婴的生命安全，需给产妇进行充分心理护理及术前护理。

(2) 手术间准备：由于母婴同室手术，需准备 1 个完全可容纳 2 张手术床、2 套麻醉设备及 2 组参加手术人员的手术间 ，新生儿手术台选用新生儿复温床，室温控制在 24～26℃。

(3) 人员配备：需配备 2 名麻醉师，3 组专科业务熟练、有经验的护理人员。这 3 组护理人员必须分工明确：一组配合剖宫手术；一组配合胎儿手术；一组是新生儿室护士，专门负责胎儿娩出后静脉留置针穿刺。

(4) 物品准备：产科器械包、组织钳小件、产钳、1-0 可吸收线、小儿腹器械包、孔巾、双层大单、消毒的婴儿电刀负极板、消毒的水温计和热水、巴德补片、2-0 补片缝线、胎儿静脉留置针、自粘绷带、无菌敷贴、消毒心电图电极片、消毒心电图连接线、喉镜、2.5～4 号气管导管、呼吸气囊、B 超机探头保护套、3 套吸引器（分别供产妇手术、新生儿手术、新生儿吸痰用）。

5. 手术方法及手术配合（表 7-3）

表 7-3　膈疝修补术手术方法及手术配合

手术方法	手术配合
1. 手术野皮肤消毒	用 1%活力碘消毒皮肤 3 次，上至乳头，下至大腿上段，两侧至腋中线
2. 手术特殊铺巾	铺无菌巾时，将产妇手术台和新生儿手术辐射台连成一个整体，胎儿手术时位于母亲两腿之间

续表

手术方法	手术配合
3. 调节温度辐射台	将新生儿手术台的辐射灯打开，调节手术台的温度为34℃，并将辐射手术台与母亲手术台连接固定
4. 固定手术间重要仪器位置	将2台麻醉机分别摆在手术床头和床尾，术中监测胎盘剥离的B超机放至产妇手术台右侧，高频电刀放在产妇手术台左侧，并将仪器参数调节到位
5. 固定参加手术人员位置	巡回护士和器械护士分为2组，准备好台上所需物品，用水温计调节热水至37℃，装入4个无菌手套备用。连接好3套吸引器，B超接头用一次性无菌保护套装好上台备用。产科医生站在产妇两侧，洗手护士站在产妇左侧髋部，新生儿病房护士站在产妇左下肢处，麻醉师站在床尾，儿外科医生站在手术床腿板两侧。所有参加手术人员穿好无菌手术衣后开始实施剖宫产手术
6. 实行剖宫产术，选择患者下腹耻骨上切口，依次逐层进腹，取子宫下段横切口，切开子宫，刺破胎膜，轻轻将胎儿娩出	用有齿镊确定切口位置及长度，用刀片切皮，用双手钝性分离腹直肌，中弯止血钳分离腹膜，23号刀片切开子宫肌层，娩出胎儿
7. 胎儿脱离宫腔后，在保留胎盘循环状态下，建立静脉通道，抑制新生儿呼吸	胎儿娩出后用12把组织钳钳夹子宫口边缘，减少出血，将事先准备好的温热盐水袋放入宫腔内维持宫腔压力，B超室工作人员监测胎盘剥离情况，用静脉穿刺针，选择头皮或肘静脉穿刺，穿刺成功后用无菌敷贴和自粘绷带固定，连接微泵输液装置，麻醉师通过静脉通道给予新生儿麻醉剂抑制呼吸
8. 新生儿膈疝修补术	洗手护士将无菌电刀负极板贴在新生儿肌肉丰富的部位，常规开胸，用尺寸合适的巴德补片和2-0Prolene线修补膈疝，常规关胸
9. 新生儿断脐，麻醉师实施气管插管	手术完毕，通知产科医生断脐，器械护士和巡回护士清点器械。协助麻醉师气管插管，将患儿用温箱送至重症监护室进一步观察和护理
10. 产科医生按常规娩出胎盘，清理宫腔，关闭腹腔	遵医嘱给予产妇子宫收缩剂，取出子宫内热盐水袋，长敷料钳夹长垫清理宫腔，用1-0可吸收线关闭子宫和腹腔，清点器械，待产妇生命体征平稳后送入ICU观察

三、专科护理

1. 护理评估

（1）术前评估

1）评估孕妇的心理状况、社会、文化状况。查阅病历，了解孕妇的病情，有无其他妊娠并发症。查看B超检查结果，了解胎儿发育情况和膈疝的类型。了解术前检查（血常规、肝肾功能、促凝血时间、心电图、胸部X线平片等）结果是否正常。

2）手术人员配备的评估；术前一日参与病历讨论，做好人员配备，手术需要妇产科、小儿外科、影像科、麻醉科、手术室护士、新生儿科护士多科室协作，术前与各科室人员做好沟通。

（2）术中评估

1）手术间环境评估：手术间温度24～26℃；湿度40%～60%。需要面积能同时容纳两台手术的百级层流手术间。

2）术中使用物品评估：手术仪器（手术床、新生儿复温床、两套麻醉机、三套负压吸引器、高频电刀、B超机、充电预热好的新生儿温箱等）设备齐全，功能正常。手术器械（产科器械包、产钳、组织钳 8 把、小儿腹器械包）、手术敷料（截石孔包、双层中单 2 块）、一次性物品（纱垫、棉球、缝针、1-0 可吸收缝线、4-0 可吸收缝线、2-0 编织线、巴德补片、刀片、电刀笔、B 超探头保护套）、特殊用物（无菌的婴儿电刀负极板、38～40℃生理盐水、无菌水温计、22 号和 24 号静脉留置针、自粘绷带、无菌敷贴、输液用 100ml 生理盐水、输液器、等离子消毒的心电图电极片、消毒的心电图连接线、消毒的喉镜、2.5～4 号气管导管、消毒的呼吸气囊）、截石卧位用具。

3）患者评估：评估患者的心理状态、配合程度、个人卫生情况、备皮情况、备血情况、手术部位标示以及输血、麻醉、手术同意书是否签字。是否携带术中用药（安宝或硫酸镁、桥特欣、欣母沛）。

（3）术后评估：手术后手术室护士评估患儿的皮肤情况，各种管道是否通畅。术后 1～3 天回访患儿和产妇评估产妇的一般情况、心理状态、伤口状况以及患儿的术后恢复情况。

2. 常见护理诊断/问题

（1）术前常见护理诊断/问题

1）焦虑：与担心疼痛、惧怕手术、担心预后有关。

2）认知缺乏：对手术治疗、麻醉、胎儿疾病认知缺乏。

（2）术中常见护理诊断/问题

1）组织灌注量改变：与麻醉、平卧位时右旋的子宫压迫下腔静脉，术中抑制宫缩有关。

2）有新生儿体温改变的危险：与手术、输液、新生儿体温调节中枢功能发育不完善有关。

3）新生儿皮肤完整性受损：与胎脂去除不净、负极板粘贴不牢、操作粗蛮有关。

（3）术后常见护理诊断/问题

1）有感染的危险：与手术室环境、手术时间、患者体质、参加手术人员的操作有关。

2）异物残留：与手术操作和手术物品的核查有关。

3. 护理措施

（1）术前护理措施

1）心理护理：了解孕妇的心理状态，耐心解答孕妇和家属关于手术和麻醉的相关问题。向患者解释保持情绪稳定的重要性，鼓励孕妇以积极的心态面对手术。

2）卫生宣教：查阅病历，了解孕妇的一般情况，向孕妇和家属讲解手术和麻醉需要注意的事项，手术前 8h 禁食，禁饮，保证充足的睡眠，做好个人卫生，更换好患服，不带饰物和贵重物品入手术室。

3）术前参与病房的病历讨论，与小儿外科医生、妇产科医生做好沟通，术前提前做好充分准备。

（2）术中护理措施

1）体位护理：孕妇取膀胱截石位，手术床左倾 15°。为孕妇套好脚套，将托腿架放置于小腿肌肉丰富处，髋关节外展，与身体纵轴成 100°～110°，避免对大腿肌肉的过度牵拉和对腓总神经的损伤。托腿架的高度能使大腿与腹部接近水平位，避免影响到手术者的操作。同时孕妇双上臂外展不得超过 90°，以免造成臂丛神经的损伤。摆放体位时以患者舒适、避免肌肉神经的压迫和牵拉为原则，并且注意保护隐私和保暖。

2）安排好手术间仪器和参加手术人员的位置：将新生儿复温床与手术床连接固定，产妇用麻醉机置于床头右侧，新生儿用麻醉机置于床尾左侧，术中监测胎盘状态的 B 超机放置在产妇手术台的右侧，高频电刀置于产妇手术台左侧，三套吸引器，一套为产妇手术使用、一套为新生儿手术使用、一套为新生儿麻醉吸痰时使用。连接好所有的仪器并调节好参数。参加手术的妇产科医生站在产妇两侧，新生儿病房护士和洗手护士站在产妇的下肢左侧，儿外科医生站在新生儿复温床的两侧。巡回护士需严格控制手术间人员，减少人员的流动，并督促所有参加手术人员的无菌操作，减少患者术后发生感染的机会。

3）保持术中产妇和新生儿的体温稳定：将新生儿复温床的电源打开并调节温度至 34℃，术中注意观察复温床的温度。为患儿和产妇输注的液体可以放在 37℃温箱中加温后再输注，防止新生儿和产妇体温过低，影响手术后的复苏。

4）遵医嘱执行术中用药，术前 1 小时使用安宝 100mg 加入 500ml 生理盐水中，滴速 15gtt/min[①]，以到达抑制宫缩的目的。断脐后产妇使用 3ml 缩宫素和巧特欣 100μg 快速静脉滴注。和器械护士配合将缩宫素 2ml 和欣母沛 250μg 分别给予子宫肌内注射。

5）手术密切观察产妇和新生儿的生命体征，特别是在保留脐血供应和胎盘循环的情况下，应密切观察产妇的血压，如果发生血压过低的现象，应加快输液速度，遵医嘱输血。

6）胎儿娩出后用酒精纱布祛除胎脂，然后用盐水纱布擦去酒精，最后用干纱布擦干皮肤。这样能较好地祛除胎儿皮肤上的胎脂，能够使电刀负极板与皮肤粘贴更紧密，防止患儿皮肤被灼伤。

7）两组洗手护士和巡回护士分别清点器械，清点器械的时候注意两台手术的器械勿混淆。

（3）术后护理措施

1）术后观察患儿的皮肤情况。用预热好的温箱将患儿运送至新生儿重症监护病房，保证各种管道的通畅。

2）术后 1～3 天，巡回护士到病房回访患者，了解患者的心理状态和术后恢复的情况。多鼓励产妇，消除产妇的不良情绪。

① 15gtt/min=1ml/min。

第四节　坐骨连体婴分离术

一、概述

连体婴是一种极为罕见的妊娠现象，它是由单独的一个受精卵分裂而成。受精卵在最初两星期内没能完全分离，局部分离的受精卵继续发育成熟，结果便形成了一个连体的胎儿。虽然连体婴的种类千差万别，但医生通常将他们分为颅部、胸腔、臂部、坐骨、脐部、双头等 6 种连体双胞胎情况。

二、坐骨连体婴分离术

1. 手术适应证　坐骨连体婴，下腹部、会阴部相连，共用脐部、骨盆、部分大肠、部分直肠、肛门，其余器官正常。

2. 麻醉方式　2 个患儿分别行气管插管全身麻醉，分别行动静脉置管，以便更好地监测血压，实施给药。

3. 手术体位　两患儿行仰卧位。

4. 术前准备

(1)患儿准备：术前指导家长进行肢体、皮肤牵拉，以缓解连接部张力，长出更多皮肤。

(2)物品准备：小儿腹器械包、小儿泌外器械包、小儿骨器械包、整形器械包、孔巾、双层大单、2 套无菌电刀负极板、2 套单极电刀、3 套吸引器、2 个新生儿复苏台、2 个麻醉机。

5. 手术方法及手术配合(表 7-4)

表 7-4　坐骨连体婴分离术手术方法及手术配合

手术方法	手术配合
1. 手术切口	连体下腹部“Z”形切口
2. 手术皮肤消毒	用 0.5%活力碘将两患儿进行全身消毒 3 次
3. 手术特殊铺巾	消毒后将连体婴患儿置于铺置好无菌单的手术台上，2 个患儿头分别置于手术床头和床尾，2 组麻醉机监护
4. 连体婴的分离，要根据术前讨论有序进行。手术医生分成 4 组，分别是：①小儿外科负责肠道分离；②泌尿外科负责泌尿系统分离；③骨科负责骨盆分离；④整形科负责缺损皮肤修整	巡回护士严格控制手术间人员，根据手术进展，打开专科手术器械包，安排下一组专科手术医生，避免人员过多。2 组巡回护士各自负责一个患儿，包括病情观察、物品清点、物品添加等分别实施
5. 肠道分离手术	用 11 号尖刀片切开皮肤，电刀进行逐层分离，进入腹腔探查，确定连体婴的腹腔脏器情况。确定手术方案后，用肠钳离断共用结肠及以下部分，将正常的给甲婴，乙婴行肠道造瘘
6. 泌尿系统分离手术	泌尿系统分离方法同肠道分离，将正常的尿道给甲婴，乙婴行尿道造瘘
7. 骨盆分离手术	骨科医生逐层行骨盆肌肉、筋膜和骨分离，用人工骨、电钻、克氏针重建骨盆

续表

手术方法	手术配合
8. 两患儿分开，分别放在各自手术台上	备好另 1 个手术台，铺置无菌巾，将分离后的乙婴移至手术台上。用长无齿镊、5-0 可吸收线给肠道造瘘，用 11 号尖刀片在膀胱上切个小口，用膀胱穿刺针穿刺膀胱，放置膀胱造瘘管，固定膀胱造瘘管，6×17 角针 4-0 丝线固定皮肤
9. 皮肤缺损修复术：腹肌充分的患儿缝合腹壁、皮肤，腹壁缺损的患儿用人工皮缝合，择期再做修补	整形科医生修补患儿缺损的皮肤，清点器械和敷料，关闭腹腔和盆腔。用无齿镊、电刀进行皮肤游离，用 4×12 角针 5-0 丝线缝合皮瓣，缺损部分用人工皮覆盖，再次清点器械
10. 持续加压包扎	用大量烧伤纱布覆盖伤口，弹性绷带包扎

三、专科护理

1. 护理评估

(1) 术前评估

1) 评估患儿的生理发育：如出生时情况、身高、体重、行为活动、反应、是否合并其他畸形、营养、头发、皮肤、饮食及排便情况。

2) 评估患儿的病情。①了解症状与体征：查阅病历，了解患者生命体征、临床表现、既往病史、备血情况。②了解辅助检查结果：血常规、肝功能、促凝血时间、心电图、胸部 X 线术前应处于正常检查结果。

(2) 术中评估

1) 手术间环境评估：环境监测指标(温度 27～29℃、湿度 40%～60%、洁净度万级以上、压差 5～10Pa、物表整洁) 外科手术消毒设备齐全、洗手池及周围环境清洁。

2) 术中使用物品评估：手术床处于功能状态、水循环变温毯正常、液体加温器正常、床单位齐全、仪器设备(中心吊塔、高频电刀、负压吸引装置 2 套、超声刀、电源等) 正常、电刀负极板完好、手术器械 2 套(小儿腹器械包)、手术敷料 2 套(大孔包+双层中单 2 块) 和一次性物品(纱垫、棉球、缝针、缝线、吸收线、滑线、手术刀片、电刀、超声刀) 处于无菌有效期内、约束带、防压创贴、啫喱垫准备合适。

3) 患儿评估：评估患儿的意识状态、全身情况、个人卫生、术野皮肤、易受压处(肩峰、枕部、背部、肘部、骶尾部) 皮肤状况、术前备血情况、抗生素皮试结果、手术部位标示、同意书(输血、麻醉、手术) 已签字、带入手术室物品。

(3) 术后评估：手术后 1～3 日手术室护士回访患者及其家属，评估患儿的一般情况、手术伤口状况及全身皮肤情况。

2. 常见护理诊断/问题

(1) 术前常见护理诊断/问题

1) 照顾者角色紧张：与担心手术是否成功有关。

2) 母乳喂养无效：与母亲精神忧虑紧张，导致乳汁分泌减少有关。

(2) 术中常见护理诊断/问题

1) 组织灌注量改变：与手术中出血、体液补充不足有关。

2) 皮肤完整性受损：与受力点分布于耳郭、肩峰、髂嵴、膝外侧、外踝有关。

3) 体温的改变：与手术创伤、环境温度有关。

(3) 术后常见护理诊断/问题

1) 有感染的危险：与手术室环境，手术时间，患儿体质等多方面因素有关。

2) 气体交换受损：与小儿不能主动咳痰，痰稠难以咳出有关。

3) 异物残留的危险：与手术操作和器械清点有关。

3. 护理措施

(1) 术前护理措施

1) 术前访视：术前一天由巡回护士到病房探视患儿及家属，了解患儿一般情况，如体重、外周血管及皮肤情况，通过形体语言如爱抚、搂抱、逗趣等方式与患儿接触。帮助家属了解麻醉、手术相关知识，耐心解答家属各种手术室护理知识方面的疑问，协助家属积极配合手术。

2) 卫生宣教：告知婴儿父母科学喂养知识，使婴儿以最佳状态接受分离手术。坚持母乳喂养，同时可适当添加果汁、菜汁等。另外，由于分离后腹部皮肤缺损面积较大，就需要对患儿进行皮肤锻炼，指导患儿家属通过按摩、牵拉、挤压等方法使两婴儿相连部位皮肤有所松弛，最大限度缓解皮肤缺损问题。

3) 护理人员要求：抽调综合素质高、业务能力强的四名专科护士(两名洗手配合、两名巡回配合)负责护理，由护士长严格把关，有问题及时汇报解决。

4) 器械准备：婴儿手术器械较一般幼儿手术器械更精细，应按照手术方式和医生手术习惯准备相应手术器械，特别是剪刀、镊子、牵开器、持针器、无损伤血管镊、缝针等均用专用型号，并保持功能状态。

(2) 术中护理措施

1) 麻醉师、手术医生、巡回护士共同实施三方核查制度：与患儿的家属核对患儿的姓名、性别、年龄、住院号、科别、床号、诊断、手术名称、手术部位和标示、麻醉方式等。

2) 建立静脉通道：坐骨连体婴分离术手术过程复杂，创面大，易发生失血性休克，且由于术前禁食禁饮，易造成体液不足，故需要对 A 婴儿行左股静脉中心静脉置管，B 婴儿行右股静脉中心静脉置管，并妥善固定，防止滑脱，必要时连接静脉延长管，既保证术中方便给药又不影响手术野，穿刺点用 3M 透明敷料覆盖。

3) 生命体征监测：持续心电，血氧饱和度监测，密切观察生命体征变化。A 婴儿行左桡动脉穿刺测压，B 婴儿行右桡动脉穿刺测压。测量体重，准确计算术中药物用量。

4) 维持出入量的平衡：分段观察术中尿液的颜色、速度尿量。使用精密尿袋，分别在切皮前，手术结束时放空尿袋，以便精确记录术前、术中、术后尿量。在术中正确估计失血量，除吸引器、纱垫外，不可忽视手术铺巾上的血液。在手术过程中严密观察出入量，用微电脑输液泵控制，保证液体输入的速度和量的准确性，防止短期内发生大量输液引发的心衰，肺水肿等严重输液并发症。

5) 术中体温维持稳定：采用空气净化设备的手术室温度一般控制在 22～24℃，这对赤身裸体接受手术的婴儿无疑来说是个冷环境。新生儿及早产儿手术室温应保持在 27～29℃。进入手术室后应测量和记录体温，以便提供一个基础对照。使用水循环变温毯，调节至 36～38℃，在患儿进入手术室前提前预热，温毯上进出水管与主机进出水管正确稳妥连接。综合采用保温措施如提高室温、液体库血加温、冲洗液加温等，防止低体温而出现的各种并发症。

6）避免皮肤损伤：婴幼儿皮肤角质层薄且娇嫩，易擦伤、糜烂，因此皮肤的护理十分重要。接触婴幼儿前，应清洁双手。摆体位时使用专用婴儿软垫，柔软舒适，大小合适，防止压伤。避免术中冲洗液浸泡皮肤。电刀负极板最好规范使用，以免发生电烧伤。

7）预防手术部位感染发生：术前遵医嘱合理使用抗生素；严格管理手术间人员，维护无菌区域及无菌物品不被污染；控制手术间环境指标在正常范围，手术使用物品无菌合格率达 100%。

（3）术后护理措施

1）伤口护理：手术采用“Z”字形切口，创面大、伤口长，缝合后覆盖无菌纱布，并用弹力绷带加压包扎，松紧适宜。防止婴儿哭闹，拉扯引流管及造成伤口裂开。

2）保持各种管道通畅：手术完毕，检查静脉通路、导尿管、各种引流管是否维持通畅，保证固定牢固，连接正确。用专用管道标签做好各种引流管的标记。

3）患儿转送：手术结束前半小时调节好暖箱或辐射台各参数并处于备用状态，提前告知 ICU 病房做好相应准备工作。联系运送电梯提前等待，缩短转运时间。换床的过程中妥善安置各种管道，防止牵拉，扯落。由一名手术室护士、一名麻醉医生、一名手术医生共同协助安全转运，将病历、药品、血制品等与病房护士交接清楚。

4）保持患儿皮肤完整性：巡回护士检查全身皮肤情况，尤其注意观察负极板粘贴处和受压处皮肤完整性，出现皮肤压红、水疱等现象，立即进行压疮护理，及时登记和交班。

（沈剑辉　高兴莲）

主要参考文献

胡延泽. 2002. 现代小儿外科手术学. 北京：人民军医出版社，9，10

裘法祖，邹声泉. 2006. 实用腔镜外科学. 北京：人民卫生出版社，9～15

汤绍涛，王国斌. 2009. 腹腔镜辅助与单纯经肛门手术行一期 Soave 拖出术治疗先天性巨结肠的对比研究. 腹腔镜外科杂志，14（10）：745～748

童强松，汤绍涛，阮庆兰，等. 2005. 腹腔镜辅助下先天性高位肛门闭锁 I 期成形术的初步经验. 中华小儿外科杂志，26（3）：155，156

魏革，刘苏君. 2008. 手术室护理. 北京：人民军医出版社，670～675

周阳子，刘彩霞，张志涛. 2010. 产前诊断在产时胎儿手术中作用的探讨. 中国实验诊断学，14（1）：123，124

第八章　血管外科手术护理

第一节　静 脉 手 术

一、概述

1. 下肢静脉相关解剖及生理特点

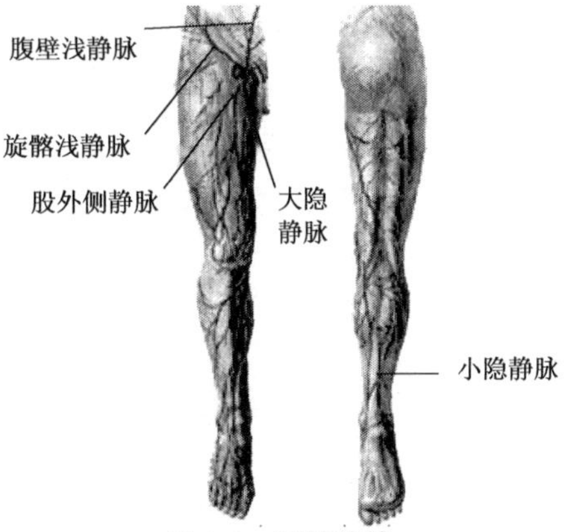

图 8-1　下肢静脉

(1) 下肢静脉分为深静脉与浅静脉两组

1) 深静脉在肌肉之间与同名动脉伴行。

2) 浅静脉在筋膜浅面，分大隐静脉与小隐静脉。①大隐静脉是人体中最长的静脉，起自足背静脉网内侧，经内踝前方、下肢内侧上行，穿过卵圆窝，汇入股静脉、在入股静脉之前的 5～7cm 一段中，有 3～7 个分支，而以 5 支最为多见，其分别为腹壁浅静脉、旋髂浅静脉、阴部外静脉、股外侧静脉和股内侧静脉（图 8-1）。②小隐静脉起自足背静脉网的外侧，经外踝后沿小腿后外侧上行，在腘窝穿过深筋膜汇入腘静脉。

(2) 生理特点

1) 在深、浅静脉之间，以及大、小隐静脉之间，有许多交通支静脉相互沟通。大腿部深浅静脉的交通支，主要位于缝匠肌下、内收肌管和膝部三处；小腿部以内踝交通静脉与外踝交通静脉最为重要。内踝交通静脉有 3 支，引流小腿下 1/3 内侧面的静脉血，直接进入胫后静脉。外踝交通静脉较粗大，引流小腿下 1/3 外侧面的静脉血，直接进入腓静脉。其瓣膜功能不全，与大、小隐静脉曲张的发生和静脉淤积性溃疡的形成有密切关系。大、小隐静脉之间的交通支主要位于膝部附近。

2) 在下肢深、浅静脉和交通支静脉内，都有瓣膜存在。大隐静脉进入股静脉附近，小隐静脉汇入腘静脉的开口，以及深浅静脉交通支静脉内，均有较坚强的瓣膜存在。这些瓣膜呈单向开放，保持血流从远端向近端或由浅向深部流动。若瓣膜发生功能不全，则导致血液逆流而出现静脉曲张。

3) 在正常情况下，下肢静脉血的向心回流，依靠心脏搏动所产生的舒缩力、肌肉舒缩的泵作用及呼吸时胸腔内负压吸力等三者的组合作用。瓣膜在血液回流过程中，使之单向流动，不致发生反流。

2. 下肢静脉生理功能　下肢静脉一般而言分成三种：第一种是表浅静脉，位置在皮肤表层，功能是收集表浅的血液；第二种是深层静脉，位于肌肉和纤维组织之间，功能是使静脉血（也就是缺氧血）回流至心脏；第三种是穿透静脉，连接前两种静脉，负责把表浅静脉的血液带到深层静脉之中。它的功能主要是把缺氧血带回心脏，也就是把用过的血液、携带新陈代谢杂物的血，收集至心脏重新回收利用，具有清道夫的作用。

二、大隐静脉结扎抽剥术

1. 手术适应证

（1）下肢浅静脉曲张明显，伴有小腿胀痛和肿胀，色素沉着，慢性复发性溃疡。

（2）大隐静脉及交通支瓣膜功能不全者。

（3）既往无深静脉血栓形成病史，且深静脉瓣膜功能良好者。

2. 麻醉方式　硬膜外神经阻滞麻醉。

3. 手术体位　仰卧位。

4. 术前准备

（1）患者准备

1）下肢有溃疡者，经处理后创面较清洁，感染已控制。

2）因手术和创伤范围较广泛，术前24h应用抗生素。

3）剃除阴毛，并准备患肢皮肤。

4）用甲紫液标出曲张静脉的部位和走行，以方便手术。

（2）物品准备：大隐静脉包、剥脱子、手术衣、下肢敷料包、消毒下肢止血带、消毒驱血带、电动止血仪、消毒绷带、消毒弹力绷带、烧伤纱布、皮肤胶。

5. 手术方法及手术配合（表8-1）

表8-1　大隐静脉结扎抽剥术手术方法及手术配合

手术方法	手术配合
1. 手术切口	自腹股沟韧带向内下方2横指作纵行或斜行切口。长约2cm
2. 手术野皮肤消毒	1%活力碘消毒皮肤3次，自脐平面至双大腿中下1/3，及患侧全下肢
3. 游离大隐静脉	10号刀切开皮肤、皮下组织，解剖剪在股动脉内侧切开浅筋膜，打开卵圆窝，即可发现大隐静脉与股静脉的会合处。用弯血管钳分离出大隐静脉主干
4. 切断大隐静脉分支	沿静脉干分离、结扎、切断旋髂浅静脉、腹壁浅静脉、阴部外浅静脉、股外侧和股内侧静脉等，直至大隐静脉进入股静脉处。2-0丝线结扎
5. 结扎大隐静脉	1-0丝线带线在距离股静脉0.5～1.0cm处结扎大隐静脉。在结扎线的远端钳夹2把血管钳，剪刀切断，近端6×14圆针3-0丝线缝扎，2-0丝线结扎
6. 抽剥大隐静脉	自切断静脉远端向下插入硬式或软式静脉剥脱子，沿静脉向下推进，遇到阻力表示已达静脉曲折部位或已达深静脉交通支的平面，在皮肤外触摸到剥离器圆柱状金属头后，11号尖刀切开皮肤1cm小切口，显露该处静脉，在剥脱子头部上、下两端2-0丝线结扎血管，解剖剪从中切断

续表

手术方法	手术配合
7. 抽出静脉	将剥脱子自卵圆窝切口处均匀用力拉出，边抽边压迫止血，整条大隐静脉可随之而出。亦可将大隐静脉用相同方式自下部切口拉出
8. 继续分段切除	驱血，上止血带。以同样方法分段抽出曲张静脉和分支，直至踝部
9. 缝合包扎患肢	用皮肤胶或 6×17 角针 3-0 丝线缝合，烧伤纱布包扎，用弹力绷带或弹力袜均匀包扎整个下肢，以防剥脱部位出血

三、微创激光治疗下肢大隐静脉曲张

1. 手术适应证 同大隐静脉结扎抽剥术。

2. 麻醉方式 硬膜外神经阻滞麻醉。

3. 手术体位 仰卧位。

4. 术前准备

(1)患者准备：同大隐静脉结扎抽剥术。

(2)物品准备：大隐静脉包、手术衣、下肢敷料包、无菌弹力绷带、Surgilas 810nm 半导体激光治疗仪、18 号套管针、5F 及 6F 血管鞘、灭菌激光纤维。

5. 手术方法及手术配合(表 8-2)

表 8-2 微创激光治疗下肢大隐静脉曲张手术方法及手术配合

手术方法	手术配合
1~2 步同大隐静脉结扎抽剥术	同大隐静脉结扎抽剥术
3. 穿刺：患侧内踝上方 2cm 处 18 号套管针穿刺	11 号刀在内踝上方 2cm 处做一小切口，暴露踝静脉，套管针顺行植入超滑导丝，导入 6 号血管鞘，致腹股沟韧带下 2～3cm 处，撤出导丝，导入激光纤维
4. 设定参数：发射功率为 12W，每个脉冲时间为 1s，间隔 1s。连接激光仪	启动激光发射，同时缓慢退出激光纤维 1cm/s，助手沿静脉行程压迫，使静脉闭合。轻度曲张的属支，可直接烧灼外壁，达到破坏属支的目的
5. 妥善加压包扎	6×17 角针 3-0 丝线缝合切口，烧伤纱布包扎，用弹力绷带或弹力袜均匀包扎整个下肢

四、专科手术护理

1. 护理评估

(1)评估患者全身情况及其他并发症：如有无心、脑、血管疾病。

(2)评估辅助检查阳性结果：既往是否有深静脉血栓形成病史，深静脉瓣膜功能是否良好。

(3) 评估患者患肢皮肤及大腿直径。

(4) 评估止血仪、止血带。

2. 常见护理诊断/问题

(1) 组织灌注量改变：与使用止血带前驱血、松止血带、止血带无效时改变回心血量有关。

(2) 止血带疼痛：与患者疼痛耐受力、止血带持续加压有关。

(3) 有深静脉血栓形成的危险：与麻醉、手术、驱血有关。

(4) 有产生止血带麻痹、止血带休克、止血带坏死、压力性水疱的危险：与止血带使用不慎、个体耐受性有关。

3. 护理措施

(1) 维持循环稳定：合并有心、脑、血管疾病者慎用止血带；加压驱血、松止血带要匀速、缓慢，并及时调控输液速度。双下肢使用止血带时，错开数分钟时间分别松解，切忌同时松解。松止血带前加压包扎手术伤口，松止血带后数分钟缝合伤口。需再次使用止血带，必须加压 30min。

(2) 止血带护理：根据患者大腿直径选择适当的止血带，在大腿根部近腹股沟处缚止血带，并衬以平整柔软棉质内衬。止血带压力预设定≤80kPa、时间≤90min。驱血带选用弹力绷带或橡皮带。

(3) 预防止血带潜在并发症的护理：使用止血带前检查止血仪、止血带的性能；缚止血带部位正确，皮肤完整，止血带松紧度适宜，内衬柔软平整；合并有其他无心、脑、血管疾病患者慎用止血带，严格限制充气压力及时间；松止血带时加快输液输血速度，及时补充血容量。

第二节　动 脉 手 术

一、概述

1. 颈总动脉相关解剖及其生理知识

(1) 颈总动脉(common carotid artery)：是头颈部的动脉主干，左、右各一条。颈总动脉是头颈部的动脉主干，左、右各一条。右颈总动脉起自头臂干，左颈总动脉直接起自主动脉弓，两侧颈总动脉均沿食管、气管和喉的外侧上升，到甲状软骨上缘处分为颈内动脉和颈外动脉。颈总动脉外侧有颈内静脉，两者间的后方有迷走神经，三者共同包于筋膜鞘内(图 8-2)。在颈总动脉处分为颈内、外动脉，有两个重要结构，即颈动脉窦和颈动脉小球。

1) 颈动脉窦(carotid sinus)：是颈内动脉起始处膨大的部分。壁内有感觉神经末梢，为压力感受器。当血压改变(升高或降低)时，可反射性地改变心率和末梢血管口径，以调节血压。

2) 颈动脉小球(carotid glomus)：又称为颈动脉体 (carotid body)，是一个细小的卵圆形或不规则形的粉红色组织，平均体积为 7mm×4mm×2mm 左右，位于颈内、外动脉分叉处的稍后方，以结缔组织连于动脉壁上（图 8-3）。小球内含有化学感受器，可感受血液中 CO_2 浓度变化的刺激，调节 CO_2 浓度。其血供主要来自颈外动脉，血液通过咽后和舌静脉回流。典型颈动脉体瘤位于颈前三角区、甲状软骨上缘、舌骨水平，相当于颈总动脉分叉处。

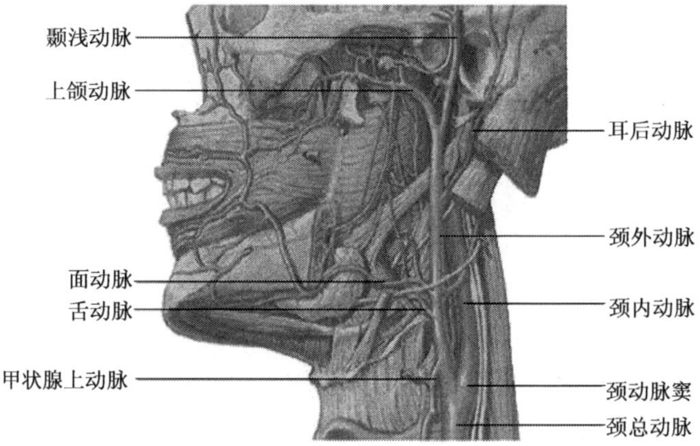

图 8-2 颈动脉及其分支

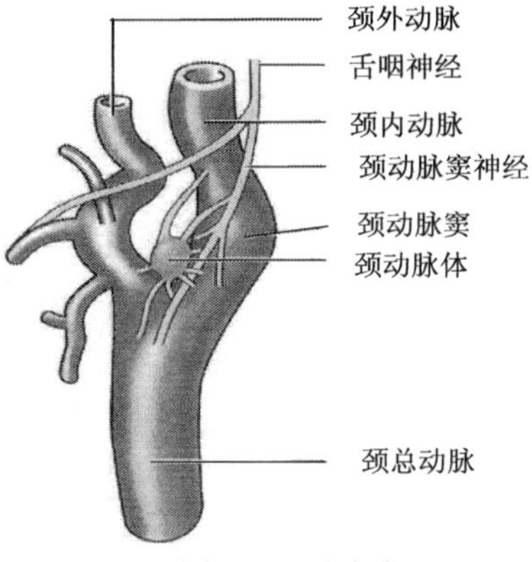

图 8-3 颈动脉

（2）颈总动脉的分支：除颈外动脉、颈内动脉两终支外，不发出任何其他分支。

1）颈外动脉（external carotid artery）：位于颈内动脉前内侧，经其前方转至外侧上行，穿腮腺，在下颌颈处分为颞浅动脉与上颌动脉，其分支：甲状腺上动脉、舌动脉、面动脉、颞浅动脉、上颌动脉、枕动脉、耳后动脉和咽升动脉。

2）颈内动脉（internal carotid artery）：详见第十三章第二节。

2. 股动脉相关解剖 股动脉是下肢动脉的主干，由髂外动脉延续而来。在腹股沟韧带中点的深面入股三角。在股三角内，股动脉先位于股静脉的外侧，逐渐从外侧跨到股静脉的前方，下行入收肌管，再穿收肌腱裂孔至腘窝，易名腘动脉（图 8-4）。

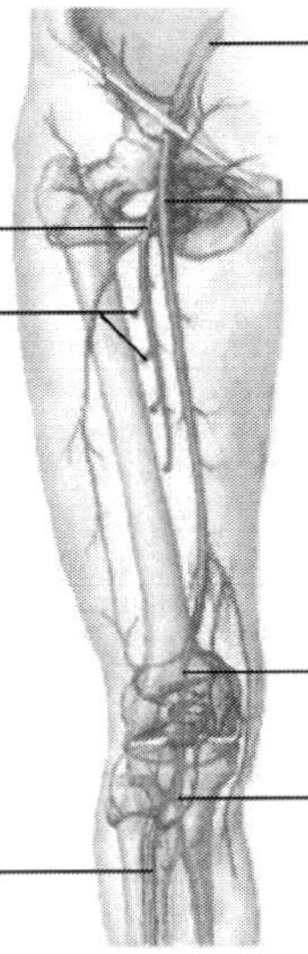

图 8-4　股动脉全程

二、颈动脉内膜剥脱术

1. 手术适应证

(1)暂时性发作性脑缺血。

(2)半球性或单眼性暂时性脑缺血发作，同侧颈内动脉闭塞。

(3)脑卒中。

(4)有脑缺血症状。

(5)无症状的颈动脉狭窄。

2. 麻醉方式　全身麻醉。

3. 手术体位　仰卧位，肩下垫厚 5～7cm 软枕，头后仰，头侧向对侧，耳部垫圆形啫喱垫固定，立式托盘放于头侧。

4. 术前准备

(1)患者准备：常规术前备皮、备血、禁食，完善各种检查。

(2)物品准备：血管外科包、动脉血管器械、手术衣、孔巾、双层大单、单极电灼线、18 号引流管，5-0、6-0Prolene 线，4-0 可吸收线、肝素盐水、皮肤胶、立式手术托盘。

5. 手术方法及手术配合(表 8-3)

表 8-3　颈动脉内膜剥脱术手术方法及手术配合

手术方法	手术配合
1. 手术切口	切口在胸锁乳突肌前缘至下颌角下后方 1～2 cm 斜向后上方至乳突
2. 手术野皮肤消毒	0.5%活力碘消毒皮肤 3 次，上至下唇，下至乳头，两侧至斜方肌前缘

续表

手术方法	手术配合
3. 分离颈内外动脉，暴露颈总动脉	用1%利多卡因封闭动脉窦，避免引起高血压和心动过缓。用血管夹或橡皮筋阻断带阻断颈总、颈内、颈外动脉。10号刀沿切口切开皮肤，电刀切开皮下组织止血，记录动脉阻断时间，用10刀片纵行切开远端的颈总动脉，血管剪剪开动脉壁，剥离淡黄色硬化斑，10%肝素盐水冲洗，不留硬化斑
4. 血管缝合	用血管针持5-0 Prolene线远端缝合动脉切口，橡皮钳夹住线尾部。第2根由近端开始缝合，会合打结之前松开阻断钳，排气。血流恢复可扪及颈动脉搏动
5. 清理切口	妥善保管缝针、敷料、橡皮阻断带、血管夹
6. 放置引流	放置18号橡皮引流管，盐水冲洗切口，检查吻合口有无渗血，3-0可吸收缝线逐层缝合
7. 关腔	3-0可吸收缝线逐层缝合肌肉和皮下组织。6×17角针3-0丝线缝合引流管，4-0可吸收缝线皮内缝合，皮肤胶粘合皮肤

三、颈动脉体瘤切除术

1. 手术适应证

(1)下颌角肿块，明确诊断。

(2)年龄在50岁以下，患有小型或中型的颈动脉体瘤。

(3)肿瘤增大或已延伸至咽部或腭部，有碍患者吞咽、说话或呼吸，或产生严重疼痛。

2. 麻醉方式 全身麻醉。

3. 手术体位 仰卧位，肩下垫厚5～7cm软枕，头后仰，头侧向对侧，耳部垫圆形啫喱垫固定，立式托盘放于头侧。

4. 术前准备

(1)患者准备：术前备皮(准备一侧下肢皮肤，取大隐静脉自体移植)，备血、禁食，完善心、肝、肺、肾各种检查。备齐MRI、CT增强扫描结果。

(2)物品准备：血管外科包、动脉血管器械、手术衣、甲孔、双夹大、高频电刀、18号引流管，5-0、6-0Prolene缝线，2-0可吸收线，橡皮阻断带，肝素盐水、立式手术托盘。

5. 手术方法及手术配合(表8-4)

表8-4 颈动脉体瘤切除术手术方法及手术配合

手术方法	手术配合
1~2步同颈动脉内膜剥脱术	同颈动脉内膜剥脱术
3. 分离颈动脉体瘤	10号刀沿切口切开皮肤，电刀切开皮下组织并止血，用动脉镊、血管钳、解剖剪分离颈动脉体瘤周围组织，2-0丝线缝扎或6×14圆针3-0丝线缝扎血管，电凝出血点，准备红色橡皮条牵拉，用显微手术剪、手术镊、血管游离钳分离颈动脉体瘤
4. 准备阻断动脉血流	充分游离动脉体瘤后，阻断管套在颈内、颈外、颈总动脉上，做好阻断血流控制出血准备

续表

手术方法	手术配合
5. 切除颈动脉体瘤	用1%利多卡因浸润，封闭颈动脉外膜及迷走神经，剥离和切除过程中发生血管壁穿孔时，用6-0 Prolene缝线修补，保持吸引器的畅通，保持清晰视野
6. 颈动脉内转流术(瘤体粘连严重时)	准备50ml肝素盐水，5-0、6-0 Prolene缝线，橡皮钳，1mg/kg肝素化，带冰帽，低温麻醉，监测体温
7. 修补血管或吻合血管	用5-0、6-0 Prolene线修补颈动脉，切除瘤体切断颈动脉时，实施血管端端吻合。开放阻断后检查出血点，5-0 Prolene线加固吻合口
8. 关腔	同颈动脉内膜剥脱术

四、颈外动脉结扎术

1. 手术适应证

(1)头颈部由于外伤、手术、感染、放疗或恶性肿瘤等原因侵及颈外动脉及其分支而致严重出血，一般止血方法无效者。

(2)某些手术可能发生严重出血，可行预防性同侧颈外动脉结扎术。

(3)头颈部晚期恶性肿瘤的姑息治疗方案。

2. 麻醉方式　局麻或全身麻醉。

3. 手术体位　仰卧位，肩部垫高，头稍后仰并偏向健侧。

4. 术前准备

(1)患者准备：备血、禁食，完善心、肝、肺、肾各种检查。

(2)物品准备：血管外科包、动脉血管器械、手术衣、孔巾、双层大单、显影纱布、高频电刀。

5. 手术方法及手术配合(表8-5)

表8-5　颈外动脉结扎术手术方法及手术配合

手术方法	手术配合
1. 手术野皮肤消毒	0.5%活力碘棉球消毒皮肤3次。上至下唇，下至乳头，两侧至斜方肌前缘
2. 皮肤切口	用23号刀片以舌骨大角为中点沿胸锁乳突肌前缘做一长5cm的斜切口，切开皮下组织，解剖剪分离颈浅筋膜及颈阔肌，电凝止血
3. 显露颈外动脉	用小甲状腺拉钩将胸锁乳突肌向后牵开，找到颈内静脉，剥离球钝性分离，显露颈总动脉叉、颈外动脉及其分支
4. 结扎颈外动脉	游离颈外动脉，用血管钳带0号丝线做双重结扎，解剖剪剪断，6×14圆针3-0丝线缝合结扎
5. 关腔	同颈动脉内膜剥脱术

五、股动脉切开取栓术

1. 手术适应证

(1)确诊腘动脉分支以上的栓塞。

(2)发病 6～8h 内手术最佳。

(3)腹主动脉骑跨栓引起下肢缺血，若不及时采取有效措施，将会导致死亡的患者。

2. 麻醉方式　硬膜外麻醉或全身麻醉。

3. 手术体位　仰卧位。

4. 术前准备

(1)患者准备：常规术前备皮、备血、禁食、完善各种检查。

(2)物品准备：血管外科包，动脉血管器械，手术衣，下肢敷料，高频电刀，18 号引流管，5-0、6-0 Prolene 线，5-0 可吸收线，皮肤胶，各型 Fogarty 球囊导管，橡皮阻断带，肝素盐水。

5. 手术方法及手术配合(表 8-6)

表 8-6　股动脉切开取栓术手术方法及手术配合

手术方法	手术配合
1. 手术切口	腹股沟纵切口
2. 手术野皮肤消毒	1%活力碘消毒皮肤 3 次。自脐平面至双大腿中下 1/3 及患侧全下肢
3. 分离股动脉	11 号尖刀切开皮肤，电刀止血并切开皮下组织和深筋膜，小甲状腺拉钩拉开切口，解剖剪分离股动脉周围组织。11 号尖刀切开股动脉鞘膜，游离股总、股浅及股深动脉，套红色阻断带，或阻断钳阻断
4. 切开股动脉	在股动脉切口处用 5×12 圆针 4-0 丝线吊 2 针做牵引，11 号尖刀在股动脉做一竖切口
5. 取出股动脉内栓子	自股动脉切口处插入 3 号 Fogarty 球囊导管经股动脉远端至小腿动脉支，球囊内注入生理盐水，使球囊充盈和动脉腔相当，然后回抽取出栓子，经管腔注入肝素盐水
6. 缝合动脉壁	用 5-0 Prolene 连续缝合动脉切口，多重打结，开放阻断带，注入肝素盐水，排气，检查血管渗漏情况，5-0 Prolene 修补缝合，电凝止血，吸引器吸尽腔内血液，放置引流管
7. 关腔	清理用物，1-0 可吸收缝线逐层缝合肌肉。皮内用 4-0 可吸收缝线缝合，皮肤胶粘合

六、专科护理措施

1. 护理评估

(1)评估患者全身情况及其他并发症：如有无心、脑、血管疾病。

(2)预评估手术失血量及备血情况。

(3)评估手术方式及术前准备质量。

(4)评估患者外周静脉、全身皮肤状况。

(5)预评估患者音色、音量。

(6)评估患者颈椎、寰椎关节活动状况。

(7)评估患者对手术创伤、疾病转归的认知程度。

(8)评估患者患肢皮肤及肢体直径。

(9)评估止血仪、止血带的功能状态。

2. 常见护理诊断/问题

(1)组织灌注量改变：与麻醉、手术创伤、使用止血带前驱血、松止血带、止血带无效时改变回心血量有关。

(2)体温调节无效：与手术中深低温麻醉及复温有关。

(3)调节颅内压能力下降：与手术阻断颈动脉有关。

(4)患侧肢体活动受限：与手术创伤、伤口加压包扎有关。

(5)有猝死的危险：与动脉瘤体破裂、手术损伤大血管有关。

(6)有低血容量休克的潜在危险：与麻醉、手术创伤有关。

(7)有窒息的危险：与麻醉、气管软化有关。

(8)有误吸的危险：与气管软化、周围血管神经功能障碍的危险有关。

(9)有颈椎损伤的危险：与安置手术体位有关。

(10)有声音嘶哑的危险：与周围血管神经功能障碍的危险有关。

(11)有患侧肢体水肿、麻痹的危险：与可能发生手术意外创伤、安置手术体位有关。

(12)止血带疼痛：与患者疼痛耐受力、止血带持续加压有关。

(13)有血栓形成的危险：与手术有关。

(14)有止血带麻痹、止血带休克、止血带坏死、压力性水疱的危险：与止血带使用不慎、个体耐受性有关。

3. 护理措施

(1)建立良好的外周静脉通路1～2条，必要时穿刺中心静脉监测中心静脉压，并协助麻醉师建立有创血压监测。

(2)备齐特殊手术仪器、血管游离钳、血管阻断钳、血管夹、血管缝合针线、止血器材(如微波刀、超声刀、血管缝合Prolene线、止血材料、肝素、罂粟碱、鱼精蛋白、葡萄糖酸钙、利多卡因、甘露醇等)。

(3)备气管切开包及急救全套装置，保证两条通畅的负压吸引，以便紧急救治窒息、误吸、休克、猝死患者。

(4)采用自体血回输。

(5)严密观察患者生命体征，遵医嘱及时输液、输血、用药，维持生命体征稳定。遵医嘱适时使用抗生素。

(6)严格记录动脉阻断时间，阻断超过15min即提醒手术者。严密观察手术部位远端动脉搏动情况。

(7)颈动脉手术体位护理：患者仰卧位，肩下放软枕，头部自然后仰，颈部伸直，枕后放置圆形硅胶头垫，颈下平塞支撑软垫，防止颈椎空悬，以免损伤颈椎；头部不能过度伸仰以免患者手术后颈部疼痛。患者眼部涂入四环素眼膏，协助双眼自然闭合。

(8) 术中体温护理：采用鼻温探头持续监测体温，适时调节环境温度、正确使用头部冰帽降温、液体加温和体表升温，建议液体加温器温度设置为 35℃，变温水毯水温设置≤39℃，鼓风加热毯温度设置：降温时 34℃、升温时先 40～43℃，患者体温升至 36℃时改为 37℃。在降温、升温过程中注意匀速升降，并严密过程生命体征及避免患者皮肤完整性受损。

(9) 维持循环稳定：合并有心、脑、血管疾病者慎用止血带；加压驱血，松止血带要匀速、缓慢，并及时调控输液速度。双下肢使用止血带时，错开数分钟时间分别松解，切忌同时松解。松止血带前加压包扎手术伤口，松止血带后数分钟缝合伤口。需再次使用止血带，必须加压 30min。

(10) 止血带护理：根据患者大腿直径选择适当的止血带，在大腿根部近腹股沟处缚止血带，上肢在上臂中上 1/3 处缚止血带，并衬以平整柔软棉质内衬。止血带压力预设定成人下肢≤80kPa、时间≤90min，成人上肢≤40kPa、时间≤60min，婴幼儿下肢≤6.1kPa、婴幼儿上肢肢≤4.5kPa、时间＜20min，儿童根据身体发育情况设定。驱血带选用弹力绷带或橡皮带。

(11) 比较患者术前术后发音状况，及早发现问题、及时处理。

(12) 术后加压包扎过程中，注意包扎的范围、松紧度，严密观察患者生命体征，患侧肢体皮肤颜色、弹性、温度，发现问题、及时处理。

(13) 预防止血带潜在并发症的护理：使用止血带前检查止血仪、止血带的性能；缚止血带部位正确，皮肤完整，止血带松紧度适宜，内衬柔软平整；合并有其他心、脑、血管疾病患者慎用止血带，严格限制充气压力及时间；松止血带时加快输液输血速度，及时补充血容量。

第三节 血管移植手术

一、概述

1. 胸主动脉相关解剖及其分支

(1) 在胸部的降主动脉称为胸主动脉 (thoracic aorta)。胸主动脉在第 4 胸椎下缘处接主动脉弓，沿脊柱下行，穿膈的主动脉裂孔移行为腹主动脉 (图 8-5、图 8-6)。胸主动脉瘤不是真正的肿瘤，而是由于各种原因造成的主动脉一处或多处向外膨出，出现的像“瘤子一样”的改变。胸主动脉瘤指的是发生在主动脉窦、升主动脉、主动脉弓或降主动脉的动脉瘤，是退行性变，胸部主动脉部分异常扩张、变形，呈瘤样突出 (图 8-7)。

(2) 胸主动脉的分支

1) 脏支：①支气管动脉；②食管支；③心包支。它们分别营养肺和食管。

2) 壁支：①肋间后动脉 (9 对)，走行在第 3～11 肋间隙内。壁支主要分布到胸、腹壁的肌肉和皮肤。第 1～2 肋间隙的肋间后动脉来源于锁骨下动脉。②肋下动脉 (1 对)，走行在第 12 肋下缘。③膈上动脉有 2～3 支由胸主动脉下部发出，分布于膈上面的后部。壁支主要分布到胸、腹壁的肌肉和皮肤。第 1～2 肋间隙的肋间后动脉来源于锁骨下动脉。

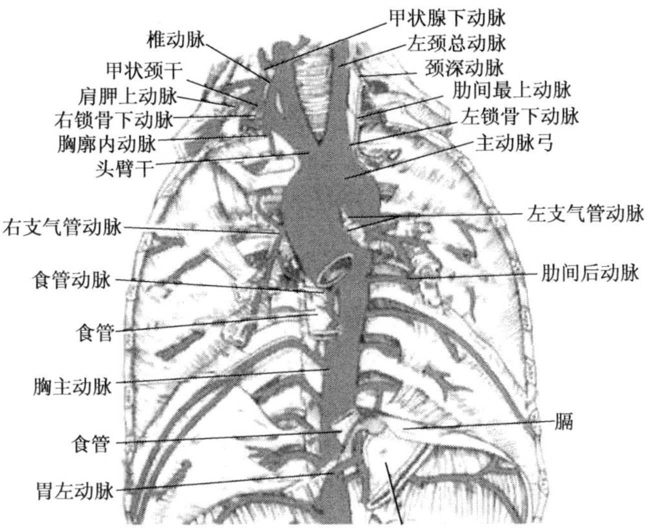

图 8-5　胸主动脉

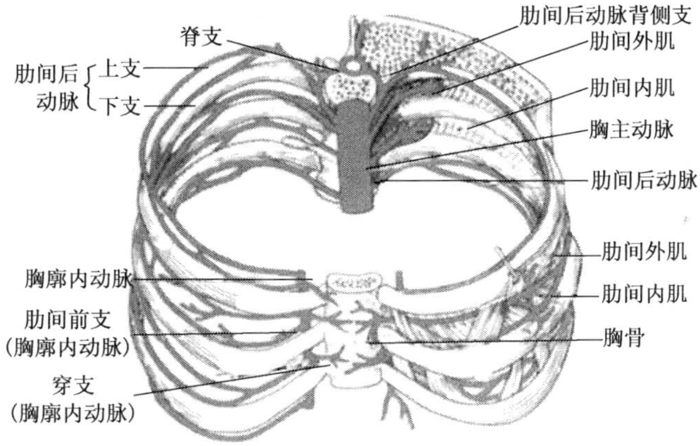

图 8-6　胸主动脉分支

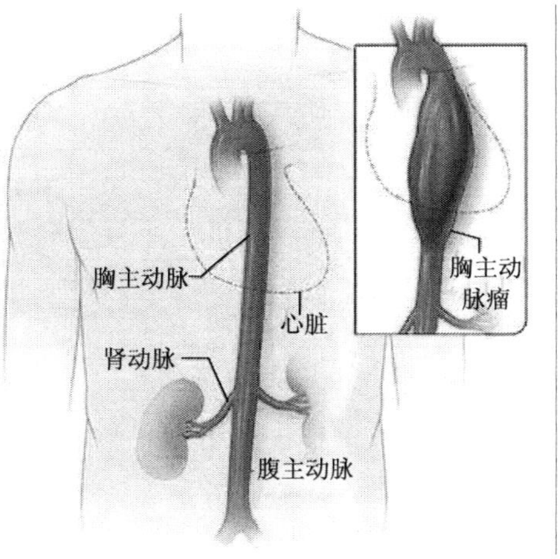

图 8-7　胸主动脉瘤

2. 腹主动脉相关解剖知识

(1)腹主动脉(abdominal aorta)：是人体的大动脉，直接延续于发自左心室的主动脉、胸主动脉，沿脊柱左侧下行，主要负责腹腔脏器和腹壁的血液供应。前为胰、左肾静脉、十二指肠升部及小肠系膜根；后为 1～4 腰椎；右侧为下腔静脉；左侧为交感干腰部。有三条不成对脏支即腹腔干、肠系膜上动脉及肠系膜下动脉。肠系膜下动脉由其前壁发出，进入腹膜腔及其脏器层次。其中前者达结肠上区，后二者达结肠下区(图 8-8)。

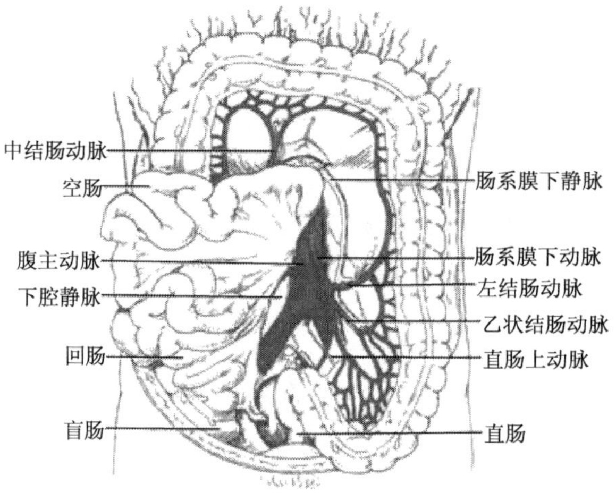

图 8-8 腹主动脉

(2)腹主动脉的分支有脏支和壁支

1)壁支：①膈下动脉(inferior phrenic artery)左右各一，由腹主动脉起始处发出，分布于膈和肾上腺；②腰动脉(lumbar arteries)有 4 对，由腹主动脉后壁的两侧发出，与腰静脉伴行向外横行，在腰大肌的内侧缘发出背侧支和腹侧支。背侧支分布到脊柱及背部肌和皮肤；腹侧支分布至腹壁。

2)脏支：①肾上腺中动脉(middle suprarenal artery)左右各一，于肾动脉上方起自腹主动脉，向外侧至肾上腺中部。②肾动脉(renal artery)平第 1 腰椎发自腹主动脉的两侧，向外侧入肾门营养肾。③睾丸(卵巢)动脉(testicular artery)在肾动脉稍下方起自腹主动脉的前壁，越过输尿管，与同名静脉相伴下行于腹膜后隙内。睾丸动脉参与精索的构成，进入腹股沟管，分布于睾丸；卵巢动脉进入卵巢悬韧带，分布于卵巢。④腹腔干(celiac trunk)为长约 2.45cm 的短干，在膈主动脉裂孔的稍下方发自腹主动脉前壁，分为胃左动脉、肝总动脉和脾动脉。⑤肠系膜上动脉(superior mesenteric artery)在腹腔干稍下方起自腹主动脉前壁，经胰和十二指肠之间进入肠系膜根部。肠系膜上动脉的分支主要有：胰十二指肠下动脉、空肠动脉和回肠动脉、回结肠动脉、右结肠动脉、中结肠动脉。⑥肠系膜下动脉(inferior mesenteric artery)约在第 3 腰椎水平起自腹主动脉，沿腹后壁行向左下，分支主要有左结肠动脉、乙状结肠动脉、直肠上动脉。

二、外周动静脉瘘手术

动静脉瘘是动脉和静脉之间存在的异常通道。它可以发生于人体的任何部位，但以肢体多见。动静脉瘘分为先天性和后天性两种。动脉血流通过瘘口直接分流至静脉，可导致局部和全身的血流动力学发生改变。

1. 手术适应证

(1)先天性动静脉瘘，局部静脉曲张明显，病变范围较局限者。

(2)创伤性动静脉瘘。

2. 麻醉方式　臂丛、硬膜外麻醉或全身麻醉。

3. 手术体位　根据手术部位选择适当的体位。

4. 术前准备

(1)患者准备：常规术前备皮、备血、禁食、完善血管造影等各种检查。

(2)物品准备：血管外科包，动脉血管器械，手术衣，肢体敷料，单极电灼线，双极电凝，18号引流管，6-0、5-0、4-0 Prolene线，各种型号的人工血管。

5. 手术方法及手术配合(表8-7)

表8-7　外周动静脉瘘手术方法及手术配合

手术方法	手术配合
1. 手术切口	根据内瘘部位选择切口
2. 手术野皮肤消毒	使用1%活力碘消毒皮肤3次
3. 分离动脉和静脉	11号刀切开皮肤、皮下组织，电刀止血。解剖剪或眼科剪、蚊式血管钳分离、钳夹、离断血管周围组织，3-0丝线结扎或缝扎止血。游离好动脉、静脉近端和远端
4. 分离瘤囊	动脉用血管夹或阻断带控制血流，蚊式血管钳分离、结扎和切断瘤囊部静脉和动脉的分支，2-0丝线结扎或缝扎
5. 切除瘤囊及血管吻合	紧靠瘘孔处切除瘤囊，尽量保留动脉长度。切除后，动脉缺损一般仅1～2cm长，5-0 Prolene线端端吻合血管，吻合口完成时注入肝素盐水并排气
6. 静脉残端	静脉残端2-0丝线结扎后，5×12圆针4-0丝线缝扎加固，创面电凝止血
7. 关腔	6×14圆针3-0丝线逐层缝合肌肉和皮下组织。6×17角针3-0丝线间断缝合引流管和皮肤

三、股-腘动脉旁路转流术

1. 手术适应证

(1)间歇性跛行距离在500m以内，药物治疗无效。

(2)保守治疗不能缓解的中度或重度静息痛。

(3)难以治愈的足或趾的溃疡或坏疽。

(4) 术前的血管造影证明腘动脉局部或广泛性闭塞，其远端动脉通畅，供血股动脉通畅。

2. 麻醉方式 硬膜外麻醉或全身麻醉。

3. 手术体位 仰卧位。

4. 术前准备

(1) 患者准备：常规术前备皮、备血、完善腹主动脉、双下肢动脉造影等各种检查。

(2) 物品准备：血管外科包，动脉血管器械，阻断带，银夹，手术衣，下肢敷料，单极电灼，双极电凝，18 号引流管，5-0、4-0 Prolene 线，各种型号人工血管，肝素，罂粟碱。

5. 手术方法及手术配合(表 8-8)

表 8-8 股-腘动脉旁路转流术手术方法及手术配合

手术方法	手术配合
1. 手术切口	沿股动脉内侧做纵切口或弧形切口
2. 手术野皮肤消毒	1%活力碘消毒皮肤 3 次，自脐平面至踝患侧全下肢
3. 游离并显露股动脉	再次消毒切口，11 号刀依次切开皮肤、皮下组织。自动牵开器牵开切口。动脉镊、血管剪剪开动脉前深筋膜，显露股总动脉，用动脉镊、解剖剪游离股动脉周围组织，2-0 丝线结扎止血或电凝止血，股动脉阻断套带
4. 游离腘动脉	11 号刀在股部下端 7cm 切开皮肤、皮下组织，血管钳、解剖剪逐层分离腘动脉，避开隐神经，腘动脉套带
5. 取大隐静脉	分离，切取大隐静脉，近端注入肝素罂粟碱盐水，扩张大隐静脉，银夹止血
6. 大隐静脉-腘动脉吻合	全身肝素化，5-0 Prolence 线行大隐静脉-腘动脉吻合
7. 大隐静脉-股动脉吻合	阻断带阻断股总、股浅、股深动脉支，切开股动脉，4-0 Prolene 线行大隐静脉-股动脉吻合。松阻断钳，恢复血流。术中以多普勒血流测定效果
8. 清理切口	手术野用电凝止血，2-0 丝线结扎或 3-0 丝线缝扎，热盐水纱布垫覆盖创面止血和扩张血管。放置引流，清点器械
9. 关腔	同外周动静脉瘘手术

四、颈动脉瘤切除动脉重建术

1. 手术适应证

(1) 有压迫症状的颈动脉瘤。

(2) 有脑供血不足症状或发作性脑缺血症状，或发生过轻度脑梗死、内科治疗好转者。

(3) 动脉瘤较大者。

(4) 颈动脉瘤诊断明确，不宜行介入支架带膜人工血管者。

2. 麻醉方式 全身麻醉。

3. 手术体位　仰卧位，肩下垫厚5～7cm软枕，头后仰，头侧向对侧，耳部垫圆形啫喱垫固定，立式托盘放于头侧。

4. 术前准备

(1)患者准备：常规术前备皮、备血、禁食、完善各种检查。

(2)物品准备：血管外科包，动脉血管器械，手术衣，孔巾，双层大单，单极电灼线，人工血管，18号引流管，5-0、6-0 Prolene缝线，5-0可吸收线，皮肤胶，动脉测压系统，血气分析，中心静脉穿刺导管及静脉切开包，人工血管，控温毯，冰帽。

5. 手术方法及手术配合(表8-9)

表8-9　颈动脉瘤切除动脉重建术手术方法及手术配合

手术方法	手术配合
1~2步同颈动脉内膜剥脱术	同颈动脉内膜剥脱术
3. 分离颈内外动脉，暴露颈总动脉	用1%利多卡因封闭动脉窦，避免引起高血压和心动过缓。10号刀切开胸锁乳突肌前缘皮肤及皮下组织，电凝止血，动脉镊、解剖剪、蚊式血管钳分离颈总动脉周围组织，2-0丝线结扎
4. 切除颈动脉瘤，颈内动脉行与移植血管端端吻合	用血管剪、动脉镊游离颈动脉瘤、颈内和颈外动脉，心耳钳夹部分颈动脉，11号尖刀纵行切开，血管剪扩大，5-0 Prolene线与人工血管行端侧吻合。肝素盐水不断冲洗。阻断颈动脉时间不超过8min
5. 清理切口	手术野用电凝止血，检查吻合口有无渗血，2-0丝线结扎或3-0丝线缝扎，热盐水纱布垫覆盖创面止血和扩张血管。放置引流，清点器械
6. 放置引流	盐水冲洗切口，放置引流管
7. 关腔	同外周动静脉瘘手术

五、胸主动脉瘤人工血管置换手术

1. 手术适应证

(1)胸主动脉瘤直径大于5.0cm，不论有无症状，均应手术治疗。

(2)胸主动脉直径不断扩大，增长率大于0.5cm/年，马方综合征或有遗传家族史患者，升主动脉瘤直径大于4.5cm。

(3)主动脉病变需行瓣膜置换，升主动脉直径大于4.5cm时，应置换升主动脉。

2. 麻醉方式　全身低温麻醉。

3. 手术体位　仰卧位，胸部垫高。

4. 术前准备

(1)患者准备：术前备皮、备血，完善心、肝、肺、肾功能等检查，行主动脉造影及心血管超声检查。

(2)物品准备

1)物品准备：血管外科常规器械、体外循环器械、冰盆、静脉切开器械、体孔，手术衣、孔巾、双层大单、各种型号人工血管、止血纱布、血管缝线、除颤器、胸骨锯、血液回收机、变温毯、冰帽、骨蜡、可吸收缝线。

2)药品准备：肝素、鱼精蛋白、10%氯化钾、硫酸镁、葡萄糖酸钙、地塞米松、抗生素、各类急救药品。

5. 手术方法及手术配合(表 8-10)

表 8-10　胸主动脉瘤人工血管置换手术方法及手术配合

手术方法	手术配合
1. 手术前置管	中心静脉置管，有创动脉监测，置肛温探头，留置尿管、静脉留置针管 3 条、鼻温探头
2. 手术切口	胸正中切口
3. 手术野皮肤消毒	1%活力碘消毒 3 次，上至颈，下至双侧下肢，两侧过腋中线
4. 开胸	备胸骨锯，正中劈胸骨，骨蜡止血，胸骨牵开器撑开
5. 建立体外循环，全身肝素化，3mg/kg	心包悬吊，暴露心脏，实施右心房上、下腔静脉插管引流，主动脉插管位置更换在左股动脉。左股动脉插管转流，戴冰帽，变温毯降温。灌注停跳液，建立体外循环
6. 阻断主动脉远端	牵拉主动脉套带，心脏停搏后，用 90°阻断钳在主动脉远端阻断
7. 人工血管与升主动脉近、远端吻合	选择合适口径人工血管，进行预凝处理，原则是升主动脉包裹人工血管缝合，4-0 Prolene 线分三个点连续缝合，吻合升主动脉近端和远端
8. 终止体外循环	见终止体外循环手术配合

六、腹主动脉瘤切除术

1. 手术适应证

(1)有腹痛、腰背痛或伴有泌尿系统、消化道症状的或破裂的动脉瘤。

(2)影像学资料显示动脉瘤直径大于 5cm。

(3)动脉瘤附壁血栓脱落引起远端动脉栓塞并有栓塞症状。并发腹主动脉瘤肠漏、腹主动脉瘤、下腔静脉瘘或动脉感染。

2. 麻醉方式　气管插管全身麻醉。

3. 手术体位　仰卧位。

4. 术前准备

(1)患者准备：术前应做全身各系统的检查，手术前一天使用抗生素，并行肠道准备，备血。

(2)物品准备：脾肾包、多功能自动牵开器、动脉血管器械、高频电刀、手术衣、孔巾、双层大单、手术薄膜、肝素、血液回收系统、动脉测压系统、血气分析、中心静脉穿刺导管及静脉切开包、人工血管、Prolene 缝合线、控温毯、输血输液加热装置。

5. 手术方法及手术配合（表 8-11）

表 8-11　腹主动脉瘤切除术手术方法及手术配合

手术方法	手术配合
1~2 步同脾切除术	同脾切除术
3. 腹腔探查腹主动脉瘤的大小和范围以及其近端主动脉，远端髂总、髂内、外动脉等	术者盐水洗手，“S”形大拉钩拉开探查部位肠管、大止血垫保护切口，吸引器吸尽腹腔内液体，依次探查腹腔内器官和动脉瘤
4. 显露肠系膜下静脉和腹主动脉瘤	自动牵开切口，将大网膜和横结肠推向上方，使用切口保护套肠管，切开后腹膜，向上达十二指肠第四段的左侧，胰腺下缘，向下至髂动脉，调节手术床头低脚高位，暴露手术野
5. 游离腹主动脉瘤	用手指轻柔地插入腹主动脉后方，胆囊钳带牵引带绕过动脉瘤，安置动脉钳。以同样方法分离两侧髂动脉及肠系膜下动脉
6. 切开腹主动脉瘤	静脉注射肝素 1mg/kg 对患者进行全身肝素化或在瘤腔内注入含肝素 30mg 溶液。阻断主动脉，切开动脉瘤，吸引器快速吸尽瘤体内血液，用纱布垫或手指暂时压迫止血，2-0 丝线 6×14 圆针缝扎止血。胆囊钳钳夹肠系膜下动脉，分离、离断，0 号丝线双重结扎，再以 6×14 圆针 3-0 丝线间断缝扎止血
7. 血管吻合	选用直径、长度合适的人造血管。主动脉用 3-0 Prolene 缝线，备橡皮钳 2~3 把。髂动脉用 5-0 Prolene 缝线作端端吻合；先主动脉，后髂动脉。当一侧髂血管移植完毕，血液由腹主动脉经人造血管流入一侧髂动脉以恢复一侧下肢的血流。用同样方法，吻合人造血管的另一支与髂动脉
8. 缝合后腹膜	将残留的腹主动脉外壁缝合包裹在人造血管之外，缝合后腹膜
9. 清理腹腔，检查有无出血	生理盐水冲洗腹腔，吸引器吸净腹腔，放置腹腔引流管，清点器械
10. 关闭腹腔	同胃穿孔修复术

七、专科手术护理

（1）常规护理见第三章手术室围手术期护理。

（2）专科手术护理见本章第二节动脉手术专科手术护理。

（吕　晶　吴荷玉）

主要参考文献

胡德英，田莳. 2008. 血管外科护理学. 北京：中国协和医科大学出版社，4：42～55
蒋米尔，张培华. 2011. 临床血管外科学第 3 版. 北京：科学出版社，21～34，561
景在平. 2002. 血管腔内治疗学. 北京：人民卫生出版社，153～176，181～186
梁发启. 2002. 血管外科手术学. 北京：人民卫生出版社，31，42，107～116，174～190
欧阳晨曦，金毕. 2008. 激光治疗打印静脉曲张 126 例临床报告.中国实用医药，3(9)：105
任师颜. 2007. 静脉疾病微创新疗法. 北京：科学出版社，28～37
王宇. 2009. 外科学. 第 2 版. 北京：北京大学医学出版社，426
张朝佑. 2009. 人体解剖学. 第 3 版. 北京：人民卫生出版社，807，837～859
张培华. 2003. 临床血管外科学. 北京：科学出版社，128～137

第九章　普胸外科手术护理

第一节　胸壁手术(漏斗胸矫正术)

一、概述

1. 胸壁相关解剖及生理知识

(1)胸壁分为浅层结构和深层结构，浅层结构分为皮肤、浅筋膜、乳房三部分。

1)皮肤：胸前、外侧区皮肤较薄，尤以乳头、胸骨前面和两侧部最薄。除胸骨表面部分外，均有较大的活动性。

2)浅筋膜(superficial fascia)：胸前、外侧区的浅筋膜与颈、腹部和上肢浅筋膜相延续，内含脂肪、浅血管、淋巴管、皮神经和乳腺。其厚度个体差异较大，胸骨前面较薄，其余部分较厚。

3)乳房(详见第六章)。

(2)深层结构

1)深筋膜(deep fascia)：胸前外侧区的深筋膜分为浅、深两层。

2)肌层：胸肌(muscles of thorax)(图 9-1)可分为胸上肢肌和胸固有肌。

①胸上肢肌：均起自胸廓外面，止于上肢带骨或肱骨，主要有胸大肌(pectoralis major)、胸小肌(pectoralis minor)、前锯肌(serratus anterior)；②胸固有肌：参与构成胸廓，在肋间隙内(intercostales externi)主要有肋间外肌(intercostales interni)和肋间内肌。

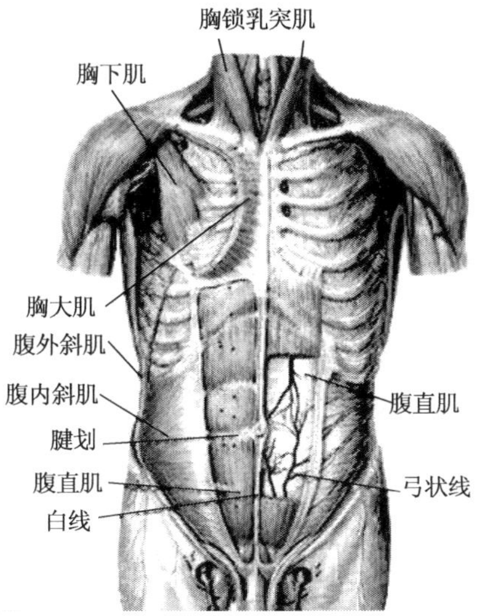

图 9-1　胸肌

(3) 胸壁的血管

1) 肋间动脉 (intercostal arteries)：又叫肋间后动脉，多数分支发自胸主动脉。各肋间静脉与同序数的肋间动脉伴行，位于动脉上方。肋间静脉向后汇入奇静脉、半奇静脉或副半奇静脉。

2) 胸廓内动脉 (interal thoracic artery)：发自锁骨下动脉第一段的下壁，沿胸骨侧缘外侧 1～2cm 处下行，至第 6 肋间隙处分为腹壁上动脉和肌膈动脉两终支。分支至心包下部和膈。胸廓内动脉有两条静脉与之伴行，分支亦有同名静脉伴行。

(4) 肋间神经和肋下神经：肋间神经 (intercostal nerves) 共 11 对，位于相应的肋间隙内。肋下神经 (subcostal nerve) 1 对，位于第 12 肋下方。肋间神经和肋下神经均为胸神经前支，与肋间动、静脉伴行。血管行于肋沟内，神经沿肋下缘前行。

(5) 胸部淋巴结和淋巴管

1) 胸骨旁淋巴结位于胸骨两侧，胸廓内血管周围，以第 1～2 肋间隙出现率最高，收纳乳房内侧部等处的淋巴，该部的癌肿常转移至此淋巴结。胸骨旁淋巴结的配布范围为胸骨侧缘外侧约 3cm，第 1～6 肋间隙范围内。胸骨后面一般无淋巴结。

2) 肋间淋巴结位于肋间隙内，分为前、中、后组。前、中组有时缺如，后组比较恒定。前组位于肋骨和肋软骨交界处附近，输出管注入胸骨旁淋巴结；中组位于腋前线至肋角范围内，输出管注入腋淋巴结；后组位于肋角内侧，输出管注入胸导管。

2. 胸骨及肋的相关解剖知识

(1) 胸骨 (sternum)：位于胸前壁正中，前凸后凹，可分柄、体和剑突三部分。胸骨柄 (manubrium sterni) 上宽下窄，上线中份为颈静脉切迹 (jugular notch)，两侧有锁切迹与锁骨相连结。胸骨柄外侧线上份接第 1 肋。胸骨柄与胸骨体连接处微向前突，称胸骨角 (sternal angle)，可在体表扪到，两侧平对第 2 肋，是计数肋的重要标志。胸骨角向后平对第 2 胸椎体下缘。胸骨体 (body of sternum) 呈长方形，外侧缘接第 2～7 肋软骨。剑突 (xiphoid process) 扁而薄，形状变化较大，下端游离。

(2) 肋 (ribs)：由肋骨与肋软骨组成，共 12 对。第 1～7 对肋前端与胸骨连接，称真肋。第 8～10 对肋前端借助软骨与上位肋软骨连接，形成肋弓 (costal arch)，称假肋。第 11～12 对肋前端游离于腹壁肌层中，称浮肋。

二、漏斗胸矫正术

漏斗胸是一种前胸壁的先天畸形 (图 9-2)。它有两个基本要素：第一是胸骨体向后方的凹陷，通常起始于第 2、3 肋软骨水平；第二是相连的肋软骨向后方凹陷，凹陷范围一般包括第 3～7 肋骨，有时能延伸到第 2 肋软骨水平 (图 9-3)。

1. 手术适应证

(1) 中、重度漏斗胸，胸廓指数＞3.25。

(2) 胸廓畸形进行性加重。

(3) 深呼吸时胸壁矛盾运动。

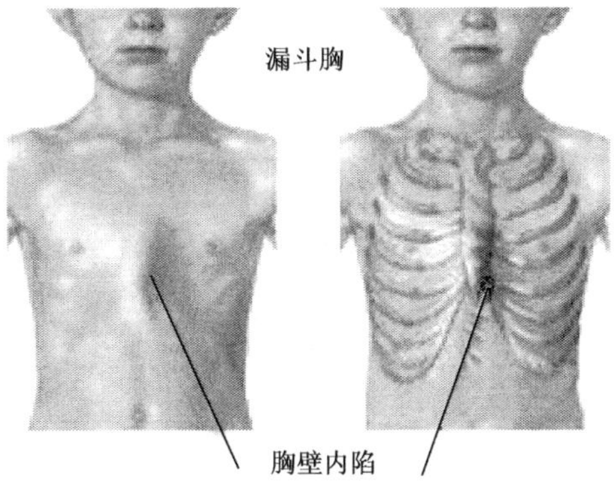

图 9-2 漏斗胸

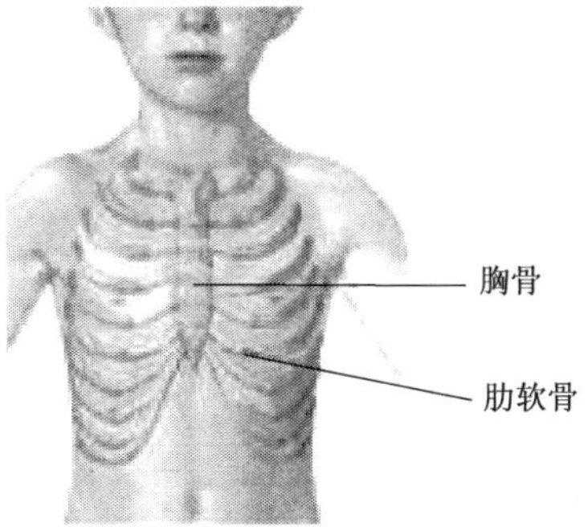

图 9-3 正常胸骨

(4)患者有明显症状如心悸、胸痛等。

(5)外观畸形影响患儿心理发育者。

2. 麻醉方式 全麻气管插管。

3. 手术体位 仰卧位，肩背部垫一薄枕，双手展开。

4. 术前准备

(1)患者准备：患儿练习有效咳嗽、咳痰和腹式呼吸，防止受凉感冒。测量患者的胸廓长度和形状，特制矫形板灭菌备用。

(2)物品准备：阑尾包、孔巾、双层大单、高频电刀、2-0 普里灵和 5-0 可吸收内缝线、H 胶、导引线、折弯器、特制矫形钢板、胸腔镜。

5. 手术方法及手术配合(表 9-1)

表 9-1 漏斗胸矫正术手术方法及手术配合

手术方法	手术配合
1. 标示切口	在患者胸骨凹陷的最低点及肋骨两侧分别作标记
2. 手术野皮肤消毒	1%活力碘消毒皮肤 3 次。上至肩部，下过肋缘，两侧过腋中线
3. 手术切口	用 10 号小圆刀在两侧肋骨标示处做 2 个长 2cm 小切口，分离胸壁皮下软组织，作为植入钢板的通道
4. 置入钢板	在胸腔镜透视下将牵引分离器从胸壁一侧切口引入另一侧切口，导引线穿入。术者持折弯器，按患者胸廓形状将钢板塑形呈倒“U”形，盐水润湿，将引导线系在矫形板上，利用引导线将矫形板以“U”形形状前路径植入人体的胸腔内
5. 矫形漏斗胸	准备 2 块纱布，手术者持钢板两端将其进行翻转，将畸形胸骨顶起，凹陷的胸部被抬平
6. 缝合切口	用 2- 0 普里灵缝线将固定板缝合在患者的肋骨骨膜上。矫形板的两端和固定板应用肌肉覆盖，5- 0 可吸收缝线作皮内美容缝合

三、专科手术护理

1. 护理评估

(1) 评估患者生命体征、辅助检查阳性结果：如肺功能、呼吸型态等。

(2) 评估患儿的生理发育：如出生时情况、身高、体重、行为活动、反应、是否合并其他畸形等。

(3) 评估患者对手术创伤、疾病转归的认知程度。

(4) 评估患者价值观。

(5) 评估特殊器材的准备及备血情况。

2. 常见护理诊断/问题

(1) 生长发育改变：与疾病/遗传有关

(2) 自我形象紊乱：与胸廓畸形有关。

(3) 气体交换受损：与疼痛、疾病有关。

(4) 有低效型呼吸型态的危险：与手术创伤、疼痛有关。

(5) 有猝死的危险：与手术损伤大血管、心脏有关。

3. 护理措施

(1) 心理护理及卫生宣教：针对患者的精神状态、认知程度、人生观、价值观耐心做好心理护理及卫生宣教。

(2) 备正中劈胸骨开胸器械，以供突发意外损伤时急救。

(3) 体位护理：仰卧位，双上肢曲肘上举，自然置于头边，胸部下垫高 3～5cm。

(4) 备齐特殊手术仪器，如胸腔镜全套。核查矫形钢板及其附近的型号、灭菌有效期。

(5) 严密观察病情及生命体征变化，麻醉未清醒前取去枕平卧位，监测血氧饱和度使其在正常范围内。

第二节　胸膜手术(胸腔闭式引流术)

一、概述

1. 胸腔、胸膜与胸膜腔的相关解剖

(1) 胸腔(thoracic cavity)：由胸廓和膈围成，上界是胸廓上口，与颈根部通连，下界是膈，借以和腹腔分隔。胸腔内容纵隔的所有器官和组织，左、右两侧的胸膜囊和肺。

(2) 胸膜 (pleura)：分为脏胸膜(visceral pleura)和壁胸膜(parietal pleura)(图 9-4)。脏胸膜被覆于肺的表面，与肺紧密结合，并伸入叶间裂内。壁胸膜贴附于胸内筋膜内面、膈上面、纵隔侧面，并突至颈根部。根据壁胸膜配布部位不同，分为肋胸膜、膈胸膜、纵隔胸膜和胸膜顶。胸膜顶上面覆以胸膜上膜，有固定和保护作用。

(3) 胸膜腔(pleural cavity)：是脏胸膜与壁胸膜围成的一个封闭的腔隙，左右各一，互不相通。

(4) 胸膜隐窝(pleural recess)：壁胸膜与脏胸膜之间大部分互相贴近，故胸膜腔是潜在的腔隙，但在壁胸膜各部相互转折处，肺缘不能伸入其内，这些部位的胸膜腔称为胸膜隐窝(图 9-4)。

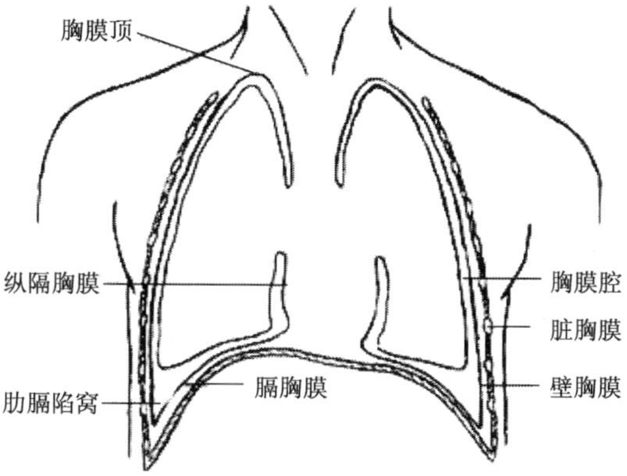

图 9-4　胸膜

2. 胸膜的血管、淋巴和神经

(1) 血管：壁胸膜的血液供应主要来自肋间后动脉、胸廓内动脉和心包膈动脉的分支，脏胸膜者来自支气管动脉和肺动脉的分支。静脉与同名动脉伴行，最终注入上腔静脉和肺静脉。

(2) 淋巴：胸膜的淋巴管位于间皮深面的结缔组织中。脏胸膜的淋巴管与肺的淋巴管吻合，注入支气管肺淋巴结。壁胸膜各部的淋巴管回流不同，分别注入胸骨旁淋巴结、肋间淋巴结、隔淋巴结、纵隔前后淋巴结和腋淋巴结。

(3) 神经：脏胸膜由肺丛的内脏感觉神经支配，肺丛位于肺根前、后方。脏胸膜对触摸、温度等刺激不敏感，定位不准确，但对牵拉敏感，故肺手术时可经肺根进行局部麻醉，以阻滞肺丛的传入冲动。壁胸膜由脊神经的躯体感觉神经支配，肋间神经分布至肋胸膜和膈胸膜周围部，膈神经分支分布至膈胸膜中央部、纵隔胸膜和胸膜顶。壁胸膜对机械性刺激敏感，痛阈低，定位准确。胸膜炎时，常可引起壁胸膜牵涉性痛，如出现胸腹部痛或颈肩部痛等。

二、胸腔闭式引流术

1. 手术适应证

(1) 外伤性血、气胸。

(2) 自发性气胸，肺压缩大于 50%。

(3) 大量或持续胸腔积液，需彻底引流，便于诊断和治疗者。

(4) 脓胸早期者。

(5) 开胸术后引流。

2. 麻醉方式　局部麻醉。

3. 手术体位　取斜坡仰卧位。患侧上肢上举，标记切口。

4. 术前准备

(1)患者准备：患者可采取坐位或半坐位，上肢抬高抱头或置于胸前。

(2)物品准备：闭式引流包、胸管1～2根及胸瓶、10×34号大三角针、0号丝线、10ml注射器、2%利多卡因、生理盐水。

5. 手术方法及手术配合(表9-2)

表9-2 胸腔闭式引流术手术方法及手术配合

手术方法	手术配合
1. 手术野皮肤消毒	1%活力碘以切口为中心消毒>15cm范围皮肤
2. 手术切口选择 (1)患侧锁骨中线外侧第2肋间 (2)患侧7、8肋间，腋中线或腋后线	11号尖刀做2cm切口，用胆囊钳钝性分离肌层至肋间肌，在肋下缘刺破胸膜进入胸腔，长弯血管钳夹胸腔引流管置入胸腔，胸管伸入长度不超过4～5cm
3. 固定胸管	用10×34大三角针0号丝线将胸管固定于胸壁皮肤上，末端接胸腔引流瓶，胸瓶内倒入400ml生理盐水，浸没长管2～3cm。连接胸瓶后，出现水柱波动4～6cm伴有气体和液体排出，将胸瓶保持在胸部水平下60～100cm

6. 专科手术护理

(1)护理评估

1)评估患者生命体征、辅助检查阳性结果：如肺功能、呼吸型态、胸膜腔积气、气液平面、胸部大片密度增高阴影等。

2)评估患者的血氧饱和度。

3)评估患者病史与临床表现。

(2)常见护理诊断/问题

1)气体交换受损：与疼痛、疾病有关。

2)有低效型呼吸型态的危险：与手术创伤、疼痛有关。

3)有休克的危险：与手术创伤、疼痛有关。

4)有大出血的危险：与手术意外损伤胸壁、肺血管有关。

(3)护理措施

1)备肋间开胸器械，以供突发意外损伤时急救。

2)体位护理：斜坡位(半坐卧位)，患者仰卧，抬高手术床头背板45°，患侧上肢曲肘上举，自然置于头边。

3)引流护理：根据患者年龄、病史备胸腔引流管1～2根，水封式胸腔引流瓶1～2套，生理盐水500～1000ml。胸腔积液或积气时，放置引流管1根，积液、积气同时存在时，需放置引流管2根。正确连接引流管和引流瓶，引流管与引流瓶连接前，应妥善固定引流管、引流瓶内注水500ml，与引流管相连的连接管必须是与浸没于引流瓶内液面下的水封管连接。引流管与引流瓶连接好后立即记录引流瓶液体量(以引流瓶刻度为准)或在引流瓶外液面处做明显标识。引流管不可受压、折曲、阻塞、漏气，维持引流通畅。胸腔引流瓶放置应低于胸腔引流出口60cm以上。搬运患者过程中，必须夹闭引流管。

4)严密观察病情及生命体征变化，监测血氧饱和度。

第三节 肺 手 术

一、概述

1. 肺相关解剖知识

(1)肺(lung)：位于胸腔内，膈的上方、纵隔的两侧。肺表面包有胸膜脏层，透过胸膜脏层，可见许多呈多角形的小区，称肺小叶，正常肺呈浅红色，质柔软呈海绵状，富有弹性。两肺外形不同，右肺宽而短，左肺狭而长。肺近似半圆锥形，上端为肺尖，下面为肺底(膈面)，内侧面为纵隔面，外侧面为肋面(图 9-5)。肺表面为脏胸膜被覆，光滑。幼儿肺的颜色呈淡红色，随年龄增长，空气中的尘埃吸入肺内，逐渐变成灰色至黑紫色。

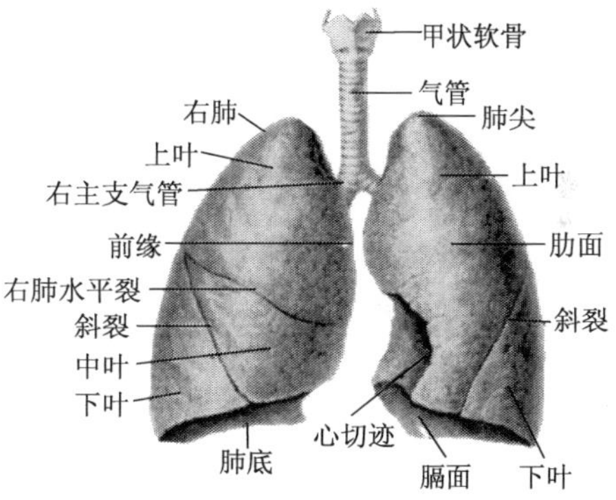

图 9-5 肺的外形

(2)肺的分叶：左肺由斜裂分为上、下两叶。右肺被水平裂和斜裂分为上、中、下三个叶(图 9-5)。

(3)支气管树：在肺门处，左、右主支气管分为次级支气管，进入肺叶，称为肺叶支气管(lobar bronchi)。左肺有上叶和下叶支气管；右肺有上叶、中叶和下叶支气管。肺叶支气管进入肺叶后，继续分出再次级支气管，称肺段支气管(segmental bronchi)。故称主支气管为 1 级支气管，肺叶支气管为 2 级支气管，肺段支气管为 3 级支气管。全部各级支气管在肺内反复分支形成树状，称为支气管树(bronchial tree)。

(4)支气管肺段：每一肺段支气管及其所属的肺组织称支气管肺段(bronchopulmonary segments)，简称肺段(pulmonary segment)。支气管肺段呈圆锥形，尖端朝向肺门，底朝向肺的表面，构成肺的形态学和功能学的基本单位。每一肺段都有自己的动脉和支气管，相邻两个肺段共用一条静脉。右肺分为 10 段，左肺分 8～10 段(图 9-6)。每一段都呈楔形，底在肺表面，尖在肺根。

2. 血管、淋巴管及神经

(1)支气管及肺段的血液供应

1)肺动脉(pulmonary artery)是运送血液以进行气体交换的功能性血管，其分支在肺门，先位于支气管前方，再转向后方。

2)左、右侧支气管动脉(bronchial artery)为营养血管，通常有 1～4 支，左侧主要起自胸主动脉和主动脉弓；右侧主要来自 3～5 肋间后动脉。

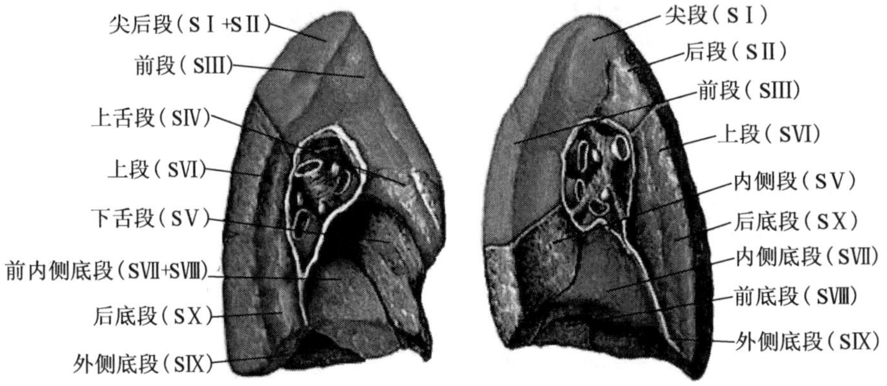

图 9-6　支气管肺段（左内面观，右内面观）

（2）肺的淋巴可分为浅、深两组。浅组为分布于肺脏胸膜及其深面的淋巴管丛，由此丛汇合成淋巴管注入支气管肺（门）淋巴结。深组位于各级支气管和血管周围，并形成淋巴管丛，然后汇合成淋巴管，沿肺血管和各级支气管回流至支气管肺（门）淋巴结。两组淋巴管丛在胸膜下和肺门处有吻合。

（3）肺的神经来自肺丛。支配有迷走神经的副交感纤维和第 2～4 胸段脊髓的交感神经纤维以及感觉神经纤维，它们在肺根的前、后方组成肺前丛和肺后从。肺丛的分支随血管和支气管进入肺组织。迷走神经的传出纤维（副交感纤维）支配支气管的平滑肌收缩和腺体分泌。交感神经的传出纤维则使支气管平滑肌舒张，腺体分泌减少。迷走神经的传入纤维分布于支气管的黏膜、肺胸膜和肺的结缔组织，形成呼吸反射弧的传入部分。

二、肺叶切除手术

1. 手术适应证

（1）肺良性肿瘤。

（2）肺癌。

（3）肺结核干酪性瘤。

（4）慢性肺脓肿。

（5）支气管扩张。

2. 麻醉方式　全身麻醉（双腔螺纹管）。

3. 手术体位　侧卧位（健侧 90°卧位）。

4. 术前准备

（1）患者准备：吸烟者应戒烟 2 周以上，术前行肺功能检查和血气分析测定。

（2）物品准备：开胸器械包、胸肋小件、肺钳、手术衣、孔巾、双层大单、单极电刀线、长头电勾、胸管 1～2 根、直线切割器 TLC 75、闭合器 TX30G、PW 胶、明胶海绵。

5. 手术方法及手术配合(表 9-3)

表 9-3　肺叶切除手术方法及手术配合

手术方法	手术配合
1. 手术野皮肤消毒	用 1 %活力碘消毒皮肤 3 次，消毒范围：前后过腋中线，上至锁骨及上臂 1/3 处，下过肋缘
2. 手术切口	后外侧切口
3. 开胸探查	用 10 × 34 角针 0 号线分别固定吸引器管和高频电刀线在头侧。电刀逐层切开，电凝止血。分离肋骨骨膜，备骨蜡止血；切开胸膜，用 2 块湿止血垫保护切口，2 块治疗巾铺置切口两侧，胸骨撑开器撑开第 5、6 肋间，充分暴露手术野
4. 探查胸腔肿块位置	用生理盐水给手术者湿手后，探查胸腔。及时更换开胸用手术器械，用肺叶钳牵开肺叶进行胸腔探查
5. 处理病变肺叶处血管	用长解剖剪剪开纵隔胸膜，电凝勾止血，带 2- 0 丝线结扎右上肺动脉及上叶后动脉。用胆囊钳配合长弯血管钳游离肺上叶静脉，血管钳带 0 号丝线穿过血管，分别在血管的近、远端结扎剪断，用 7 × 17 圆针 2- 0 线贯穿缝扎近端， 0 号丝线结扎远端
6. 分离并切断支气管	用长弯血管钳紧贴支气管后壁，电凝勾分离出上叶支气管，用 TX30G 夹闭和切缝支气管，移除肺叶至弯盘，1%活力碘棉球消毒残端支气管，近端用 7 × 17 圆针 2- 0 线间断缝合加固
7. 清扫胸腔各组淋巴结	右侧肺癌清扫的区域包括最高纵隔淋巴结、上气管旁淋巴结、气管前后淋巴结、前纵隔淋巴结、下气管旁淋巴结、升主动脉旁淋巴结、隆突下淋巴结、食管旁淋巴结、肺韧带淋巴结以及局灶的肺门淋巴结、叶间淋巴结、叶淋巴结共 12 组淋巴结。分别用干纱布保留，按顺序摆放
8. 肺充气试验	用生理盐水 500 ~ 600ml 倒入胸腔，麻醉师鼓肺配合通气试验，检查是否漏气
9. 关闭胸腔	1 %活力碘棉球消毒皮肤，用长弯血管钳插入引流管，用 10 × 34 三角针 0 号丝线固定。清点器械，10 × 28 圆针 0 号双线间断缝合胸膜，用拉拢器闭合肋骨，连接胸腔引流瓶。10 × 28 圆针 0 号线间断缝合肌层，再次清点器械，10 × 28 圆针 2- 0 丝线间断缝合皮下组织，消毒皮肤，10 × 34 三角针 2- 0 丝线缝皮，消毒后包扎伤口

三、肺减容术

1. 手术适应证

(1) 明确诊断为肺气肿。

(2) 呼吸困难进行性加重，内科治疗无效。

(3) 肺部 CT 显示病变区呈不均质分布。

2. 麻醉方式　全身麻醉(双腔螺纹管)。

3. 手术体位　侧卧位(健侧 90°卧位)。

4. 术前准备

(1) 患者准备：吸烟者应戒烟 2 周以上，术前行肺功能检查和血气分析测定。

(2)物品准备：开胸包、胸肋小件、孔巾、双层大单、单极电刀线、长头电勾、直线切割器 TLC 75、钉仓 TCR 75、胸管 2 根及胸瓶、PW 胶、明胶海绵、可吸收垫片。

5. 手术方法及手术配合(表 9-4)

表 9-4 肺减容术手术方法及手术配合

手术方法	手术配合
1～2 步同肺叶切除手术	同肺叶切除手术
3. 定位切除组织数量	常规开胸探查，根据术中观察情况，决定拟手术切除肺组织数量
4. 切除肺大疱(20%～30%)	拆开直线切割器 TLC 75，将可吸收补片分别套于 TLC 75 刀头后，减少肺组织漏气，肺叶钳夹住肺大泡，用 TLC 75 切除肺大泡。连续切除只需更换钉 TCR 75 和补片
5. 肺充气试验	用生理盐水 500～600ml 倒入胸腔，麻醉师鼓肺配合通气试验，检查是否漏气
6. 关闭胸腔	止血，肺手术切缘喷洒 PW 胶，上、下胸腔各放置胸管 1 根并固定，常规关胸

四、肺手术护理措施

1. 护理评估

(1)评估患者生命体征、双侧肺功能。

(2)评估患者的血氧饱和度及血氧分压。

(3)评估患者病史与临床表现。

(4)评估中心供氧和中心负压吸引。

(5)评估手术体位用具、胸腔镜物品准备。

(6)评估易受压部位皮肤状况：如眼睛、耳郭、肩峰、肘部、胸部、髋部、膝部、足踝。

(7)预评估手术失血量及备血情况。

2. 常见护理诊断/问题

(1)气体交换受损：与疼痛、单肺通气、肺组织有效换气面积减少有关。

(2)有窒息的危险：与麻醉、手术创伤气管有关。

(3)有大出血的危险：与手术意外损伤胸壁、肺血管有关。

(4)有误吸的危险：与气管受损、周围血管神经功能障碍危险有关。

(5)有低效型呼吸型态的危险：与手术创伤、疼痛有关。

(6)有皮肤完整性受损、臂丛神经受损的危险：与手术体位、手术时间、个体营养状况有关。

(7)有外科感染的潜在危险：与手术创伤、气管开放、手术沾染技术有关。

3. 护理措施

(1)协助麻醉插双腔螺纹气管插管，便于随时选择性单肺通气。

(2) 备气管切开包及急救全套器械，保证两条通畅的负压吸引，以便紧急救治窒息、误吸、休克患者。胸腔镜微创手术时常规备开放开胸手术器械，便于发生突发情况时紧急开胸。

(3) 建立良好的外周静脉通路 1～2 条，严格管理静脉通路，术中严密观察患者的病情变化、手术进程，结合患者病情变化准确执行医嘱，术中发生大出血时，进行快速输液、输血等抢救工作，维持手术患者组织灌注充分。及时精准记录体液输入量，保持术中循环稳定，避免引起体液过多或体液不足。

(4) 体位护理：90°侧卧位，患侧在上。健侧床沿适宜高度放置双层搁手架，托起患者置入 10～15cm 厚软胸垫，胸垫上缘距腋下 5cm，患者向健侧侧卧，上腿弯曲，下腿伸直，两腿之间放置长方形软枕，患者手臂放置在搁手架上，头部放置正方软枕和啫喱垫，胸垫两侧加塞直径约 20cm 的圆柱软枕，固定患者髋部、膝部和上肢，检查头、颈、脊柱，保持在同一水平线上。安置体位过程中注意预防压疮，保持静脉通路、气管导管、尿管的通畅，保护患者隐私。

(5) 胸腔闭式引流护理：根据患者年龄、病史备胸腔引流管 1～2 根，水封式胸腔引流瓶 1～2 套，生理盐水 500～1000ml。胸腔积液/积气时，放置引流管 1 根，积液、积气同时存在时，需放置引流管 2 根。正确连接引流管和引流瓶，引流管与引流瓶连接前，应固定妥引流管、引流瓶内注水 500ml，与引流管相连的连接管必须是与浸没于引流瓶内液面下的水封管连接。引流管与引流瓶连接好后立即记录引流瓶液体量（以引流瓶刻度为准）或在引流瓶外液面处做明显标识。引流管不可受压、折曲、阻塞、漏气，维持引流通畅。胸腔引流瓶放置应低于胸腔引流出口 60cm 以上。搬运患者过程中，必须夹闭引流管。

(6) 肺充气试验护理：胸腔注入 37～40℃生理盐水，使肺脏全部淹没水中，吸净气管导管内分泌物，然后加压通气鼓肺，使肺全部复张，检查是否有漏气。

(7) 皮肤护理：安置体位时操作轻柔，勿拖、拉、拽，垫枕平整软硬适当，贴压疮贴，衬衬垫等。术后检查患者全身皮肤情况，尤其注意观察负极板粘贴处和受压处皮肤完整性，若出现皮肤压红、水疱等现象，立即进行压疮护理，及时登记和交班。

(8) 严密观察病情及生命体征变化，监测血氧饱和度。

(9) 预防潜在并发症：督促沾染手术技术规范，遵医嘱适时使用抗生素。

第四节　纵 隔 手 术

一、概述

1. 纵隔相关解剖知识

纵隔（mediastinum）不是器官，而是一个解剖的区域（图 9-7）。纵隔分区位于胸腔中部，纵向分隔了胸腔。纵隔的前界为胸骨，后界为脊柱胸段，上界是胸廓上口，下界为膈。纵隔通常以胸骨角平面（相当于第 4～5 胸椎体交界处）为界，将纵隔分为上纵隔和下纵隔。

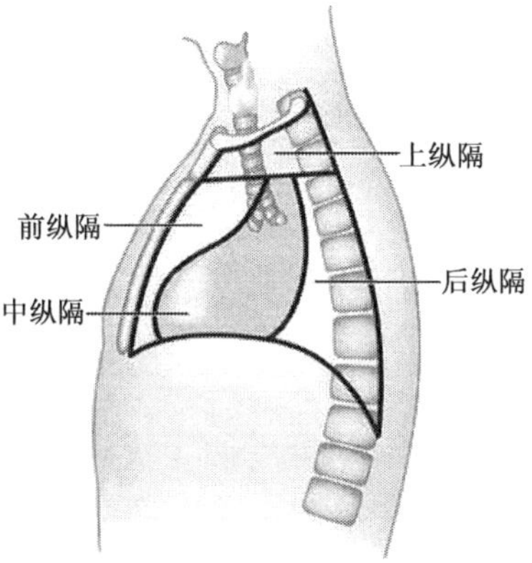

图 9-7　纵隔的分区

(1) 上纵隔 (superior mediastinum)：上界为胸廓上口，下界为通过胸骨角和第 4 胸椎体下缘的平面。上纵隔其内自前向后有胸腺、左和右头臂静脉、上腔静脉、膈神经、迷走神经、喉返神经、主动脉弓及其 3 大分支，以及后方的气管、食管、胸导管等。

(2) 下纵隔 (inferior mediastinum)：上界为上纵隔的下界，下界是膈，两侧为纵隔胸膜。下纵隔分 3 部分：前纵隔 (anterior mediastinum) 为胸骨和心包之间的狭窄区域，仅含有少量结缔组织和淋巴结；中纵隔 (middle mediastinum) 即心包所在的位置，主要含有心包、心及出入心的大血管根部；后纵隔位于 (posterior mediastinum) 心包与脊柱胸部之间，内含有胸主动脉、奇静脉及其属支、主支气管、食管、胸导管、迷走神经、交感神经和淋巴结等。

2. 胸腺相关解剖及功能

(1) 胸腺 (thymus)：为机体的重要淋巴器官 (图 9-8)。其功能与免疫紧密相关，分泌胸腺激素及激素类物质。胸腺位于胸腔前纵隔紧靠心脏，呈灰赤色，扁平椭圆形，分左、右两叶，由淋巴组织构成 (图 9-8)。胸腺青春期前发育良好，青春期后逐渐退化，被脂肪组织所代替。

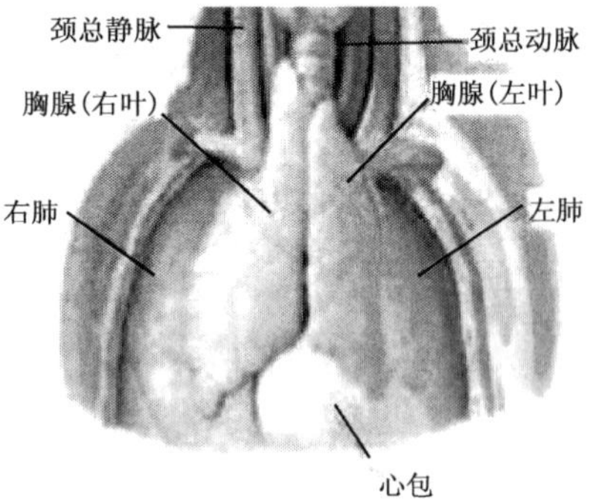

图 9-8　胸腺位置

(2) 主要功能

1) 产生 T 淋巴细胞：造血干细胞经血流迁入胸腺后，先在皮质增殖分化成淋巴细胞。其中大部分淋巴细胞死亡，小部分继续发育进入髓质，成为近于成熟的 T 淋巴细胞。整个淋巴器官的发育和机体免疫力都必需有 T 淋巴细胞，胸腺为周围淋巴器官正常发育和机体免疫所必需的结构。

2) 产生和分泌胸腺素和激素类物质：从 20 世纪 40 年代开始，已从胸腺中提出十几种有效的体液因子，它们无种属特异性，在某种程度上代替胸腺功能，以微量存在于血中，以环核苷酸作为第二信使，可视为胸腺激素。

3. 淋巴结

(1) 纵隔前淋巴结：纵隔前淋巴结位于上纵隔前部和前纵隔内，在头臂静脉、上腔静脉、主动脉弓及其分支、心包前方和动脉韧带周围。收纳胸腺、心包前部、心、纵隔胸膜、膈前部和肝上面的淋巴，其输出管注入支气管纵隔干。其中位于动脉韧带周围者，称动脉韧带淋巴结，左肺上叶的癌肿常转移至此淋巴结。

(2) 气管支气管淋巴结：气管支气管淋巴结位于气管杈和主支气管周围，收纳肺、主支气管、气管杈和食管的淋巴，其输出管注入气管旁淋巴结。

(3) 气管旁淋巴结：气管旁淋巴结位于气管周围，收纳气管胸部和食管的部分淋巴，其输出管注入支气管纵隔。

(4) 纵隔后淋巴结：纵隔后淋巴结位于上纵隔后部和后纵隔内，在心包后方，食管两侧，胸主动脉前方，收纳食管胸部、心包后部、膈后部和肝的部分淋巴，其输出管多注入胸导管。

(5) 心包外侧淋巴结和肺韧带淋巴结：心包外侧淋巴结位于心包与纵隔胸膜之间，沿心包膈血管排列。肺韧带淋巴结位于肺韧带两层胸膜间，肺下静脉的下方，收纳肺下叶底部的淋巴，其输出管注入气管支气管淋巴结，肺下叶的癌肿常转移到此结。

二、胸腺切除术

1. 手术适应证

(1) 胸腺肿瘤。

(2) 胸腺瘤合并重症肌无力患者。

2. 麻醉方式　全麻气管插管。

3. 手术体位　侧卧位，肩背部垫一薄枕，双手展开。

4. 术前准备

(1) 患者准备：完善心肺功能检查，控制肺部感染。对合并重症肌无力的患者，应制订出抗胆碱酯酶药物的有效治疗剂量。

(2) 物品准备：开胸包、胸肋小件、胸骨锯、手术衣、孔巾、双层大单、单极电刀线、长头电勾、骨蜡、5 号钢丝、钢丝剪、钢丝钳、胸管 2 根、PW 胶、明胶海绵。

5. 手术方法及手术配合(表 9-5)

表 9-5　胸腺切除术手术方法及手术配合

手术方法	手术配合
1. 手术野皮肤消毒	用 1 %活力碘消毒皮肤 3 次，消毒范围：上至下颌角，下至肋缘，两侧至腋后线
2. 手术切口	胸骨正中切口，于胸骨中线自颈部向下切至剑突以下
3. 开胸探查	用有齿短镊确定切口位置，予术者及助手方垫用于逐层切开止血。电凝分离锁骨内韧带后，用胸骨锯锯开胸骨，电凝和骨蜡控制胸骨创面的出血。用 2 块治疗巾保护手术野皮肤，胸骨撑开器撑开胸腔，准备生理盐水将手术者手部湿润，探查胸腔
4. 暴露胸腺	将胸膜返折向两侧推开后，游离前纵隔腔内的胸腺组织。手术者持长无齿镊和胆囊钳，游离胸腺组织，将电凝头换成长电凝勾
5. 切除胸腺	提起胸腺瘤的下极，连同其周围的脂肪组织由下而上分离、整块切除。用电刀切割止血，带 2-0 丝线结扎，7 × 17 圆针 3-0 线缝扎止血
6. 胸腔创面止血	仔细检查有无出血，用 PW 胶创面止血。用长无齿镊，准备干止血垫拭干出血创面，喷洒 PW 胶、明胶海绵填压止血
7. 关胸	胸骨后安置引流管，5 号钢丝缝合胸骨。0 号、2- 0 丝线逐层缝合切口

三、电视纵隔镜下纵隔肿瘤活检术

1. 手术适应证

(1) 诊断性手术适应证

1) 纵隔淋巴结活检。

2) 纵隔内肿物性质的诊断和鉴别诊断。

(2) 治疗性手术适应证

1) 胸腺切除治疗重症肌无力。

2) 纵隔囊肿切除。

3) 纵隔积聚物(如血、脓)的引流或清除。

4) 全肺切除术后支气管胸膜瘘残端修补术。

5) 气管周围孤立肿块或肿大淋巴结的切除等。

2. 麻醉方式 全身麻醉(双腔螺纹管)。

3. 手术体位 仰卧位，去除麻醉屏风架，肩部垫软垫，头部后仰 10°～15°，颈部过伸。

4. 术前准备

(1) 患者准备：检查心肺功能，评估肿瘤对心脏大血管压迫情况，有无呼吸困难的症状。

(2) 物品准备：阑尾器械包、乳突撑开器、孔巾、双层大单、高频电刀、明胶海绵，4-0 可吸收缝线、带吸引器电凝、备开胸包及胸骨锯、骨蜡、带针钢丝。

(3) 特殊器械

1) 纵隔镜器械：活检钳、抓钳和分离钳、特制穿刺针(玻璃特制)、钛夹钳。

2) 纵隔镜设备系统：纵隔镜、冷光源、摄像系统、监视器、工作站。

5. 手术方法及手术配合(表 9-6)

表 9-6 纵膈肿瘤活检术手术方法及手术配合

手术方法	手术配合
1. 手术野皮肤消毒	用 1 %活力碘消毒皮肤 3 次，消毒范围：上至下颌角，下至肋缘，两侧至腋后线
2. 手术人员术中位置	术者位于手术床头进行操作。助手和器械护士站于患者左侧，纵隔镜监视器及工作站系统置于手术床尾患者右侧
3. 手术切口	11 号刀切开胸骨切迹上一横指行 3cm 切口，用乳突撑开器牵开两侧皮缘
4. 置入纵隔镜	将电切功率调至 20 ~ 25W，切开气管前筋膜，术者用示指钝性分离气管前间隙，置入纵隔镜
5. 暴露纵隔肿瘤，取活检	将玻璃穿刺针递于术者，穿刺排除血管，用活检钳取淋巴组织，送冰冻病理切片
6. 创面止血	用湿纱布及时清洁镜头，分离钳夹取 1/6 或 1/8 大小干显影纱布手术创面压迫止血，填塞明胶海绵止血
7. 关闭切口	逐层缝合切口，4-0 可吸收缝线作颈部皮内缝合

四、专科手术护理

(1) 常规护理见第三章手术室围手术期护理。

(2) 纵隔镜微创手术备正中劈胸骨开胸器械，以供突发意外损伤时急救。

(3) 专科手术护理见本章第三节肺手术专科手术护理。

第五节　食 管 手 术

一、概述

1. 食管相关解剖及生理知识

(1) 食管(esophagus)：是咽和胃的消化管，也是消化管中最狭窄的部分，为肌性管道。上端起自咽下缘，相当于环状软骨或第 6 颈椎下缘；下端终于胃贲门，相当于第 11 胸椎水平，前方平对第 7 肋软骨。食管经颈部和胸部，穿膈的食管裂孔进入腹腔，故可分为颈部、胸部和腹部三部(图 9-9)。颈部上起环状软骨下缘，下至胸骨颈静脉切迹水平，长约 5cm。胸部上起胸骨颈静脉切迹，下至膈食管裂孔，长约 18cm。腹部由食管裂孔至胃贲门，此段最短，长 1～2cm。食管全长约 25cm，临床测量以上颌中切牙为定点，对于成人，由切牙至贲门为 40cm。

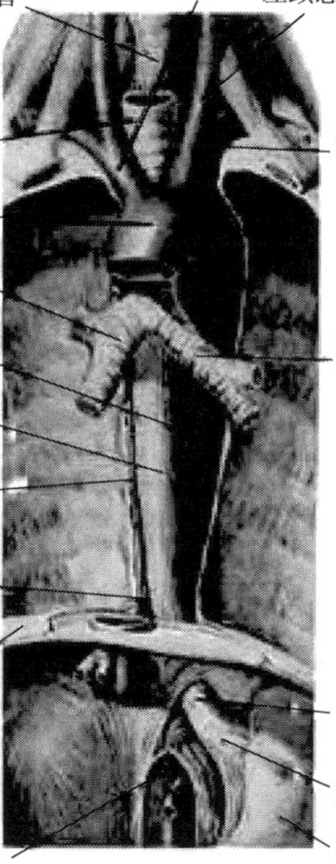

图 9-9　食管的位置

(2) 食管的狭窄：食管的管径并非上下均匀一致，由于食管本身的结构特点以及邻近器官的影响，食管呈现 3 个狭窄部。第一狭窄部位于咽与食管交接处，距中切牙 15cm；第二狭窄部位于气管杈水平，左主支气管跨越其前方，相当于胸骨角或第 4 与第 5 胸椎椎间盘水平，距中切牙 25cm；第三狭窄部为食管通过膈食管裂孔处，相当于第 10 胸椎水平，距中切牙 37～40cm。

(3) 食管壁的组织结构：食管具有消化管典型四层结构，由黏膜、黏膜下层、肌膜和外膜组成。肌膜上 1/3 为横纹肌、下 1/3 为平滑肌、中 1/3 横纹肌和平滑肌相混杂，食管起端处环行肌纤维较厚，可起到括约肌作用。外膜为疏松结缔组织。整个食管管壁较薄，仅 0.3～0.6cm 厚，容易穿孔。

(4) 食管的功能：食管的主要功能是通过蠕动把食团输送到胃里。如果有外伤、异物、炎症或肿瘤，食物下咽就会发生困难。食管除运送食物外，即距胃贲门 4～6cm 长的食管，还有防止胃内食物反流到食管的作用。当某些原因使抵抗反流的功能下降或消失时，胃内的胃酸就很容易反流到食管，重者可引起食管炎症、食管糜烂甚至食管溃疡。

2. 食管的血液供应、淋巴引流及神经支配

(1)食管的血液供应：①食管的供血分为四个区，即食管颈部、食管胸部上段、食管胸部下段和食管腹部。颈段食管由甲状腺下动脉的分支供应，胸部上段食管的动脉由支气管动脉及降主动脉的食管支供应，胸部下段由胸主动脉或肋间动脉的小支供应，腹段则由腹主动脉的膈动脉终支供应。②食管本身的静脉有黏膜下静脉丛及周围静脉丛，黏膜下丛穿过肌肉至食管周围丛。食管上段静脉通过甲状腺下静脉汇入上腔静脉，食管下段静脉直接汇入奇静脉系统。

(2)食管的淋巴引流：食管颈部的淋巴注入气管旁淋巴结和颈外侧下深淋巴结。食管胸部的淋巴除注入纵隔后淋巴结外，胸上部的淋巴注入气管旁淋巴结和气管支气管淋巴结，胸下部的淋巴注入胃左淋巴结。食管腹部的淋巴管注入胃左淋巴结。食管的部分淋巴管注入胸导管。

(3)食管的神经支配：交感神经的颈段食管由上、下颈交感神经节支配，胸段食管由第 4 及第 5 胸结节和大小内脏神经节支配，胸段食管下部由内脏大神经分支支配，腹段食管由腹腔丛的分支支配。副交感神经由迷走神经的分支及部分喉返神经的分支在食管周围形成神经丛支配。

二、食管下段癌根治术

1. 手术适应证

(1)早期食管癌，心、肝、肺、肾功能正常或能耐受手术者。

(2)中、下段食管癌不超过 7cm，无严重外侵，无远处转移。

(3)贲门癌，癌中心在胃食管连接线上下 2cm 之内。

2. 麻醉方式 全身麻醉(双腔螺纹管)。

3. 手术体位 取 90°左侧卧位。

4. 术前准备

(1)患者准备：术前 3 天进行肠道准备。

(2)物品准备：开胸器械包、手术衣、孔巾、双层大单、单极电刀线、长头电勾、TLC 75、CDH 25 吻合器、荷包钳、荷包线、空肠营养管、胸管、PW 胶。

5. 手术方法及手术配合(表 9-7)

表 9-7 食管下段癌根治术手术方法及手术配合

手术方法	手术配合
1. 手术野皮肤消毒	用 1 %活力碘消毒皮肤 3 次，消毒范围：前后过腋中线，上至锁骨及上臂 1/3 处，下过肋缘
2. 手术切口	左侧第 6 肋间进胸，长约 20cm，止于腋前线
3. 开胸	高频电刀调节混凝状态，边切边凝，打开前锯肌、背阔肌、斜方肌

续表

手术方法	手术配合
4. 探查胸腔	牵开器撑开肋骨，更换长头电勾、长无齿镊、长解剖剪，洗手后进行胸腔探查。探查肿块与纵隔大血管及气管的关系，明确手术能否切除
5. 游离食管下端	术者用长弯血管钳夹细纱条穿过食管，牵拉食管进行游离，分离食管床，分别带 2-0、0 号丝线结扎组织和血管
6. 游离胃体，离断胃贲门	用电刀游离胃大小弯处网膜，长弯血管钳夹闭胃左动脉，剪断胃左动脉，近腹腔干端以 0 号丝线结扎，2-0 丝线缝扎，近胃端 2-0 丝线缝扎。用 TLC 75 沿肿块下方 5 cm 处切缝胃贲门
7. 离断食管	用荷包钳夹闭食管，用长解剖剪沿荷包钳下方剪断并移除带瘤食管，活力碘棉球消毒。长针持 45°角夹荷包线穿入荷包钳，撤出荷包钳，润油后，送 CDH 25 吻合器蘑菇头，收拢荷包线结扎。及时收回荷包线上的双针
8. 行食管-胃吻合	用 6 × 14 小圆针 3-0 线间断缝合胃表面切口，左右牵开，送入润油后 CDH 25 吻合器行食管-胃吻合。更换钉仓 TCR 75 闭合胃表面切口，用圆针 2- 0 丝线缝合固定胃于胸腔及膈肌。经胃切口送入空肠营养管，并沿胃管将营养管引出体外
9. 关闭膈肌，探查腹腔内有无活动性出血	用 10×28 圆针 0 号丝线间断封闭膈肌，洗手护士清点手术台上物品
10. 关胸	准备电凝、PW 胶、明胶海绵、止血纱布胸腔止血，放置引流管 1 根，常规关胸

三、食管癌根治术(三切口)

1. 手术适应证 中、上段食管癌不超过 5cm，无远处转移者。

2. 麻醉方式 全身麻醉(双腔螺纹管)。

3. 手术体位 取 90°右侧卧位。

4. 术前准备

(1)患者准备和物品准备：同食管下段癌根治术。

(2)特殊用物：腹部自动拉钩、甲亢卧位、布类 3 套、4-0 可吸收缝线。

5. 手术方法及手术配合(表 9-8)

表 9-8 食管癌根治术手术方法及手术配合

手术方法	手术配合
1. 手术野皮肤消毒	同食管癌根治术
2. 手术切口	颈部、胸部和腹部三切口
3. 右侧开胸探查	第 5 肋间切口，常规开胸，手术者洗手，探查肿瘤位置及活动度，确定肿瘤是否能够切除

续表

手术方法	手术配合
4. 游离胸段食管至食管裂孔，近贲门处切断	手术者用长弯血管钳夹细纱条穿过食管，分离食管床，分别带 2-0 和 0 号丝线结扎组织，用 TLC 75 离断贲门处。干纱布保管好清扫的淋巴结
5. 关胸、止血	行胸腔止血，常规关胸，洗手、巡回护士共同清点器械
6. 更换手术体位	协助患者平卧，更换器械、布类，按颈部和腹部手术消毒。上至下唇，下至耻骨联合，两侧过腋中线
7. 腹部正中切口	上腹部正中做一约 10cm 切口，常规进腹，将远端残留的食管从膈肌裂孔处拉出，关闭裂孔
8. 游离胃，清除贲门周围及根部淋巴结	游离胃体，用 6 × 14 小圆针 3-0 丝线间断缝合胃表面切口，左右牵开，送入用油润滑后的 CDH 25，穿过腹腔与胸骨后隧道行食管-胃吻合。更换钉仓 TCR 75 闭合胃表面切口
9. 做颈部切口，游离近段残留食管。	左颈胸锁乳突肌前缘切口向左侧横行延伸，用荷包钳夹闭食管，剪断并移除带瘤食管，活力碘棉球消毒。荷包线穿入荷包钳，撤出荷包钳，送入用油润滑后的 CDH 25 蘑菇头，收拢荷包线，结扎
10. 食管-胃颈部吻合	送入 CDH 25(吻合器)，在胃大弯处穿出与蘑菇头对合，启动吻合器，实施食管-胃吻合术
11. 关闭颈部切口	逐层缝合颈部切口，4- 0 可吸收缝线做皮内美容缝合
12. 关闭腹部切口	逐层缝合腹部切口

四、专科手术护理

1. 护理评估

(1)评估患者生命体征、辅助检查阳性结果：如食管镜检查、食管脱落细胞学检查、食管吞钡实验。

(2)评估患者营养状况、精神状况。

(3)评估患者对手术创伤、疾病转归的认知程度。

(4)评估易受压部位如眼睛、耳郭、肩峰、肘部、胸部、髋部、膝部、足踝的皮肤状况。

(5)评估手术体位用具、中心供氧和中心负压吸引的功能状态。

(6)评估特殊器材的准备及备血情况。

2. 常见护理诊断/问题

(1)营养失调：低于机体需要量，与消耗性疾病有关。

(2)组织灌注量改变：体液不足，与内分泌代谢紊乱、术前禁饮禁食、清洁灌肠、胃肠减压有关。

(3)腹泻：与清洁灌肠有关。

(4)有窒息的危险：与食管肿瘤压迫、侵犯气管有关。

(5)有大出血的危险：与手术意外损伤胸壁、心、肺血管有关。

(6)有气体交换受损的危险：与手术创伤、改变胸腔压力、意外损伤肺组织有关。

(7)有皮肤完整性受损、臂丛神经受损的危险：与手术体位、手术时间、个体营养情况有关。

(8)有外科感染的潜在危险：与食管及胃开放、手术创伤、手术沾染技术有关。

3. 护理措施

(1)备气管切开包及急救全套，保证两条通畅的负压吸引，以便紧急救治窒息、误吸、休克患者。胸腔镜微创手术时常规备开放开胸手术器械，便于发生突发情况时紧急开胸。

(2)建立良好的外周静脉通路1～2条，严格管理静脉通路，术中严密观察患者的病情变化、手术进程，结合患者病情变化准确执行医嘱，术中发生大出血时，进行快速输液、输血等抢救工作，维持手术患者组织灌注充分。及时精准记录输入量，保持术中循环稳定，避免引起体液过多或体液不足。

(3)体位护理：食管下段癌根治术取90°右侧卧位，中、上段食管癌根治术(颈、胸、腹三切口)先取90°左侧卧位，后取平卧位。床沿适宜高度放置双层搁手架，托起患者置入10～15cm厚软胸垫，胸垫上缘距腋下5cm，患者向健侧侧卧，上腿弯曲，下腿伸直，两腿之间放置长方软枕，患者手臂放置搁手架上，头部放置正方软枕和啫喱垫，胸垫两侧加塞直径约20cm的圆柱软枕，固定患者髋部、膝部和上肢，检查头、颈、脊柱，保持在同一水平线上。安置体位过程中注意预防压疮，保持静脉通路、气管导管、尿管的通畅，保护患者隐私。

(4)引流护理：根据患者年龄、病史备胸腔引流管1根，水封式胸腔引流瓶1套，空肠营养管1根，生理盐水500ml。胸腔置引流管1根，正确连接引流管和引流瓶，引流管与引流瓶连接前，应固定妥引流管，引流瓶内注水500ml，与引流管相连的连接管必须是与浸没于引流瓶内液面下的水封管连接。引流管与引流瓶连接好后立即记录引流瓶液体量(以引流瓶刻度为准)或在引流瓶外液面处做明显标识。空肠营养管和胃肠减压管从同一鼻腔通过，分别妥善固定于面部。引流管不可受压、折曲、阻塞、漏气，维持引流通畅。胸腔引流瓶放置应低于胸腔引流出口60cm以上。搬运患者过程中，必须夹闭胸腔引流管。

(5)严密观察病情及生命体征变化，监测血氧饱和度。

(6)皮肤护理：安置体位时操作轻柔，勿拖、拉、拽，垫枕平整软硬适当，贴压疮贴，衬衬垫等。术后检查患者全身皮肤情况，尤其注意观察负极板粘贴处和受压处皮肤完整性，出现皮肤压红、水疱等现象，立即进行压疮护理，及时登记和交班。

(7)预防潜在并发症：督促沾染手术技术规范，遵医嘱适时使用抗生素。

(易薇薇　李　珊)

主要参考文献

李军，曹俊，蒋永新. 2001. 老年患者腹部手术对呼吸功能的影响.中华麻醉学杂志，21(4)：213～216

Brenner M，McKenna RJ Jr，Gelb AF，et al. 1998. Rate of　FEVI change following lung volume reduction

sugery.Chest，113(3)：652～659
Fang W，Igaki H，Tachimori Y，et al. 2001. Three-field lymph node dissection for esophageal cancer in elderly patients over 70 years of age.Ann Thorac Surg，72(3)：867～871
Gelb AF，McKenna RJ Jr，Brenner M，et al. 1996. Contribution of lung and cheat wall mechanica following emphysema resection.Cheat，110：11～17
Kinugasa S，Tachibana M，Yoshimura H，et al. 2001. Esophageal resection in elderly esophageal carcinoma patients：improvement in postoperative complications.Ann Thrac Surg，71(2)：414～418
Nakamura T，Shimizu Y，Watanbe S，et al. 1990. New bioabsorbable pledgets and non wovon fabrics made from polyglycolide（PGA）pulmonary surgery clinical experience. Thorac Cardiovasc Surg，38(2)：81～85
Nuss D，Kelly RE Jr，Croitoru DP，et al. 1998. A 10-year review of a minimally invasive tebnique for correction of pectus eucavatum. J Pediatr Surg，33(4)：545～552

第十章 心血管外科手术护理

第一节 概　　述

一、心的相关解剖及生理知识

1. 心的位置与外形(position and external features of the heart) 心的外形类似前后稍扁的圆锥体，大小似本人拳头。可分为一尖、一底、两面、三缘。心尖(cardiac apex)由左心室构成，朝向左前下方，第5肋间隙，锁骨中线内侧1～2cm。心底(cardiac base)由大部分左心房和小部分右心房构成，与出入心的大血管干相连。两面：胸肋面和膈面。三缘：心右缘、心左缘和心下缘。人的心一般为锥体形，位于胸腔的中纵隔内，后面与第5～8胸椎体相对。

2. 心腔(chambers of the heart) 心有四个腔，即右心房、右心室、左心房和左心室。左心房、右心房间以房间隔为界，左心室、右心室以室间隔为界。左右心房之间、左右心室之间均不相通。但左心房和左心室之间、右心房和右心室之间，均借房室口相交通。

(1)右心房(right atrium)：是心腔中最右侧的部分，右心房有向左前方突出的部分，称为右心耳。在房间隔的下部，有一卵圆形浅窝，称为卵圆窝。此处最薄，为胎儿时期的卵圆孔于出生后闭合的遗迹，先天性心房间隔缺损多发生在此处。右心房有三个入口和一个出口。入口是上腔静脉口、下腔静脉口和冠状窦口。冠状窦口位于下腔静脉口与右房室口之间。出口是右房室口(图10-1)。

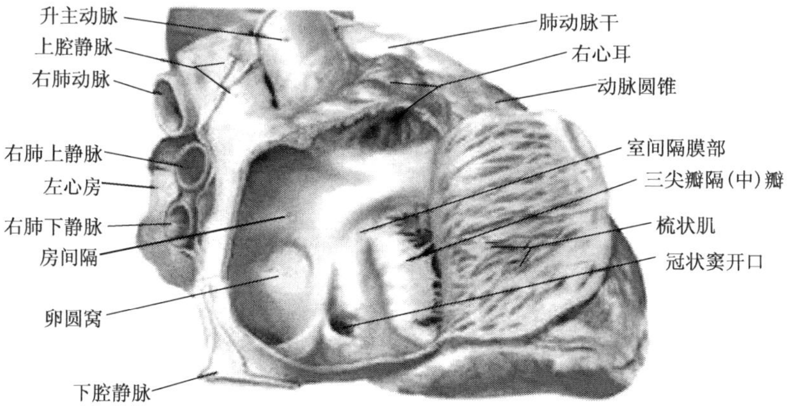

图10-1　右心房

(2)右心室(right ventricle)：在右心房的左前下方。右心室的入口即右房室口，在口的周缘附有三片呈三角形的瓣膜，称为三尖瓣(图10-2，图10-3)。瓣的边缘有许多腱索向下连到室壁上的乳头肌。当心室收缩时，由于血流的推动，使三尖瓣互相对合，封闭房室口，又由于乳头肌的收缩，腱索的牵拉，三片瓣膜恰好对紧而不致翻向心房，从而可防止血液逆流入心房。右心室腔向左上方伸延的部分，形似倒置的漏斗形，称为动脉圆锥。动脉圆锥的上端即右心室的出口，称为肺动脉口。在口的周缘附有三片呈半月形的瓣膜，称为肺动脉瓣(图 10-2，图 10-3)。当心室收缩时，血流冲开肺动脉瓣进入肺动脉干中，而心室舒张时，瓣膜关闭，防止血液逆流入右心室。

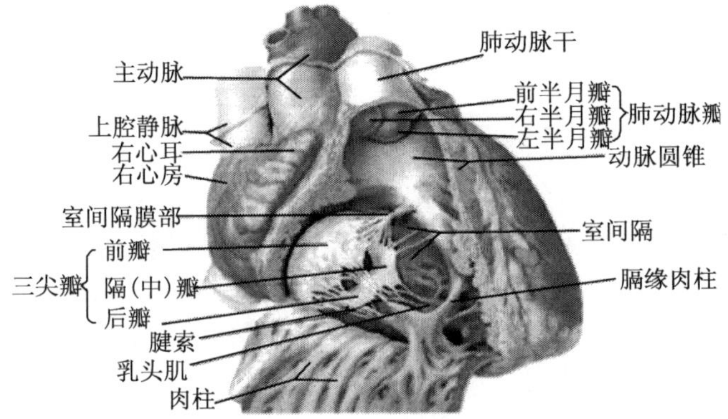

图 10-2　右心室

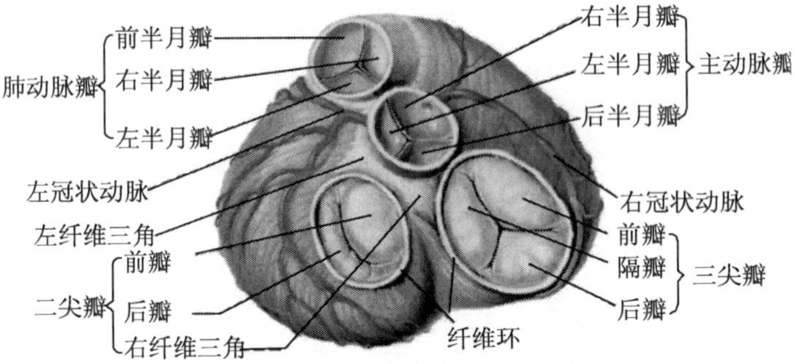

图 10-3　心室底

(3) 左心房(left atrium)：是四个心腔中最靠后的一个心腔，在右心室的左后上方，其后与食管和胸主动脉毗邻。左心房向前方突出的部分为左心耳。在左心房后壁的两侧，各有一对肺静脉口，为左右肺静脉的入口；左心房的前下有左房室口，通向左心室。左心房前部向右前突出的部分，称左心耳。左心室有出入两口。入口即左心房出口，周缘附有左房室瓣(二尖瓣)，按位置称前瓣、后瓣(图 10-4)，它们亦有腱索分别与前、后乳头肌相连。出口为主动脉口，位于左房室口的右前上方，周缘附有半月形的主动脉瓣。

(4) 左心室(left ventricle)：位于右心室的左后方。室腔呈圆锥形，左心室的入口即左房室口，口的周缘附有两片瓣膜，称为二尖瓣(图 10-3，图 10-4)。二尖瓣的边缘也有许多腱索连到室壁上的乳头肌。左心室的出口称为主动脉口，口的周缘附有三片呈半月形的瓣膜，称为主动脉瓣。当心室收缩时，血流冲击二尖瓣，关闭左房室口，同时血流冲开主动脉瓣经主动脉口进入主动脉。心室舒张时，主动脉瓣关闭，防止血液逆流入左心室。左心室与主动脉连通。

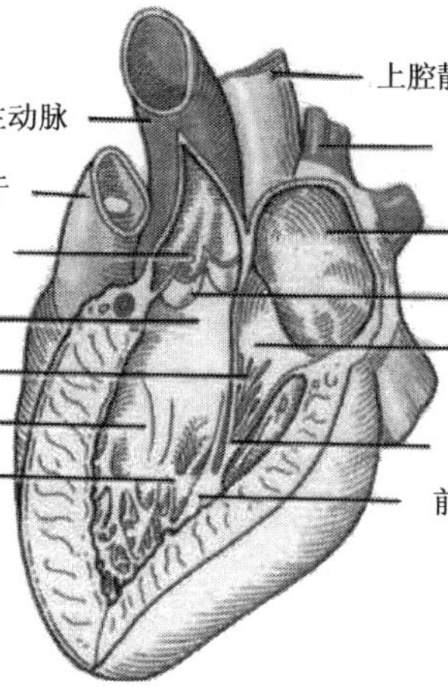

图 10-4　左心房与左心室的结构

3. 心壁的构造(structure of the heart)

(1)心纤维性支架：心纤维性支架又称心纤维骨骼(fibrous skeleton of heart)，位于房室口、肺动脉口和主动脉口的周围，由致密结缔组织构成。心纤维性支架质地坚韧而富有弹性，为心肌纤维和心瓣膜提供了附着处，在心肌运动中起支持和稳定作用。人的心纤维性支架随着年龄的增长可发生不同程度的钙化，甚至骨化。心纤维性支架包括左、右纤维三角、四个瓣的纤维环(肺动脉瓣环、主动脉瓣环、二尖瓣瓣环和三尖瓣瓣环)、圆锥韧带、室间隔膜部和瓣膜间隔等。

(2)心壁：心壁由心内膜、心肌层和心外膜组成，它们分别与血管的三层膜相对应。心外膜被覆于心脏的表面，是极薄的一层膜(浆膜)。心内膜是血管内膜的延续，衬于心肌内面。在房室口处的皱褶形成二尖瓣和三尖瓣，在主动脉和肺动脉口皱褶形成主动脉瓣和肺动脉瓣。夹在薄薄的心外膜和心内膜中间的是厚厚的心肌，是构成心壁的主要部分。

(3)房间隔与室间隔：①房间隔(interatrial septum)位于左、右心房之间，由两层心内膜夹少量心肌和结缔组织构成，厚 1～4mm，卵圆窝处最薄，厚约 1mm；②室间隔(interventricular septum)位于左、右心室之间，室间隔中部明显凸向右心室，凹向左心室，室间隔分为肌部和膜部。且室间隔大部分为肌部，肌部由肌组织覆盖心内膜而成。膜部的上界为主动脉右瓣和后瓣下缘，前界和下界为室间隔肌部，后界为右心房壁。膜部被三尖瓣隔侧尖的附着缘分为房室部和室间部。

4. 心传导系统(conducting system of the heart)　心传导系统由特殊的心肌细胞组成，具有产生和传导兴奋的功能，它是心自动节律性的基础。其包括：窦房结、结间束、房室结、房室束、束支及浦氏纤维(图 10-5)。

(1)窦房结：位于右心房上腔静脉入口处，是血管、神经、肌肉结构，有起搏细胞及过渡细胞，此处起搏细胞冲动发放频率最高，是整个心肌活动的起步点。

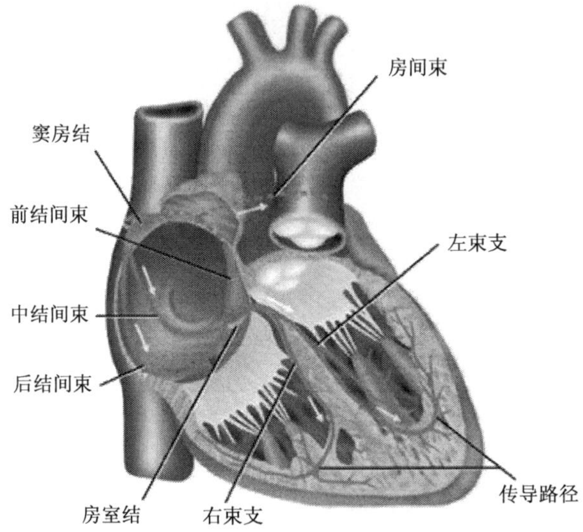

图 10-5　心传导系统

(2) 结间束：窦房结与房室结间有三条传导途径，称前结间束、中结间束和后结间束，前结间束又分出一房间束称 Bachamnn 束，以此联接左心房、右心房、窦房结与房室结。三条结间束中以前结间束最短，故在正常情况下，冲动易于先通过此束传导。

(3) 房室结：位于房间隔右侧壁的后下方。其上端与三条结间束相连，下端延续至房室束。房室结为房室间正常传导的唯一通路。房室连接区包括冠状窦区、房室结、房室结与房室束的连接区。许多心律失常的发生与房室连接区的传导功能异常有密切关系。

(4) 房室束(希氏束)：在房室结下部传导纤维逐渐排列呈束状，向下延续成房室束。

(5) 左、右束支：房室束在室间隔上部分成左、右两支，左束支下行至室间隔上、中 1/3 交界处分成两组纤维，分别称为前上分支及后下分支。前上分支扇形分布于室间隔的前半部及左心室前侧壁。后下分支扇形分布于室间隔后半部及左心室膈壁。右束支较左束支细小，沿室间隔右侧面走行，分布至整个右心室。

(6) 浦氏纤维：左、右束支的分支在心内膜下分成无数呈网状的传导纤维，即浦氏纤维。其末端与普通心肌纤维相连接。

5. 心的血管(图 10-6)

(1) 心的动脉：心的动脉是发自升主动脉的一对冠状动脉；心的静脉血大部分由冠状窦回流入右心房，小部分直接进入右心房。供应心的动脉是左、右冠状动脉，约半数人还有一支细小的副冠状动脉，起自主动脉右窦，供应动脉圆锥。左、右冠状动脉存在许多吻合，但吻合支细小。因此，当一主支发生急性梗死时，侧副循环不能形成，导致心肌缺血坏死。①右冠状动脉(right coronary artery)起自主动脉右窦(前窦)，由右心耳与肺动脉干之间进入冠状沟，绕至心的后面房室交点处分为两个终支，即后时间支和左心室后支；②左冠状动脉(left coronary artery)起自主动脉左窦(左后窦)，由左心耳与肺动脉干之间入冠状沟，然后分为前室间支和旋支。

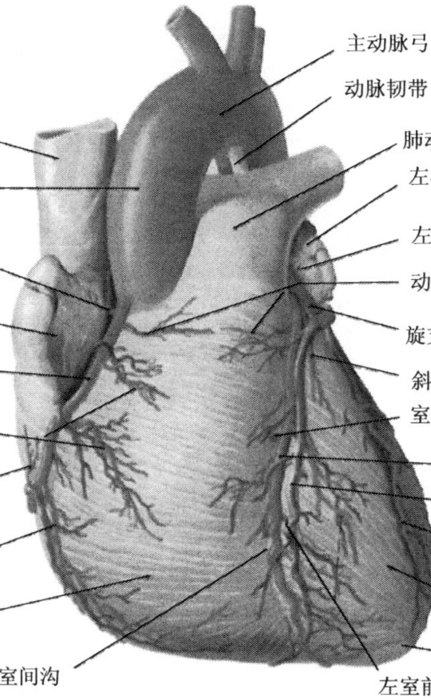

图 10-6　心脏的外形和血管（前面观）

(2) 心的静脉：冠状静脉包括冠状静脉窦及其属支、心前静脉和心最小静脉等，主要注入右心房，各静脉之间存在丰富的吻合，特别是心尖部。心脏舒张时，静脉血液注入心腔；心脏收缩时，心腔内压力升高，静脉血液注入心腔较少。

6. 心的神经　心的神经包括交感神经、副交感神经和感觉神经。近年研究证实，心有降钙素基因相关肽、神经降压素和 P 物质等多种肽能神经纤维分布，它们可能参与对心各种复杂功能的调节。

7. 心包　心包 (pericardium) 是包裹心和出入心的大血管根部的圆锥形纤维浆膜囊，分内、外两层，外层为纤维心包，内层是浆膜心包。

(1) 纤维心包 (fibrous pericardium)：由坚韧的纤维性结缔组织构成，上方包裹出入心的升主动脉、肺动脉干、上腔静脉和肺静脉的根部，并与这些大血管的外膜相延续。下方与膈中心腱愈着。

(2) 浆膜心包 (serous pericardium)：位于心包囊的内层，又分脏、壁两层。壁层衬贴于纤维性心包的内面，与纤维心包紧密相贴。脏层包于心肌的表面，称心外膜。脏壁两层在出入心的大血管根部互相移行，两层之间的潜在腔隙称心包腔 (pericardial cavity)，内含少量浆液起润滑作用（图 10-7）。

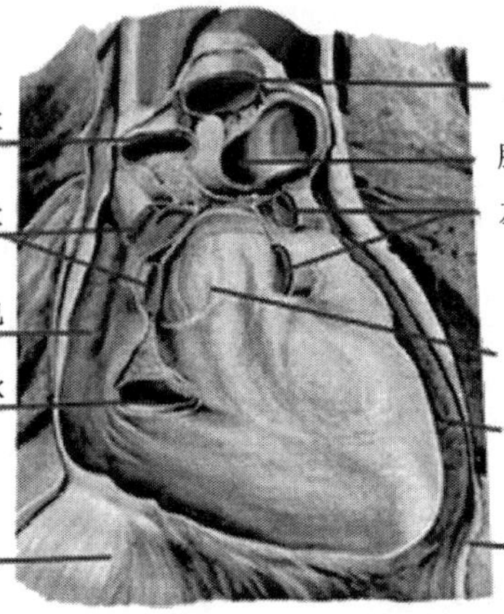

图 10-7　心包的位置

二、心脏手术特殊用物

1. 器械与仪器　常规心外器械、胸骨锯、除颤器、体外循环机、温控水箱、激活全血凝固时间(ACT)测定仪、血气分析仪等。

2. 手术缝线

(1)吸收缝线：1-0、2-0、4-0 吸收线应用于肌肉和皮肤的缝合。

(2)非吸收缝线：3-0～8-0 Prolene 线(滑线)、2-0～4-0 编织线、2-0～4-0 无损伤涤纶缝线。应用于心脏的血管的缝合、修补及结扎等。

(3)钢丝-缝线

1)临时心脏起搏导线：圆针端缝于心肌内，使导线端连接心肌，剪去缝线；直针自胸壁穿出后于刻痕处折断，连接起搏器。

2)胸骨缝针：应用于胸骨固定。

3. 骨蜡　应用于胸骨止血。

4. 心脏与血管修复人造代用品　补片、人工血管、带瓣管道、人工心脏瓣膜、人造瓣环等。

第二节　体外循环建立与终止

体外循环是利用人工心肺机将患者体内静脉血经管道(上、下腔静脉管)引出或抽吸到体外(左、右心吸引)，经氧合后使静脉血转变为动脉血(氧合器-肺)，经导管将其输入到动脉系统内(动脉泵)，完成血液循环的方法。这种循环的特点是患者的血液不经过心和肺，而在体外进行气体交换和循环(图 10-8)。

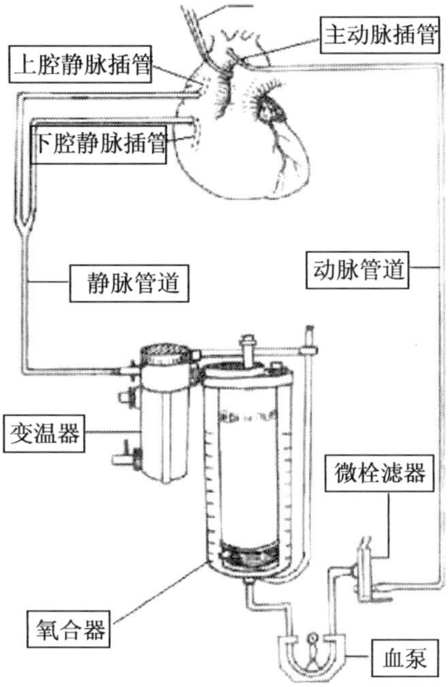

图 10-8　体外循环示意图

一、体外循环建立

1. 麻醉方式　气管插管全身麻醉。

2. 手术体位　仰卧位，将胸部垫高(根据年龄和体质量选择)。

3. 手术方法及手术配合(表 10-1)

表 10-1　体外循环建立手术方法及手术配合

手术方法	手术配合
1. 手术切口	胸骨正中切口
2. 手术野皮肤消毒	使用 1 %活力碘消毒皮肤 3 次，消毒范围：上至颈部，下至髂嵴，两侧过腋中线
3. 自胸骨切迹至剑突下 3 ~ 5 cm 切口	用有齿镊、23 号手术刀切开皮肤及皮下组织，电刀止血
4. 剥离胸骨甲状肌的胸骨附着处及胸骨后的结缔组织	用小直角钳分离锁骨间韧带与胸膜，可可钳类持剑突，电刀切除剑突
5. 纵向锯开胸骨	用胸骨锯劈开胸骨，骨蜡涂在骨髓腔，换圆电凝头止血
6. 切开心包	用体外胸勾撑开，血管镊、解剖剪分离心包表面的疏松组织，胸腺及主动脉心包反折处
7. 心脏探查。探查主动脉、肺动脉、左右心房、左右心室、上下腔静脉和肺静脉的大小	用血管镊、解剖剪剪开心包至心包反折处，悬吊心包于胸壁上(成人：7 × 17 圆针、2-0 丝线；小儿：6 × 14 圆针、3-0 丝线或 3-0、4-0 无损伤涤纶缝线)

续表

手术方法	手术配合
8. 体内肝素化	肝素 3mg/kg 静脉注射，5min 后测 ACT 值，ACT>480s 可开始体外循环
9. 递管	用组织钳将体外循环管、停跳液管、心内吸引管、左心房引流管排水并妥善固定
10. 升主动脉插管荷包缝合(双层)	成人：2-0 无损伤涤纶缝线；小儿：3-0 无损伤涤纶缝线。用小束管及过线勾将缝线通过束管供收紧用，2 把蚊式血管钳固定荷包线
11. 停跳液插管	成人：3-0 无损伤涤纶缝线；小儿：3-0 或 4-0 无损伤涤纶缝线。用小束管及过线勾将缝线通过束管供收紧用，2 把蚊式钳固定
12. 主动脉插管	用 11 号尖刀片、显影纱布、主动脉插管，在荷包内戳一小口，插入主动脉管，束紧束管，后用束带将主动脉管、束管一起绑扎，排气后连接体外循环机管道
13. 上腔静脉插管	用心耳钳钳夹右心耳，用解剖剪剪开，上腔静脉插管经切口插入，用 0 号线固定，排气后连接体外循环机管道
14. 下腔静脉插管	用血管镊、解剖剪在右房壁剪开一小口，下腔静脉插管经切口插入
15. 开机建立体外循环	管道排气(动脉系统排气要充分)，ACT 值达到 480s 后开始转机、降温，浅低温 32 ~ 35℃；中低温 26 ~ 31℃；深低温 20 ~ 25℃；超深低温 15 ~ 20℃
16. 左心房管插管	用 3-0 无损伤涤纶缝线缝荷包，左心房束管及过线勾将缝线通过束管，用 11 号尖刀切开，插入左心房管，收紧荷包，蚊式血管钳固定
17. 腔静脉套带	用血管镊、解剖剪剪开上腔静脉与肺静脉隐窝处心包膜反折，游离上腔静脉，胆囊钳带润滑阻断带穿过，阻断带拉出，用大束管及过线勾将阻断带通过束管，中弯血管钳固定；用血管镊、解剖剪剪开右肺下静脉与下腔静脉隐窝处的鞘膜，胆囊钳带润滑过阻断带穿过，将阻断带拉出，用大束管及过线勾将阻断带通过束管，中弯血管钳固定
18. 插主动脉灌注针	用停跳液插针，收紧荷包并用 0 号线固定插针及小束管，排水后连接停跳液管灌注
19. 降温、阻断	先阻断上腔静脉，再阻断下腔静脉，主动脉阻断钳阻断主动脉，心脏灌注停跳液。备好冰屑、冰水，保护心肌

二、终止体外循环

手术方法及手术配合见表 10-2。

表 10-2　终止体外循环手术方法及手术配合

手术方法	手术配合
1. 复温	相继开放下腔静脉、上腔静脉束管，进行心内主要操作
2. 排气	心脏切口缝完后，用槽针心尖排气，拔掉灌注针，摇床至头低脚高位，用小帽挡住喷血口。心脏如不能复跳，用心内除颤器除颤电击复跳
3. 开放主动脉	松开主动脉阻断钳，保证左心引流通畅
4. 去颤	心脏多能自动复跳，如不复跳，可用电击去颤，一般用直流电 200 ~ 300W
5. 辅助循环	使完全体外循环转变成为并行循环，以辅助心脏搏动，降低心脏负担
6. 停止体外循环	停机条件：体温达 36℃；平均动脉压 8 ~ 10.66kPa(60 ~ 80mmHg)；手术野无重要出血；血气分析报告正常；血离子正常；无严重心律失常。拔出上腔、下腔静脉插管，用 4-0 Prolene 线缝扎
7. 中和肝素，血压稳定后拔主动脉插管	按 1∶1 的数量给鱼精蛋白中和体内肝素。拔出主动脉插管，用 2-0 或 3-0 无损伤涤纶缝线缝扎止血
8. 心包止血及缝合	换圆电凝头止血心包边缘，3-0 无损伤涤纶缝线连续或间断缝合心包
9. 放置纵隔及心包引流管或胸腔引流管(胸膜破时)	用 11 号尖刀在胸壁上切小口，中弯血管钳引出引流管，用 6 × 17 三角针、2- 0 线固定引流管
10. 缝合胸骨	用 10 × 24 圆针、0 号线或 1-0 吸收缝线缝合胸骨上窝，用钢丝(成人用直径 0.8mm，小儿用直径 0.6mm，长约 20cm)或带针钢丝穿绕左右胸骨片，用圆电凝头、骨蜡进行胸骨边缘止血，检查钢丝眼有无渗血，10 × 24 圆针、0 号线缝扎止血，整理好器械、显影纱布，清点器械。扭结钢丝关闭胸骨，剪去多余部分处理残端
11. 缝合皮下组织及皮肤	再次清点器械，用 1-0 吸收线缝合肌层和皮下组织，4-0 吸收缝合线皮内缝合
12. 覆盖伤口	用敷贴覆盖伤口，连接引流瓶

三、体外循环手术护理措施

(一)肝素化与鱼精蛋白的对抗

体外循环转流心内插管前先经右心耳或大静脉注入肝素，常用量为 4U/kg，及时测定 ACT，要求 ACT 值达 480s(正常值 85～150s)。转流中及转流终止时复测 ACT。转流超过 1h，根据 ACT 值及时追加肝素，通常补加肝素量 1U/kg。停止转流后用鱼精蛋白对抗肝素，用量为按肝素剂量 1∶1 即可。鱼精蛋白是静脉扩张药，经主动脉或大静脉注入时均应缓慢(3～5min)，否则易导致血压下降，给药前应注意补充血容量。

（二）血液稀释计算

血液稀释已成为体外循环的标准方法。临床实践证明血液稀释可以减轻血细胞破坏，减低血管阻力，改善微循环，术后肾、脑并发症少，出血量较少。稀释液总液量计算公式：

$$稀释液量(L)=\frac{(自身血量-放血量)\times 术前HCT}{预达HCT(0.2\sim0.25)}-自身血量$$

自身血量成人按 0.07×kg（体重），小儿按 0.08×kg（体重）计算。

（三）做好充分的术前准备

备气管切开包及急救全套，保证两条通畅的负压吸引，以便紧急救治。手术床处于功能状态、床单位齐全、仪器设备正常（中心吊塔、高频电刀、负压吸引、电源等）、器械、敷料齐全、各类型缝合针线、一次性物品（外包装无破损且处于有效期内）、水温毯、高频电刀、胸骨锯、除颤器、血气分析仪、中心吸引器均处于功能状态。电刀负极板完好、约束带、防压创贴、啫喱垫准备合适。术中需使用的各项药物。

（四）通道管理

建立两条外周静脉通道，穿刺中心静脉置三腔管，监测中心静脉压和连接静脉输注泵用药；协助麻醉师穿刺动脉并置管，建立有创血压监测和方便随时取血进行生化检查；保持管道通畅，保证术中输液、输血、给药、监测动脉血压及中心静脉压、测量血气指标的需要。

（五）引流护理

根据患者年龄、病史备硅胶引流管 2 根，精密型便携式手动负压引流瓶 2 套。引流管置于心包腔和纵隔，固定好引流管，连接引流瓶。完成连接后，用手挤压手柄，被引流的气、液即可经上连接管进入手柄内，继而引流至计量存储器内。钳闭上连接管，挤压手柄，如手柄回弹，引流瓶不得使用。引流管不可受压、折曲、阻塞、漏气。当引流不畅时，应及时挤压手柄，使引流顺畅。根据手柄的回弹程度可判断气体引流是否彻底，挤压手柄不断回弹说明气体较多，一旦回弹停止，手柄处于凹陷负压状态，即可证明气体引流彻底，可继续引流液体。引流瓶具有防反流功能移动患者时无需钳闭引流管。

（六）保持术中体温稳定

采用鼻温或（和）肛温探头持续监测体温，适时调节环境温度、正确使用液体加温和体表升温，建议液体加温器温度设置为 35℃，水温毯水温设置≤39℃，鼓风加热毯温度设置为 37℃，保持患儿手术中温度的稳定，避免发生体温过低或高热。

（七）尿量观察

导尿时选择合适型号的尿管，小心仔细操作。分别记录手术切开皮肤、体外循环开始、终止体外循环、患者离开手术室时的尿量，并观察尿的颜色和性质。

第三节　心 包 手 术

一、心包部分切除术

1. 手术适应证

(1)心包炎经充分术前准备，炎症基本控制。

(2)慢性渗出性心包炎，心包腔长期大量渗液，压迫心脏和大血管，伴有心包增厚粘连。

2. 麻醉方式　气管插管全身麻醉。

3. 手术体位　仰卧位，左侧胸垫高30°～45°，左上肢屈肘90°自然置于头边。

4. 术前准备

(1)患者准备：术前应用抗生素治疗(或抗结核治疗)。

(2)用物准备：心脏手术器械包、敷料、胸腔引流瓶、高频电刀。

5. 手术方法及手术配合(表10-3)

表10-3　心包部分切除术手术方法及手术配合

手术方法	手术配合
1. 手术切口	正中劈胸骨切口
2. 手术野皮肤消毒	使用1%活力碘消毒皮肤3次，消毒范围：上至颈部，下至髂嵴，两侧过腋中线
3. 打开胸腔	用23号手术刀切开皮肤，电刀切开皮下及各层肌肉、胸膜，电凝止血
4. 探查心包	用11号刀片、长血管镊在左膈神经前纵行切开心包
5. 剥除心包	剥离顺序：左心室→右心室流出道→右心室扩展→两侧应剥至膈面。在左心室前侧心包上做两个牵引线，在牵引线间“十”字形切开增厚的心包，直达心肌，用剪刀锐性剪开心包与心脏间的粘连，疏松的粘连可钝性剥离
6. 切除心包	完成全部剥离计划之后，才可逐一切除所剥离的心包片，边切除心包，边用电凝止血
7. 关胸、置引流管	常规关胸，在前纵隔置引流管，从切口下端引出

二、专科护理措施

常规护理见第三章手术室围手术期护理。

1. 护理评估

(1) 评估患者生命体征、双侧肺功能。

(2) 评估患者的血氧饱和度及血氧分压。

(3) 评估患者病史与临床表现。

(4) 评估中心供氧、中心负压吸引、急救物品。

(5) 预评估手术失血量及备血情况。

2. 常见护理诊断/问题

(1) 气体交换受损：与手术操作影响肺组织有效换气面积有关。

(2) 有窒息的危险：与麻醉、手术创伤气管有关。

(3) 有大出血的危险：与手术意外损伤胸壁、周围血管有关。

(4) 有心跳骤停、猝死的危险：与大出血引起心包填塞压迫心脏有关。

(5) 有低效型呼吸型态的危险：与手术创伤、疼痛有关。

3. 护理措施

(1) 备体位循环及急救全套，保证 2 条通畅的负压吸引，以便紧急救治。胸腔镜微创手术时常规备开放开胸手术器械，便于发生突发情况时紧急开胸。

(2) 建立良好的外周静脉通路 1～2 条，严格管理静脉通路，术中严密观察患者的病情变化、手术进程，结合患者病情变化准确执行医嘱，术中发生大出血时，进行快速输液、输血等抢救工作，维持手术患者组织灌注充分。及时精准记录输入量，保持术中循环稳定，避免引起体液过多或体液不足。

(3) 心包剥离时，准备充足的显影纱布，边止血边分离。心包剥离中，准备止血物品(护固莱士止血胶、止血纱布等)，大面积渗血时，及时处理。手术中密切关注患者心率变化，心动过缓或多发室性期前收缩时，通知医生停止操作。

(4) 引流护理：根据患者年龄及病史备硅胶引流管 1 根、精密型便携式手动负压引流瓶 1 套。引流管置于心包腔，固定好引流管，连接引流瓶。完成连接后，用手挤压手柄，被引流的气、液即可经上连接管进入手柄内，继而引流至计量存储器内。钳闭上连接管，挤压手柄，如手柄回弹，引流瓶不得使用。引流管不可受压、折曲、阻塞、漏气。当引流不畅时，应及时挤压手柄，使引流顺畅。根据手柄的回弹程度可判断气体引流是否彻底，挤压手柄不断回弹说明气体较多，一旦回弹停止，手柄处于凹陷负压状态，即可证明气体引流彻底，可继续引流液体。引流瓶具有防反流功能，移动患者时无需钳闭引流管。

(5) 严密观察病情及生命体征变化，监测血氧饱和度。

(6) 预防潜在并发症：心包部分切除患者，术前详细了解患者感染菌种情况(结核或化脓性感染)，针对不同的感染原因，巡回护士对术中、术后进行不同处理。

第四节　先天性心脏病手术

先天性心脏病是胎儿时期心脏血管发育异常所致的心血管畸形，是小儿最常见的心脏病。其发病率约占出生婴儿的 0.8%。常见的先天性心脏手术有动脉导管未闭术、房间隔缺损修复术、室间隔缺损修复术、三房心矫治术、肺动脉狭窄矫治术、法洛四联征(F4)矫治术、心室双出口矫治术、右心室双腔心矫治术、完全性肺静脉引流畸形矫治术、大动脉调转术等。

一、先天性室间隔缺损(VSD)修补术

1. 手术适应证　室间隔缺损。

2. 麻醉方式　气管插管全身麻醉。

3. 手术体位　仰卧位，左侧胸垫高30°～45°，左上肢屈肘90°，自然置于头边。

4. 术前准备

(1)患者准备：进行全面的体格检查、心电图、X线摄片及超声心动图检查。术前调节心肺功能不全。

(2)用物准备：见心脏手术特殊用物。

5. 手术方法与手术配合(表10-4)

表10-4　先天性室间隔缺损（VSD）修补术手术方法及手术配合

手术方法	手术配合
1. 常规正中切口	建立体外循环
2. 切开心脏，探查室间隔缺损部位 右心室流入道室间隔缺损 漏斗部和干下型室间隔缺损 膜周-漏斗部室间隔缺损	采用右心房切口，切开房间隔 采用肺动脉切口 采用右心室切口
3. 切口	
右心房切口： 与房室沟平行与右心房横行或斜行切开右心房 显露膜部型、房室通道型或肌部型室间隔缺损 修补室间隔缺损 缝合右心房切口	(1)用11号刀切开心脏，用解剖剪扩大，用静脉拉钩显露缺损 (2)用3-0无损伤涤纶缝线悬调牵引3针，蚊弯血管钳固定，心房拉钩向前牵拉三尖瓣前瓣叶，充分显露室间隔缺损 (3)用5-0 Prolene线连续缝合关闭缺损，如需切开三尖瓣，6-0 Prolene线缝合切开的三尖瓣 (4)用5-0 Prolene线连续缝合
肺动脉切口： 纵行或横行切开肺动脉干 显露嵴上型或干下型室间隔缺损 修补室间隔缺损 闭合肺动脉切口	(1)用11号刀切开心脏，用解剖剪扩大，用静脉拉钩显露缺损 (2)用3-0无损伤涤纶缝线悬调牵引3针，蚊式血管钳固定，用心房拉钩经肺动脉瓣向下牵拉，充分显露室间隔缺损 (3)选择大小合适的涤纶织片，用5-0 Prolene线连续缝合关闭缺损 (4)用5-0 Prolene线连续缝合
右心室切口： 斜形、横行或纵行切开右心室流出道心肌全层 显露嵴上型、嵴下型或干下型室间隔缺损 修补室间隔缺损。 关闭右心室流出道切口	(1)用11号刀片切开心脏，用解剖剪扩大，用静脉拉钩显露缺损 (2)用3-0无损伤涤纶缝线悬调牵引3针，蚊式血管钳固定，用心房拉钩，充分显露室间隔缺损 (3)选择大小合适的涤纶织片，用5-0 Prolene线连续缝合关闭缺损，如有流出道狭窄，用探条疏通流出道 (4)用5-0 Prolene线连续缝合
4. 缝毕，膨肺，排出左心房内气体，开放主动脉循环	同终止体外循环手术配合

二、肺动脉瓣狭窄矫治术

1. 手术适应证

(1)活动后气短、心前区疼痛、右心衰竭及发绀等临床表现者。

(2)休息时右心室峰压大于 10kPa，肺动脉与右心室压差大于 6.7kPa。

(3)肺动脉瓣口面积小于 0.5cm^2。

(4)无明显症状者，运动后右心室终末舒张压升高，而心排血量不增加者。

2. 麻醉方式 气管插管全身麻醉。

3. 手术体位 仰卧位，左侧胸垫高 30°～45°，左上肢屈肘 90°悬挂于头架。

4. 术前准备 同室间隔缺损手术。

5. 手术方法与手术配合(表 10-5)

表 10-5 肺动脉瓣狭窄矫治术手术方法及手术配合

手术方法	手术配合
1. 常规正中切口，建立体外循环	同体外循环建立手术配合
2. 心脏切口	用 11 号刀片、心脏镊在肺动脉瓣稍上方做一长 1.5 ~ 2.5cm 纵行切口
3. 切开肺动脉瓣交界	用 4-0 涤纶线单针缝肺动脉壁切口牵引线，检查瓣膜形态及瓣口大小，用心脏镊轻轻提起瓣叶，用 11 号手术刀沿融合瓣叶交界嵴切开至瓣膜基部
4. 疏通右心室流出道	用适当型号的探子探测右心室流出道，3- 0 涤纶线缝牵引线，用 11 号手术刀、切除肥厚的膈束壁束及肥厚的室上嵴和漏斗部前壁。心脏镊切开右心室流出道
5. 缝合右心房，恢复冠状动脉循环	用 4- 0 Prolene 线带垫片连续缝合右心房节口，将手术床置于头低位，开放上、下腔静脉和主动脉，心脏自动复跳或除颤复跳。体外循环辅助灌注时间为阻断主动脉时间 1/3，各项监测指标正常即停机
6. 拔管关闭切口	同终止体外循环手术配合

三、三房心矫治术

三房心为一种少见的先天性心血管畸形，左心房被异常纤维肌性膈膜或间隔分成两部分。典型三房心室指左型而言，左心房被分隔后形成“近侧”和“远侧”两个心房。远侧心房(或称真性左心房)，含有左心耳和二尖瓣；近侧心房(或副房)与肺静脉相连，血液经膈膜孔排入真性左心房。

1. 手术适应证

(1)典型三房心由于异常膈膜造成严重左心回流受阻，75%病例在婴儿期就死亡，故一旦确诊就应及时手术治疗。

(2)三房心合并房间隔缺损或副房与右心房相交通，虽可减轻肺静脉回流障碍，但出现大量左向右分流，也会导致进行性心功能不全，应及时手术。

2. 麻醉方式 气管插管全身麻醉。

3. 手术体位　仰卧位，左侧胸垫高30°～45°，左上肢屈肘90°悬挂于头架。

4. 术前准备　同室间隔缺损手术。

5. 手术方法与手术配合（表10-6）

表10-6　三房心矫治术手术方法及手术配合

手术方法	手术配合
1. 按常规建立体外循环	同体外循环建立手术配合
2. 选择心脏切口 (1)单纯三房心 (2)三房心合并房间隔缺损	(1)用11号手术刀、心脏镊、长弯血管钳钳夹剥离子分离，显露于右肺静脉前内方切开左心房壁，用心脏拉钩显露左心房 (2)用11号手术刀、心脏镊切开右心房壁，用心脏拉钩显露右心房
3. 显露并剪除房腔内异常膈膜	用心脏镊、静脉拉钩或心房拉钩显露异常膈膜，解剖剪经膈膜孔剪开异常膈膜，于房壁和房间膈的异常膈膜完整切除
4. 修补房间隔缺损	带垫片连续或间断缝合缺损，缺损大者取自体心包片修补
5. 缝合左心房或右心房切口	用4-0 Prolene线连续缝合心房切口
6. 恢复冠状动脉循环、停机	开放升主动脉阻断钳，恢复冠状动脉循环，心脏自动复跳。若复跳困难，则在体内除颤器电击复跳，松开上、下腔静脉阻断带，辅助循环时间足够，各项监测指标正常，停机
7. 拔管、关闭胸部正中切口	同终止体外循环手术配合

四、法洛四联征矫治术

法洛四联征（congenital tetralogy of Fallot，TOF）是右心室漏斗部或圆锥发育不全所致的一种具有特征性肺动脉狭窄和室间隔缺损的心脏畸形，包括肺动脉狭窄、室间隔缺损、主动脉骑跨和右心室肥厚。

1. 手术适应证　法洛四联征。

2. 麻醉方式　气管插管全身麻醉。

3. 手术体位　仰卧位，左侧胸垫高30°～45°，左上肢屈肘90°自然置于头边。

4. 术前准备　同室间隔缺损手术。

5. 手术方法与手术配合（表10-7）

表10-7　法洛四联征矫治术手术方法及手术配合

手术方法	手术配合
1. 按常规建立体循环	同体外循环建立手术配合
2. 心脏切口，心内探查	用11号手术刀、心脏镊做右心室流出道纵行切口，解剖剪扩大切口，用3-0涤纶线缝2针切口牵引线，蚊式血管钳固定。用心脏小拉钩充分显露，用小直角钳探查室间隔缺损部位及大小
3. 疏通右心室流出道及肺动脉	用探子由小到大进行测试，基本标准为：小于10kg，探子直径与体质量相似；10～15kg，探子直径为体质量减去1～2mm；15～20kg，探子直径为体质量减去3mm。用3-0涤纶线缝牵引线，11号手术刀整块切除肥厚的膈束、壁束、肌肉及室上嵴两端

续表

手术方法	手术配合
4. 修补室间隔缺损	用三尖瓣拉钩及静脉拉钩充分显露室间隔缺损，将涤纶片剪成与缺损大小相似的形状，用 4- 0 Prolene 线带垫片连续缝合，危险区用 3-0 涤纶线双头针带垫片加固缝合
5. 右心室流出道补片加宽	多采用自体心包片，用解剖剪剪合适大小心包片。用 4- 0 Prolene 线连续缝合补片。加宽右心室流出道，若肺动脉干细小(小于正常值的 2/3)，则补片应跨过肺动脉瓣环，加宽肺动脉
6. 按常规恢复冠状动脉循环、停机	同终止体外循环手术配合
7. 测定左、右心室的压力	用测压针连接测压管，先插入右心室测压，再通过室间隔进右心室测压
8. 关闭胸部正中切口	同终止体外循环手术配合

五、非体外循环微创房间隔缺损封堵术

1. 手术适应证 中央型继发孔型房间隔缺损。

2. 麻醉方式 气管插管全身麻醉。

3. 手术体位 仰卧位，左侧胸垫高 30°～45°，左上肢屈肘 90°悬挂于头架。

4. 术前准备

(1) 患者准备：同室间隔缺损手术。

(2) 特殊用物准备：封堵器、彩色超声波。

5. 手术方法与手术配合(表 10-8)

表 10-8 非体外循环微创房间隔缺损封堵术手术方法及手术配合

手术方法	手术配合
1. 手术切口	右侧第 4 肋间胸骨旁横切口，长 2～3cm
2. 手术野皮肤消毒	使用 1 %活力碘消毒皮肤 3 次，消毒范围：上至锁骨，下至髂嵴，左侧腋中线，右侧腋后线
3. 逐层切开进胸，压迫右肺暴露手术野	用 23 号刀、心脏镊、电刀逐层切开，用撑开器、显影纱布止血
4. 切开心包，悬吊固定	用电刀、长动脉镊切开心包，用长持针器持夹 3-0 无损伤涤纶缝线缝合悬吊心包
5. 经食管超声检查缺损大小，选择合适的封堵器	传递封堵器
6. 在右心房壁上缝双荷包线	用 4-0 Prolene 线缝荷包，侧壁钳钳夹荷包圈内心包壁
7. 切开心包，放入推送套管，收紧荷包线	用 11 号刀切开心包，将推送套管送入右心房
8. 在超声的引导下将推送套管经房间隔缺损送入左心房释放左心房侧封堵伞	与巡回护士密切观察手术进程，预防突发情况，封堵成功后及时取回显影纱布，并及时进行清点
9. 膨肺、关胸	用 10×28 圆针、1 号线缝合切口上下端肋骨关胸，再次清点器械，用 1-0 吸收线缝合肌层和皮下组织，4-0 吸收缝合线皮内缝合

六、先天性心脏病手术专科护理

常规护理见第三章手术室围手术期护理。

1. 护理评估

(1)评估患儿的生理发育：如出生时情况、身高、体重、行为活动、反应、是否合并其他畸形等。

(2)评估患儿的病史、皮肤状况：是否有发绀、呼吸急促、咳嗽、流涕等。

(3)评估患儿的营养状况及血管条件，为手术中体位的摆放及动静脉穿刺做好准备。

(4)评估患儿的配合情况及家属对手术和麻醉的认知程度。

(5)评估术前准备质量：如输血准备、患儿窒息急救准备、手术物品准备、保暖措施等。

2. 常见护理诊断/问题

(1)营养失调、发育不良：与疾病导致的心功能不全有关。

(2)体温调节无效：与患儿体温调节中枢发育不全有关。

(3)语言沟通障碍、患儿行为紊乱、不合作：与年龄和环境改变、无亲人陪伴有关。

(4)穿刺困难：与患儿血管条件差有关。

(5)有清理呼吸道无效、窒息、误吸的危险：与患儿发育不良、咳嗽反射功能不良有关。

(6)有受伤的危险：与年龄、患儿行为紊乱、操作粗蛮有关。

(7)有体液过多或体液不足的危险：与手术损伤、静脉输入管理有关。

(8)有体温过低或高热的危险：与患儿体温调节无效、手术、麻醉、保暖措施不当有关。

(9)有气体交换受损、心力衰竭的危险：与患儿心功能不全有关。

(10)有感染的危险：与延迟关闭腔胸(手术后48～72h)有关。

3. 护理措施

(1)做好充分的术前准备：手术床处于功能状态、床单位齐全、仪器设备正常(中心吊塔、高频电刀、负压吸引、电源等)、小儿手术器械包、小儿显微手术器械、各型号Prolene线、一次性物品(外包装无破损且处于有效期内)、水温毯、高频电刀、胸骨锯、除颤器、血气分析仪、中心吸引器均处于功能状态。电刀负极板完好、约束带、防压创贴、啫喱垫准备合适。特殊缝合针线。术中需使用的各项药物。麻醉前应将吸引器准备好，调节好吸力大小后随时备用。在全身麻醉实施时应守候在患者身边，确保麻醉安全顺利实施。

(2)心脏手术患儿容易缺氧，尽量让患儿早入手术间，避免患儿哭闹发生意外情况。重症畸形患儿，在送往手术室途中，必须有专科医生护送，保障患儿安全。

(3)患儿体重轻，术中静脉输液的安全管理非常重要。在静脉穿刺成功初期、麻醉诱导期时易放开滴速，造成输液速度过快，加重循环负荷，诱发肺水肿、心力衰竭。因此，巡回护士应加强患儿围手术期输液管理，严格按照患儿体重及出入量来计算液体输入量。尽量使用微量泵控制液体输入量。

(4)皮肤护理：由于婴幼儿皮肤娇嫩，皮下脂肪少，故操作要轻柔，勿拖、拉、拽，床单位平整，垫枕平整软硬适当，贴压疮贴，衬衬垫等。术后检查患者全身皮肤情况，尤其注意观察负极板粘贴处和受压处皮肤完整性，出现皮肤压红、水疱等现象，立即进行压疮护理。

(5) 体位护理：于手术床上置变温毯。患儿平卧，胸廓垫高 5～10cm，双上肢曲肘上举，自然置于头边。保护易受压处(肩峰、枕部、背部、肘部、骶尾部)皮肤。

(6) 延迟关闭腔胸护理：需要延迟关闭腔胸(手术后 48～72 小时)时，立即准备好胸腔填塞物(必须是带显影的脱脂棉纱布)，清点手术物品，记录填塞纱布数目、规格尺寸大小，准确填写护理记录单，双层手术贴膜覆盖胸壁开放伤口。手术完毕，检查静脉通路、导尿管、各种引流管是否维持通畅，保证固定牢固，连接正确。用专用管道标签做好各种引流管的标记。

(7) 体外循环护理：见本章第二节体外循环建立与终止。

第五节　心脏瓣膜手术

心脏瓣膜疾病引起的房室瓣关闭不全或同时合并狭窄，导致心功能不全，往往是瓣叶、腱索、乳头肌和瓣环等心脏多部位结构受累所致。目前治疗方法包括瓣膜成形、人工机械瓣膜替换、生物瓣膜替换等。随着心脏外科技术的发展，瓣膜成形术已经成为治疗心脏瓣膜疾病的主要手段之一。

正常人心脏有四个瓣膜，分别为左心系统的二尖瓣和主动脉瓣、右心系统的三尖瓣和肺动脉瓣。这些瓣膜起保持血流的单向流动且不反流的单向阀门作用。常见的心脏瓣膜手术有二尖瓣成形术及二尖瓣置换术(MVR)、主动脉瓣成形术及主动脉瓣置换术、三尖瓣成形术及三尖瓣置换术、双瓣置换术。

一、人工二尖瓣置换术

1. 手术适应证

(1) 二尖瓣病变严重。

(2) 二尖瓣狭窄合并关闭不全者。

(3) 闭式扩张术后再狭窄者。

(4) 二尖瓣成形术失败者。

(5) 生物瓣毁损，瓣周漏。

2. 麻醉方式　气管插管全身麻醉。

3. 手术体位　仰卧位，左侧胸垫高 30°～45°，左上肢屈肘 90°悬挂于头架。

4. 术前准备

(1) 患者准备：常规心肺功能全面检查，如心电图、心脏超声、胸部 X 线片，控制感染症状。

(2) 特殊用物准备：二尖瓣测瓣器、2-0 与 4-0 Prolene 线、2-0 编织线。

5. 手术方法与手术配合(表 10-9)

表 10-9　人工二尖瓣置换术手术方法及手术配合

手术方法	手术配合
1. 常规开胸，建立体外循环，插左心房管	体外循环建立常规配合
2. 经右心房，房间隔进入左心房	用解剖剪剪开右心房，心脏拉钩牵开右心房壁，用尖刀片切开房间隔，进入左心房，用心脏拉钩充分显露切口
3. 探查左心房及二尖瓣	如有血栓，以血栓勺清除血栓，大量生理盐水冲洗左心房
4. 切除瓣膜，测试瓣膜直径	用 11 号刀切开，长解剖剪沿瓣环剪除瓣膜，并妥善保留标本。测瓣器测量瓣膜直径
5. 缝合瓣膜 (1)连续缝合 (2)间断缝合	用持瓣钳夹持瓣叶，长动脉镊、长持针夹 2-0 双头针编织线(21mm，绿白两种颜色交替)连续缝合
6. 连续缝合房间隔切口	用 2-0 无损伤涤纶线连续缝合房间隔切口
7. 缝合右心房切口	用 5-0 Prolene 线连续缝合
8. 常规复跳、拔管、关胸	同终止体外循环手术配合

二、二尖瓣与主动脉瓣置换术

1. 手术适应证

(1)二尖瓣及主动脉瓣为风湿性改变，瓣膜多为狭窄合并关闭不全，常有纤维化形成，甚至钙化，不适合做瓣膜成形手术。

(2)感染性心内膜炎时，主动脉瓣和二尖瓣受累严重，出现严重的心功能障碍。

(3)风湿性主动脉瓣病变合并引起二尖瓣病变，如二尖瓣脱垂伴腱索断裂等。

2. 麻醉方式　气管插管全身麻醉。

3. 手术体位　仰卧位，左侧胸垫高 30°～45°，左上肢屈肘 90°悬挂于头架。

4. 术前准备

(1)患者准备：常规心肺功能全面检查，如心电图、心脏超声、胸部 X 线平片，控制感染症状。

(2)特殊用物准备：二尖瓣及主动脉瓣测瓣器、2-0 与 4-0 Prolene 线、2-0 换瓣线。

5. 手术方法与手术配合(表 10-10)

表 10-10　二尖瓣与主动脉瓣置换术手术方法及手术配合

手术方法	手术配合
1. 常规建立体外循环	常规配合
2. 施行二尖瓣置换术	具体操作见二尖瓣置换术
3. 灌注心肌保护液	用 11 号刀切开右心房壁，使灌注液引到循环液中，将适量的冰屑放在心脏周围，快速降低心脏表面温度
4. 切开主动脉根部，探查主动脉瓣	用无损伤镊子夹住主动脉壁，血管拉钩牵开主动脉切口
5. 剪除病变主动脉瓣，测量主动脉瓣大小	用瓣膜镊夹持，解剖剪剪除病变瓣膜，用吸引器吸尽左心室

续表

手术方法	手术配合
	内液体，递术者测瓣器(从小到大顺序)，测得瓣膜型号
6. 置换主动脉瓣	选择合适型号瓣膜，用 2-0 双头针编织线带垫片间断缝合，线尾端用纹式血管钳夹住牵引，缝合完毕，逐步打结
7. 缝合心脏切口	5 -0 Prolence 连续双层缝合主动脉切口，3-0 Prolence 缝合左心房
8. 复温、复跳、排气、开放循环、停机	同终止体外循环手术配合

三、三尖瓣成形术

手术方法与手术配合见表 10-11。

表 10-11　三尖瓣成形术手术方法及手术配合

手术方法	手术配合
1. 常规建立体外循环	常规配合
2. 在右心耳与下腔静脉上方之间切开右心房	11 号刀、动脉镊和解剖剪切开右心房，2 把心房拉钩拉开切口，显露三尖瓣
3. 探查三尖瓣	用动脉镊牵拉三尖瓣腱索和边缘，确定手术方式
4. 三尖瓣成形术	
(1)瓣环成形术(功能性三尖瓣关闭不全，前瓣和后瓣环的扩大)	(1)用心脏镊、3-0 Prolene 线带垫片做荷包缝合，环缩扩大的前瓣和后瓣环，使瓣口可容纳成人的二横指半
(2)人工瓣环固定术(使扩大的瓣环缩小恢复瓣膜关闭功能)	(2)用动脉镊、3-0 无创涤纶线带垫片做褥式或“8”字缝合的方式，从后瓣的前交界缝至后瓣的后交界，闭合后瓣环
(3)三尖瓣狭窄切开与瓣环成形术(三尖瓣狭窄多合并不同程度的关闭不全，狭窄切开后常产生反流)	(3)用心脏镊、11 号手术刀切开前瓣与隔瓣的交界融合，向下劈开粘连的腱索与乳头肌，用 3-0 Prolene 线带垫片选择性地缩小扩大的瓣环，即可消除反流
5. 三尖瓣功能测试	用洗创器自三尖瓣向右心室快速注入生理盐水，使瓣叶膨胀闭合，测试瓣膜的关闭状态，或待心脏复跳后直接进行观察
6. 缝合右心房切口与排气	用心脏镊、4-0 Prolene 线连续缝合右心房切口，在最后缝线打结前，松开下腔静脉阻断带，使右心与肺动脉充满血液，排气后打结
7. 安置心脏起搏导线	用起搏导线 2 根，一端缝于心外膜，另一端穿出胸壁，备术后使用
8. 复跳、拔管、关胸	同终止体外循环常规配合

四、专科手术护理

常规护理见第三章手术室围手术期护理。

1. 护理评估

(1)评估患者病情：是否有呼吸困难，咳嗽明显症状；重度二尖瓣狭窄可有“二尖瓣面容”，双颧绀红；伴右心衰竭时可有颈静脉怒张、肝大、下肢水肿等；辅助检查，X

线检查中重度狭窄时心影呈梨形。

(2) 评估术前准备质量：如人工瓣膜、输血准备、急救准备、手术物品准备、必备药物等。

(3) 评估患者的血氧饱和度及血氧分压。

2. 常见护理诊断/问题

(1) 气体交换受损：与心源性肺功能受损有关。

(2) 心功能不全：与心脏瓣膜疾病有关。

(3) 组织灌注量改变：与体外循环有关。

(4) 有大出血、心跳骤停的危险：与手术意外损伤、心肺功能不全有关。

(5) 有低效型呼吸型态的危险：与手术创伤有关。

3. 护理措施

(1) 人工瓣膜护理：遵医嘱备好人工瓣膜，仔细核查人工瓣膜的名称、型号、规格、使用有效期、灭菌有效期及包装。使用前必须再次与主刀者一一核查无误，方可拆卸外包装，按无菌方法，传递至手术台上。生物类人工瓣膜使用前需彻底清洗，滤净保养液。

(2) 专科护理：见本章第二节体外循环建立与终止。

第六节　心脏大血管手术

一、胸主动脉瘤手术(以夹层主动脉瘤为例)

胸主动脉瘤(图 10-9)是指胸主动脉任何部位由于主动脉壁的病变导致局部薄弱变形，扩张并可能破裂出血或对相邻器管造成功能损害病变。并非真正是肿瘤，只是向外突出像瘤。它是指循环血液渗入主动脉夹层，形成血肿的一种致命性疾病。

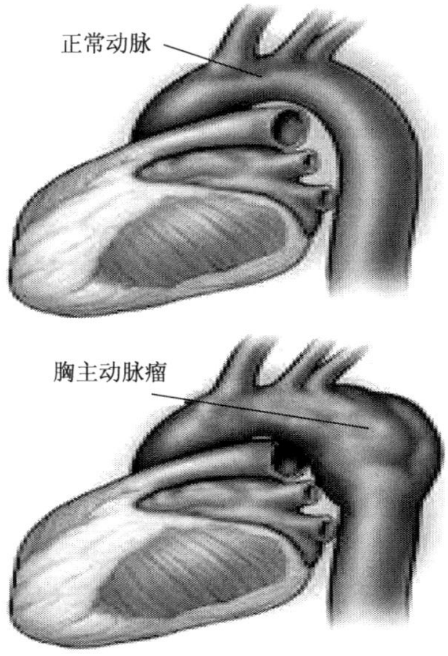

图 10-9　正常的动脉与胸主动脉瘤

1. 手术适应证

(1)急性A型夹层主动脉瘤。

(2)慢性A型夹层主动脉瘤伴瓣膜关闭不全。

(3)急性A型夹层主动脉瘤合并脑供血不足。

2. 麻醉方式 气管插管全身麻醉。

3. 手术体位 仰卧位，将胸部垫高(根据年龄和体质量选择)。

4. 术前准备

(1)患者准备：患者术前在CT下实施腔内带膜支架置入术。

(2)物品准备：心脏手术器械、显微器械、冰帽、人造血管、瓣膜、各种型号Prolene线。

5. 手术方法与手术配合(表10-12)

表10-12 胸主动脉瘤手术方法及手术配合

手术方法	手术配合
1. 经无名动脉或右腋动脉插管，建立体外循环	配合同体外循环建立，增加左心房引流管
2. 游离主动脉、降主动脉近端和主动脉峡部	用解剖剪和动脉镊分离，准备心内吸引器
3. 涉及弓部，应采用DHCA(深低温、停循环)和SCP(选择性脑灌注)	连接好各种体外循环连接管，并用组织钳固定牢靠。无名动脉插管时用4-0 Prolene线做荷包。持续监测鼻咽温度，体外循环时18℃
4. 阻断主动脉，切开主动脉壁	用阻断钳，灌注停跳液，冰屑保护心肌
5. 切除瘤壁，探查主动脉瓣及冠状动脉开口，内膜破口位置	剪开动脉瘤的基底部与正常管壁之间，清除瘤囊内的血栓，用生理盐水进行冲洗
(1)病变累及升主动脉而无瓣膜病变的病例，行升主动脉置换术，人工血管吻合	用相同口径的人工血管与主动脉近端吻合，用3-0 Prolene线或4-0 Prolene线连续外翻吻合，同法吻合远端
(2)如主动脉瓣膜有严重病变，而无冠状动脉开口移位，行Wheat术	升主动脉置换加主动脉瓣置换(AVR)同人工血管吻合和瓣膜置换术
(3)如主动脉瓣有严重病变，同时伴有冠状动脉开口移位，行Bentall术	升主动脉置换加AVR加冠状动脉原位移植术,用带瓣血管组件，吻合近端 用一次性持续高频电刀在人工血管组件上烧灼2个与冠状动脉相同孔径(1～5cm)的孔，将冠状动脉用6-0 Prolene移植在人工血管上，将组件与远心端吻合
(4)如冠状动脉内膜完全剥离导致冠状动脉闭塞，同期行冠状动脉搭桥术(CABG)	见Bentall+CABG手术配合
(5)累及部分弓部，行半弓置换动脉，切开升主动脉及主动脉弓，将三支头臂与动脉主弓相连部分瘤壁保留，用“三明治”方法处理近端、远端及保留的弓部夹层。然后进行次全弓移植	降主动脉与人工血管吻合，用3-0 Prolene缝合头臂动脉，保留的瘤壁与血管吻合，升主动脉与人工血管吻合
(6)全弓置换加支架象鼻阻断前动脉，充分游离三大分支血管，无名动脉、左颈总动脉、左锁骨下动脉与降主动脉，行DHCA和SCP	左锁骨下动脉远端横断主动脉，准备好各种小型阻断钳阻断三大分支，带支架四分支人工血管植入胸降主动脉真腔 四分支人工血管远端与降主动脉吻合，灌注分支插入另一灌注管，恢复降主动脉灌注 三大分支与人工血管吻合，开放头动脉臂干。阻断近端人工血管，恢复循环，复温。带分支血管与近端升主动脉吻合，血管吻合均用3-0或4-0 Prolene线
6. 常规复跳、止血、关胸，如经腋动脉插管，缝合腋窝切口	准备好各种止血用物，如护固莱士。如明显出血，可用4-0或5-0 Prolene线缝合止血

二、主动脉窦瘤修复术

主动脉窦是位于主动脉嵴和主动脉瓣环之间升主动脉壁向外的凹陷，与主动脉瓣相对，升主动脉根部与主动脉瓣叶相对应的主动脉管腔在心室舒张时，由于血液逆流性漩涡，向外呈壶腹样膨出，扩大成三个主动脉球，形成开口向上的腔即主动脉窦。

主动脉窦是由主动脉瓣叶、瓣环和瓣叶相对应的主动脉壁组成，三者形成向上开口的袋状腔，向外呈壶腹样膨出。窦的下界即为主动脉瓣环，外侧壁为主动脉壁，内侧壁为瓣叶，其上界称为主动脉嵴或称为窦管嵴，是瓣叶完全开放时与主动脉内壁所形成的闭合线，相当于三个瓣叶交界顶部沿主动脉内壁的连接线。

1. 手术适应证

(1)已经破裂的主动脉窦瘤。

(2)主动脉窦瘤未破裂但合并有室间隔缺损或主动脉瓣关闭不全需手术矫正时。

(3)主动脉窦未破裂，但因瘤囊较大，引起明显的右心室流出道阻塞。

2. 麻醉方式　气管插管全身麻醉。

3. 手术体位　仰卧位，将胸部垫高(根据年龄和体质量选择)。

4. 术前准备

(1)患者准备：术前全面心肺功能检查，对有明显心功能不全者，改善心功能后手术。

(2)物品准备：心脏手术器械、显微器械、冰帽、人造血管、各种型号 Prolene 线、各类药品。

5. 手术方法与手术配合(表 10-13)

表 10-13　主动脉窦瘤修复术手术方法及手术配合

手术方法	手术配合
1. 按常规建立体循环	常规配合
2. 血流降温	室内温度调节 18～20℃，准备充足的冰屑放置心脏周围，鼻温 30℃以下，阻断升主动脉
3. 心脏切口	
(1)右心室切口	(1)窦瘤破入右心室，尤其是右心室流出道者，用 11 号手术刀、心脏镊做右心室流出道切口
(2)右心房切口	(2)窦瘤破入右心房者，用 11 号手术刀、心脏镊做平行房室沟的右心房切口
(3)左心房切口	(3)窦瘤破入左心房者，用 11 号手术刀、心脏镊做房间沟的左心房纵切口
4. 剪除囊壁	用心脏拉钩充分显露窦瘤囊后，解剖剪、心脏镊从其尖端破口处纵行剪开囊壁，小直角钳探查主动脉动窦瘤内口，小儿沙氏钳夹住破口，然后再剪除囊壁
5. 心内探查	检查是否合并其他心内畸形
6. 修补破口	窦瘤口较小者，用3-0 涤纶线双头线带垫片间断褥式缝合 3～5 针，然后再做第 2 层往返连续缝合；若窦瘤较大，需补片修复(多选用涤纶片)，3-0 涤纶线双头线带垫片间断缝合，或用 4-0 Prolene 线带垫片连续缝合
7. 缝合心脏切口	检查确定无漏血之后用 4-0 Prolene 线带垫片连续缝合心脏切口
8. 按常规恢复冠状动脉循环、停机、关胸	同终止体外循环手术配合

三、完全性大动脉转位矫治术

完全性大动脉转位(TGA)是一种心房与心室连接一致和心室与大动脉连接不一致的圆锥动脉干畸形。主动脉完全或大部分起源于右心室，接受体循环的静脉血；肺动脉则完全或大部分从左心室发出，接受肺静脉的动脉血(氧合血)。

完全性大动脉转位是指主动脉和肺动脉对调位置，主动脉瓣不像正常位于肺瓣动脉的右后位，而到了右前接右心室。而肺动脉瓣在主动脉瓣的左后，接左心室。左右心房、心室的位置未变，心房与心室的连接亦正常。这样静脉血回到右心房、右心室后出主动脉又到全身，而氧合血由肺静脉回左心房、左心室后仍出肺动脉进肺，使肺循环和体循环各行其路，失去循环的生理原则。同时合并有房间隔缺损、室间隔缺损或动脉导管未闭的交换血流患儿方能暂时存活。

1. 手术适应证 完全性大动脉转位合并室间隔缺损和左心室流出道阻塞。

2. 麻醉方式 气管插管全身麻醉。

3. 手术体位 仰卧位，将胸部垫高(根据年龄和体质量选择)。

4. 术前准备

(1)患者准备：患儿术前进行内科治疗，维持各器官功能满足手术需要。

(2)物品准备：婴幼儿心脏器械、显微器械、5-0～8-0 Prolene 线、控温毯、止血药品。

5. 手术方法与手术配合 以 Switch 为例(表 10-14)。

表 10-14 完全性大动脉转位矫治术手术方法及手术配合

手术方法	手术配合
1. 常规开胸，预留心包	同前
2. 游离升主动脉至弓降部，左右肺动脉至肺门处	用血管镊(小儿专用)、血管剪
3. 钝性分离动脉导管前壁，显露导管后壁	用小血管游离钳，使导管四周完全游离
4. 常规建立体外循环	缝主动脉插管荷包和灌注针荷包时用 5-0 Prolene 线
5. 结扎动脉导管	用夹带双 0 号线的胆囊钳绕过动脉导管后壁结扎
6. 横断主动脉，探查左右冠状动脉开口	血管剪、动脉镊游离升主动脉瓣上 0.8 ~ 1.0cm 处，用小阻断钳横断主动脉
7. 剪下左右冠状动脉	沿主动脉窦分别用显微镊，显微剪刀剪下左右冠状动脉
8. 在左右肺动脉，分叉前横断肺动脉干	同横断主动脉
9. 缝合于肺动脉近心端根部	用显微针持、显微镊、7-0 Prolene 线连续缝合
10. 将升主动脉远心端与肺动脉近心端实施端端吻合	用显微针持、显微镊、7-0 Prolene 线连续缝合新主动脉
11. 开放主动脉	用小槽针戴帽排气，使用后及时收回
12. 采用自体心包补片缝补主动脉近心端与肺动脉连续缝合，形成新肺动脉	用显微针持、显微镊、7-0 Prolene 线连续缝合
13. 如合并有房间隔缺损，修补房间隔缺损	用显微针持、显微镊、5-0 Prolene 线连续缝合修补房间隔缺损

续表

手术方法	手术配合
14. 如合并有室间隔缺损，经右心房切口心包补片连续缝合修补室间隔缺损	用显微针持、显微镊、5-0 Prolene 线连续缝合修补室间隔缺损
15. 常规心脏复跳、拔管	终止体外循环手术配合
16. 延迟关胸，以显影纱条填充止血	延迟至关胸术后 48～72h。清点器械，记录填塞纱布数目、规格尺寸大小，准确填写护理记录单，双层手术贴膜覆盖胸壁开放伤口

四、体外循环下冠状动脉旁路移植术(CABG)

按照解剖学观点，冠状动脉分为两部分：左冠状动脉和右冠状动脉。从外科医师的角度，冠状动脉分为四个部分：左主干、前降支及其分支、左旋支及其分支、右冠状动脉及其分支。主要冠状动脉环绕心脏形成一“圈”一“环”。右冠状动脉和左旋支在绕房沟走行室形成一“圈”，前降支和后降支绕过间隔形成两个心室间的“环”，与“圈”成直角。

1. 手术适应证

(1)心绞痛，经药物治疗无效者。

(2)冠状动脉管径狭窄达 50%以上，狭窄远端通畅。

(3)心内介入性治疗中出现心绞痛加重。

(4)缺血性心肌病尚有大片心肌存活者。

2. 麻醉方式　气管插管全身麻醉。

3. 手术体位　仰卧位，将胸部垫高(根据年龄和体质量选择)。

4. 术前准备

(1)患者准备：术前患者必须做冠状动脉造影，明确梗阻部位、程度和范围。

(2)物品准备：心脏手术器械、显微器械、5-0～8-0 Prolene 线、控温毯、止血药品。

5. 手术方法及手术配合(表 10-15)

表 10-15　体外循环下冠状动脉旁路移植术手术方法及手术配合

手术方法	手术配合
1. 常规心脏切口和下肢手术消毒铺巾	准备搭桥布类、下肢布类和绷带
2. 手术分两组进行，一组取大隐静脉	
(1)取大隐静脉。在内踝前方钝性分离大隐静脉周围组织，钳夹细小分支并剪断	(1)用镊子、剪刀、分离大隐静脉。蚊式血管钳、银夹钳止血，结扎分支血管
(2)剥取一段大隐静脉，在静脉远端插入橄榄针头，4 号或 0 号丝线固定，注射器向该段静脉内注入肝素罂粟碱盐水	(2)用橄榄针头，向静脉内注入肝素液罂粟碱盐水松弛血管平滑肌，防止血栓形成和静脉痉挛
(3)检查有无漏孔，分支结扎线有无滑脱，置入含罂粟碱的肝素盐水中备用	(3)用显微剪、显微镊修整静脉，6-0 Prolene 线修复血管桥
(4)烧伤纱布加压包裹伤口	(4)清理器械，整理好器械桌，取出盛血管的碗，夹大覆盖桌面

续表

手术方法	手术配合
3. 另一组取乳房内动脉 (1)胸骨正中切口，锯开胸骨，显露左乳房内动脉 (2)游离血管桥，将壁层胸膜自胸内筋膜钝性向外侧剥离至距离胸骨缘约6cm处，用电刀切割胸壁纵隔间的小血管交通支 (3)距乳内动脉侧1cm处切开胸内筋膜，切口应为该血管的全长。在第3、第4肋间软骨平面钝性分离该段血管，乳房内动脉血管蒂上缘分离到左锁骨下动脉起源处，下缘直到第6肋间隙，细小分支用高频电刀或银夹止血 (4)离断乳房内动脉远端	(1)用乳内专用胸骨撑开器，检查上面小勾的完整性 (2)电刀头与连接线应紧密结合，调节小功率电凝止血 (3)用显微剪、显微镊纵行切开组织，用银夹钳止血 (4)用0号丝线对靠近胸壁外侧远端血管蒂先做两道结扎，于结扎线间剪断乳房内动脉血管蒂，血管夹夹住乳房内动脉近端，用肝素、罂粟碱盐水纱布覆盖血管蒂以保持湿润
4. 建立体外循环	同建立体外循环手术配合
5. 选择冠状动脉吻合部位，做冠状动脉切口 切开、探查冠状动脉同乳房内动脉 左乳房内与动脉左前降支连续端侧吻合 大隐静脉与冠状动脉其他分支吻合	(1)切开心外膜及脂肪，显露冠状动脉 用显微镊、15号刀片在冠状动脉吻合部做一纵行切口 (2)用冠脉刀切开冠状动脉 (3)角度剪扩大切口 (4)冠状动脉探条探查冠脉远端通畅情况，用显微针持8-0 Prolene线吻合 (5)用5-0 Prolene线将血管桥附近胸内筋膜固定于心外膜上，冠脉剪将静脉近心端剪成45°斜面 (6)用显微镊、显微针持、7-0 Prolene线做端侧连续吻合，缝毕用含血停跳液注入血管，检查吻合口是否渗漏
6. 根据需要建立2～3条静脉桥(一般是左回旋支、右冠状主动脉干及分支、左前降支和对角支)	血管夹钳平血管，预留长度并剪下
7. 开放主动脉阻断钳，行桥管与升主动脉吻合	用主动脉侧壁钳钳夹部分升主动脉前壁 用主动脉打孔器(4.0mm、4.4mm、4.8mm)，在预定部位打一圆形吻合孔。用6-0 Prolene线做端侧连续吻合
8. 缝合完毕后，血管桥排气	去除侧壁钳，用$4^1/_2$小针头或6-0 Prolene线针在静脉桥上扎小孔
9. 常规停机、拔管、关胸	准备护固莱士胸腔止血，逐层关胸
10. 连续缝合腿部皮下组织及皮肤	用1-0肌肉缝线和4-0皮内缝合线

五、非体外循环下的冠状动脉旁路移植术

1. 手术适应证

(1)心绞痛，经药物治疗无效者。

(2)冠状动脉管径狭窄达50%以上，狭窄远端通畅。

(3)心内介入性治疗中出现心绞痛加重。

(4)缺血性心肌病尚有大片心肌存活者。

2. 麻醉方式 气管插管全身麻醉。

3. 手术体位　仰卧位，将胸部垫高(根据年龄和体质量选择)。

4. 术前准备

(1)患者准备：术前患者必须做冠状动脉造影，明确梗阻部位、程度和范围。

(2)物品准备：心脏手术器械、显微器械、5-0～8-0 Prolene 线、控温毯、止血药品，备人工心肺机但不预充。

5. 手术方法及手术配合(表 10-16)

表 10-16　非体外循环下的冠状动脉旁路移植术手术方法及手术配合

手术方法	手术配合
1. 常规消毒、铺巾，下肢按腿部手术消毒常规铺巾	准备搭桥布类、绷带
2. 分两组进行，一组取大隐静脉	
(1)取大隐静脉。在内踝前方切开皮肤，做多个间断小切口，显露静脉，钝性分离大隐静脉前面组织，钳夹细小分支并剪断	(1)用镊子、剪刀分离大隐静脉。蚊式血管钳、银夹钳止血，结扎分支血管
(2)剥取一段大隐静脉，在静脉远端插入橄榄针头，4 或 0 号丝线固定，注射器向该段静脉内注入肝素罂粟碱盐水	(2)用橄榄针头，向静脉内注入肝素、罂粟碱防止血栓形成和静脉痉挛
(3)检查有无漏孔，分支结扎线有无滑脱，置入含罂粟碱的肝素盐水中备用	(3)用显微剪、显微镊修整静脉
(4)垫烧伤纱布加压包裹伤口	(4)清理器械，整理好器械桌，取出盛血管的碗，夹大覆盖桌面
3. 切开皮肤，暴露心脏，游离乳内动脉	用胸骨锯锯开胸骨，骨蜡止血，胸骨牵开器牵开胸骨。切开心包暴露心脏。游离乳内动脉，其分支用电凝或银夹止血。游离出足够长度后远端用血管夹夹住剪断
4. 暴露病变血管	用 6×14 圆针、0 号丝线或 2- 0 无损伤缝合线悬吊心包
5. 行桥管与升主吻动脉吻合	用主动脉侧壁钳钳夹部分升主动脉前壁。用主动脉打孔器(4.0mm、4.4mm、4.8mm)，在预定部位打一圆形吻合孔。用 6-0 Prolene 线做端侧连续吻合
6. 备用静脉与冠状动脉进行端侧吻合	用心脏固定器固定心脏，游离出冠状动脉，用动脉切开刀做纵行切口，置入相对型号的血管塞，以支撑冠状动脉，用 7-0 Prolene 线将备用静脉与其进行端侧连续缝合
7. 开放主动脉侧壁钳，检查吻合口是否渗血	用 7-0 Prolene 缝合止血
8. 纵隔和心包各放一胸腔引流管	用引流管、三角针 2- 0 丝线固定引流管
9. 外接胸腔闭式引流瓶，常规止血，关胸	同常规配合

六、专科手术护理

(一)胸主动脉瘤手术

以夹层动脉瘤为例。

1. 护理评估

(1)评估患者精神、意识状态。

(2)评估患者病情：就诊原因、当前自我感觉和临床症状、是否有急性疼痛发作等。

(3) 评估患者休息、睡眠情况。

(4) 评估术前备血情况：手术用血液量大，血液成分种类多。

(5) 评估手术间温度、湿度控制系统，患者降温、升温设施。

2. 常见护理诊断/问题

(1) 疼痛：与动脉瘤体对神经、血管的刺激有关。

(2) 恐慌：与剧烈疼痛并担心动脉瘤破裂有关。

(3) 活动无耐力、精力困扰：与持续疼痛、卧床制动及睡眠不足有关。

(4) 体温改变：与术中深低温停循环要求有关。

(5) 有猝死的危险：与急性动脉瘤突发破裂有关。

(6) 有突发性意识模糊的危险：与极度恐慌、急性动脉瘤破裂脑缺血、缺氧有关。

(7) 有组织灌注量改变致肺、脑、肝、肾等重要脏器功能损害的危险：与主动脉夹层累及主动脉分支血管开口造成的重要脏器供血障碍有关。

3. 护理措施

(1) 心理护理：夹层动脉瘤患者一旦确诊需立即制动卧床休息，避免外因刺激造成动脉瘤破裂。因此患者均存在严重的恐惧、焦虑心理，给疾病造成负面影响。术前做好健康教育及心理护理，减轻患者不良心理非常重要。向患者及家属讲解夹层动脉瘤相关知识及防止动脉瘤破裂的注意事项。如避免外界刺激，避免不良心理引起的血压升高。术前绝对卧床休息，保持大便通畅等。

(2) 核查备血情况，血液准备充足是手术顺利进行的必要保证。

(3) 温度监控及脑保护：放置鼓膜、鼻咽腔、肛门测温头，此三处温度代表脑部、上半身和全身的温度，是手术中监测温度的主要依据，插入深度需适宜并固定牢固。保证手术过程中的深低温(鼻咽温度 18℃)及复温环节温度控制顺利进行。手术中需使用深低温、停循环方法行脑保护，降温时将室温调至 18℃，患者体温降至 35℃以下即头部置冰帽，局部降温，保护脑组织，为患者安置冰帽时应防止耳郭、枕部皮肤发生冻伤，应予以纱垫保护。复温时待体温升至 34℃以上取下冰帽，将室温调至 26℃，并用升温毯辅助升温，温盐水冲洗手术野。

(4) 术前对症实施镇静止痛，镇咳，控制左心衰竭。用药物控制患者血压，保持平稳，防止动脉瘤破裂。保持静脉药物泵的连续性，转运患者过程中注意观察静脉泵的运行状况。

(5) 夹层动脉瘤病情变化突然、迅速、剧烈、危险性，应由手术护士同手术医生、麻醉师共同将患者由 ICU 转运至手术室。移动患者时操作轻柔，静脉穿刺部位皮肤涂抹利多卡因消炎软膏 15～20min 后穿刺静脉，避免疼痛刺激。

(6) 其他专科护理：见本章第二节体外循环建立与终止护理措施。

(二) 主动脉窦瘤修复术

1. 常规护理 见第三章手术室围手术期护理。

2. 专科护理 见胸主动脉瘤手术护理措施。

(三)完全性大动脉转位(TGA)矫治术

以 Switch 术为例。

1. 常规护理　见第三章手术室围手术期护理。

2. 专科护理　见本章第四节先天性心脏病手术护理措施。

(四)冠状动脉旁路移植

常规护理见第三章手术室围手术期护理。

1. 护理评估

(1)评估患者全身情况及其他合并症：如有无肺、肾、脑、血管栓塞等疾病；既往是否有深静脉血栓形成病史；深静脉瓣膜功能。

(2)病情评估：冠心病患者的主要症状为不同程度级别的心绞痛和非 ST 段抬高性心肌梗死，评估患者体力情况、活动量，评估患者的营养状况。

(3)评估手术方式及术前准备质量：如是否采用体外循环、桥管出处(大隐静脉、乳内动脉、左侧桡动脉)、预估桥管数目及手术物品、药物准备。

(4)评估患者双侧肢皮肤、大隐静脉及左侧桡动脉状况。

2. 常见护理诊断/问题

(1)疼痛：与冠心病所致心绞痛有关。

(2)患侧肢体活动受限：与手术创伤、伤口加压包扎有关。

(3)有心律失常、血压下降、心跳骤停、猝死的危险：与手术损伤、心肌缺血有关。

(4)有电解质紊乱的危险：与术后钾离子丢失过多有关。

(5)有心排量减少、围手术期心肌梗死的危险：与心肌保护不当、血流动力学不稳定、术后可能出现的低心排综合征有关。

(6)有血管血栓形成的危险：与手术取桥管有关。

(7)有患侧肢体水肿、麻痹的危险：与可能发生手术意外创伤有关。

3. 护理措施

(1)非体外循环下的冠状动脉旁路移植术也必须做好体外循环准备(且处于备用状态)，患者半量全身肝素化(肝素 2U/kg)，以备出现病情变化时紧急采用体外循环，稳定患者生命体征。

(2)备齐搭桥特殊手术仪器、血管游离钳、血管阻断钳、血管夹、血管缝合针线、止血材料等。

(3)桥管保护：用橄榄针头，向取下的桥管(大隐静脉)内注满肝素、罂粟碱、生理盐水混合液，松弛血管平滑肌，防止血栓形成和静脉痉挛。并将桥管完全浸泡在混合液内。混合液的配制：生理盐水 400ml+肝素 12 500U+罂粟碱 60mg。

(4)术后加压包扎过程中，注意包扎的范围、松紧度，严密观察患者生命体征，患侧肢体皮肤颜色、弹性、温度，发现问题，及时处理。

(5)其他专科护理：见本章第二节体外循环建立与终止护理措施。

(余文静　高兴莲)

主要参考文献

冯淑梅，李东梅. 2008. 婴幼儿心脏手术中的护理措施.中国民康医学，5(10)：1038
刘秋秋，刘益萍. 2005. 胸心外科、神经外科手术配合.长沙：湖南科学技术出版社，117～282
徐光亚，吴树明. 2010. 图解心脏外科手术学. 北京：科学出版社，1～30
张尔永，龚仁容. 2001. 非体外循环冠状动脉旁路移植的临床应用. 四川医学，22(1)：2～3
张晶，刘明政. 2000. 心血管手术体外循环心室颤动的原因及对策. 中国循环杂志，15(6)：362，363
赵淑姝. 2001. 手术室护理人员手册. 长沙：湖南科学技术出版社，165，166，179，180

第十一章　泌尿外科手术护理

第一节　泌尿外科常用手术切口

一、第 12 肋下切口

其手术方法及手术配合见表 11-1。

表 11-1　第 12 肋下切口手术方法及手术配合

手术方法	手术配合
1. 起于第 12 肋下缘约 1cm 的骶棘肌外缘，止于髂前上棘上内方 2cm 处	用有齿镊确定切口长度，23 号刀切开皮肤及皮下组织，皮肤拉钩牵开，电刀止血，血管钳钳夹出血点并结扎，干纱布垫拭血
2. 逐层切开肌肉组织	用电刀笔切开背阔肌、腹外斜肌、下后锯肌和第 12 肋外侧部分腹内斜肌，电凝止血
3. 切开腰背筋膜及腹横肌	用电刀笔切开筋膜，直角拉钩暴露，术者示指包裹湿纱布于腹横肌下钝性分开筋膜和腹膜外脂肪组织，电刀切开肌肉组织
4. 切开肾周筋膜	用“S”形拉钩牵开创缘，钝性推开肾周围脂肪，切口湿纱布垫保护

二、第 11 肋下切口

其手术方法及手术配合见表 11-2。

表 11-2　第 11 肋下切口手术方法及手术配合

手术方法	手术配合
1. 起于骶棘肌外缘第 11 肋间，止于髂前上棘内上方	用有齿镊、23 号刀切开皮肤及皮下组织，皮肤拉钩牵开，电刀止血，干纱布垫拭血
2. 逐层切开肌肉组织	用电刀切开背阔肌、腹外斜肌、下后锯肌和第 11 肋外侧部分腹内斜肌，电凝止血
3. 切开肋间肌，钝性推开腹膜和脂肪	用电刀切开，皮肤拉钩暴露，术者示指包裹湿纱布于肋间肌下将脂肪组织推开
4. 切开肾周筋膜	用 2 块湿纱布垫保护切口，自动牵开器撑开，显露肾

三、腹直肌切口和腹部斜切口

其手术方法及手术配合见表 11-3。

表 11-3 腹直肌切口和腹部斜切口手术方法及手术配合

手术方法	手术配合
1. 上起肋缘下，下至脐下 2～3cm(腹正中切口、旁正中切口和腹直肌切口)等	用有齿镊、23 号刀切开皮肤及皮下组织，干纱垫拭血，电凝止血或血管钳钳夹，3-0 丝线结扎止血，皮肤拉钩牵开
2. 切开腹壁，切开腹直肌前鞘，钝性分离腹直肌，切断腹直肌后鞘，打开腹膜	用中弯血管钳、电刀逐层切开肌肉及腱膜组织，电凝止血。术者用中弯血管钳，组织剪刀或电刀打开腹膜
3. 切开肾周筋膜，钝性分离腹膜后脂肪组织	用长无齿镊，解剖剪分离并切开肾周筋膜
4. 牵开显露手术野	用 2 块湿纱布垫保护切口，自动牵开器撑开，显露肾

四、下腹部正中切口下和腹部弧形切口

其手术方法及手术配合见表 11-4。

表 11-4 下腹部正中切口下和腹部弧形切口手术方法及手术配合

手术方法	手术配合
1. 耻骨联合上 2cm 处切开至腹直肌外缘	用有齿镊、23 号刀切开皮肤及皮下组织，干纱布垫拭血，电刀止血或用血管钳钳夹，3-0 丝线结扎出血点
2. 提夹腹直肌前鞘，剥离锥状肌	用组织钳提夹腹直肌前鞘，术者示指包裹纱垫钝性分离
3. 于中线钝性分开腹直肌，推开腹膜反折和脂肪组织，显露手术野	用皮肤拉钩牵开肌肉组织，电刀切开；用湿纱布垫垫于切口两侧，自动牵开器撑开

五、泌尿外科手术缝合切口

其手术方法及手术配合见表 11-5。

表 11-5 泌尿外科手术缝合切口手术方法及手术配合

手术方法	手术配合
1. 检查手术野、充分止血	用长平镊、湿纱布垫检查，清点物品
2. 放置引流管并固定	用 11 号刀戳口，中弯血管钳协助置入引流管，10×34 角针、2-0 线缝合固定引流管
3. 缝合肌层	用有齿镊、12×28 圆针、0 号丝线或 0 号单股可吸收缝线逐层关闭肌层
4. 缝合皮下组织	用有齿镊、12×28 圆针、0 号丝线缝合或 2-0 可吸收缝线缝合皮下组织
5. 缝合皮肤	用有齿镊、10×34 三角针、3-0 丝线或 4-0 可吸收线缝合和对合皮肤
6. 覆盖切口	用做好的 5 层干纱布覆盖切口或用伤口敷贴直接覆盖切口

第二节　肾及肾上腺手术

一、概述

肾(kidney)是实质性器官，左右各一，形式蚕豆，表面光滑，活体时呈红褐色。由肾实质、肾盂和肾盏组成。位置相当于第12胸椎至第3腰椎水平，右肾较左肾稍低1～2cm，右肾上极前方有肝右叶、结肠肝曲，内侧有下腔静脉、十二指肠降部，左肾前方与胃毗邻，前方有脾脏、结肠脾曲，脾血管和胰腺于肾的前方跨过(图11-1)。

1. 肾的被膜　肾的表面包有三层被膜，由内向外依次为纤维囊、脂肪囊和肾筋膜。

(1)纤维囊(fibrous capsule)：贴在肾表面，薄而坚韧，由致密结缔组织和少量弹力纤维构成。在肾破裂或肾部分切除时，必须缝合此囊。

(2)脂肪囊(adipose capsule)：位于纤维囊的外面，为肾周围的囊状脂肪层，包裹肾和肾上腺。

(3)肾筋膜(renal fascia)：包于肾脂肪囊外面，分前、后两层。在肾上腺的上和肾的外侧缘处，前、后两层互相愈合，形成一个向内下方开放的囊。自肾筋膜发出许多结缔组织小束，穿过脂肪囊，与肾纤维囊紧密相连。因此，肾筋膜是固定肾的主要结构。

2. 肾段血管的分支与肾段　肾动脉(renal artery)左右各一，直接起于腹主动脉，走向肾门，分支入肾。肾动脉是肾的滋养血管，又是肾的功能血管，因此口径相当粗。肾动脉在肾内形成两次毛细血管：第一次在肾小球内形成动脉性毛细血管，主要功能是滤出尿液；第二次是出球动脉在肾实质内形成毛细血管网，包绕肾小管等结构，除滋养外，还有利于重吸收作用。最后合成肾静脉，出肾门，入下腔静脉。肾动脉在进入肾门之前通常分为前、后两支。前支较粗，再分出四个二级分支与后支一起进入肾实质，分别分布到一定区域，这些分支称肾段动脉(segmental artery)。每支肾段动脉分布区的肾实质，称为肾段(renal segments)。每个肾分五个肾段，即上段、上前段、下前段、下段和后段(图11-2)。动脉和段的名称相同，如上段动脉分布的肾组织即为上段。肾段动脉分支之间在肾内没有吻合，故一支段动脉发生血流障碍时，它供应的肾组织即可发生坏死。

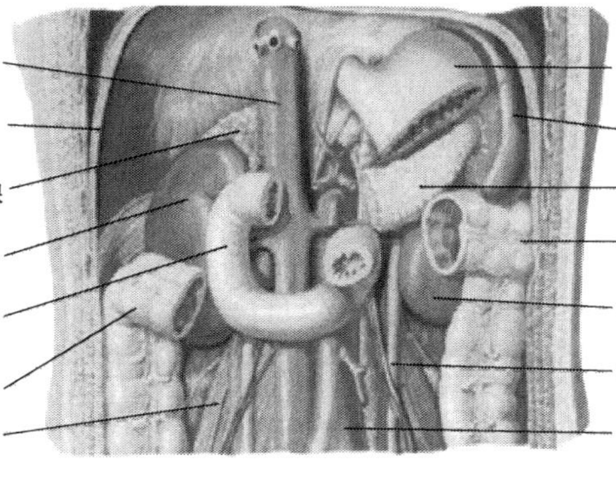

图11-1　肾的位置和毗邻(前面观)

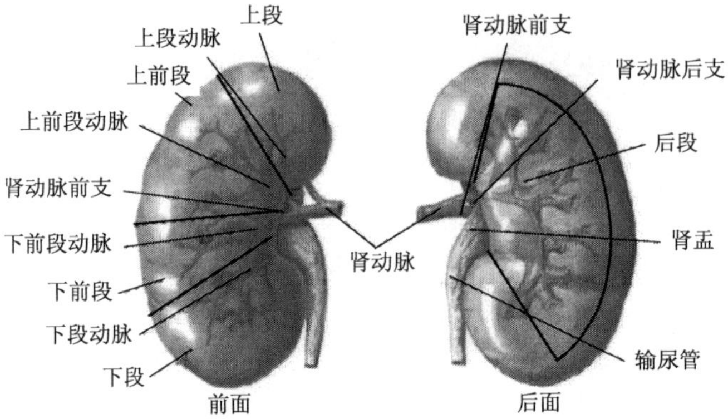

图 11-2 肾段和肾段动脉

二、肾切除术

1. 手术适应证

(1)肾功能丧失，如异位肾、马蹄肾、严重感染的多囊肾。

(2)严重肾挫裂伤。

(3)肾结核破坏严重，对侧肾功能正常。

(4)肾肿瘤等。

2. 麻醉方式 全身麻醉。

3. 手术体位 侧卧位，升腰桥。

4. 术前准备

(1)患者准备：术前留置尿管和清洁灌肠、肾肿瘤准备丝裂霉素。

(2)物品准备：脾肾包、孔巾、双层大单、衣服、银夹。

5. 手术方法及手术配合(表 11-6)

表 11-6 肾切除术手术方法及手术配合

手术方法	手术配合
1. 手术野皮肤消毒	1%活力碘消毒皮肤 3 次，上至腋窝，下至腹股沟，前后过腋中线
2. 第 12 肋下切口	见表 11-1
3. 探查腹腔	生理盐水洗手，“S”形拉钩牵拉，长镊子和止血垫将肠管包裹拉开
4. 切开肾周筋膜、肾脂肪囊和粘连组织	用“S”形拉钩牵开显露，用长无齿镊，解剖剪锐性分离粘连组织
5. 游离肾，暴露肾门	钝性游离肾脏外缘，自背侧、下极、腹侧至上极；遇索带用长弯血管钳钳夹，解剖剪剪断，2-0 丝线带线结扎
6. 处理肾蒂	用“S”形拉钩向上、下方分别牵开肾蒂周围组织及肾，用 1 把肾蒂钳和 1 把胆囊钳依次钳夹，组织剪剪断，1 号、0 号丝线双重结扎，6×14 圆针、2-0 丝线贯穿缝扎。胆囊钳 2 把分别钳夹肾动脉、静脉血管，解剖剪剪断，6×14 圆针、2-0 丝线再次缝扎，肾蒂血管用银夹再次夹闭
7. 沿肾盂向下游离、切断输尿管	绕过输尿管用 8F 导尿管，中弯血管钳钳夹管尾。长无齿镊、长弯血管钳和胆囊钳夹住输尿管，离断后用 2-0 丝线缝扎，并用电刀烧灼残端
8. 缝合切口、覆盖切口	见表 11-5

三、肾、输尿管全长切除术

1. 手术适应证

(1)一侧肾盂癌。

(2)多发性乳头状瘤。

(3)上尿路多源性肿瘤。

(4)结核性脓肿。

2. 麻醉方式　全身麻醉。

3. 手术体位　先侧卧位，再仰卧位；或先仰卧位，再侧卧位。

4. 物品准备

(1)患者准备：术前留置尿管。

(2)物品准备：脾肾包、膀胱小件、可吸收缝线(1-0、3-0)、布类2套。

5. 手术方法及手术配合(表11-7)

表11-7　肾、输尿管全长切除术手术方法及手术配合

手术方法	手术配合
1~3. 同肾切除术	同肾切除术
4. 显露肾和中、上段输尿管	用纱垫垫于切口两侧，自动拉钩牵开显露，长镊、胆囊钳游离肾和输尿管旁组织，电刀切割，3-0丝线带线结扎
5. 沿着输尿管向下游离至膀胱	用解剖剪、血管钳钝性分离输尿管周围组织，2-0丝线结扎血管
6. 切除输尿管	
(1)悬吊输尿管两侧的膀胱壁	(1)用6×14圆针、2-0丝线悬吊膀胱，蚊式血管钳钳夹线尾
(2)分离膀胱壁段输尿管	(2)解剖剪锐性分离，电凝止血
(3)剪开膀胱黏膜，按"门"字形切除部分膀胱壁	(3)用长无齿镊、解剖剪剪开膀胱，术者提起牵引线，11号刀切除
7. 缝合膀胱壁切口	1-0可吸收缝线连续缝合
8. 缝合、覆盖切口	见表11-5

四、专科护理

常规护理见第三章手术室围手术期护理。

1. 护理评估

(1)评估患者辅助检查阳性结果：如血常规、尿常规、双侧肾功能、泌尿系影像学检查等。

(2)评估手术方式及术前准备质量。

(3)预评估手术失血量及备血情况。

(4)评估患者外周静脉、全身皮肤状况。

2. 常见护理诊断/问题

(1) 慢性疼痛：与脏器肿瘤侵蚀有关。

(2) 排尿异常：与肾、输尿管病变有关。

(3) 有手术中体液丢失过多的危险：与麻醉、手术创伤(肾周大血管多)有关。

(4) 有皮肤完整性受损的危险：与手术体位有关。

3. 护理措施

(1) 肾切除术术前必须确定患者有双侧肾，且非手术侧肾的功能存在。

(2) 建立良好的外周静脉通路 1～2 条，必要时穿刺中心静脉监测中心静脉压，并协助麻醉师建立有创血压监测。

(3) 与手术者沟通，核查手术方式，确定手术体位。肾切除术依据病变性质、肿瘤占位的大小及与周围比邻关系，常采用经腹腔肾切除术和经后腹膜肾切除术。根据不同手术路径准备相应的手术物品和手术体位。

(4) 手术体位护理：①肾及肾上腺手术，经腹腔肾切除术取平卧位，患侧腰部垫高 10cm，经后腹膜肾切除术取 90°侧卧位。安置卧位前对要桥(患者肋缘最低处对准手术床腰桥支点)，平卧位患侧腰部垫高 10cm；侧卧位患侧在上，健侧床沿适宜高度放置双层搁手架，托起患者置入 10～15cm 厚软胸垫，胸垫上缘距腋下 5cm，患者向健侧侧卧，上腿弯曲，下腿伸直，两腿之间放置长方软枕，患者手臂放置搁手架上，头部放置正方软枕和啫哩垫，胸垫两侧加塞直径约 20cm 的圆柱软枕，再次对准手术床腰桥，固定患者髋部、膝部和上肢，检查头、颈、脊柱，保持在同一水平线上，抬高手术床腰桥，充分暴露手术部位。②肾、输尿管全长切除术，先去侧卧位，患侧在上，切除肾、部分输尿管。然后改为平卧位，切除残余输尿管和部分膀胱。安置体位过程中注意保持静脉通路、气管导管、尿管的通畅。操作轻柔，勿拖、拉、拽，垫枕平整软硬适当，贴压疮贴，衬衬垫等。

(5) 分段观察术中小便颜色、速度和量：分别在切开皮肤前、肾切除组织标本取下时和手术结束时放空储尿袋，准确记录尿量、颜色，保持导尿管的畅通。

第三节　输尿管手术

一、概述

输尿管(ureter)位于腹膜后间隙，为肌性细长形器官，上起肾盂，下至膀胱三角，左右各一；其长度一般为 25～30cm，管腔直径为 0.4～1.0cm，上接肾盂下入膀胱(图 11-3)。根据其行程，可分为三部分：腹部、盆部和壁内部(图 11-4)。

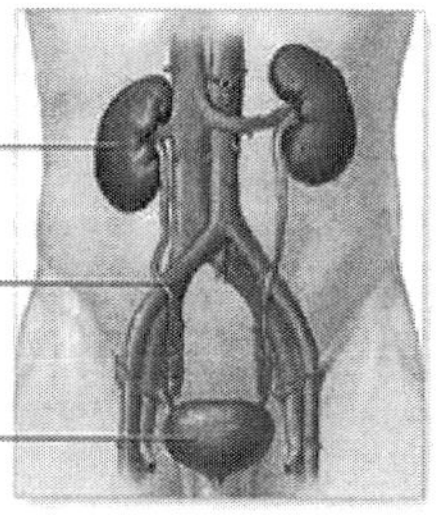

图 11-3　输尿管的位置

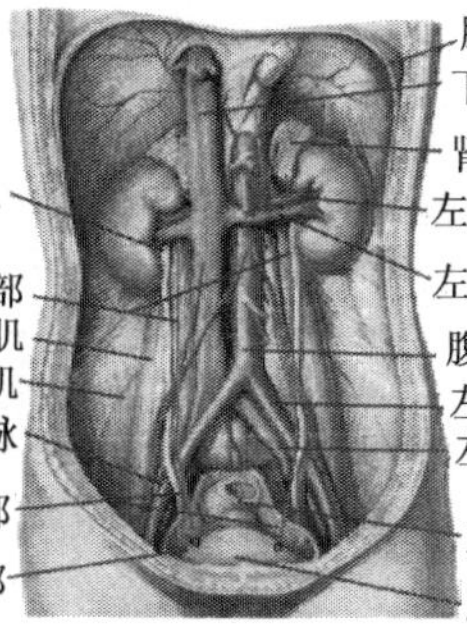

图 11-4　输尿管的分部

二、输尿管切开取石术

1. 手术适应证

(1)非手术治疗无效的较大输尿管结石。

(2)输尿管假性憩室。

(3)体外冲击波碎石术后引起输尿管“石街”。

2. 麻醉方式　全身麻醉。

3. 手术体位　根据切口可采用侧卧位，仰卧位。

4. 术前准备

(1)患者准备：术前行X线造影和尿路造影或逆行充气造影。

(2)物品准备：胆道包、膀胱小件、双J管、5-0可吸收缝线、输尿管导管1根、阑尾钳、50ml注射器、液状石蜡。

5. 手术方法及手术配合(表 11-8)

表 11-8　输尿管切开取石术手术方法及手术配合

手术方法	手术配合
1. 腰部或腹部切口	上输尿管结石段多采用腰部第 11 肋切口(表 11-2)、第 12 肋切口(表 11-1)，中段采用腹部斜切口(表 11-3)
2. 显露、游离部分输尿管	用“S”形拉钩牵开，用长无齿镊，解剖剪分离输尿管，3-0 丝线结扎止血
3. 寻找结石部位，悬吊输尿管	对照X线检查结果，术者探查结石位置，用胆囊钳带 8 号导尿管通过输尿管结石上、下引出，蚊式血管钳钳夹管尾做牵引
4. 切开结石处的输尿管并钳取结石	用阑尾钳轻夹结石固定部位，5 × 12 圆针、4-0 丝线悬吊 2 针，线尾夹住牵引。切开输尿管前切口周围用纱布保护好，防止污染。用 11 号刀纵行切开结石部位的输尿管，取石钳钳取结石
5. 冲洗输尿管	单齿镊将液状石蜡润滑的 8 号导尿管置入输尿管，50ml 注射器冲洗尾端，检查输尿管是否通畅
6. 放置双 J 管，缝合输尿管	用单齿镊置入双 J 管，5-0 可吸收缝线间断缝合输尿管
7. 缝合切口	见表 11-5

三、专科护理

常规护理见第三章手术室围手术期护理。

1. 护理评估

(1) 评估患者辅助检查阳性结果：如血常规、尿常规、双侧肾功能、泌尿系统影像学检查等。

(2) 评估手术方式及术前准备质量。

(3) 评估患者评估患者水电解质及酸碱平衡、全身皮肤状况。

2. 常见护理诊断/问题

(1) 排尿异常：与肾、输尿管病变有关。

(2) 疲乏、活动无耐力：与水、电解质及酸碱平衡失调有关。

(3) 有皮肤完整性受损的危险：与手术体位有关。

3. 护理措施

(1) 小便护理：于患者麻醉后放空留置导尿储尿袋尿液，即关闭导尿管排尿开关控制尿液排出，使输尿管保持一定的充盈度，为手术操作提供方便。遵医嘱适时开放排尿开关，记录尿量，并观察尿的颜色、性质。导尿管排尿开关关闭超过1.5h必须提醒手术者开放排尿开关。

(2) 其他同本章第二节肾及肾上腺手术专科护理措施。

第四节　膀 胱 手 术

一、概述

膀胱(urinary bladder)是盆腔内的囊状器官，其位置、形态因年龄、性别及其充盈情况而略有变化。正常成年人的膀胱容量为300～500ml。空虚的膀胱略呈锥形，其尖朝前上方称膀胱顶；底面平坦朝向后下，称膀胱底；底的前下方变为窄细处称膀胱颈，其余大部称膀胱体(图 11-5)。但四部间无明确的分界线。排空后，成人的膀胱顶在耻骨联合上缘之下，而新生儿则位于耻骨联合以上，当膀胱充盈达100ml左右时，成年人膀胱即可越出耻骨联合上缘。当高度充盈时，大部膀胱体均可在耻骨上小腹部摸到。

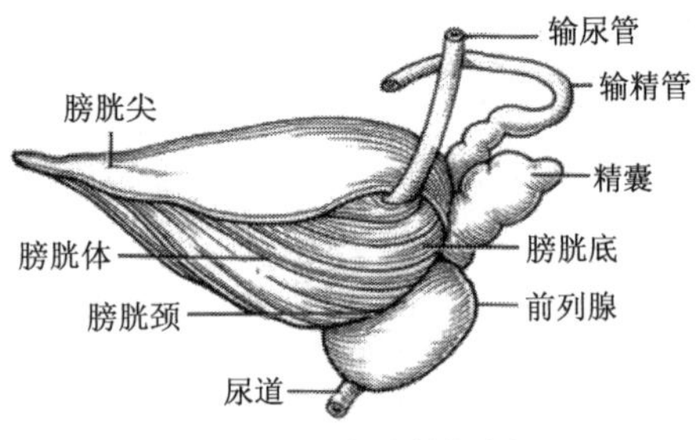

图 11-5　膀胱的解剖

二、耻骨上膀胱造口术

1. 手术适应证

(1) 男性前列腺增生引起急性尿潴留，伴有尿道狭窄，不能插入导尿管。

(2) 膀胱尿道手术后尿转流。

(3)不可能修复的尿道病变。

(4)无法用人造括约肌的女性尿失禁。

2. 麻醉方式　全身麻醉。

3. 手术体位　仰卧位。

4. 术前准备

(1)患者准备：术前使患者膀胱充盈。

(2)物品准备：阑尾包、膀胱小件、膀胱造瘘管1根、1-0可吸收线、生理盐水。

5. 手术方法及手术配合(表11-9)

表11-9　耻骨上膀胱造口术手术方法及手术配合

手术方法	手术配合
1. 手术野皮肤消毒	使用1%或0.5%活力碘消毒皮肤3次。上至剑突，下至大腿上1/3，两侧至腋中线
2. 下腹部正中切口	见表11-4
3. 显露膀胱	用2把组织钳提夹膀胱壁，10×20圆针0号丝线缝合膀胱壁，提夹线尾牵拉，用11号刀切开，吸引器头经切口吸净膀胱内的液体
4. 放置膀胱造口管	用血管钳夹持造口管通过切口置入膀胱内
5. 缝合膀胱壁	用长有齿内夹住膀胱壁，0号可吸收缝线间断缝合
6. 缝合切口	配合同表11- 5

三、根治性膀胱切除回肠膀胱术

1. 手术适应证

(1)浸润性膀胱癌。

(2)膀胱实体癌。

(3)多发性、复发性表浅膀胱癌。

2. 麻醉方式　全身麻醉。

3. 手术体位　采用仰卧位，臀部垫高。

4. 术前准备

(1)患者准备：术前完善各项检查，术前3天开始进食流质饮食。术晨清洁灌肠，留置胃管和尿管。

(2)物品准备：脾肾包、膀胱小件、肠钳直角钳小件、三腔气囊导尿管、双J管、3-0与1-0可吸收缝线、止血纱布2块、TLC 75、TCR 75、羟喜树碱、沙培林(A群链球菌制剂)、无水乙醇。

5. 手术方法及手术配合(表11-10、表11-11)

表11-10　根治性膀胱切除回肠膀胱术手术方法及手术配合(男性患者)

手术方法	手术配合
1. 手术野皮肤消毒	1%或0.5%活力碘消毒皮肤3次。上至剑突，下至大腿上1/3，两侧至腋中线

续表

手术方法	手术配合
2. 腹正中或旁正中切口	见表 11-4
3. 腹腔探查	术者盐水洗手，长镊、大止血垫协助包裹拉开肠管，暴露手术野，手伸入膀胱周围、髂血管、肝等，判断肿瘤有无转移
4. 结扎髂内动脉，在髂总动脉分叉处切开后腹膜，游离双侧髂内动脉	用纱垫垫于切口两侧，自动拉钩牵开，长无齿镊、电刀切开后腹膜，0 号丝线套住髂内动脉，巡回护士协助触摸同侧足背动脉波动，胆囊钳带线双重夹住，同法结扎另一侧
5. 切断输尿管。游离两侧输尿管至膀胱入口处	用长镊和解剖剪分离输尿管，3-0 丝线结扎。胆囊钳钳夹输尿管，电刀剪断，6×14 圆针、2-0 丝线缝扎远端，近端插入导尿管，3-0 丝线结扎固定
6. 清扫淋巴结，包括盆腔各处及腹膜后、腹主动脉旁等	用腹腔拉钩牵开后腹膜及血管，长镊夹持淋巴结、解剖剪剪除，洗手护士保存
7. 处理膀胱周围韧带，彻底游离膀胱	用长无齿镊、长弯血管钳钳夹韧带，电刀切开，用 6×14 圆针、2-0 丝线缝扎或 0 号丝线结扎
8. 游离膀胱	用 2 把长弯血管钳夹住后尿道，电刀切断，10×20 圆针、0 号丝线贯穿缝扎。解剖剪沿膀胱四周分离，遇出血 2-0 丝线缝扎止血
9. 切断结扎输精管	用中弯血管钳钳夹，电刀剪断，2-0 丝线结扎
10. 分离前列腺与直肠	用“S”形拉钩牵开膀胱，胆囊钳钳夹膀胱后侧血管韧带，电刀剪断，2-0 丝线缝扎止血
11. 切断耻骨前前列腺韧带	用”S”形拉钩牵开，胆囊钳、解剖剪游离前列腺两侧韧带，切断。2-0 丝线缝扎止血
12. 切断阴茎背深静脉	用直角钳夹住血管，离断后 2-0 丝线缝扎止血
13. 分离尿道与直肠	用组织钳提夹前列腺尖部，钝性分离或长弯血管钳夹，剪断，2-0 丝线缝扎止血
14. 切断尿道(包括导尿管)，移除标本	用 2 把胆囊钳钳夹尿道，组织剪剪断。缝扎或带线结扎止血
15. 回肠膀胱术(尿流改道术) (1)游离回肠：距回盲部 10cm 处切取 15～20cm 带系膜回肠	同肠部分切除术
(2)将游离肠管排列为“W”形，于对肠系膜缘纵行切开	大量盐水冲洗肠腔内容物，再用 0.1%活力碘盐水冲洗
(3)制作回肠片	用纱垫垫于肠管下方，0.1%活力碘溶液冲洗，无水乙醇擦拭灭活，TLC 75 切缝回肠片
(4)重建新膀胱	用 6×14 圆针、3-0 丝线间断缝合系膜侧浆肌层
(5)移植输尿管放置双 J 管	用 3-0 可吸收线缝合尿道残端，6×14 圆针、3-0 线缝合浆肌层，形成新膀胱，5-0 可吸收线将输尿管断面与肠壁间小切口全层间断缝合
16. 缝合后腹膜	6×14 圆针、3-0 线间断缝合
17. 于新膀胱内置三腔气囊导尿管	用 20F 三腔气囊导尿管置入，用注射器吸取生理盐水注气囊
18. 回肠膀胱腹壁造口	在髂前上棘与脐连线中点处做直径 2cm 圆形切口，将回肠膀胱远端拖出腹壁 5cm，6×14 圆针、3-0 线间断缝合。凡士林纱布覆盖
19. 缝合切口	见表 11-5

表 11-11　根治性膀胱切除回肠膀胱术手术方法及手术配合(女性患者)

手术方法	手术配合
1. 切开后腹膜、盆腔淋巴结清扫	同男性患者
2. 切断卵巢血管和圆韧带	同附件切除手术
3. 显露并切断膀胱上动脉、子宫动脉	用组织钳提夹显露，2 把长弯血管钳钳夹血管，23 号刀切断，10×20 圆针、0 号线缝扎
4. 切断输尿管，结扎远端，导尿管插入近端	用胆囊钳、长弯血管钳于近主韧带处钳夹输尿管，组织剪剪断，2-0 线结扎远端，8F 导尿管插入近端，3-0 线结扎固定
5. 将子宫颈后方及阴道上部与直肠分离	钝性分离宫颈后，电凝止血
6. 切断阔韧带、主韧带	同子宫切除术韧带处理
7. 切开膀胱顶的韧带，分离其与周围组织	用长无齿镊，解剖剪锐性分离，电凝止血
8. 分离阴道与直肠交界处上缘，切断膀胱外侧韧带	用组织钳夹持纱球，经阴道插至阴道后穹，抬高阴道，用长弯血管钳钳夹韧带，10 号刀片切断，0 号丝线结扎
9. 显露远侧段阴道	用“S”形拉钩牵开，电刀切开盆筋膜
10. 切断耻骨尿道韧带	长弯血管钳钳夹，10×20 圆针、0 号线缝扎
11. 切断尿道，移除标本	用 10 号刀环绕尿道切断。6×14 圆针、3-0 线间断缝扎止血
12. 回肠膀胱术	同男性患者
13. 缝合切口	见表 11-5

四、专科护理

常规护理见第三章手术室围手术期护理。

1. 护理评估

(1)评估患者营养状况、水电解质及酸碱平衡、全身皮肤状况。

(2)评估患者肠道准备情况。

(3)预评估手术失血量及备血情况。

2. 常见护理诊断/问题

(1)排尿异常：与膀胱病变有关。

(2)有水电解质紊乱及酸碱平衡失调的危险：与术前肠道准备有关。

(3)有外科感染的危险：与手术沾染有关。

3. 护理措施

(1)手术野皮肤消毒应包括会阴部及大腿，便于手术开始前在手术台上置留置导尿管。置留置导尿管过程中注意无菌操作。

(2)膀胱手术体位护理：①仰卧位手术体位，仰卧位体位遵循人体轴线及正常生理弯曲原则，双手臂外展 90°，略高于身体水平线，双腿略微分开；②膀胱截石体位护理，使患者臀部置于手术床背板边缘，双腿置于托腿架上，托腿架高于手术床平面的高度约为患者股骨长度，两腿外展，夹角不超过 135°(在患者清醒状态下，根据术者感觉调至合适高度)，腿部用约束带固定，切不可在麻醉后强行将两腿外展至最大，根据肩挡板安置原则安置双侧肩挡板，双侧手臂约束于托手板上或身体两侧，调节手术床至头低脚高位。此体位适用于 TAT 手术。

(3) 保持术中循环稳定：术中严密观察患者的病情变化、手术进程，结合患者病情变化准确执行医嘱，术中发生大出血时，进行快速输液、输血等抢救工作，维持手术患者组织灌注充分。

(4) 膀胱冲洗：①从导尿管注入 37～40℃生理盐水 300～400ml，使膀胱充盈，便于手术操作。②用 37～40℃生理盐水反复冲洗膀胱，可清除膀胱内积血、凝血块及其他残留物，起到止血、控制感染的作用。

(5) 预防手术部位感染发生：严格执行无菌物品与污染物品之间隔离技术规范(即沾染手术技术规范)。

第五节　前列腺手术

一、概述

前列腺(seminal vesicle)形如栗，质坚实。上部为前列腺底，与膀胱颈邻接，前部有尿道穿入，后部则有双侧射精管向前下穿入，下端尖细，为前列腺尖，与尿生殖膈上面接触，两侧有前列腺提肌绕过，尿道从尖穿出。尖与底之间为前列腺(图 11-6)。

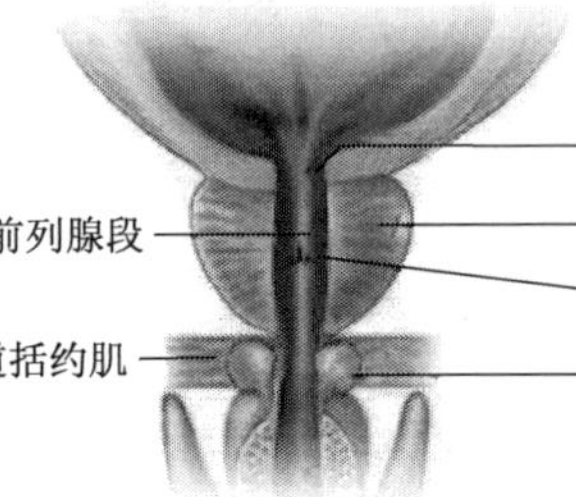

图 11-6　前列腺示意图

二、耻骨上前列腺摘除术

1. 手术适应证　前列腺增生引起明显膀胱颈梗阻症状或出现并发症。

2. 麻醉方式　硬膜外麻醉或全身麻醉。

3. 手术体位　一般采用仰卧位，骶尾部垫一小方枕，膝处垫一方枕。

4. 术前准备

(1) 患者准备：术前膀胱镜检查，术晨患者需要灌肠，清洁会阴部皮肤。

(2) 物品准备：脾肾包、膀胱小件、双腔气囊导尿管或三腔气囊导尿管、1∶5000 呋喃西林液或生理盐水，1-0、3-0 可吸收缝线，各型号的尿道探条。

5. 手术方法及手术配合（表 11-12）

表 11-12　耻骨上前列腺摘除术手术方法及手术配合

手术方法	手术配合
1. 手术野皮肤消毒	使用 1%或 0.5%活力碘消毒皮肤 3 次，上至脐平行线，下至大腿上 1/3，两侧至腋中线
2. 下腹正中切口	见表 11-4
3. 切开膀胱	用无齿镊，23 号刀切开膀胱前壁，组织钳提夹边缘，吸引器吸尽膀胱内液体
4. 探查膀胱	用“S”形拉钩 2 个、止血垫 2 块拉开膀胱切口，检查膀胱颈及其他部位有无肿瘤、结石、憩室等
5. 摘除前列腺	
（1）剥离前列腺	用 23 号刀沿膀胱颈后唇弧形切开，用手钝性分离前列腺包膜，吸引器吸尽切口内血液，电凝止血
（2）剜除前列腺	术者一手捏住前列腺，一手用组织剪紧贴前列腺尖部尿道剪断尿道黏膜，取出标本
6. 缝合前列腺窝	用热盐水纱布垫填塞前列腺窝 5 min，10×20 圆针、0 号可吸收线贯穿缝扎前列腺窝
7. 楔形切除膀胱颈下唇并缝合	用有齿长镊、10 号刀切开，3-0 可吸收线间断缝合膀胱颈部黏膜和前列腺包膜，收紧膀胱颈
8. 放置气囊导尿管	用三腔气囊导尿管由尿道插入，注气囊并稍向尿道侧牵引，以压迫前列腺窝止血
9. 放置造瘘管、缝合膀胱	0 号带针可吸收线间断缝合膀胱
10. 关闭切口	见表 11- 5

三、专科护理

1. 常规护理　见第三章手术室围手术期护理。

2. 前列腺手术专科护理　见本章第四节膀胱手术专科护理措施。

第六节　尿 道 手 术

一、概述

男性尿道（male urethra）有排尿和排精的功能，起于膀胱的尿道内口，止于阴茎的尿道外口，长 16～22cm，管径 0.5～0.7cm。男性尿道分为三个部分，即尿道前列腺部、膜部及海绵体部（图 11-7）。女性尿道只有排尿功能，直而短，长 4～5cm。起于尿道内口，行向前下方，穿过尿生殖膈，开口于阴道前庭的尿道外口（图 11-7）。通过尿生殖膈时，尿道和阴道周围有尿道阴道括约肌环绕，此肌为骨骼肌，可控制排尿（图 11-8）。

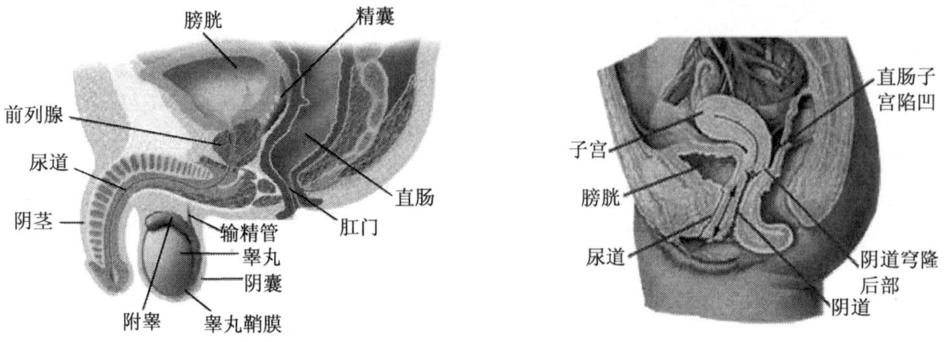

男性　　　　女性

图 11-7　尿道

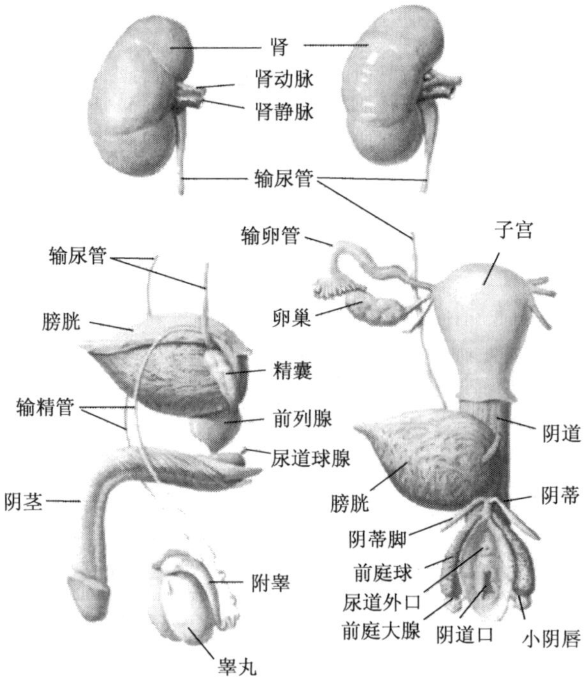

图 11-8　泌尿生殖系统概观

二、尿道损伤修复术

以尿道球部损伤为例。

1. 手术适应证

(1)伤后排尿困难、尿管不能插入膀胱。

(2)伤后会阴部有尿外渗或较大血肿，局部未发生感染。

2. 麻醉方式　硬膜外麻醉或全身麻醉。

3. 手术体位　膀胱截石位。

4. 术前准备

(1)患者准备：逆行尿道造影，清洁手术皮肤。

(2)物品准备：尿道包、金属尿道探子、橡皮引流条、3-0与5-0可吸收缝线、亚甲蓝。

5. 手术方法及手术配合(表11-13)

表11-13　尿道损伤修复术手术方法及手术配合

手术方法	手术配合
1. 手术野皮肤消毒	使用1%及0.5%活力碘消毒皮肤黏膜3次。消毒范围：耻骨联合、肛门周围及臀、会阴、大腿上1/3内侧
2. 手术切口	会阴切口
3. 行会阴部倒“U”形切口，显露尿道球海绵体肌	用11号刀切开皮肤、皮下组织和深筋膜，电凝止血
4. 清除血肿，切开球海绵体肌，显露尿道损伤部位	用吸引器吸除血肿，11号刀纵行切开，静脉拉钩牵开切口，暴露尿道受伤部位
5. 寻找尿道断端	用无齿镊夹显影纱布擦拭，置入导尿管，显露两断端，如尿道全层断裂，注射亚甲蓝稀释液注入膀胱，显露近端
6. 分离尿道断端，修整残端	用单齿镊、血管钳夹尿道组织，剪断，2-0丝线结扎
7. 放置气囊导尿管做支架，尿道两断端行端端吻合	放置导尿管支撑，组织钳夹住两断端对合，5-0可吸收缝线间断缝合，行尿道端端吻合。注水检查渗漏情况
8. 缝合球海绵体肌	6×14圆针、2-0丝线间断缝合海绵体肌白膜
9. 冲洗创口，放置皮片引流	用洗创器吸取生理盐水冲洗，放置皮片引流
10. 缝合会阴部切口	用无齿镊，3-0可吸收缝线缝合伤口

三、包皮岛状瓣尿道成形术

1. 手术适应证　阴茎型尿道下裂。

2. 麻醉方式　硬膜外麻醉或全身麻醉。

3. 手术体位　仰卧位。

4. 术前准备

(1)患者准备：术前预防使用抗生素，清洁会阴部皮肤。

(2)物品准备：尿道包、金属尿道探子、记号笔、6-0可吸收缝线、显微器械、凡士林。

5. 手术方法及手术配合(表11-14)

表11-14　包皮岛状瓣尿道成形术手术方法及手术配合

手术方法	手术配合
1. 手术切口	阴茎切口
2. 手术野皮肤消毒	使用0.5%活力碘消毒皮肤黏膜3次。消毒范围：平脐部、会阴至大腿上1/3

续表

手术方法	手术配合
3. 矫正阴茎下曲	用 6 × 17 角针、2-0 丝线缝合，蚊式血管钳牵引
(1) 阴茎头缝牵引线	
(2) 切开阴茎皮肤	用 15 号刀切开，弯蚊式血管钳夹住，3-0 丝线结扎止血或电凝止血
(3) 牵开两侧皮瓣	用 6 × 17 角针、2-0 丝线缝合，蚊式血管钳或组织钳牵引
(4) 分离、切开阴茎筋膜	用显微镊、显微剪分离、剪断
(5) 横断浅面尿道板	用 15 号刀切断，电凝止血
(6) 游离末段尿道 1 ~ 2cm	整形齿镊、15 号刀游离
(7) 剪开阴茎两侧筋膜及皮下组织，使阴茎完全伸直	用显微镊、显微弯剪剪开，显微钳钳夹，3-0 丝线结扎止血
(8) 分离阴茎背侧筋膜	用显微镊、显微弯剪分离
4. 制包皮瓣，切开包皮达皮下层	用显微镊、15 号刀片截取，4 × 12 角针、4-0 号丝线缝合牵引张开
5. 分离阴茎浅筋膜浅面，形成包皮岛	用显微器械分离，组织钳牵开皮瓣。
6. 包绕硅胶管缝合包皮，形成管状	用显微镊、角针、6-0 可吸收间断缝合多孔硅胶管
7. 旋转皮管至阴茎腹侧，固定于阴茎体白膜两侧	用显微镊、蚊式血管钳旋转，圆针、6-0 可吸收线间断缝合
8. 分离阴茎头皮下隧道，切开远侧皮肤，形成新尿道造口	用组织钳夹持，显微弯剪锐性分离，15 号刀切开。干显影纱布止血
9. 将新尿道末端穿过隧道	用蚊式血管钳引出
10. 皮管近端与尿道断端斜形端端吻合	用显微弯剪修剪，显微镊、圆针、6-0 可吸收线间断缝合
11. 转移并缝合阴茎皮瓣	
(1) 纵行切开包皮背侧	用组织钳 2 把牵开、显微弯剪剪开
(2) 冠状沟创缘及两侧皮瓣缝合	用显微齿镊、圆针、6-0 可吸收线间断缝合
(3) 侧切阴茎基部皮瓣，并交错缝合，形成阴茎阴囊交界	用显微镊、显微弯剪剪开，圆针、6-0 可吸收线间断缝合
(4) 新尿道末端与皮缘缝合	用显微齿镊、角针、6-0 可吸收线间断缝合
12. 加压包裹阴茎并固定	用优拓覆盖创面，5 × 12 圆针、3-0 丝线固定数针，纱布包裹

四、膀胱颈 TVT 吊带术

1. 手术适应证 压力性尿失禁伴尿道括约肌内在功能失常。

2. 麻醉方式 硬膜外麻醉或全身麻醉。

3. 手术体位 膀胱截石位。

4. 术前准备

(1) 患者准备：术前加强盆底肌肉锻炼，保持会阴部皮肤清洁干净。

(2) 物品准备：阑尾包、阴式小件、TVT 悬吊带、2-0 可吸收缝线、18F 三腔气囊导尿管、液状石蜡、20ml 注射器、碘仿纱条。

5. 手术方法与手术配合(表 11-15)

表 11-15　膀胱颈 TVT 吊带术手术方法及手术配合

手术方法	手术配合
1. 手术切口	会阴切口
2. 手术野皮肤消毒	使用 1%及 0.5%活力碘消毒皮肤黏膜 3 次。消毒范围：耻骨联合、会阴至大腿上 1/3 内侧
3. 牵开、固定小阴唇	用无齿镊、9×28 角针、2-0 丝线缝合，甲状腺拉钩牵开显露术野
4. "A"形切开阴道前壁	用长无齿镊，15 号刀切开
5. 分离尿道骨盆韧带达耻骨后间隙	徒手钝性分离，中弯血管钳夹住牵拉
6. 游离膀胱颈及尿道	用组织钳提夹创缘，解剖剪游离
7. 悬吊缝合类"A"形切口后部梯形状壁瓣两侧	用长镊、6×14 圆针、3-0 丝线缝合悬吊线
8. 经耻骨上缘切一小口达腹直肌前鞘表面	用 10 号刀切开，中弯血管钳分离，甲状腺拉钩牵开显露
9. 经耻骨上切口插入带孔克氏针达阴道切口处，引导悬吊线于腹壁外并结扎	用 TVT 悬吊带
10. 缝合阴道壁	用长镊、圆针、2-0 可吸收线连续缝合
11. 经尿道留置气囊导尿管，经耻骨上膀胱穿刺造瘘	用 18F 三腔气囊导尿管、液状石蜡、20ml 注射器抽吸盐水，膀胱穿刺针，胶管引流，9×28 角针、2-0 丝线固定
12. 覆盖切口	活力碘棉球消毒，碘仿纱条填塞阴道。用纱布覆盖切口

五、专科护理

常规护理见第三章手术室围手术期护理。

1. 护理评估

(1)评估患者对手术创伤、疾病转归的认知程度。

(2)评估患者精神状态。

(3)评估患者价值观。

2. 常见护理诊断/问题

(1)组织完整性受损：与手术创伤有关。

(2)有精神困扰的危险：与手术创伤、疾病转归认知不足(怀疑性功能障碍)有关。

(3)有自尊紊乱的危险：与感觉功能性障碍悲哀。

3. 护理措施

(1)心理护理及卫生宣教：针对患者的精神状态、认知程度、人生观、价值观耐心做好心理护理及卫生宣教。护理中注意保护患者隐私，手术中不针对患者手术窃窃私语，以免造成患者心理负担。

(2)尿道手术体位选择：女性患者尿道手术均选择截石位；男性前尿道手术患者取平卧位，男性后尿道手术患者取膀胱截石位。小儿尿道手术，选择"人"字体位，患儿平卧，两腿外展分开呈“人”字形，膝下用无菌治疗巾包裹，无菌弹力绷带缠绕，两腿保持无菌置于手术无菌区。

(3) 膀胱截石位尿道手术会阴部冲洗护理：会阴部手术手术野皮肤消毒前，需对会阴部进行初步清洁消毒，即会阴冲洗——先用稀释抑菌型洗手液(20 倍水稀释) 100ml 擦洗，然后用无菌生理盐水 300ml 冲净，再用 0.1%活力碘溶液擦洗会阴部及阴道(女性患者)。

(4) 其他专科护理同本章第四节膀胱手术专科护理措施。

第七节　生殖器手术

一、概述

男性生殖系统(male genital system)包括内生殖器和外生殖器两个部分。内生殖器由生殖腺(睾丸)、输精管道(附睾、输精管、射精管和尿道)和附属腺(精囊、前列腺和尿道球腺)组成。外生殖器包括阴囊和阴茎。

1. 生殖腺　睾丸(testis)位于阴囊内，左右各一，多数左侧略低于右侧(图 11-9)。呈微扁的椭圆形，表面光滑。睾丸后面与附睾和精索相联，是其系膜缘，是血管、神经和输送精虫的通路。

2. 输精管道

(1) 附睾(epididymis)：①附睾紧贴睾丸的上端和后缘，可分为头、体、尾三部。头部由输出小管组成，输出小管的末端连接一条附睾管。附睾管长 4～5m，构成体部和尾部。②功能：为精子生长成熟提供营养，储存精子。

(2) 输精管(ductus deferens)：长约 40cm，呈紧硬圆索状。输精管行程较长，从阴囊到外部皮下，再通过腹股沟管入的精索部分进入盆腔，在膀胱底的后面精囊的内侧，膨大形成输精管壶腹，其末端变细，与精囊的排泄管合成射精管。

(3) 射精管(ejaculatory duct)：长约 2cm，穿通道列腺实质，开口于尿道前列腺部的精阜部位。

(4) 男性尿道(male urethra)：起于膀胱的尿道内口，止于阴茎的尿道外口，长 12～22cm，管径 0.5～0.7cm。

3. 附属腺

(1) 精囊(seminal vesicle gland)：扁椭圆形囊状器官，位于膀胱底之后，输精管壶腹的外侧，其排泄管与输精管末端合成射精管。

(2) 前列腺(prostate gland)：呈栗子形，位于膀胱底和尿生殖膈之间，分底、体和尖。体后面有一纵生浅沟为前列腺沟，内部有尿道穿过。其功能：分泌一种含较多草酸盐和酸性磷酸酶的乳状碱性液体，称为前列腺液；其作用是中和射精后精子遇到的酸性液体，从而保证精子的活动和受精能力；前列腺还可以分泌激素，称为前列腺素，具有运送精子、卵子和影响子宫运动等功能。

(3) 尿道球腺(bulbourethral gland)：埋藏在尿生殖膈内，豌豆形，开口于尿道海绵体部的起始部。其功能：分泌蛋清样碱性液体，排入尿道球部，参与精液组成。

4. 阴囊　阴囊(scrotum)是由皮肤构成的囊。皮下组织内含有大量平滑肌纤维，称为肉膜，肉膜在正中线上形成阴囊中隔将两侧睾丸和附睾隔开。其皮肤为平滑肌和结缔组织构成的肉膜，收缩舒张调节囊内温度。阴囊内低于体温，对精子发育和生存有重要意义。

5. 阴茎　阴茎(penis)可分为阴茎头、阴茎体和阴茎根三部分，头体部间有环形冠状沟。阴茎头为阴茎前端的膨大部分，尖端生有尿道外口，头后稍细的部分称为阴茎颈(图 11-10)。

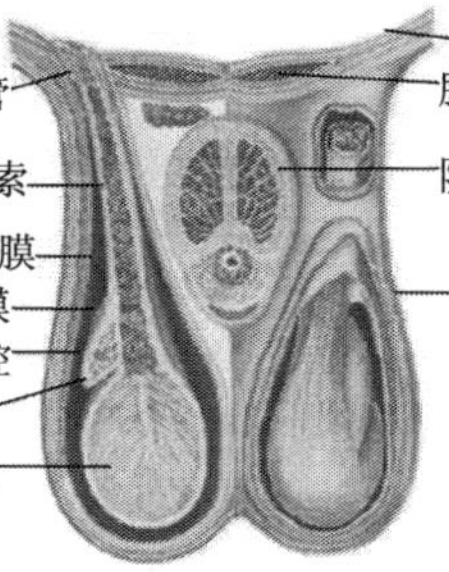

图 11-9　睾丸

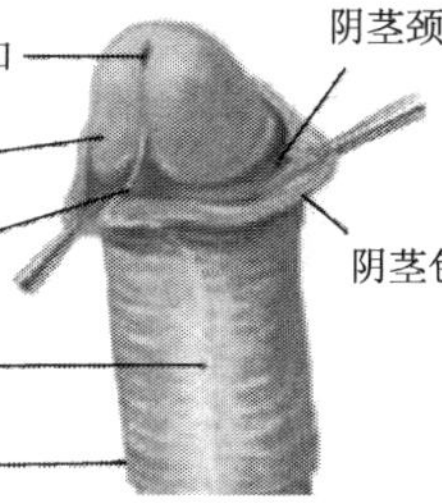

图 11-10　阴茎

二、睾丸切除术

1. 手术适应证

(1)睾丸、附睾或精索恶性肿瘤。

(2)广泛性睾丸结核、睾丸损伤。

(3)成人单侧高位隐睾。

(4)前列腺癌。

2. 麻醉方式　硬膜外麻醉或局部浸润麻醉。

3. 手术体位　仰卧位，两腿稍分开。

4. 术前准备

(1)患者准备：术前会阴部备皮并清洁。

(2)物品准备：阑尾包、橡皮引流条。

5. 手术方法及手术配合(表 11-16)

表 11-16　睾丸切除术手术方法及手术配合

手术方法	手术配合
1. 手术切口	阴囊切口
2. 手术野皮肤消毒	使用 0.5%活力碘消毒皮肤 3 次。范围：耻骨联合、会阴至大腿上 1/3
3. 切开皮肤、皮下组织及腹外斜肌腱膜	用有齿镊、15 号刀切开，干显影纱垫拭血，或电凝止血，3-0 丝线结扎，游离精索
4. 分离精索鞘膜，切断并结扎精索动脉、静脉及输精管	用短无齿镊 15 号刀切开鞘膜，眼科剪剪断，2-0、3-0 丝线依次结扎

续表

手术方法	手术配合
5. 切除睾丸	提夹精索牵拉，钝性分离至阴囊底部，解剖剪剪断睾丸与阴囊底部的联系，取出睾丸
6. 放置引流条	电凝止血，或 6×14 圆针、3-0 丝线缝扎止血，橡皮片放置于阴囊底部引流
7. 缝合皮肤、覆盖伤口	6×17 角针、3-0 丝线缝合皮肤，干纱布覆盖伤口

三、精索内静脉高位结扎术

1. 手术适应证 精索静脉曲张有严重症状，非手术治疗无效，睾丸生精功能障碍伴萎缩。

2. 麻醉方式 硬膜外麻醉或局部浸润麻醉。

3. 手术体位 仰卧位，两腿稍分开。

4. 术前准备

(1)患者准备：术前备皮，清洁外阴。

(2)物品准备：阑尾包、3cm×5cm 小切口敷贴 1 片、2%利多卡因、10ml 注射器。

5. 手术方法及手术配合(表 11-17)

表 11-17 精索内静脉高位结扎术手术方法及手术配合

手术方法	手术配合
1~2. 同睾丸切除术	同睾丸切除术
3. 于腹股沟管上做与腹股沟韧带平行的斜切口	用短有齿镊、10 号刀切开皮肤、皮下组织，干显影纱布拭血或电凝止血，3-0 丝线结扎
4. 显露、切开腹外斜肌腱膜和外环	用甲状腺拉钩牵开，电刀切开腱膜，组织剪剪开外环
5. 切开提睾肌，游离精索内曲张静脉	用短无齿镊、组织剪锐性或剥离子钝性游离静脉，电凝止血
6. 结扎、切除曲张静脉	用蚊式血管钳钳夹，组织剪剪断，3- 0 丝线结扎，6×14 圆针、3-0 丝线缝扎断端，以缩短精索
7. 间断缝合腹外斜肌腱膜	用短有齿镊、6×14 圆针、2- 0 丝线线间断缝合
8. 覆盖切口	0.5%活力碘棉球消毒切口皮肤，6×17 角针、3-0 丝线缝合皮肤，小敷贴粘贴切口

四、睾丸鞘膜翻转术

1. 手术适应证 较大的睾丸鞘膜积液和较大的睾丸精索积液等。

2. 麻醉方式 硬膜外麻醉或局部浸润麻醉。

3. 手术体位 仰卧位，两腿稍分开。

4. 术前准备

(1)患者准备：成人术前备皮，清洁外阴。

(2)物品准备：阑尾包、3-0 可吸收缝线、橡皮引流条、3cm×5cm 小切口敷贴。

5. 手术方法与手术配合(表 11-18)

表 11-18　睾丸鞘膜翻转术手术方法及手术配合

手术方法	手术配合
1~2. 同睾丸切除术	同睾丸切除术
3. 纵行切开阴囊腹侧皮肤、皮下及筋膜	用短有齿镊夹住切口皮肤，15 号刀切开阴囊壁。电凝止血
4. 游离鞘膜囊及精索血管	用弯蚊式血管钳游离、组织剪剪断，3-0 丝线结扎止血
5. 切开鞘膜囊壁层，吸尽囊液	用组织钳夹持，15 号刀切开，吸引头吸尽积液
6. 高位结扎鞘突	用小甲状腺拉钩牵开手术野，用单齿小镊、中弯血管钳游离，组织剪剪断，6×17 圆针、2-0 丝线缝扎
7. 裁剪鞘膜囊，并翻转至睾丸和精索后面	用无齿镊、组织剪剪裁，蚊式血管钳钳夹止血，3-0 丝线结扎
8. 缝合鞘膜囊	用单齿小镊、6×14 圆针、3-0 可吸收线连续缝合
9. 固定睾丸，防止扭转	用单齿小镊、6×14 圆针、2-0 丝线缝扎固定
10. 缝合切口，留置引流胶片	用单齿小镊、6×17 角针、3-0 丝线间断缝合，用胶片引流
11. 覆盖切口	0.5%活力碘棉球消毒切口皮肤，6×17 角针、3-0 丝线缝合皮肤，小敷贴粘贴切口

五、包皮环切术

1. 手术适应证

(1)包茎患儿因包皮囊口狭窄而妨碍排尿或反复感染者。

(2)成年人患包茎或包皮过长反复感染者。

2. 麻醉方式　局麻或阴茎海绵体麻醉。小儿采用全身麻醉。

3. 手术体位　仰卧位。

4. 术前准备

(1)患者准备：手术前夜及手术当日，嘱患者清洗局部。并发包皮、阴茎头炎者，需选用药物和局部浸泡治疗，感染消退后再行手术。

(2)物品准备：阑尾包、6-0 可吸收缝线、单级电刀线 1 根、优拓 1 片。

5. 手术方法与手术配合(表 11-19)

表 11-19　包皮环切术手术方法及手术配合

手术方法	手术配合
1. 手术切口	阴茎切口
2. 手术野皮肤消毒	0.5%活力碘消毒皮肤黏膜 3 次。范围：耻骨联合、会阴至大腿上 1/3
3. 分离粘连	用蚊式血管钳扩大包皮口，使阴茎头与包皮完全分开，0.1%活力碘盐水清洁包皮囊及阴茎头
4. 纵行剪开背腹侧包皮	用 2 把蚊式血管钳牵拉背腹侧包皮。眼科剪从中剪开距冠状沟缘远端 0.5cm 处

续表

手术方法	手术配合
5. 包皮内外板分别环切	用弯眼科剪沿距冠状沟上约 0.5cm 处剪去皮瓣，在背侧冠状沟 1cm 处剪去包皮，电凝止血
6. 间断缝合皮肤、黏膜	用小单齿镊、5×12 圆针、6-0 可吸收线间断缝合
7. 凡士林纱布包扎	0.5%活力碘棉球消毒切口皮肤，优拓覆盖切口，外盖干纱布

六、睾丸下降固定术

1. 手术适应证

(1) 隐睾。

(2) 睾丸下降不全。

2. 麻醉方式 硬膜外麻醉或局部浸润麻醉。

3. 手术体位 仰卧位，两腿稍分开。

4. 术前准备

(1) 患者准备：成人术前备皮，清洁会阴部皮肤。

(2) 物品准备：阑尾包、6-0 可吸收缝线、单级电刀线 1 根、优拓 1 片。

5. 手术方法与手术配合(表 11-20)

表 11-20 睾丸下降固定术手术方法及手术配合

手术方法	手术配合
1~2. 同睾丸切除术	同睾丸切除术
3. 斜行切开腹股沟皮肤、皮下，显露腹股沟管前壁	用小单齿镊，10 号刀切开，蚊式血管钳协助
4. 切开腹外斜肌腱膜，显露隐睾	用甲状腺拉钩牵开显露手术野，10 号刀切开、组织剪剪开
5. 切开睾丸表面疝囊，切开睾丸系膜	用无齿镊、蚊式血管钳提起两侧，组织剪剪开
6. 分离疝囊与精索	用 3 把蚊式血管钳提起牵开睾丸系膜，中弯血管钳分离、钳夹，组织剪剪断，3-0 丝线结扎止血
7. 横断疝囊，结扎疝颈	用组织剪剪开，6×14 圆针、2-0 丝线荷包缝扎疝颈
8. 剪开精索外侧韧带及结缔组织，松解、游离精索	用小甲状腺拉钩牵开，组织剪分离组织、松解精索
9. 沿腹壁筋膜深面分离至阴囊最低处(徒手分离)	用 11 号刀切开，中弯血管钳分离，钳夹止血
10. 分离阴囊皮肤与内膜间隙，形成内膜外囊袋	用中弯血管钳分离、引出
11. 撑开内膜，引出睾丸	用小单齿镊、6×14 圆针、3-0 丝线线间断缝合
12. 缝合内膜、阴囊壁切口	用小单齿镊、6×14 圆针、2-0 丝线线间断缝合
13. 缝合腹股沟管	用小单齿镊、6×14 角针、3-0 丝线线间断缝合
14. 覆盖切口	橡皮片引流，纱布覆盖

七、专科护理

1. 常规护理　见第三章手术室围手术期护理。

2. 睾丸下降固定术专科护理　同本章第六节尿道手术专科护理。

（王　萍　高兴莲）

主要参考文献

黄静，孙继英. 2009. 手术室护士一本通. 北京：化学工业出版社，4
金锡御，俞天麟. 2010. 泌尿外科手术学. 北京：人民军医出版社，565～569
梅骅. 1996. 泌尿外科手术学. 第 2 版. 北京：人民卫生出版社
王宇，张琤. 2006. 手术室护理技术手册. 第 3 版. 北京：人民军医出版社，1
魏革，刘苏君. 2008. 手术室护理. 北京：人民军医出版社，410～497
周力，吴欣娟. 2011. 安全手术体位图谱. 北京：人民卫生出版社，12
Johnson M. 2009. 常见护理诊断/问题结局与措施：NANDA，NOC 与 NIC. 第 2 版. 吴袁剑云等译. 北京：北京大学医学出版社，12

第十二章　骨科手术护理

第一节　脊 柱 手 术

一、概述

(一)椎骨相关解剖知识

幼年时椎骨(vertebrae)为32块或33块，分为颈椎7块、胸椎12块、腰椎5块、骶椎5块、尾椎3～4块。成年后5节骶椎融合成1块骶骨，3～4节尾椎长合成1块尾骨，共26块椎骨。椎骨由位于前方的椎体(vertebral body)和位于后方的椎弓(vertebral arch)结合而成。椎体和椎弓共同围成一孔，称为椎孔(vertebral foramen)。全部椎骨的椎孔连接成椎管(vertebral canal)，其容纳脊髓等。椎体呈短圆柱状，上、下面平坦，粗糙，是椎骨负重的主要部分。椎体的表面为一层较薄的骨密质，内部为骨松质。椎弓在椎体后方，与椎体相连的部分称椎弓根，稍细，上下各有一切迹，下切迹较明显。相邻椎骨之间在椎弓根处形成椎间孔。椎弓的后部呈板状，称椎板。26个椎骨的椎孔连成椎管。椎弓上有7个突：向后方伸出的一个称棘突；左右各伸出一个横突；椎弓上下各有一对突起，称上、下关节突。脊柱的长度，3/4由椎体构成，1/4由椎间盘构成(图12-1)。

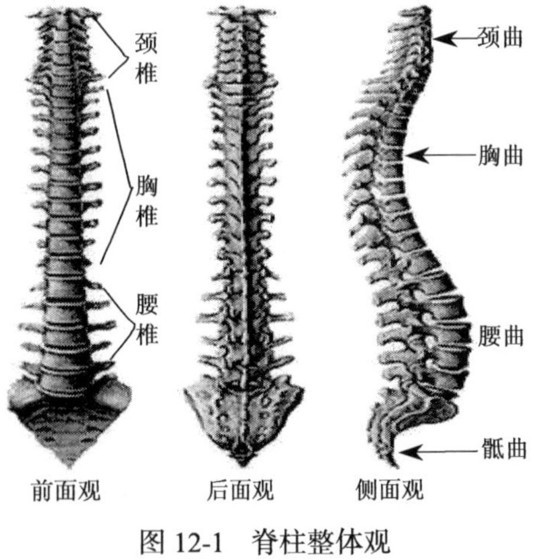

图12-1　脊柱整体观

(二)各部椎骨的特征

1. 颈椎(cervical vertebrae)

(1)颈椎椎体较小，呈横椭圆形。上、下关节突的关节面几呈水平位。除第1、2颈椎外，其他椎体上面的侧缘向上突起形成椎体钩，与上位椎骨椎体侧缘构成钩椎关节。如增生肥大时，可致椎间孔变窄，压迫脊神经而产生症状。椎孔较大，呈三角形。横突有孔，称横突孔(transverse foramen)，内有椎动脉、椎静脉走行。横突末端可分前后两个结节，特别是第6颈椎，前结节肥大，又称颈动脉结节，颈总动脉在其前方经过。关节突不明显，关节面近于水平位。颈椎棘突一般短而平，第2～6颈椎末端分叉。第1颈椎又称寰椎(atlas)，呈环状，分前弓、后弓和左右侧块，前弓较短，内面有关节面称齿突凹，上面有关节凹，下面有关节面。上关节凹后方有椎动脉沟。后弓长，中点略向后方突起，称后结节。环椎无椎体、棘突和关节突。第 2 颈椎又称枢椎(axis)，椎体上方有齿突，与环椎前弓后面的关节面关节。第 7 颈椎又称隆椎(prominent vertebrae)，棘突最长，末端不分叉，活体易于触及，常作为计数椎骨序数的标志(图 12-2)。

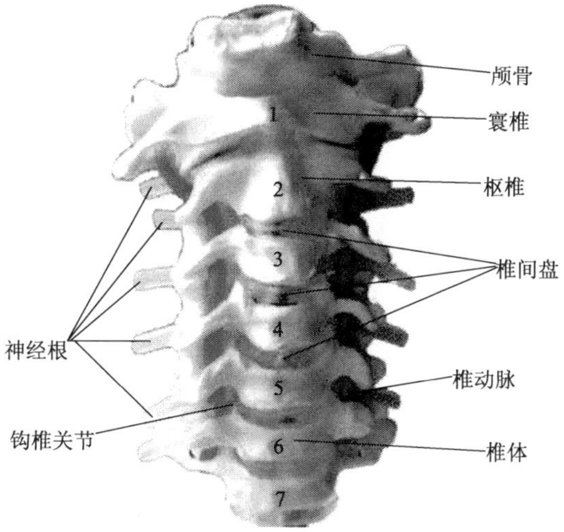

图 12-2　颈椎

(2) 颈椎骨血液供应主要来自椎间动脉。颈部的椎间动脉发自椎动脉。椎间动脉一般是一条，有时成对，沿脊神经的腹(前)侧进入椎管。椎静脉丛分为椎内静脉丛和椎外静脉丛两部分。椎内静脉丛收集椎骨和脊髓的静脉血，汇入位于椎间孔部的椎间静脉，在颈部再入椎静脉。椎外静脉丛收集椎管及其周围肌肉的静脉血。

(3) 颈椎的神经分布：颈椎发出 8 对神经根组成颈丛和臂丛大部分。颈丛由第 1～4 颈神经前支组成。发出皮支和肌支。皮支分布到颈前部皮肤。臂丛由第 5～8 颈神经前支和第 1 胸神经前支的大部分组成。

2. 胸椎(thoracic vertebrae)

(1) 胸椎椎体切面成心形；椎孔大致呈圆形，较小，椎弓根短而细；关节突近似额状位；棘突细长，伸向后下方，彼此重叠，呈叠瓦状；横突呈圆柱状，伸向后外方，前面有一个肋凹，与肋结节相关节(图 12-3)。

(2) 胸椎的血供除直接或间接受相邻肋间动脉供应外，上两胸椎尚接受甲状腺下动脉、锁骨下动脉、肋颈干或椎动脉发出的将支，其中尤以来自甲状腺下动脉者最多。

(3) 胸椎的神经分布由相因椎间孔发出 12 对肋间神经分布于胸廓和腹壁。

(4) 胸椎的生理功能和肋骨胸骨共同参与胸廓构成，保护胸腔。

3. 腰椎(lumbar vertebrae)

(1) 腰椎椎体最粗壮，横切面呈肾形。棘突板状水平伸向后方，相邻棘突间间隙宽，可作腰椎穿刺用，关节突关节面呈矢状位。腰椎椎孔呈三角形，宽大(图 12-4)。

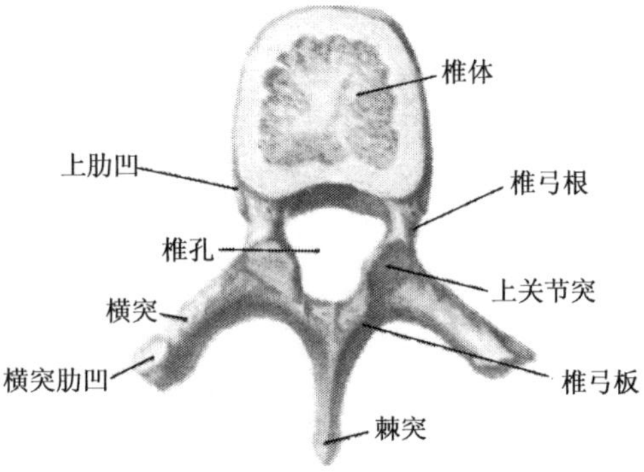

图 12-3　胸椎

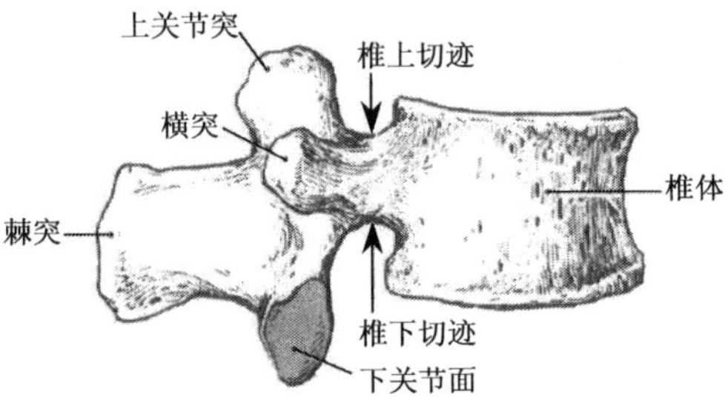

图 12-4　腰椎

(2)腰椎的血供来自腰动脉，由腹主动脉的后壁发出，沿椎体的中部向后外侧走行，沿途发出一些垂直小支进入椎体前方，以营养椎体。腰动脉至椎间孔前缘先后分为脊椎前支，横突前支及背侧支，形成椎管外、内血管网两组。腰椎静脉系统脊柱静脉系统由三个互相交通的无瓣膜的静脉网构成，为椎骨(内)静脉、椎(管)内静脉、椎管外静脉。

(3)腰椎的神经分布：腰段脊柱的外侧即腰部的深层，由腰方肌、腰大肌、腹横肌的起始部发出腰丛的神经支。

4. 骶骨(sacral bone)　由 5 块骶椎合成，呈三角形，底向上，尖向下。前面凹，有 4 条横线和 4 个骶前孔。后面凸，有 4 个骶后孔、骶外侧嵴、骶中间嵴、骶下中嵴。中部有骶管，并与骶前孔和骶后孔相通，骶管后下端敞开称骶管裂孔。骶骨体上面前缘突出，称岬。两侧及关节面，称耳状面。耳状面的后方骶骨粗隆，正常骶骨后凸，以增加骨盆容量。骶丛从骶前孔发出参与组成坐骨神经的一部分(图 12-5)。

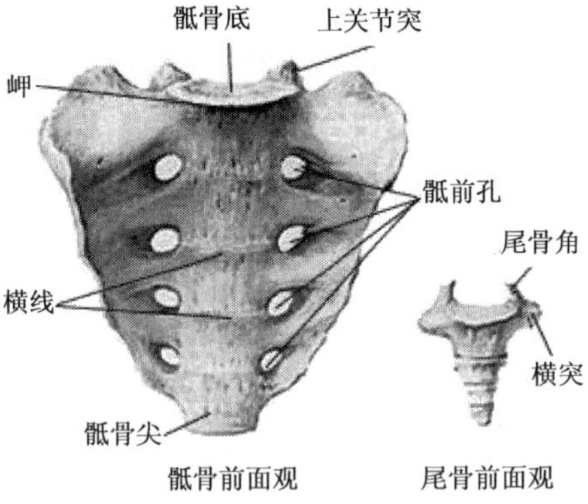

图 12-5　骶骨和尾骨

5. 尾骨(coccyx)　由 4～5 节尾椎退化合成。略呈三角开，底朝上，借软骨和韧带与骶骨相连，尖向下，下端游离(图 12-5)。

二、颈椎前路椎间盘切除植骨融合+钛板内固定术

1. 手术适应证

(1)各种颈椎病。

(2)凡涉及颈椎椎体部分或次全切除，需植骨融合，重建脊柱稳定超过两个平面。

(3)不伴有骨缺损或椎体压缩骨折的单节段颈椎脱位损伤，需行椎体间植骨融合。

(4)颈椎椎体前柱因严重楔形压缩性骨折或爆裂性骨折，同时伴有神经功能障碍，需行椎体前路颈椎前路椎间盘切除植骨融合+钛板内固定术。

2. 麻醉方式　全身麻醉。

3. 手术体位　仰卧位，头向后拉伸，肩下垫肩枕，头下垫头圈，取髂骨侧髋部垫高 30°。

4. 术前准备

(1)患者准备：完善各项检查，术前训练床上排便、推移气管和食管。

(2)用物准备：骨下肢器械、颈椎前路器械、刮匙、磨钻、颈椎前路钢板固定器械(外来器械)、孔巾、双层大单、手术衣、高频电刀、骨蜡、显影脑棉片、2-0 可吸收线。

5. 手术方法及手术配合(表 12-1)

表 12-1　颈椎前路椎间盘切除植骨融合+钛板内固定术手术方法及手术配合

手术方法	手术配合
1. 手术切口	颈前横切口
2. 手术野皮肤消毒	用 1%活力碘消毒皮肤 3 次，上至下唇，下至乳头，两侧至斜方肌前缘
3. 切开皮肤、皮下组织、筋膜，分离筋膜肌肉、韧带，显露椎体前方	用 23 号刀切开皮肤，电刀依次切开皮下组织、筋膜。甲状腺拉钩牵开皮下组织，术者手指钝性分离颈前筋膜和肌肉及前纵韧带到达椎体前方，颈部拉钩牵开切口
4. C 臂机定位	9 号长针头插入需定位的椎间盘，用无菌夹大保护手术区域，C 臂机罩无菌套
5. 摘除病变椎间盘	颈椎撑开器撑开手术野，根据定位结果，用 11 号刀切开椎前筋膜和前纵韧带，显露病变椎体，咬骨钳咬除或磨钻磨除病变椎体，生理盐水冲洗降温，暴露椎间盘，11 号刀切开纤维环，髓核钳由浅入深分次摘除椎间盘
6. 取髂骨	在髂前上棘上方用23号刀切开皮肤，骨膜剥离器推开髂肌和骨膜，用截骨刀、骨锤截取所需大小髂骨块，骨蜡止血，1-0 可吸收线逐层缝合筋膜及皮下组织，9×28 角针、3-0 丝线缝合皮肤
7. 修整植骨块并植入椎间隙	用咬骨剪将植骨块修剪成所需的形状，或将骨块用咬骨钳咬碎，装入钛网，骨锤将骨块或钛网轻轻敲入椎间隙
8. 植入钢板，固定螺钉	选择适当长度刚好超过移植骨，用钢板折弯器预弯钢板，持钢板钳持板植入，在上下椎体上安装螺钉，以打孔器攻丝直至椎体后侧皮质，钢板的中间孔用粗螺丝钉固定，术中 X 线透视确认钢板螺钉位置
9. 缝合切口	放置引流管，清点器械、敷料等数目。用 2-0 可吸收线间断缝合肌层、皮下组织，6×17 角针、3-0 丝线或 4-0 可吸收线缝合皮肤，敷贴覆盖切口

三、颈椎后入路减压+内固定术

1. 手术适应证

(1)颈椎后路结构损伤致颈椎不稳定，同时不伴有明显的椎体损伤者。

(2)有创伤伴小关节脱位，绞索者。

(3)上颈椎外伤病变需颈椎融合者。

(4)肿瘤、椎板切除术等医源性导致的颈椎不稳定者。

2. 麻醉方式　全身麻醉。

3. 手术体位　俯卧位。头略前倾，颈部固定在中立或屈曲位。

4. 术前准备

(1)患者准备：完善各项检查及神经系统检查。

(2)用物准备：骨下肢器械、颈椎后路器械、刮匙、磨钻、颈椎后路固定器械(外来器械)、孔巾、双层大单、手术衣、高频电刀、骨蜡、显影脑棉片、1-0 可吸收线、氮气。

5. 手术方法及手术配合(表 12-2)

表 12-2　颈椎后入路减压+内固定术手术方法及手术配合

手术方法	手术配合
1. 手术切口	颈后正中切口
2. 手术野皮肤消毒	用 1%活力碘消毒皮肤 3 次，上至颅顶，下至两腋窝连线
3. 切开皮肤、皮下组织、筋膜，分离筋膜肌肉、韧带，显露椎体后方	用 23 号刀切开皮肤，电刀依次切开皮下组织、筋膜。用浅后颅凹牵开皮下组织，术者手持椎板剥离子分离肌肉和病变椎板，换深后颅凹撑开器显露椎体后方
4. C 臂机定位	9 号长针头插入需定位的椎体节段，用无菌夹大保护手术区域，C 臂机罩无菌套
5. 在病变节段椎体的两侧椎弓根或侧块内放置定位针，C 臂机透视	如果手术视野要求比较大，可以用 2 把深后颅凹充分暴露视野。探针探明椎弓根的位置，术者用小锤将定位针固定好，如果位置不好，需取出后重新打入，直至透视满意为止
6. 依次取出定位针，植“U”形螺钉	用手柄取出定位针，开口器开口，探针确定方位，选择合适的“U”形螺钉，固定在“U”形持钉器上递予术者
7. 椎管减压：使用磨钻行椎板两侧或一侧开槽去除椎板，应用枪式咬骨钳去除黄韧带	切除椎板间韧带及黄韧带，探查硬膜囊有无粘连。以前端有橡皮管保护的减压吸引头吸尽手术野内血及组织，暴露手术野
8. 安装固定棒	选择合适长度的固定棒给术者，并协助术者将其折弯成合适的弯度，用压棒器植入固定棒，用六角螺钉锁住固定棒
9. 安装横杆	如有需要可以在固定棒之间加装横杆，再次上紧螺丝
10. 冲洗切口，彻底止血	用冲洗器、生理盐水冲洗切口，电凝止血，如创面渗血较多，放置止血材料，如止血纱或止血粉
11. 植骨	将咬下骨髂碎屑填入植棒附近
12. 放置引流管	用 18 号骨科引流管，线剪剪好侧孔，消毒皮肤，11 号刀片打孔放好引流管，6×17 角针、3-0 丝线缝合固定，清点器械、敷料等数目
13. 关闭切口	1-0 可吸收线缝合肌肉和皮下组织，6×17 角针、3-0 丝线缝合皮肤

四、腰椎间盘髓核摘除术(开放手术)

1. 手术适应证

(1)椎间盘突出症。

(2)部分椎管狭窄的患者。

(3)外伤伴椎间盘损伤者。

2. 麻醉方式　全身麻醉。

3. 手术体位　俯卧于脊柱弓形手术架上，双上肢向前平放，膝盖踝关节垫啫喱圈。

4. 术前准备

(1)患者准备：完善各项检查，训练床上大小便，携带影像学资料入手术室。

(2)用物准备：骨下肢器械、椎板小件、孔巾、双层大单、手术衣、高频电刀、显影脑棉片、8 号普通尿管、骨蜡、1-0 可吸收线。

5. 手术方法及手术配合(表 12-3)

表 12-3　腰椎间盘髓核摘除术手术方法及手术配合

手术方法	手术配合
1. 手术切口	腰椎后路正中切口
2. 手术野皮肤消毒	用 1%活力碘消毒皮肤 3 次，上至两腋窝连线，下过臀部，两侧至腋中线
3. 切开皮肤、皮下组织、筋膜，分离筋膜肌肉、韧带，显露椎板	用 23 号刀片切开皮肤，电刀依次切开皮下组织、筋膜。用浅后颅凹牵开皮下组织，术者手椎板剥离子分离筋膜肌肉、韧带，换深后颅凹撑开器显露切口
4. 咬除棘突、部分椎板，切除部分黄韧带	用方头咬骨钳咬除棘突，椎板咬骨钳咬除部分椎板，用 11 号尖刀片切除部分黄韧带，椎板咬骨钳扩大咬除部分椎板
5. 探查椎管，显露椎间盘，摘除髓核	用神经剥离子和 8 号尿管探查椎管，探查神经根管。显影脑棉片保护神经根，神经剥离子推开神经根，用直、弯髓核钳咬除髓核，用脑棉片或明胶海绵压迫止血
6. 放置引流管	用 18 号骨科引流管，线剪剪好侧孔，消毒皮肤，11 号刀片打洞放好引流管，9×28 角针、3-0 丝线固定，清点器械、敷料等数目
7. 关闭切口	1-0 可吸收线缝合肌肉和皮下组织，6×17 角针、3-0 丝线缝合皮肤

五、腰椎髓核摘除术(微创手术)

1. 手术适应证

(1)椎间盘突出症。

(2)部分椎管狭窄的患者。

(3)外伤伴椎间盘损伤者。

2. 麻醉方式　全身麻醉。

3. 手术体位　俯卧于脊柱弓形手术架上，双上肢向前平放，膝盖踝关节垫以软垫。

4. 术前准备

(1) 患者准备：完善各项检查，训练床上大小便，携带影像资料入手术室。

(2) 物品准备：骨下肢器械、椎间盘镜器械、显微镜、孔巾、双层大单、手术衣、双极电凝、显影脑棉片、骨蜡、1-0 可吸收线。

5. 手术方法及手术配合(表 12-4)

表 12-4　腰椎髓核摘除术手术方法及手术配合

手术方法	手术配合
1. 手术切口	距脊柱中线 1cm 处做平行于中线约 1.5cm 切口
2. C 臂机定位	用 7 号长针头在对应的椎间盘定位，C 臂机确定定位点是否准确，拔除定位针，用手术记号笔做好标记
3. 手术野皮肤消毒	用 1%活力碘消毒皮肤 3 次，上至两腋窝连线，下过臀部，两侧至腋中线
4. 置扩张管道	用 11 号尖刀片在距脊柱中线 1cm 处做平行于中线约 1.5cm 切口，定位针从切口插入，在 C 臂机指导下直达病变部位的上一个椎板下缘穿透腰背筋膜，沿定位针依次插入扩张管道，直达椎板下缘
5. 置工作管道，显微镜对准手术通道	用神经剥离子将附近肌肉及软组织推移，置入工作管道，将套好无菌保护套的显微镜对准手术野，并调节合适的亮度
6. 咬除椎板间隙软组织、黄韧带，咬除髓核，充分减压神经根	用椎板咬骨钳咬除椎板间隙的软组织，双极电凝止血，神经剥离子分离上椎板下缘，椎板咬骨钳或髓核钳咬除黄韧带。用神经勾或神经剥离子将硬膜囊和神经根牵向对侧，脑棉片保护，髓核钳将突出的髓核咬除
7. 拔除工作管道	用双极电凝彻底伤口止血，将显微镜移开手术野，拔除工作管道
8. 关闭切口	6×17 角针、3-0 丝线缝合皮肤 1～2 针，小敷贴覆盖伤口

六、腰椎椎板减压内固定术

1. 手术适应证

(1) 各种原因引起的腰椎不稳定非手术治疗无效。

(2) 由于多次手术引起的假关节形成，需再次手术者。

2. 麻醉方式　全身麻醉。

3. 手术体位　俯卧于脊柱弓形手术架上，双上肢向前平放，膝盖踝关节垫以软垫。

4. 术前准备

(1) 患者准备：完善各项检查，训练床上大小便，携带影像学资料入手术室。

(2) 物品准备：骨下肢器械、腰椎器械、刮匙、腰椎钢板固定器械(公司准备)、孔巾、双层大单、手术衣、高频电刀、显影脑棉片、1-0 可吸收线、止血类材料。

5. 手术方法及手术配合（表 12-5）

表 12-5　腰椎椎板减压内固定术手术方法及手术配合

手术方法	手术配合
1~3 步同开放性腰椎髓核摘除术	同开放性腰椎髓核摘除术
4. C 臂机确认有病变的椎间隙	用有齿直血管钳，探查有病变的间隙，椎间盘插入 9 号长针头，用无菌夹大保护无菌区域术中透视
5. 切除椎板间韧带及黄韧带，探查硬膜囊有无粘连	用 11 号刀片在近中线切开黄韧带，神经剥离子分离探查，以前端有橡皮管保护的减压吸引头吸尽手术野内血及组织，暴露手术野
6. 暴露椎管，摘除髓核	用后颅凹撑开器撑开切口，11 号刀片切开纤维环，髓核钳分次摘取髓核，髓核收集术后送病检
7. 在病变椎间隙上下各一腰椎的两侧椎弓根内放置定位针，C 臂机定位	如果手术视野要求比较大，可以用 2 把深后颅凹充分暴露视野。探针探明椎弓根的位置，术者用小锤将定位针固定好，如果位置不好，需取出后重新打入，直至透视满意为止
8. 依次取出定位针，植“U”形螺钉	用手柄取出定位针，开口器开口，探针确定方位，选择合适的“U”形螺钉，固定在“U”形持钉器上递予术者
9. 安装固定棒	选择合适长度的固定棒给术者，并协助术者将其折弯成合适的弯度，用压棒器植入固定棒，用六角螺钉锁住固定棒
10. 安装横杆	如有需要可以在固定棒之间加装横杆，再次上紧螺丝
11. 冲洗切口，彻底止血	用冲洗器、生理盐水冲洗切口，电凝止血，如创面渗血较多，放置止血材料，如止血纱或止血粉
12. 植骨	将咬下骨骼碎屑填入植棒附近
13. 放置引流管	用 18 号骨科引流管，线剪剪好侧孔，消毒皮肤，11 号刀片打孔放好引流管，6×17 角针、3-0 丝线缝合固定，清点器械、敷料等数目
14. 关闭切口	1-0 可吸收线缝合肌肉和皮下组织，6×17 角针、3-0 丝线缝合皮肤

七、胸腰椎结核病灶清除术

1. 手术适应证

（1）脊柱结核诊断明确且无全身其他部位活动性结核病灶者。

（2）椎体结核有死骨及（或）伴冷脓腔形成者。

（3）伴有脊髓或神经根压迫症状。

（4）进展性后凸畸形。

（5）伴有明显节段不稳者。

2. 麻醉方式　全身麻醉。

3. 手术体位　90°健侧卧位。

4. 术前准备

（1）患者准备：术前抗结核治疗，完善各项检查，训练床上排便。

（2）物品准备：骨下肢器械、病灶刮、孔巾、双层大单、手术衣、高频电刀、骨蜡、

1-0 可吸收线、过氧化氢、抗结核药物、20ml 或 50ml 注射器、止血材料等。

5. 手术方法及手术配合(表 12-6)

表 12-6 胸腰椎结核病灶清除术手术方法及手术配合

手术方法	手术配合
1. 手术切口	胸 11 棘突旁 2~3cm 处垂直向下至第 12 肋向前向下延伸，止于髂前上棘内上方 2~4cm 处
2. 手术野皮肤消毒	用 1%活力碘消毒皮肤 3 次，上至两腋窝连线，下过臀部，两侧至腋中线
3. 切开皮肤、皮下组织、筋膜及下肌肉	用 23 号圆刀切开皮肤，用电刀、短有齿镊依次切开各肌层，甲状腺拉钩牵开各肌层。中弯血管钳钳夹血管，电凝止血
4. 切除第 12 肋骨骨膜和肋骨床	用 11 号刀片切开筋膜，解剖剪剪开腹横筋膜，电凝止血，止血垫保护切口
5. 分离肾及输尿管	用中弯或长弯血管钳分离各组织，深部拉钩牵拉暴露切口
6. 确定脓肿部位	用盐水止血垫保护切口周围组织，20ml 或 50ml 注射器抽取脓液
7. 清除干酪样物质和结核性肉芽组织、死骨和病骨	用病灶刮刮除结核性肉芽组织，咬骨钳咬除死骨和病骨，吸引器吸尽手术野内容物
8. 牵开脓肿壁，于腔内纵行切开扩大切口，钝性分离脓腔壁，显露病椎，彻底清除病灶	用深部拉钩牵开，用 11 号刀片切开扩大切口，用骨剥钝性分离，病灶刮搔刮、咬骨钳清除病灶
9. 冲洗脓腔，于脓腔内放抗结核药	用过氧化氢及生理盐水彻底冲洗脓腔，抗结核药配置后喷洒在脓腔内
10. 关闭切口	同腰椎间盘摘除术

八、脊柱侧弯后路矫形术

1. 手术适应证

(1)后凸畸形引起的患者不能直视前方。

(2)后凸畸形引起的患者腰背酸痛或下肢神经症状。

(3)后凸畸形引起的患者腹部或肺部功能受损。

2. 麻醉方式 全身麻醉。

3. 手术体位 俯卧于脊柱弓形手术架上，双上肢向前平放，膝盖踝关节垫啫喱圈。

4. 术前准备

(1)患者准备：完善各项术前检查及肺功能、神经功能评估，做好术中唤醒试验，患者协助动作训练。

(2)物品准备：骨下肢器械、腰椎器械、刮匙、腰椎钢板固定器械(外来器械)、孔巾、双层大单、手术衣、高频电刀、显影脑棉片、1-0 可吸收线、止血材料等。

5. 手术方法及手术配合(表 12-7)

表 12-7　脊柱侧弯后路矫形术手术方法及手术配合

手术方法	手术配合
1~3 步同开放性腰椎髓核摘除术	同开放性腰椎髓核摘除术
4. 凹侧“U”形螺钉的放置	用探针探明椎弓根的位置，在有侧弯的椎弓根上打入“U”形螺钉，配合同腰椎椎板减压内固定，C 臂机透视确定位置
5. 凹侧金属棒的放置与矫形	用模拟棒按脊柱侧弯预弯，用弯棒器将金属棒折弯成模拟棒的形状，植入金属棒，预固定。用旋棒器、撑开器旋转金属棒矫形
6. 凸侧棒的安放	选择性地打入“U”形螺钉，安放金属棒，配合同上
7. 唤醒试验或脊髓功能测定	协助麻醉师术中唤醒患者或脊髓功能测定，观察患者的指和肢体活动情况
8. 锁紧螺母	唤醒试验证实无脊髓损伤后，用扳手锁紧螺母
9. 植骨融合	将椎板去皮质或小关节去软骨后，置入骨床中
10. 创面止血	用双极电凝彻底止血，渗血多时，准备止血材料，如止血纱布、止血粉喷洒创面
11. 关闭切口	同腰椎间盘摘除术

九、骶骨肿瘤切除

1. 手术适应证

(1)原发骶骨良性肿瘤。

(2)骶骨低度恶性肿瘤，如骨巨细胞瘤、神经纤维瘤、脊索瘤等。

2. 麻醉方式　全身麻醉。

3. 手术体位　俯卧位。

4. 术前准备

(1)患者准备：患者术前进行全面的身体检查，对存在的内科疾病积极治疗。

(2)物品准备：骨下肢器械、刮匙、孔巾、双层大单、手术衣、高频电刀、1-0 可吸收线、止血材料、大量止血纱布垫和温盐水、充足准备各类血制品、蒸馏水、95%乙醇溶液。

5. 手术方法及手术配合(表 12-8)

表 12-8　骶骨肿瘤切除手术方法及手术配合

手术方法	手术配合
1. 手术切口	后路“工”形切口
2. 手术野皮肤消毒	用 1%活力碘消毒皮肤 3 次，上至两腋窝连线，下至大腿上 1/3，两侧至腋中线

续表

手术方法	手术配合
3. 呈“工”形切开皮肤及皮下，向两侧翻起臀大肌肌皮瓣，越过髂后上下棘，达后部髂骨和下部骶骨的外缘	用23号圆刀、短有齿镊切开皮肤及皮下组织，中弯血管钳及单极电刀止血。骨膜剥离器分离肌肉和骨膜，备双路吸引器术中使用
4. 游离尾骨，并向两侧依次切断骶结节、骶棘韧带和梨状肌，必要时切除骶髂关节处的髂骨	用椎板分离器游离尾骨周围肌肉和韧带，骨刀切除骶髂关节处的髂骨，骨蜡止血，止血垫压迫
5. 切断两侧的骶棘肌在骶骨上的支点，向上游离翻起，显露第1骶椎切除背侧肿瘤	用电刀或解剖剪切除骶骨背侧肿瘤，分离器游离神经，用黄色带标示神经，清楚其周围肿瘤组织
6. 在尾骨处游离肿瘤的下极，钝性分离肿瘤的前面，并向前推开直肠，填塞纱布止血，切除腹侧肿瘤	用止血垫向腹侧推开盆腔器官，必要时阻断腹主动脉，吸引器、剥离子钝性分离腹侧肿瘤并切除
7. 切除骶骨甚至L_5的椎板，显露马尾神经，分块切除肿瘤，游离保留双侧第1骶椎，以保证双下肢和大小便功能的正常	骨刀打开骶管，找到脊索囊和骶神经根，保留骶神经根，分块切除肿瘤。温盐水垫创面止血
8. 蒸馏水冲洗	用大量蒸馏水冲洗创面，通过蒸馏水低渗作用使手术野残留的肿瘤组织失去活性
9. 灭活肿瘤组织	用95%乙醇纱布涂搽手术创面，灭活肿瘤组织
10. 彻底止血	温盐水止血垫压迫和电凝止血，创面大面积渗血时，喷洒止血材料，必要时行多块止血垫压迫止血回病房，48h后取出止血垫
11. 放置引流管	用18号骨科引流管2根，剪好侧孔，11号刀片戳孔放好引流管，6×17角针、3-0丝线缝合固定，清点器械、敷料等数目
12. 关闭切口	10×34圆针、0号丝线缝合肌肉和皮下组织，9×28角针、3-0丝线缝合皮肤，加压包扎伤口

十、专科手术护理

常规护理见第三章手术室围手术期护理。

1. 护理评估

(1)评估患者的基本情况：查阅病历，了解患者生命体征、临床表现、既往病史、备血情况、了解症状与体征、术前化验室检查和影像学检查、脑脊液动力学实验。

(2)评估患者全身及易受压处皮肤情况：仰卧位易受压处有枕部、肩胛部、背部、肘部、骶尾部、足跟；俯卧位易受压处有两侧肩峰前侧面、两侧肋部、髂前上棘、膝部等；侧卧位易受压处有眼睛、耳郭、肩峰、肘部、胸部、髋部、膝部、足踝。

(3)评估输血准备、特殊物品准备及体内植入物的准备。

2. 常见护理诊断/问题

(1)疼痛：与病变有关。

(2)躯体活动障碍：与疾病影响、疼痛有关。

(3)有组织灌注量改变的危险：与手术创伤、意外损伤椎动脉出血有关。

(4)有皮肤完整性受损的危险：与手术体位有关。

(5)有低效型呼吸形态：与脊髓水肿、植骨块脱落或术后颈部水肿有关。

(6)有脊椎骨折、呼吸抑制、截瘫、大小便失禁的危险：与搬运患者、安置手术体位、手术损伤有关。

3. 护理措施

(1)准备充足合适的体位保护用具：至少4人(需牵引时5人)在主管医生的指导下搬运患者，安置患者手术体位，动作一致，操作轻柔，保持患者躯体平稳，保护易受压处皮肤。

(2)准备足够的血及止血器材：如单双极电凝、显影棉片、骨蜡、明胶海绵等。

(3)保持术中循环稳定：术中严密观察患者的病情变化、手术进程。巡回护士要准确的记录出入量及失血量，失血过多时应及时快速的输液、输血以维持患者组织灌注充分。

(4)体位护理：①颈前路手术患者仰卧位，肩下放软枕，头部自然后仰，颈部伸直，枕后放置圆形硅胶头垫，颈下平塞支撑软垫，防止颈椎空悬，以免损伤颈椎；头部不能过度伸仰以免患者手术后颈部疼痛。患者眼部涂入四环素眼膏，协助双眼自然闭合。②胸椎手术患者90°侧卧位，患侧在上，健侧床沿适宜高度放置双层搁手架，托起患者置入10～15cm厚软胸垫，胸垫上缘距腋下5cm，患者向健侧侧卧，上腿弯曲，下腿伸直，两腿之间放置长方软枕，患者手臂放置搁手架上，头部放置正方软枕和啫喱垫，胸垫两侧加塞直径约20cm的圆柱软枕，固定患者髋部、膝部和上肢，检查头、颈和脊柱，保持在同一水平线上。③腰椎手术、颈后路颈椎手术患者俯卧位，四人同时将患者抬起在同一水平线上，翻身俯卧，双手置头部两侧(或双手臂自然贴近躯体)。置入胸、腹垫，轻轻放平患者，观察胸、腹垫置入位置是否适宜(胸垫上缘距腋下5cm，腹垫下缘平齐耻骨联合，胸、腹垫置于手术床正中)，将头部取适当的屈曲位，使下颌与胸骨柄的间距为1.5～2.0横指，置于头托上固定。左右膝关节处分别置啫喱垫，足踝部置长圆柱枕，距膝关节上1cm系约束带，约束双手腕部，固定后将手术床置头高脚低15°～20°，利用身体重力的反牵引力拉开椎间隙。检查眼睛、腹部、膝部、生殖器、足尖是否受压，检查身体有无贴近床沿金属部位，心电图电极位置合适，防止电灼伤。

(5)内置入物的管理：内置入物是指种植、埋藏、固定于机体受损或病变部位，支持、修复、替代其功能的一类特殊医用消耗性材料(留存机体内30天或以上)。所有内置入物必须由医院物资科招标采购，严禁私自携带任何内置入物如手术室。内置入物外包装上有明确标识，标注产品的名称、规格、型号、批次、生产厂家、代理商及灭菌有效期，辅助器械统一送消毒供应中心清洗、打包、灭菌、并进行生物监测。使用内置入物和辅助器械前，应逐项检查、核对，合格方可使用。术后在合理记录单上准确登记内置入物材料的名称和数量。零库存的内置入物，手术室不负责保管手术结束立即取回。从患者体内取出的内置入物的名称和数量由手术室回收并登记，医院统一销毁处理，如特殊情况索要取出的内置入物，必须有医务处书面通知。

(6)预防手术部位感染发生：严格管理手术间人员，维护无菌区域及无菌物品不被污染。术中摄片时使用一次性无菌中单保护无菌区域，拍片过程中监督手术人员，避免污染。

(7) 自我防护放射性危害。

第二节　四肢创伤手术

一、概述

(一)上肢骨相关解剖知识

上肢骨分为上肢带骨和自由上肢骨两部分。上肢带骨包括锁骨和肩胛骨，自由上肢骨包括上臂骨、前臂骨及手骨三部分。上臂骨即肱骨；前臂骨包括尺骨和桡骨；手骨包括腕骨、掌骨和指骨三部分。

1. 锁骨　锁骨(clavicle)属于长骨，全骨略呈“S”形弯曲，架于胸廓前上方，全长于皮下均可摸到，是重要的骨性标志。内侧端粗大，与胸骨柄相关节，称为胸骨端；外侧端扁平，与肩胛骨的肩峰相关节，称肩峰端。内侧 2/3 凸向前，外侧 1/3 凸向后。锁骨支持肩胛骨，使上肢骨与胸廓保持一定距离，利于上肢的灵活运动。由于位置表浅，锁骨易骨折，并多见于锁骨中外 1/3 交界处。

锁骨的动脉主要来自肩胛上动脉及胸肩峰动脉的骨膜动脉及滋养动脉。

2. 肩胛骨　肩胛骨(scapula)是三角形的扁骨，位于胸廓后外侧的上份，介于第 2～7 肋之间。分为两面、三角和三缘(图 12-6)。前面为肩胛下窝，是一大而浅的窝。后面有一横行的骨嵴，称肩胛冈，冈上、冈下的浅窝，分别称为冈上窝和冈下窝。肩胛冈的外侧扁平，称肩峰。外侧角肥厚，有梨形关节面，称关节盂。上角和下角位于内侧缘的上端和下端，分别平对第 2 肋和第 7 肋。可作为计数肋的标志。内侧缘长而薄，对向脊柱。外侧缘肥厚，对向腋窝。上缘最短，在靠近外侧角处，有一弯向前外方的指状突起，称喙突。肩胛骨的关节盂呈梨状、上窄下宽，关节面浅小，向前、外、下，与肱骨头的关节面极不相称，关节盂的边缘包绕一层纤维软骨，即盂唇，可增加关节盂的深度。

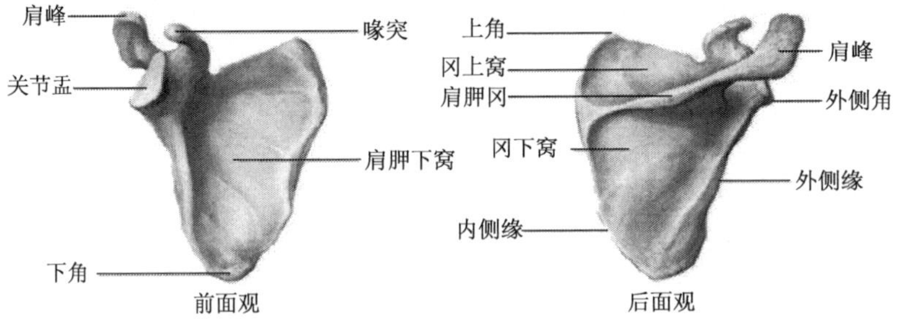

图 12-6　肩胛骨

(1) 肩胛骨的动脉：肩胛上动脉分布到肩胛骨的肋面；旋肩胛动脉及肩胛上动脉分布到冈下窝，后者也分布到冈上窝。肩峰的动脉来自胸肩峰动脉。

(2) 肩胛骨的神经：由肩胛上、下神经分支支配。

(3) 肩胛骨的功能：有甚多肌肉附着，前锯肌附着于第 1～8 肋，维持肩胛骨的稳定并便利活动，它在胸壁上的滑动可增加肩关节的活动。

3. 肱骨　肱骨(humerus)位于上臂，是典型的长骨，可分为一体两端(图 12-7)。上端有半球形的肱骨头，朝内上，与肩胛骨的关节盂相关节。在肱骨头的外侧和前方各有隆起，分别称为大结节和小结节，两者之间的纵沟为结节间沟。下端与体交界处稍细，称外科颈，为较易发生骨折的部位。肱骨体中部外侧有一粗糙的隆起，称三角肌粗隆。在体的后面有自内上斜向外下的浅沟，称桡神经沟，有桡神经通过，故肱骨中部骨折可能伤及此神经。肱骨下端前后扁，末端有两个关节面，与尺骨、桡骨的上端构成肘关节，靠内侧的是肱骨滑车，靠外侧的是肱骨小头，滑车后面上方有一鹰嘴窝。下端的内、外侧部各有一突起，分别称为内上髁和外上髁。内上髁后面有一浅沟，为尺神经沟，有尺神经通过，当内上髁骨折时，容易损伤此神经。

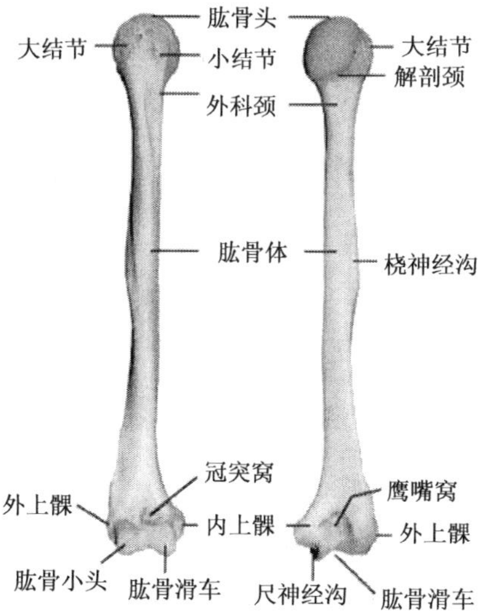

图 12-7　肱骨

肱骨头由旋肱前动脉发出的前外侧动脉进入肱骨头，比较恒定，尚有发自旋肱后动脉的后内侧动脉，在肩关节肌腱帽附着处的前侧与后侧。肱骨干主要滋养动脉多直接发自肱动脉，亦可发自肱深动脉，可为 1～2 支，多在骨干的前内侧中下 1/3 交界处或中 1/3 下部进入骨内。

肱骨的神经主要来自腋神经的结节间支和肌皮神经的骨膜支。肱骨骨膜由丰富的神经干和感受器，神经干主要纵行，其分支一部分穿入骨内，另一部分主要在骨膜的浅层，形成密网。

4. 桡骨　桡骨(radius)位于前壁外侧，分一体两端。上端稍膨大，形成扁圆形的桡骨头，头的上面有凹陷的桡骨头凹，与肱骨小头相关节(图 12-8)。桡骨头周缘有环状关节面，与尺骨的桡切迹相关节。桡骨头下方光滑缩细为桡骨颈，颈的内下方有一较大的粗糙隆起称为桡骨粗隆，是肱二头肌的抵止处。体呈三棱柱形，其内侧缘锐利，又称骨间嵴，与尺骨的骨间嵴相对。外侧面中点的粗糙面为旋前圆肌粗隆。下端特别膨大，前凹后凸，近似立方形。其远侧面光滑凹陷，为腕关节面，与近侧腕骨相关节。内侧面有尺骨切迹，与尺骨头相关节。外侧面向下突出，称为桡骨茎突，它比尺骨茎突低 1～1.5cm。

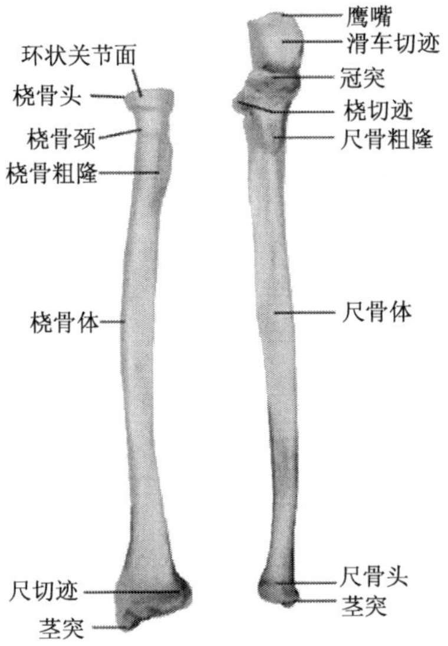

图 12-8　桡骨和尺骨

5. 尺骨　尺骨(ulna)位于前壁内侧，可分为一体两端。尺骨位于小手指的一侧，分上端、下端和体三部分(图 12-8)。上端粗大，前面有一半月形的关节面，称为滑车切迹，与肱骨滑车相关节。切迹后上方的突起为鹰嘴，手在肘后皮下摸到，前下方的突起为冠突。冠突的前下方有一粗糙隆起，称为尺骨粗隆。冠突的外侧面有一关节面，称为桡骨切迹。体稍弯曲，呈三棱柱状。下端细小，在手腕背面小手指一侧呈一圆形的突起，称为尺骨茎突，从外表可看到。尺骨体呈三棱柱形，尺骨头的远侧面及周边都有关节面。

6. 手骨　手骨包括腕骨、掌骨和指骨三部分，共 27 块(图 12-9)。

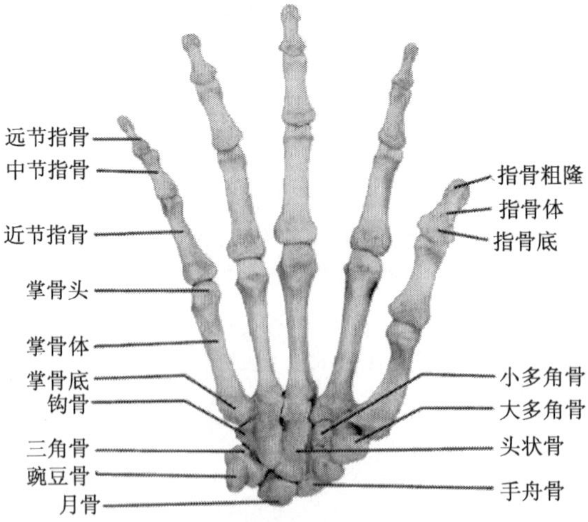

图 12-9　手骨

(1)腕骨(carpal bones)：属于短骨，共 8 块，排成两列。腕骨的背面突出，掌面凹进，形成腕骨沟，两侧高起，形成腕桡侧隆起和腕尺侧隆起，其上面右腕横突韧带附着，共同构成腕管。近侧排列的腕骨由外向内分别为舟骨、月骨、三角骨和豌豆骨。远侧排列的腕骨叶为 4 块，自外向内分别为大多角骨、小多角骨、头状骨及钩骨。腕骨的动脉主要来自腕骨周围的动脉分支，一般有两条以上，分别从掌背两面进入骨内，在骨内发出横行分支或吻合成动脉弓、有的在关节软骨的下面形成多角形的动脉网。

(2)掌骨(metacarpal bones)：①掌骨共 5 块。第 1 掌骨最短、最粗；第 2、3 掌骨长，较粗；第 4、5 掌骨较短，亦较细，握拳击物用力多加于第 2、3 掌骨，指骨共 14 个，除拇指有两个节指骨外，其他均有 3 个。第 1、2 节指骨的背面光滑，为伸肌腱扩张部所覆盖，掌面作成骨纤维管的一部分。②手掌的动脉起于尺动脉及桡动脉，组成掌浅弓与掌深弓。手掌的深静脉不如手背的浅静脉重要。深静脉伴随掌浅、深弓，口径较小，每个动脉常有两条静脉伴行。深静脉多回流到桡静脉和尺静脉，也有一些直接回流到手背的浅静脉。③手掌部神经，正中神经由腕横韧带深面入掌部，穿出腕横韧带后即变宽扁，分为 5～6 支。分支至外侧三指半掌侧全部及背侧远端的皮肤。尺神经的外侧前面下行，在肱桡肌的深面，以后绕桡骨外侧面，穿过深筋膜，分为指背神经。经腕横韧带的浅面入掌部，在钩骨的对面分为深、浅两支。桡神经浅支沿前臂。

(3)指骨(phalanges)：共 14 块。拇指为两节，其余各指均有 3 节指骨，由近侧向远侧依次为第 1 节指骨(近节指骨)、第 2 节指骨(中节指骨)、第 3 节指骨(末节指骨)。指骨也是小型长骨，每节指骨也分底、体、小头三部。近节指骨底为卵圆形凹陷的关节面，与掌骨小头相关节。小头的关节面呈滑车形式，称指骨滑车，与中节的指骨底相关节。末节指骨的远侧端稍膨大且粗糙，称甲粗隆。

(二)下肢骨的相关解剖

下肢骨分为下肢带骨(图 12-10)和自由下肢骨两部分。下肢带骨由一对髋骨(hip bone)构成。在幼年时髋骨由髂骨、坐骨和耻骨三部分通过软骨连结而成，成年后通过骨性结合而成为一块骨。自由下肢骨包括大腿骨、小腿骨和足骨三部分。大腿骨即股骨；小腿

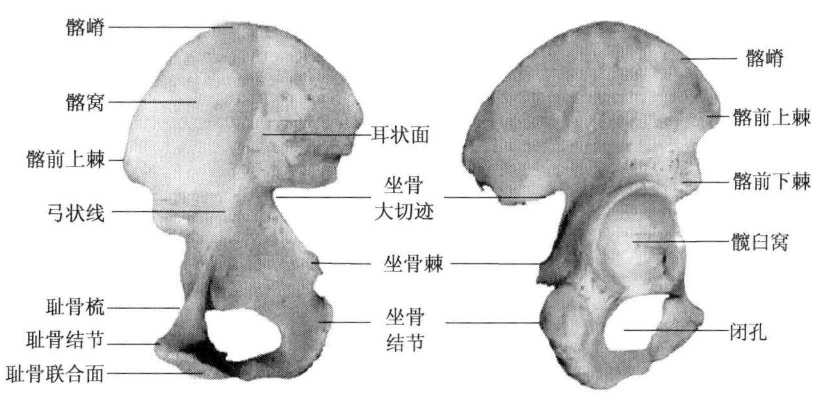

图 12-10　下肢带骨

包括胫骨和腓骨；足骨包括跗骨、跖骨和趾骨。位于膝关节前方参与组成膝关节的籽骨——髌骨，它也在自由下肢骨之列。

1. 髋骨 髋骨(hip bone)为不规则骨，上部窄厚，有朝向下外的深窝，称髋臼；下部有一大孔，称闭孔。左右髋骨与骶骨、尾骨组成骨盆。髋骨由髂骨、耻骨和坐骨组成，三骨会合于髋臼，16岁左右完全融合。

(1)髂骨(ilium)：位于髋骨的上部，是髋骨的组成部分之一，构成髋骨的后上部，分为髂骨体和髂骨翼两部分。前部宽大的为髂骨翼，后部窄小的为髂骨体。髂骨体肥厚，构成髋臼的上部2/5，髂骨翼在体的上方，为宽阔的骨板，中部较薄。其上缘肥厚称髂嵴。髂嵴前端是髂前上棘，髂前上棘后方5～7cm处，髂嵴的前中1/3交界处向外侧突出称髂结节，髂前上棘和髂结节都是重要的骨性标志。髂嵴的后突起为髂后上棘。它们的下方的突起分别称髂前下棘和髂后下棘。髂后下棘下方有深陷的坐骨大切迹。髂骨翼内面平滑稍凹，称髂窝，窝的下界为突出的弓状线，其后上方为耳状面与骶骨构成骶髂关节。耳状面后上方有髂粗隆与骶骨借韧带相连接。髂骨翼的外面称为臀面，有臀肌附着。髂骨内的骨髓终生都保持为红骨髓。

(2)坐骨(ischium)：位于髋骨的后下部，可分为坐骨体和坐骨支两部分。坐骨体构成髋臼的后下部和小骨盆的侧壁。体组成髋臼的2/5，体的后缘有一向后伸出的三角形骨突，称坐骨棘(ischial spine)。坐骨棘与髂后下棘之间的骨缘呈弧形凹陷，称坐骨大切迹(greater sciatic notch)，坐骨棘下方的骨缘小缺口称坐骨小切迹(lesser sciatic notch)。由体向下延续为坐骨上支，继而转折向前内方，称坐骨下支，其前端与耻骨下支相连。坐骨上、下支移行处的后部，骨面粗糙而肥厚，称坐骨结节(ischial tuberosity)，是坐位时体重的承受点，是坐骨最低部，在体表可以扪到。

(3)耻骨(pubis)：位于髋骨的前下部，可分为耻骨体及耻骨支两部分。耻骨体构成髋臼的前下部和小骨盆的侧壁。由体向前下内方伸出的骨条称耻骨上支，继而以锐角转折向下外方称耻骨下支。耻骨上、下支移行处的内侧面为一卵圆形粗糙面，称耻骨联合面(symphysial surface)，与对侧同名面之间以纤维软骨连接，构成耻骨联合。耻骨上支的上缘有一锐利的骨嵴，称耻骨梳(pecten pubis)，其后端起于髂耻隆起，前端终于耻骨结节。耻骨结节内侧的骨嵴称为耻骨嵴。由坐骨和耻骨围成的孔，称闭孔(obturator foramen)，在活体闭孔有闭孔膜封闭。孔的上缘有浅沟称闭孔沟。

2. 股骨 股骨(femur)位于大腿部，是人体中最大的长管状骨，可分为一体两端(图12-11)。上端朝向内上方，其末端膨大呈球形，称股骨头，与髋臼相关节。股骨头的中央稍下方，有小凹，称股骨头凹，为股骨头韧带的附着处。股骨头的外下方较细的部分称股骨颈。颈与体的夹角称颈干角，男性平均132°，女性平均127°。颈体交界处的外侧，有一向上的隆起，称大转子，其内下方较小的隆起称小转子。大转子的内侧面有一凹陷称为转子窝(又称梨状窝)。大转子、小转子间前有转子间线，后有转子间嵴相连。两者之间称股骨粗隆间，是骨折多发处。股骨体粗壮，为圆柱形，微向前凸。前面光滑，后面有一纵行的骨嵴，称粗线。粗线可分内侧、外侧两唇，两唇在体的中部靠近，而向上、下两端则逐渐分离。外侧唇向上外移行为臀肌粗隆，内侧唇向上前止于小转子。两唇向下形成两骨嵴，分别连于股骨下端的内、外上髁，两唇在股骨体下端后面围成的三角形骨面，称腘平面。下端为两个膨大的隆起，向后方卷曲，分别称内侧髁和外侧髁。两髁的下面和后面都有关节面与胫骨上端相关节，前面的光滑关节面接髌骨，称为髌面。在后方，两髁之间有一深凹陷，称髁间窝。内侧髁的内侧面和外侧髁的外侧面各有一粗糙隆起，分别称内上髁和外上髁。内上髁的上方有一三角形突起，称内收肌结节，为内收肌腱附着处。

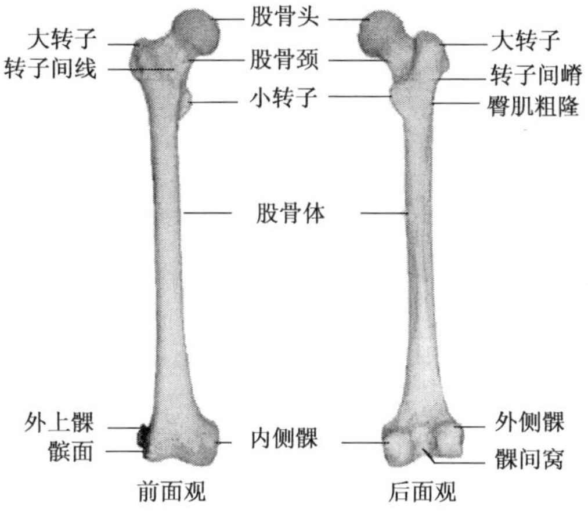

图 12-11　股骨

(1)大腿的血管：前方近端为股鞘，即沿腹膜腔后围绕髂外血管的腹膜外脂肪疏松组织向下形成以漏斗形的囊，位于血管腔隙，包绕股血管的上部，约长 3.75cm。股管位于血管腔隙的最内侧，长约 1.25cm，前曲成角，是腹横筋膜向下突出的漏斗形盲囊，前方为阔筋膜层，上方为腹股沟韧带，后下方为耻骨及耻骨肌筋膜，外侧界为包以股血管鞘的股静脉，内侧界为陷窝韧带。管下端的出口为卵圆窝，上口为股环。股环为股管的上口，遮以疏松结缔组织膜，在腹股沟韧带下方形成一个小窝，称为股凹，外面的脂肪组织称股隔。向下延续为股三角，上为腹股沟韧带，外为缝匠肌内侧缘，内为长收肌的内缘(因长收肌倾斜之故)股血管裹以股鞘，位于血管腔隙外侧。在股三角上部，动脉居外，静脉居内，接近股三角尖时，静脉行于动脉之后，股动静脉在收肌管下方进入腘窝，参与形成腘动静脉。

(2)股骨的血供：有旋股内外侧动脉、股深动脉及其分支、骨膜下动脉、滋养动脉。

3. 髌骨　髌骨(patella)即膝盖骨，位于膝关节前方，股骨的下端前面，是人体内最大的籽骨，包埋于股四头肌腱内，为三角形的扁平骨。底朝上，尖向下，前面粗糙，后面为光滑的关节面，与股骨的髌面相关节，参与膝关节的构成。可在体表摸到。髌骨本身没有骨膜，前面粗糙，完全为股四头肌腱所包围。

髌骨的生理功能有：①保护膝关节，特别是股骨下端关节面及股骨髁；②股四头肌腱至髌骨向下展开，成为髌骨韧带，附着于胫骨粗隆，故髌骨能传递股四头肌的力量；③髌骨有车链作用，可增加膝的旋转度；④保护膝关节在半屈位的稳定性，防止膝关节过度内收、外展及屈伸活动。

4. 胫骨　胫骨(tibia)位于小腿的内侧，为呈三棱柱状，分为一体两端。上端膨大，稍向后倾，形成内侧髁与外侧髁，可在体表摸到(图 12-12)。两髁的上面各有一上关节面，与股骨内、外侧髁的关节面相关节。

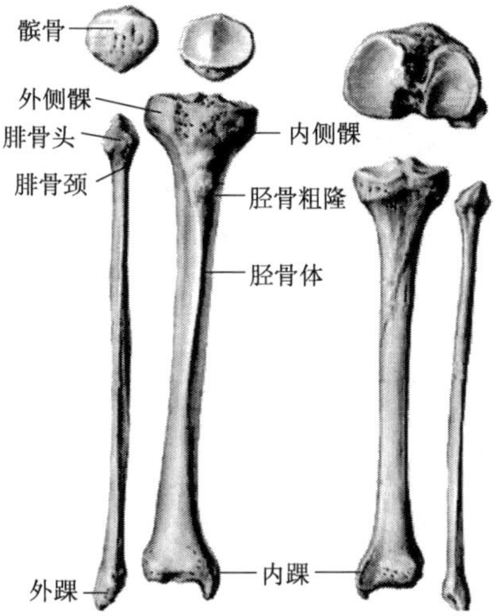

图 12-12　髌骨和胫腓骨

胫骨上端的动脉主要来自膝中动脉、膝下内动脉、膝下外动脉、胫前返动脉及胫后返动脉。胫骨体的动脉主要来自胫后动脉的滋养动脉。胫骨下端的动脉来自胫前动脉、胫后动脉、腓动脉及内踝的动脉等分支，这些分支与滋养动脉的降支有吻合。

5. 腓骨　腓骨(fibula)细长，位于小腿的外侧，分为体和两端，上端稍膨大称腓骨头，其内上方有关节面，与胫骨相关节(图 12-12)。头的下方缩窄，称腓骨颈。体内侧缘锐利，称为骨间缘，有小腿间膜附着。下端膨大为外踝，其内侧面有外踝关节面，与距骨相关节。

(1)腓骨的动脉：腓骨头的动脉来自膝下外动脉。腓骨体的滋养动脉来自腓动脉。外踝的动脉来自腓动脉的穿支、外踝后动脉及其他分支。

(2)小腿肌肉：前侧群肌肉前侧群肌肉有胫骨前肌、趾长伸肌、踇长伸肌及第三腓骨肌。外侧群肌肉外侧群肌肉介于小腿前、后肌间隔之间，有腓骨长、短肌。后侧群肌肉后侧群肌肉在上部特别肥大，又分为深、浅两组，浅组肌肉有腓肠肌腓及比目鱼肌。深组肌肉其中有腘肌、趾长屈肌及踇长屈肌。

6. 足骨　足骨包括跗骨、跖骨和趾骨，共 26 块(图 12-13)。

(1)跗骨(tarsus)：属于短骨，位于足骨的近侧部，相当于手的腕骨，共 7 块。可分为三列，即近侧列相叠的距骨和跟骨、中间列的舟骨、远侧列的第 1～3 楔骨和骰骨。

(2)跖骨(metatarsus)：为小型小骨，位于足骨的中间部，共 5 块，其形状大致与掌骨相当，但比掌骨长而粗壮。其序数自踇趾侧数起。每一跖骨都分为底、体和小头三部，第 1、2、3 跖骨底分别与第 1、2、3 楔骨相关节，第 4、5 跖骨底与骰骨相关节。小头与第 1 节(近节)趾骨底相关节。第 5 跖骨底向后外伸出的骨突，称第 5 跖骨粗隆。

(3)趾骨(phalanges of the foot)：共 14 块，形状和排列与指骨相似，属于长骨，但都较短小。趾骨除第1趾骨为两节外，其余均为三节，每节趾骨也大体分为底、体、头三部分，按解剖位置分为近节趾骨、中节趾骨和远节趾骨。

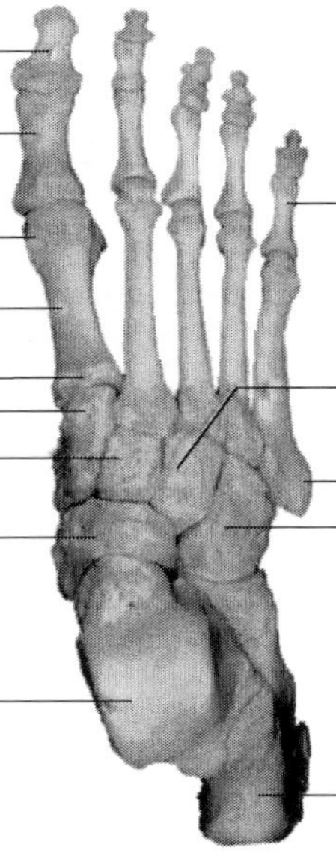

图12-13　足骨

二、肩胛骨骨折切开复位内固定术

1. 手术适应证　肩胛骨骨折患者。

2. 麻醉方式　全身麻醉。

3. 手术体位　健侧卧位。

4. 术前准备

(1)患者准备：完善术前检查及影像学检查，手术区备皮及清洁。

(2)物品准备：骨上肢器械、克氏针、钢丝、电钻、孔巾、双层大单、手术衣、高频电刀、1-0可吸收线、弹力绷带。

5. 手术方法及手术配合(表12-9)

表12-9　肩胛骨骨折切开复位内固定术手术方法及手术配合

手术方法	手术配合
1. 手术切口	肩峰外侧沿肩胛骨边缘切口
2. 手术野皮肤消毒	1%活力碘消毒皮肤3次，上至颈部上缘，下至上臂肘关节和乳头上缘，两侧过腋中线
3. 切开皮肤、皮下组织、筋膜	用23号圆刀片切开皮肤，电刀依次切开皮下组织、筋膜。甲状腺拉钩或小“S”形拉钩牵开皮肤，暴露骨折部位，用骨膜剥离器剥离骨膜
4. 骨折复位	用复位钳复位骨折
5. 克氏针内固定	用电钻钻孔，直径为2.5mm克氏针做骨折内固定，钢丝剪剪断多余的克氏针，末端折弯埋于皮下

续表

手术方法	手术配合
6. 确定骨折复位是否完好	用无菌夹大保护无菌区域，协助医生在C臂机下进行透视，确定骨折复位情况，直到复位良好。电凝彻底止血
7. 放置引流管，关闭切口	清点器械、敷料等数目。1-0可吸收线依次缝合筋膜、皮下组织，6×17角针、3-0丝线缝合皮肤，伤口绷带缠绕固定

三、肱骨骨折切开复位内固定术

以肱骨外科颈骨折为例。

1. 手术适应证 肱骨外科颈骨折需手术者。

2. 麻醉方式 全身麻醉。

3. 手术体位 仰卧位。

4. 术前准备

(1)患者准备：完善术前检查及影像学检查，手术区备皮及清洁。

(2)物品准备：骨上肢器械、钢板固定器械及植入物(租借器械)、电钻、克氏针、钢丝、孔巾、双层大单、手术衣、高频电刀、1-0可吸收线、弹力绷带。

5. 手术方法及手术配合(表12-10)

表12-10 肱骨骨折切开复位内固定术手术方法及手术配合

手术方法	手术配合
1. 麻醉	臂丛麻醉或全身麻醉
2. 体位	仰卧位，患侧肩部垫高15°~30°
3. 手术切口	前外侧入路，即锁骨下缘近喙突处开始，沿三角肌前缘向下延伸至三角肌止点
4. 手术野皮肤消毒	1%活力碘消毒皮肤3次，上至颈部上缘，下至腕关节
5. 切开皮肤、皮下组织、筋膜	用23号圆刀切开皮肤，电刀依次切开皮下组织、深筋膜、三角肌、肩胛下肌。甲状腺拉钩或小"S"形拉钩牵开，暴露骨折部位，用骨膜剥离器剥离骨膜
6. 骨折复位，克氏针初步固定骨折	用骨折复位钳复位，用装有2.5mm克氏针电钻做骨折初步固定
7. 选择合适的钢板并塑形	根据骨折类型、程度和患者个体差异选择合适的T形钢板，用持骨钳固定骨折段和钢板
8. 钢板螺钉内固定，拔除克氏针	用装有合适钻头的电钻和导钻钻孔，测深器测量螺钉长度，攻丝扩孔，选择合适螺钉固定，钢板固定完毕用克氏钳拔除定位克氏针
9. 确定骨折复位是否完好	用无菌夹大保护无菌区域，协助医生在C臂机下进行透视，确定骨折复位情况，直到复位良好。电凝彻底止血
10. 放置引流管，关闭切口	清点器械、敷料等数目。1-0可吸收线依次缝合筋膜、皮下组织，6×17角针、3-0丝线缝合皮肤，伤口绷带缠绕固定

四、股骨干骨折切开复位内固定术

1. 手术适应证

(1)股骨干骨折牵引疗法不成功。

(2)骨折畸形愈合或骨不连。

(3)骨折合并神经血管损伤、软组织嵌入。

2. 麻醉方式　全身麻醉。

3. 手术体位　仰卧位。

4. 术前准备

(1)患者准备：治疗骨折时合并其他并发症，手术区皮肤备皮并清洁。

(2)物品准备：骨下肢器械、股骨内固定器械内植物(租借器械)、骨撬、孔巾、双层大单、手术衣、高频电刀、1-0可吸收线，止血材料、动力系统。

5. 手术方法及手术配合(表12-11)

表12-11　股骨干骨折切开复位内固定术手术方法及手术配合

手术方法	手术配合
1. 手术切口	骨折处皮肤纵切口
2. 手术野皮肤消毒	用1%活力碘消毒皮肤3次，周圈消毒，上至脐，下超过踝关节
3. 切开皮肤、皮下组织、筋膜	用23号圆刀片切开皮肤，电刀依次切开皮下组织、筋膜和肌肉。甲状腺拉钩或小“S”形拉钩牵开皮肤，用骨膜剥离器剥离骨膜，暴露股骨骨折部
4. 骨折复位	用复位钳将断开的股骨干复位对合，选择合适的钢板，折成与股骨合适的弧度，复位钳夹住股骨两端，使其对合严密
5. 钢板内固定	用电钻打孔，测深器测量孔的深度，选择合适长度的螺钉固定钢板，两断段固定2个螺钉后C臂机透视确定复位情况，然后依次打入剩下的螺钉
6. 调节螺丝位置	根据术中X线透视情况，观察股骨复位对合情况，及时调节螺丝松紧
7. 冲洗伤口，止血	稀释活力碘和盐水依次冲洗切口，如有骨缺损可植入自体骨或异体骨，促进骨断处的愈合。电凝止血手术创面
8. 放置引管	用11号刀片穿刺皮肤，18号骨科引流管，6×17角针、3-0丝线固定引流管
9. 关闭切口	清点器械、敷料等数目。1-0可吸收线依次缝合筋膜、皮下组织，6×17角针、3-0丝线缝合皮肤，伤口绷带缠绕固定

五、髌骨骨折切开复位内固定术

中空螺钉内固定为例。

1. 手术适应证

(1)横断或斜行骨折手法不能复位者。

(2)髌骨粉碎性骨折。

(3)髌骨陈旧性骨折有移位者。

2. 麻醉方式　硬膜外腔阻滞麻醉。

3. 手术体位 仰卧位。

4. 术前准备

(1)患者准备：完善术前检查及影像学检查，手术区备皮及清洁。

(2)物品准备：骨下肢器械、中空螺钉器械、中空螺钉、下肢布类、手术衣、高频电刀、下肢止血带、1-0 可吸收线、动力系统、止血材料、弹力绷带等。

5. 手术方法及手术配合(表 12-12)

表 12-12 髌骨骨折切开复位内固定术手术方法及手术配合

手术方法	手术配合
1. 手术切口	膝前正中切口
2. 手术野皮肤消毒	用 1%活力碘消毒皮肤 3 次，周圈消毒，上下超过一个关节
3. 上下肢止血带	上下肢消毒止血带，术者将患肢抬高 45°，用驱血带从远心端向近心端缠绕，巡回护士根据患者年龄、体质量及肢体粗细情况调节压力参数和时间参数，启动电动止血仪
4. 切开皮肤、皮下组织及筋膜，显露髌骨	用 23 号圆刀片切开皮肤，电刀切开皮下组织，皮肤拉钩牵开皮瓣，11 号尖刀片切开股四头肌肌腱和覆盖髌骨的腱膜，显露出髌骨。用吸引器和生理盐水冲洗清理关节内积血和碎骨片
5. 骨折复位	用骨折复位钳夹住骨片复位。如果是粉碎性骨折，选择用克氏针和钢丝缠绕固定
6. 螺钉固定	钻螺钉孔道，用测深器测量螺钉长度，攻丝扩孔，选合适型号中空螺钉，C 臂机透视确定复位情况，拧紧螺钉
7. 松止血带	按下止血仪放气键，用稀释活力碘和盐水依次冲洗切口，电凝止血
8. 放置引流管，关闭切口	清点器械、敷料等数目。1-0 可吸收线依次缝合筋膜、皮下组织，6×17 角针、3-0 丝线缝合皮肤，伤口绷带缠绕固定

六、胫腓骨骨折交锁髓内钉内固定术

1. 手术适应证 胫腓骨骨折需手术者。

2. 麻醉方式 硬脊膜外腔阻滞麻醉或全身麻醉。

3. 手术体位 仰卧位，患侧屈髋 45°，屈膝 90°。

4. 术前准备

(1)患者准备：完善术前检查及影像学检查，手术区备皮及清洁。

(2)物品准备：骨下肢器械、下肢布类、手术衣、高频电刀、下肢止血带、1-0 可吸收线、动力系统、止血材料、弹力绷带等。

5. 手术方法及手术配合(表 12-13)

表 12-13 胫腓骨骨折交锁髓内钉内固定术手术方法及手术配合

手术方法	手术配合
1. 手术切口	髌腱内侧约 5cm 纵切口
2. 手术野皮肤消毒	用 1%活力碘消毒皮肤 3 次，周圈消毒，上下超过一个关节

续表

手术方法	手术配合
3. 上下肢止血带	上下肢消毒止血带，术者将患肢抬高 45°，用驱血带从远心端向近心端缠绕，巡回护士根据患者年龄、体质量及肢体粗细情况调节压力参数和时间参数，启动电动止血仪
4. 切开皮肤及皮下组织，分离筋膜和肌肉	用 23 号圆刀片在髌腱内侧纵行切约 5cm 长切口，电凝止血。解剖剪和电刀分离筋膜和肌肉，暴露胫骨斜坡处
5. 扩大髓腔，测髓内钉的长度，替换髓内钉导杆，植入髓内钉	用扩孔弯锥进入近端髓腔，用连接好导针的手柄以胫骨斜坡为进针点，手动使导针进入髓腔，C 臂机确认导针是否通过骨折线进入骨折远端髓腔，测量导针长度，选择合适长度髓内钉，取下导针，通过连接杆将髓内钉与近端瞄准器连接好，骨折手法复位，将髓内钉插入髓腔
6. 锁钉，拧入尾帽	在 C 臂机协助下或通过远端瞄准器将远端 2 个锁钉植入，通过近端瞄准器将近端 2 个锁钉植入。最后将髓内钉近端的尾帽拧入，以保护螺纹，方便后期取钉
7. 确定骨折复位是否完好	用无菌夹大保护无菌区域，协助医生在 C 臂机下进行透视确定复位情况，复位完好打印 X 线图片放入病历
8. 松止血带	按下止血仪放气键，用稀释活力碘和生理盐水依次冲洗切口，电凝止血
9. 放置引流管，关闭切口	清点器械、敷料等数目。1-0 可吸收线依次缝合筋膜、皮下组织，6×17 角针、3-0 丝线缝合皮肤，伤口绷带缠绕固定

七、踝关节骨折切开复位内固定术

外踝复位内固定为例。

1. 手术适应证　外踝关节骨折患者。

2. 麻醉方式　硬脊膜外腔阻滞麻醉或全身麻醉。

3. 手术体位　仰卧位。

4. 术前准备

(1)患者准备：完善术前检查及影像学检查，手术区备皮及清洁。

(2)物品准备：骨下肢器械 、可吸收螺钉器械(租借器械)、可吸收螺钉、下肢布类、手术衣、高频电刀、下肢止血带、骨蜡、1-0 可吸收线、动力系统、止血材料、弹力绷带等。

5. 手术方法及手术配合(表 12-14)

表 12-14　踝关节骨折切开复位内固定术手术方法及手术配合

手术方法	手术配合
1. 手术切口	踝关节外侧切口
2. 手术野皮肤消毒	用 1%活力碘消毒皮肤 3 次，周圈消毒，向上超过膝关节
3. 上下肢止血带	上下肢消毒止血带，术者将患肢抬高 45°，用驱血带从远心端向近心端缠绕，巡回护士根据患者年龄、体质量及肢体粗细情况调节压力参数和时间参数，启动电动止血仪

续表

手术方法	手术配合
4. 切开皮肤、皮下组织、骨膜及关节囊	用23号圆刀片逐层切开皮肤、皮下组织、深筋膜直至骨膜;用骨膜剥离器分离骨膜，皮肤拉钩牵拉骨膜显露关节囊，10号圆刀片切开关节囊用
5. 骨折复位	骨折复位钳进行骨折复位
6. 螺钉固定	用电钻钻螺钉孔道，测深器测量螺钉长度，攻丝扩孔，选择合适可吸收螺钉置入
7. 确定骨折复位是否完好	用无菌夹大保护无菌区域，协助医生在C臂机下进行透视，骨折对合良好，改锥拧紧螺钉。创面电凝止血
8. 松止血带	按下止血仪放气键，用稀释活力碘和生理盐水依次冲洗切口，电凝止血
9. 放置引流管，关闭切口	清点器械、敷料等数目。1-0可吸收线依次缝合筋膜、皮下组织，6×17角针、3-0丝线缝合皮肤，伤口绷带缠绕固定

八、截肢手术

以经大腿中下段截肢为例。

大腿中下段分为前区、后区和内侧区。前区为股四头肌，内侧区为股内侧肌群，两者之间为肌三角容纳股动静脉。后区内侧为腘腘肌，外侧为股二头肌，两者之间深面有坐骨神经伴行。

1. 手术适应证

(1)严重肢体感染，如气性坏疽。

(2)肢体严重挤压伤，发生骨筋膜室综合征。

(3)下肢血栓坏死或其他原因导致必须截肢的患者。

2. 麻醉方式 全身麻醉。

3. 手术体位 仰卧位。

4. 用物准备

(1)患者准备：术前控制全身感染，备血。

(2)物品准备：下肢器械包、截肢小件、丝锯、孔巾、双层大单、手术衣、高频电刀、1-0可吸收线、止血带、骨蜡等。

5. 手术方法及手术配合(表12-15)

表12-15 截肢手术手术方法及手术配合

手术方法	手术配合
1. 手术切口	大腿上做前短后长弧形切口
2. 手术野皮肤消毒	用1%活力碘消毒皮肤3次，周圈消毒，上下超过一个关节
3. 上橡皮止血带	切皮前上橡皮止血带，感染手术拒绝驱血，防止菌血症发生
4. 切开皮肤、皮下组织、筋膜	用23号圆刀片切开皮肤，电刀依次切开皮下组织、筋膜。较小血管电凝止血，较大血管带线结扎，干纱布垫拭血

续表

手术方法	手术配合
5. 切断骨动脉、骨静脉	用方形拉钩或“S”形拉钩牵开周围组织，中弯血管钳游离，钳夹股动脉、静脉血管，组织剪剪断，2-0 丝线双重结扎
6. 切断各肌肉群及神经	用血管钳，电刀依次切断肌肉群，3-0 或 2-0 丝线结扎，神经用 11 号刀片切断，防止术后神经疼痛，3-0 丝线结扎
7. 截断股骨	用肌肉挡板保护肌肉及皮肤，露出股骨，丝锯切断股骨，锉刀挫平骨面，骨蜡止血
8. 止血，放置引流管	松止血带，彻底止血，放置 18 号骨科引流管，9×28 角针、3-0 丝线固定引流管
9. 关闭切口	清点器械、敷料等数目。1-0 可吸收线缝合肌肉及皮下组织，9×28 角针、3-0 丝线缝合皮肤，肢体残端绷带包扎

九、专科手术护理

常规护理见第三章手术室围手术期护理。

1. 护理评估

(1) 评估患者肢体长度、直径(左右是否等长等粗)、皮肤颜色、温度、末梢循环状况。

(2) 评估患者肢体受损情况、活动情况、失血量。

(3) 评估患者全身情况及其他合并症：如有无心、脑、血管疾病。

(4) 评估辅助检查阳性结果：既往是否有深静脉血栓形成病史、深静脉瓣膜功能。

(5) 评估止血仪、止血带及术前准备。

2. 常见护理诊断/问题

(1) 组织完整性受损：与创伤有关。

(2) 组织灌注量改变：与创伤、使用止血带前驱血、松止血带、止血带无效时改变回心血量有关。

(3) 患侧肢体活动受限：与手术创伤、伤口加压包扎有关。

(4) 止血带疼痛：与患者疼痛耐受力、止血带持续加压有关。

(5) 有患侧肢体水肿、麻痹的危险：与可能发生手术意外创伤、安置手术体位有关。

(6) 有深静脉血栓形成的危险：与麻醉、手术、驱血有关。

(7) 有止血带麻痹、止血带休克、止血带坏死、压力性水疱的危险：与止血带使用不慎、个体耐受性有关。

3. 护理措施

(1) 稳定患者情绪，于健康肢体建立良好的外周静脉通路 1～2 条。严密观察患者生命体征，遵医嘱及时输液、输血、用药，维持生命体征稳定。遵医嘱适时使用抗生素。

(2) 维持循环稳定：合并有心、脑、血管疾病者慎用止血带；加压驱血、松止血带要匀速、缓慢，并及时调控输液速度。双下肢使用止血带时，错开数分钟时间分别松解，切忌同时松解。松止血带前加压包扎手术伤口，松止血带后数分钟缝合伤口。需再次使用止血带，必须加压 30min。

(3) 止血带护理：根据患者大腿直径选择适当的止血带，下肢在大腿根部近腹股沟处缚止血带，上肢在上臂中上 1/3 处缚止血带，并衬以平整柔软棉质内衬。止血带压力预设定成人下肢压力≤80kPa、时间≤90min，成人上肢压力≤40kPa、时间≤60min；婴幼儿下肢压力≤6.1kPa，婴幼儿上肢压力≤4.5kPa、时间＜20min，儿童根据身体发育情况设定。驱血带选用弹力绷带或橡皮带。

(4) 预防止血带潜在并发症的护理：使用止血带前检查止血仪、止血带的性能；缚止血带部位正确，皮肤完整，止血带松紧度适宜，内衬柔软平整；合并有其他无心、脑、血管疾病患者慎用止血带，严格限制充气压力及时间；松止血带时加快输液输血速度，及时补充血容量。

(5) 内植入物器械的使用：严格执行内植入物及辅助器械的管理制度。

(6) 术后加压包扎过程中，注意包扎的范围、松紧度，严密观察患者生命体征，患侧肢体皮肤颜色、弹性、温度，发现问题、及时处理。

(7) 特异性感染手术：如气性坏疽，将患者安置在负压手术间，手术中分手术间内外两组人，防止交叉感染，术后严密隔离，严格按照特异性感染手术处理流程进行。

(8) 截肢手术废弃肢体处理：按终末处理法处理，及时联系停尸处收取肢体。做好患者及家属的安抚工作。

第三节 人工关节手术

人工关节置换术目前已广泛应用于治疗肩关节、肘关节、腕关节、指间关节、髋关节、膝关节及踝关节等疾患，主要以全人工髋关节及膝关节置换术最为普遍。人工关节多由金属和高密度的塑胶质材，依照人体关节的构造、形状和功能制作而成。

一、概述

(一)肩关节

肩关节(shoulder joint)由肩胛骨的关节盂和肱骨头构成，属球窝关节，可做屈、伸、收、展、旋转及环转运动(图 12-14)。关节盂周缘有纤维软骨环构成的盂缘附着，加深了关节窝。肱骨头的关节面较大，关节盂的面积仅为关节头的 1/3 或 1/4，因此肱骨头的运动幅度较大。关节囊薄而松弛，下壁尤甚，附着于关节盂的周缘，上方将盂上结节包于囊内，下方附着于肱骨的解剖颈。关节囊的滑膜层包被肱二头肌长头腱，并随同该肌腱一起突出于纤维层外，位于结节间沟内，形成肱二头肌长。肩关节周围的韧带少且弱，在肩关节的上方，有喙肱韧带连结于喙突与肱骨头大结节之间。盂肱韧带自关节盂周缘连结于肱骨小结节及解剖颈的下份。肩关节周围有大量肌肉通过。这些肌肉对维护肩关节的稳固性有重要意义，但关节的前下方肌肉较少，关节囊又最松弛，所以是关节稳固性最差的薄弱点。当上肢处于外展、外旋位向后跌倒时，手掌或肘部着地，易发生肩关节的前脱位。

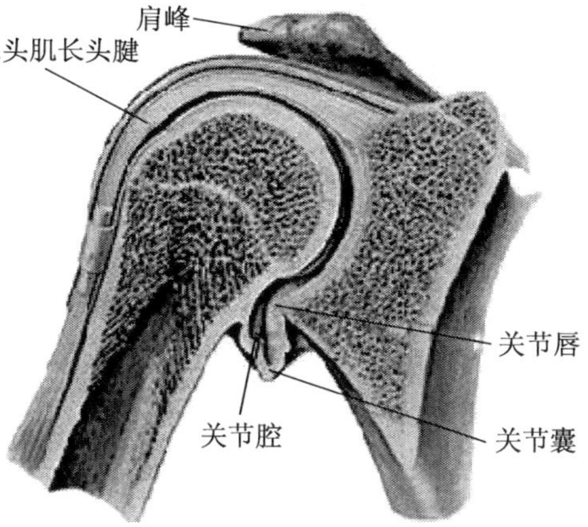

图 12-14　肩关节(冠状切面)

(二)肘关节

肘关节(elbow joint)由肱骨下端和尺骨、桡骨上端构成，包括三个关节，即肱尺关节、肱桡关节和桡尺近侧关节(图 12-15)。可做前屈、后伸运动，也参与前臂的旋前和旋后运动。

肘关节韧带包括桡侧副韧带、尺侧副韧带和桡骨环状韧带(图 12-16)。桡侧副韧带位于囊的桡侧，由肱骨外上髁向下扩展，止于桡骨环状韧带。尺侧副韧带位于囊的尺侧，由肱骨内上髁向下呈扇形扩展，止于尺骨滑车切迹内侧缘。桡骨环状韧带位于桡骨环状关节面的周围，两端附着于尺骨桡切迹的前、后缘，与尺骨桡切迹共同构成一个上口大、下口小的骨纤维环来容纳桡骨头，防止桡骨头脱出。

(三)腕关节

腕关节(wrist joint)又称桡腕关节(radiocarpal joint)，是典型的椭圆关节，注意尺骨不参与此关节的组成。腕关节由手的舟骨、月骨和三角骨的近侧关节面作为关节头，桡骨的腕关节面和尺骨头下方的关节盘作为关节窝而构成。关节囊松弛，关节的前、后和两侧均有韧带加强，尺侧副韧带连于尺骨茎突与三角骨之间，桡侧副韧带连于桡骨茎突与舟骨之间，其中掌侧韧带最为坚韧，所以腕的后伸运动受限。

(四)指尖关节

指尖关节又称指骨间关节(interphalangeal joints)，由上一节指骨滑车与下一节指骨底构成，为滑车关节，只能做屈伸运动。

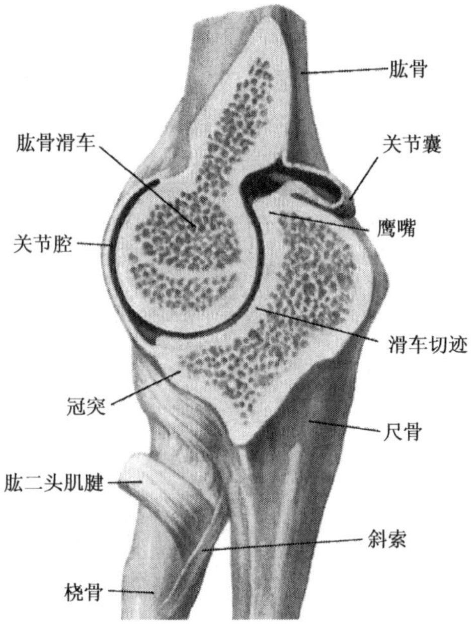

图 12-15　肘关节矢状面切面

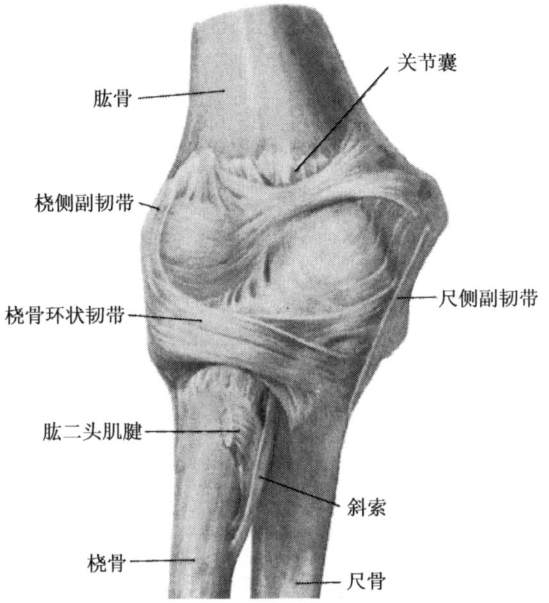

图 12-16　肘关节前面观

（五）髋关节

髋关节（hip joint）是全身位置最深的关节，也是全身最完善的“球与凹”型关节（图 12-17）。髋关节的构造既坚固又灵活，其主要功能为负重，将躯干的重量传达至下肢，能进行相当范围的运动，并减轻震荡。周围关节面部分称为月状面，呈马蹄形，较厚，覆被以关节软骨；非关节面部分称髋臼窝，位于马蹄形两臂之间，较薄。髋臼切迹之间有髋臼横韧带横过，恰好将髋臼下部的缺口弥补为完整的球凹。通过髋臼切迹与髋臼横韧带的小孔，由股骨头韧带动脉及神经进入关节内。维持髋关节完整的组织：髋关节囊和髋关节周围的韧带、髂股韧带、耻股韧带和坐股韧带，坐股韧带较薄，起自髋臼的后部与下部，向外上经股骨颈后面，移行于股骨大转子根部及轮匝带，能限制髋关节内收及内旋。

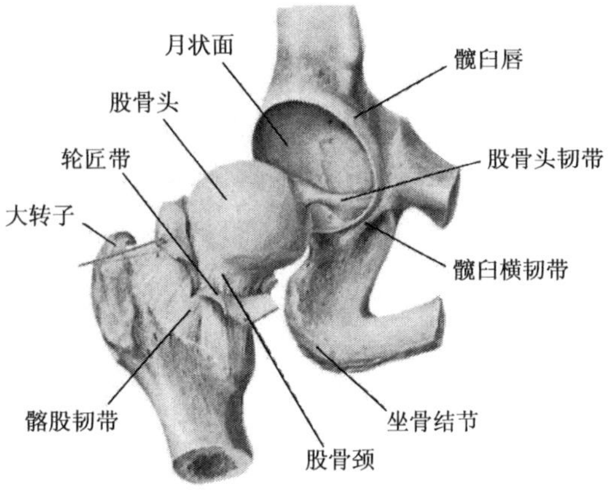

图 12-17　髋关节

1. 髋关节周围的肌肉　髋关节周围有甚多肌肉，直接覆盖关节囊和关节韧带者由下列肌肉：臀小肌覆盖关节囊上面，闭孔外肌靠近关节囊的下面及股骨颈，髂腰肌腱在关节囊下部的下面。在关节囊前面，由内向外为耻骨肌、腰大肌及髂肌，少数髂肌纤维也止于关节囊。

2. 髋关节的血供 髋关节由臀上下动脉、旋股内外侧动脉供应，也有时接受股深动脉及阴部内动脉的关节囊支供应。

（六）膝关节

膝关节(knee joint)由股骨内外侧髁、胫骨内外侧髁以及髌骨构成(图 12-18)，为人体最大且构造最复杂、损伤机会亦较多的关节。膝关节的主要结构包括股骨下端、胫骨、上端及髌骨的关节面，由股胫关节和股髌关节构成的椭圆屈戌关节。①股胫关节由股骨和胫骨相应的内外侧髁关节面构成椭圆关节。②股髌关节由股骨的髌面和髌骨关节面构成屈戌关节。

1. 膝关节的辅助结构 为前后十字韧带、内侧韧带、外侧韧带、关节囊及附着于关节附近的肌腱提供了关节稳定性。此外，关节中间内外侧各有一块重要的半月板除了可以吸收部分关节承受的负重外，亦可增加关节的稳定性。

2. 腘窝 内有腘动静脉、胫神经分布，腓骨小头下有腓总神经行走。

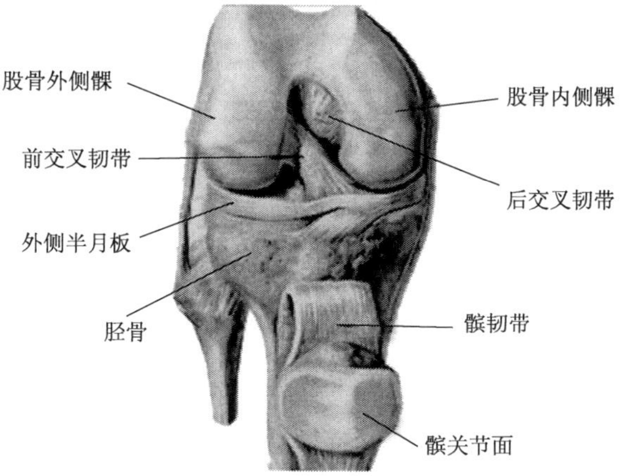

图 12-18 膝关节

（七）踝关节

踝关节(ankle joint)又称距小腿关节，由胫骨、腓骨下端的关节面与距骨滑车构成(图 12-19)，胫骨的下关节面及内、外踝关节面共同做成的“冂”形的关节窝，容纳距骨滑车(关节头)。由于滑车关节面前宽后窄，当足背屈时，较宽的前部进入窝内，关节稳定；但在跖屈时，如走下坡路时滑车较窄的后部进入窝内，踝关节松动且能做侧方运动，此时踝关节容易发生扭伤，其中以内翻损伤最多见，因为外踝比内踝长而低，可阻止距骨过度外翻。

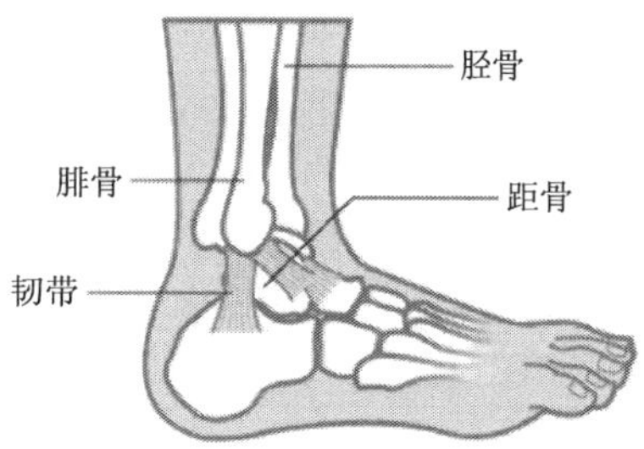

图 12-19 踝关节(正面图)

1. 踝关节的血供 浅静脉均起自足背静脉弓，大隐静脉发自内侧，沿内踝之前至小腿的内侧，小隐静脉发自外侧，随后至小腿的后侧。浅动脉跟内侧支由胫后动脉发出，此支亦有时发自足底外侧动脉，与跟内侧神经同穿出分裂，足背静脉弓呈弧形横过足背的远侧，接受由趾背静脉吻合而成的 3～4 支跖背静脉、踇趾内侧缘趾背静脉、小趾外侧缘趾背静脉及来自足底的小静脉。

2. 踝关节的神经支配

(1)腓浅神经：由小腿前面中、下 1/3 处穿出，迅即分为足背内侧皮神经及足背中节皮神经，布于踝及足背中间区。

(2)腓深神经：上部与胫前动脉偕行，其内侧支分为两条趾背支至踇趾与第 2 趾之相对缘。在第 1 跖骨间隙，分一支与腓浅神经内侧支相交通。

(3)腓肠神经：起于胫神经，在小腿后面中部穿出深筋膜，接受由腓总神经发出的腓神经交通支，两者相合之点一般在踝上 5～6cm，但有甚高，经外踝下部弯向前行。

1)隐神经：起于股神经，沿小腿内侧缘下行至足的内侧缘，与大隐静脉伴行。

2)跟内侧神经：右胫神经分出，穿分裂韧带，布于足跟的内侧与后面。

3. 踝关节的功能 参与行走、踝关节的背屈和跖屈、足的内外翻活动。

二、人工全髋关节置换术

1. 手术适应证

(1)股骨颈骨折、股骨头缺血性坏死。

(2)骨性髋关节炎、类风湿关节炎及强直性脊柱炎、髋关节强直、髋关节脱位及髋关节畸形。

(3)股骨上端肿瘤。

2. 麻醉方式 全身麻醉。

3. 手术体位 90°健侧卧位。

4. 术前准备

(1)患者准备：完善各项检查及影像学检查，术前控制感染，身体处于良好状态。

(2)物品准备：骨下肢器械、髋臼拉钩、髋关节置换器械(租借器械)、孔巾、双层大单、手术衣、高频电刀、骨蜡、1-0 可吸收线、丁字鞋、电钻等。

5. 手术方法和手术配合(表 12-16)

表 12-16 人工全髋关节置换术手术方法及手术配合

手术方法	手术配合
1. 手术切口	后外侧切口
2. 手术野皮肤消毒	用 1%活力碘消毒皮肤 3 次，上至脐，下至踝关节，两侧至腋中线
3. 切除关节囊，脱位髋关节	用 23 号圆刀片切开皮肤，电刀切开皮下组织、筋膜，骨膜剥离器分离臀大肌与阔筋膜肌间隙，显露髋关节囊，用 4 根 4.5 斯氏针充分显露其前方、上方及下方，上至髋臼周边，下至大转子基底，切除关节囊及滑膜。将髋关节外旋、内收，使股骨头脱位，切除髋后方残留的关节囊和滑膜
4. 切除股骨颈	用动力电锯切除股骨头，取头器取出股骨头，游标卡尺测股骨头直径

续表

手术方法	手术配合
5. 挫开髋臼	按由小到大的顺序用髋臼锉加深加大髋臼，直至能完全容纳选择的髋臼后，再适当扩大，用长弯血管钳夹显影纱布将髋臼中血擦尽，吸引器吸尽手术野挫开髋臼残余部分
6. 髋臼置换	用髋臼试模确定髋臼外杯，安装后髋臼用螺丝钉在髋臼后固定，用骨锤和内衬嵌入器放入内杯
7. 扩股骨髓腔	用咬骨钳修整股骨颈，用开口骨凿打开股骨髓腔入口，髓腔锉由小到大锉开髓腔，股骨假体试模试装置入
8. 植入股骨柄，复位	磨平股骨颈，用合适的股骨柄试模置入，复位并检查髋关节的稳定性，测量并比较双下肢的长度，检查后用试样取出器取出试模，用假体打入器植入正式的股骨柄假体，复位。术者检查髋关节活动度、长度、稳定性，C 臂机下检查植入效果
9. 手术野止血	用电凝止血，吸引器吸尽术中挫出的骨屑，1-0 可吸收线间断缝合关节囊、筋膜和肌肉
10. 放置引流管，缝合切口	用生理盐水冲洗伤口，关节附近置入负压引流管，经切口外皮肤上另戳一小切口中引出皮外，9×28 角针、3-0 丝线固定引流管，清点器械及敷料等数目。1-0 可吸收线逐层缝合筋膜及皮下组织，9×28 角针、3-0 丝线或皮缝缝合皮肤，加压包扎，患者平卧后患侧足穿丁字鞋。再次拍片确定关节位置

三、全膝关节置换术

1. 手术适应证

(1) 主要用于骨关节炎。

(2) 其他手术适应证包括类风湿关节炎、青少年类风湿关节炎、骨坏死和其他类型的关节炎症。

2. 麻醉方式　全身麻醉。

3. 手术体位　仰卧位。

4. 术前准备

(1) 患者准备：术前控制感染，完善各项检查及影像学检查，身体处于良好状态。

(2) 物品准备：骨下肢器械、髋臼拉钩、膝关节置换器械(租借器械)、下肢消毒止血带、孔巾、双层大单、手术衣、高频电刀、骨蜡、1-0 可吸收线、摆锯和电钻等。

5. 手术方法及手术配合(表 12-17)

表 12-17　全膝关节置换术手术方法及手术配合

手术方法	手术配合
1. 手术切口	膝关节前正中入路
2. 手术野皮肤消毒	用 1%活力碘消毒皮肤 3 次，周圈消毒，上下超过一个关节
3. 上下肢止血带	术前 45min 使用抗生素，距离上止血带时间至少 15min。上下肢消毒止血带，术者将患肢抬高 45°，用驱血带从远心端向近心端缠绕，巡回护士根据患者年龄、体质量及肢体粗细情况调节压力参数和时间参数，启动电动止血仪

续表

手术方法	手术配合
4. 切开皮下及深筋膜暴露膝关节	用23号圆刀片自髌骨上5～8cm处纵向切开皮肤，近端在股直肌下缘，远端达胫骨结节内缘，切开皮下及深筋膜。屈膝90°，胫骨外旋，后内侧分离，显露股骨内髁，切除内侧半月板，切断外侧半月板，用髋臼拉钩暴露膝关节
5. 股骨截骨。完成股骨四个截骨面截骨	在股骨见凹的中心处钻孔钻入髓腔达5～7cm深。将装有"T"形手柄的髓内杆插入股骨髓腔，降低髓内压，避免栓塞，随后拔出上面的"T"形手柄，将股骨定位导向器固定到髓内杆上，安放远端股骨切骨模块，先截除突出的髁部，去除残余部分，调整股骨远端的导向器以确定股骨远端的截骨量，截骨去除导向器将股骨前方、后方和斜面截骨导向器放置在股骨远端的正确位置并固定，完成股骨四个截骨面截骨，完后取下前、后、斜面截骨导向器。将锯引导器的固定脚导入截骨器前侧的两孔软骨，使之与股骨假体的远端尺寸相等，锯出股骨远端的髁见切迹的内外侧面
6. 胫骨截骨	膝关节极度屈曲，铿出髌骨钩，胫骨向前脱位，固定，将胫骨对线器的踝钳固定到踝关节近侧，将切骨平台升至髁平面，装上胫骨截骨导向器，电锯截骨
7. 假体大小测试，试模安装	去除胫骨截骨器，充分暴露胫骨平台，去除骨赘，用咬骨钳咬除髌骨周围滑膜及骨赘，游标卡尺测量髌骨大小、厚度，用截骨刀截骨，测量截骨后髌骨的厚度，装上股骨、胫骨、髌骨的试模，复位，伸直膝关节，检查试模是否合适及其稳定性、活动性，去除试模，冲洗关节腔
8. 安装股骨假体	将股骨假体安装在已涂骨水泥的股骨截面上，至完全吻合
9. 安装胫骨假体	将胫骨平台假体插入已涂骨水泥的胫骨截面至完全进入
10. 安装膑骨假体	将髌骨假体安放在涂有骨水泥的髌骨截面上并固定。假体安装完毕，待骨水泥凝固
11. 伤口止血，放置引流管， 缝合切口	同髋关节置换术

四、专科手术护理

常规护理见第三章手术室围手术期护理。

1. 护理评估

(1)评估患者肢体长度、直径(左右是否等长、等粗)、皮肤颜色、温度、末梢循环状况。

(2)评估患者肢体活动情况、失血量。

(3)评估患者全身情况及其他合并症：如有无心、脑、血管疾病。

(4)评估辅助检查阳性结果：既往是否有深静脉血栓形成病史、深静脉瓣膜功能。

(5)评估止血仪、止血带、内植入物及辅助器械。

2. 常见护理诊断/问题

(1)组织灌注量改变：与使用止血带前驱血、松止血带、止血带无效时改变回心血量有关。

(2)疼痛：与患者疼痛耐受力、止血带持续加压、被动改变体位有关。

(3) 有低血容量休克的潜在危险：与麻醉、手术创伤有关。

(4) 有患侧肢体水肿、麻痹的危险：与可能发生手术意外创伤、安置手术体位有关。

(5) 有止血带麻痹、止血带休克、止血带坏死、压力性水疱的危险：与止血带使用不慎、个体耐受性有关。

3. 护理措施

(1) 在主管医生的指导下搬运患者，移动清醒患者时，尽量保持患者舒适体位，以免引起疼痛；安置患者手术体位，动作一致，操作轻柔，保持患者躯体平稳，保护易受压处皮肤。

(2) 准备充足的血，保持术中循环稳定：术中严密观察患者的病情变化、手术进程。巡回护士要准确的记录出入量及失血量，失血过多时应及时快速的输液、输血以维持患者组织灌注充分。

预估出血多和(或)患者术前血红蛋白、血红细胞含量偏低，必须术前备血，及时补足血容量。并采用自体血回输。

(3) 体位护理：①膝关节置换患者仰卧位，保持躯体正直，患肢曲膝呈 90°左右，使手术床与患肢成三角形，手术床置最低位。②肩关节、髋关节置换患者 90°侧卧位，向健侧翻身，患侧在上，双手置于双层搁手架上，支撑托架固定患者肩胛部、骶尾部及耻骨联合。保护易受压处皮肤。

(4) 准备大量的生理盐水冲洗加压手术创面和骨髓腔。

(5) 使用骨水泥需注意，患者会出现不同程度的血压下降，个别患者还会出现脂肪栓塞，因此在使用骨水泥前，调节输液速度，维持循环稳定，使用后密切观察患者生命体征变化，发现问题，及时处理。

(6) 止血带护理：根据患者大腿直径选择适当的止血带，下肢在大腿根部近腹股沟处缚止血带，上肢在上臂中上 1/3 处缚止血带，并衬以平整柔软棉质内衬。止血带压力预设定成人下肢压力≤80kPa、时间≤90min，成人上肢压力≤40kPa、时间≤60min；婴幼儿下肢压力≤6.1kPa、婴幼儿上肢压力≤4.5kPa、时间＜20min，儿童根据身体发育情况设定。驱血带选用弹力绷带或橡皮带。

(7) 内置入物的管理：内置入物是指种植、埋藏、固定于机体受损或病变部位，支持、修复、替代其功能的一类特殊医用消耗性材料(留存机体内 30 天或以上)。所有内置入物必须由医院物资科招标采购，严禁私自携带任何内置入物如手术室。内置入物外包装上有明确标识，标注产品的名称、规格、型号、批次、生产厂家、代理商及灭菌有效期，辅助器械统一送消毒供应中心清洗、打包、灭菌、并进行生物监测。使用内置入物和辅助器械前，应逐项检查、核对，合格方可使用。术后在合理记录单上准确登记内置入物材料的名称和数量。零库存的内置入物，手术室不负责保管手术结束立即取回。从患者体内取出的内置入物的名称和数量由手术室回收并登记，医院统一销毁处理，如特殊情况索要取出的内置入物，必须有医务处书面通知。

(8) 预防手术部位感染发生：严格管理手术间人员，维护无菌区域及无菌物品不被污染。术中摄片时使用一次性无菌中单保护无菌区域，摄片过程中监督手术人员，避免污染。

第四节　小儿关节矫形手术

发育性髋关节发育不良（developmental dysplasia of the hip，DDH）旧称先天性髋关节脱位（congenital dislocation of the hip，CDH），是髋关节在发育过程中以空间和时间上的不稳定为特征的一组病变的总称，包括髋关节脱位、半脱位和髋臼发育不良。DDH 可造成患儿的步态异常、相邻关节发育异常及脊柱继发畸形，导致成年后下腰痛和髋关节退行性变引起的疼痛。由于该病与髋关节发育过程紧密相关，不同年龄组的表现和相应的治疗各不相同。人体髋臼在 1.5 岁前的发育塑形潜力最大，5 岁之后难以预料，约在 8 岁时基本停止。因此，发育性髋关节脱位应早发现、早诊断、早手术，才能取得较好的效果，如延误治疗或治疗不当，可致终身残废。

一、发育性髋关节脱位矫形重建术

1. 手术适应证

(1) 1～3 岁患儿手法复位失败者。

(2) 4 岁以上患儿因髋臼角大及其他继发性改变较重，同时进行髋关节成形术。

(3) 髋关节造影证明关节囊呈哑铃状、唇盂内翻、圆韧带粗长及髋臼内充满纤维组织，有碍手法复位者。

2. 麻醉方式　全身麻醉。

3. 手术体位　仰卧位，术侧臀下软枕垫高 15°～30°。

4. 术前准备

(1) 患者准备：患儿术前 2 周必须进行股骨髁骨牵引或小腿皮牵引，重量对应以每岁 1kg 为宜，直到大转子达到 Nelaton 线上，床边 X 线摄片示股骨头达到髋臼水平方可手术。另外患者骨盆正位 X 线片、髋外展内旋位 X 线片、螺旋 CT 三维片等临床检查结果。

(2) 物品准备：小儿骨器械包、大孔、双夹大、吸引器连接管、高频电刀、锐刮匙、无菌绷带、摆锯、电钻、小儿髋臼拉钩、弧形髋臼凿、1.0～1.5mm 克氏针、4 孔钛合金钢板、线锯、0.8～1.2mm 钢丝、骨蜡、显影纱布、1-0 可吸收缝线、2-0 可吸收缝线、骨蜡等。

5. 手术方法及手术配合（表 12-18）

表 12-18　发育性髋关节脱位矫形重建术手术方法及手术配合

手术方法	手术配合
1. 手术切口	前外侧 S-P 或 Bikini 入路，股骨外侧缘切口
2. 手术野皮肤消毒	使用 1 %或 0.5%活力碘消毒皮肤 3 次，术侧腹部平脐至正中线，背侧臀部至腰、会阴部及术侧大小腿
3. Salter 骨盆截骨 (1) 暴露髋关节，骨膜下剥离显露髂骨的内外板进而暴露出坐骨切迹，将牵开器放在切迹处保护坐骨神经。髂腰肌肌腱切断	(1) 在髋关节前外侧切开皮肤、皮下组织及深筋膜、肌层，小功率电凝止血，用甲状腺拉钩予助手拉开肌层，骨膜分离器分离，将牵开器放在切迹处保护坐骨神经。显影纱布压迫止血。切开关节囊，用解剖剪清除关节囊前方的脂肪组织，11 号尖刀片“T”形切开关节囊，髋臼拉钩拉开，检

续表

手术方法	手术配合
(2)截骨 (3)移植骨块 (4)放置移植骨块 (5)固定	查髋臼及股骨头病变情况。切断圆韧带，切除髋臼内粘连组织，必要时用病灶刮匙进行清理，加深髋臼 (2)将线锯绕过坐骨切迹，用牵开器保护软组织并进行截骨 (3)应用巾钳钳夹前方髂嵴来固定要切取的移植骨块，骨刀或骨剪切取包含前方髂嵴的三角形移植骨块，修整三角形移植骨块的底边宽 2～3cm。或者使用同种异体三角骨块 (4)用另 1 把巾钳夹在髋臼上缘的髂骨上，将腿摆成“4”字位，下拉弯曲的膝关节同时牵拉巾钳，将髋臼部分轻度向外侧牵拉，将移植骨块置于张开的间隙内 (5)用 2～3 根克氏针固定，使其贯穿移植骨块和髂骨的上下截骨面
4. 股骨旋转截骨及股骨短缩截骨加钢板内固定术	当前倾角≥45°时于小转子下用丝锯截骨，近截骨端内旋或远截骨端外旋，电钻钻孔，用 4 孔钛合金钢板进行内固定。如患儿年龄较大，脱位较严重（Ⅲ°或Ⅳ°）亦在小转子下截骨，缩短 2cm 后再用钢板固定
5. 复位股骨头	清除髋臼内容物（圆韧带、盂横韧带，忌切除盂唇），股骨头还纳入真髋臼内达到同心圆复位，用 1-0 可吸收缝线缝合关节囊紧缩成型。髋关节内收、屈曲，不发生脱位为佳
6. 手术野止血、置引流管、关闭切口	电凝彻底止血，清点手术器械和敷料数目，放置 14 号骨科引流管 1 根，6×17 角针、3-0 丝线固定引流管。1-0 可吸收线间断缝合肌肉、深筋膜，6×17 角针、3-0 丝线缝合皮肤，覆盖伤口敷料
7. 术后采用髋“人”字石膏管型固定 6 周	

二、先天性马蹄内翻足矫治术

先天性马蹄内翻足是一种常见的先天畸形，出生后即有畸形，占全人口的 1‰～3‰。畸形的特点为：足跟提起，前足内收、内翻，胫骨内旋，马蹄样足下垂。本病有遗传因素，马蹄内翻足的形成主要由于足部肌力不平衡所致，即内翻肌（胫前肌及胫后肌）强而短缩，外翻肌（腓骨肌）弱而伸长，跖屈肌（小腿三头肌）强于足背屈肌（胫前肌）。肌肉的不平衡久之形成骨关节畸形，在畸形的基础上负重造成畸形更加严重。手术疗法适用于非手术治疗失败或年龄较大的患者。手术方法可分为软组织松解、肌腱移位及骨手术三种，其中广泛的内侧软组织松解术石膏固定治疗效果好，应用广泛。

1. 手术适应证

(1)先天性马蹄内翻足畸形。

(2)3～15 岁，对于手法治疗失败者，或未经治疗的患者。

2. 麻醉方式　全身麻醉。

3. 手术体位　仰卧位。

4. 术前准备

(1)患者准备：每日用温水泡脚，为患儿按摩足背近踝关节肌肉，以减轻皮肤张力，为术后矫正畸形创造良好的条件。术前 1 天清洁皮肤，准备石膏棉垫。术晨常规注射术前用药。

(2) 物品准备：小儿手术器械包、小辅料包、高频电刀、驱血带、骨持器械、外科手摇钻、无菌绷带、空气止血带。

5. 手术方法及手术配合 (表 12-19)

表 12-19 先天性马蹄内翻足矫治术手术方法及手术配合

手术方法	手术配合
1. 手术切口	行后内侧切口和后外侧切口，两侧显露。后内侧切口自内踝后上 7 ~ 10cm，沿胫骨后缘 1cm 处向下内踝下方沿载距突直达第 1 跖骨基底。此弧形切口要距内踝下 1cm。外侧切口起自第 4 跖骨基底，距跖侧 1.5 ~ 2cm，向后延长 3cm
2. 手术野皮肤消毒	1%活力碘消毒皮肤，上至髋关节，下至足部，周圈消毒
3. 上止血带	在大腿上部上好气囊止血带，压力为 35kPa，时间不超过 1.5h
4. 跟腱延长，后方松解	切开皮肤、皮下组织及深筋膜，用小皮钩暴露。分离出胫后血管神经束，用橡皮条牵拉向近端保护。用蚊式血管钳分离趾长屈肌腱、踇长屈肌腱，切开腱鞘，用 11 号尖刀，小骨密起子垫于肌腱下，分别行两肌腱近端、远端切断，使两肌腱行“Z”形延长，6 × 14 圆针、3-0 丝线缝合
5. 内侧松解	同上方法配合，将胫后、胫前肌腱做“Z”形延长，分离时湿纱布保护足背侧软组织。找出舟状骨并切开距舟关节囊并切除三角韧带在舟骨上的附着，然后切除胫后肌在跟骨载距突上的附着和弹簧韧带
6. 距下松解	准备电钻和克氏针，手法摆正距舟关节后，用 1.5mm 直径的克氏针贯穿第 1 跖骨，舟骨和距骨固定。延长跟腱，胫后肌腱、屈趾。针下垫纱布，用骨膜剥离器及针持保护，防止针尖挤压皮肤
7. 缝合	6 × 14 圆针、3-0 丝线缝合肌腱。冲洗伤口，纱布填塞压迫伤口，松开止血带 10 ~ 15min 后，观察伤口，电凝止血，3-0 吸收线逐层缝合伤口，无菌敷料和绷带包扎，注意禁用胶布防止损伤患儿皮肤。长腿石膏管型固定

三、专科手术护理

1. 护理评估

(1) 评估患儿的生理发育：如出生时情况、身高、体重、行为活动、反应、是否合并其他畸形等。

(2) 评估患儿的病史、皮肤状况：是否有发绀、呼吸急促、咳嗽、流涕等。

(3) 评估患儿的营养状况及血管条件，为手术中的体位的摆放及动静脉穿刺做好准备。

(4) 评估患儿的配合情况及家属对手术和麻醉的认知程度。

(5) 评估术前准备质量：如输血准备、患儿窒息急救准备、手术物品准备、保暖措施等。

(6) 评估止血仪、止血带、患者患肢皮肤及肢体直径。

2. 常见护理诊断/问题

(1) 恐惧、焦虑：与进入陌生环境及接触陌生人有关。

(2) 语言沟通障碍、患儿行为紊乱、不合作：与年龄、环境改变、无亲人陪伴有关。

(3) 患侧肢体活动受限：与手术创伤、伤口加压包扎有关。

(4)有患侧肢体水肿、麻痹的危险：与可能发生手术意外创伤、安置手术体位有关。

(5)有坠床的危险：与语言沟通障碍、患儿行为紊乱、不合作有关。

(6)体温调节无效：与患儿体温调节中枢发育不全有关。

3. 护理措施

(1)心理护理及卫生宣教：充分了解患儿及其家属的需求，耐心与患儿沟通，尽量消除其陌生感，帮助家属了解麻醉、手术相关知识，耐心解答家属各种手术室护理知识方面的疑问，协助家属及患儿积极配合手术。

(2)在患儿进入手术室之前，应做好准备工作。选择适合患儿手术的器械包，手术用具，如小儿吸痰管、小儿面罩、小儿指氧探头、小儿体位用具及根据小儿的年龄体重选择合适型号的气管导管和小儿电刀负极板，做好输液准备，手术床处于功能状态、床单位齐全、仪器设备正常(中心吊塔、高频电刀、负压吸引、电源等)、手术器物品、内固定物品、小儿显微手术器械、中心吸引器均处于功能状态。电刀负极板完好、约束带、防压创贴、啫喱垫准备合适。在全身麻醉实施时应守候在患者身边，确保麻醉安全顺利实施。

(3)患儿体重轻，术中静脉输液的安全管理非常重要。在静脉穿刺成功初期、麻醉诱导期时易放开滴速，造成输液速度过快，加重循环负荷，诱发肺水肿、心力衰竭。因此，巡回护士应加强患儿围手术期输液管理，严格按照患儿体重及出入量来计算液体输入量。尽量使用微量泵控制液体输入量。

(4)皮肤护理：由于婴幼儿皮肤娇嫩，皮下脂肪少，故操作要轻柔，勿拖、拉、拽，床铺平整，垫枕平整软硬适当，贴压疮贴，衬衬垫等。术后检查患者全身皮肤情况，尤其注意观察负极板粘贴处和受压处皮肤完整性，出现皮肤压红、水疱等现象，立即进行压疮护理。

(5)保持术中体温稳定：采用鼻温探头持续监测体温，适时调节环境温度、正确使用液体加温和体表升温，建议液体加温器温度设置为 35℃，变温水毯水温设置≤39℃，鼓风加热毯温度设置为 37℃，保持患儿手术中温度的稳定，避免发生体温过低或高热。

(6)麻醉复苏期，专人守护手术患儿，防止坠床等意外伤害。在护送患儿回病房的途中，观察患儿的生命体征，垫高肩部使头稍后仰，头偏一侧，保持气道通畅，并备好呼吸囊，防止呼吸暂停。

(7)止血带护理：根据患者大腿直径选择适当的止血带，在大腿根部近腹股沟处缚止血带，上肢在上臂中上 1/3 处缚止血带，并衬以平整柔软棉质内衬。婴幼儿下肢压力≤6.1kPa、婴幼儿上肢压力≤4.5kPa、时间＜20min，儿童根据身体发育情况设定。驱血带选用弹力绷带或橡皮带。

(8)预防止血带潜在并发症的护理：使用止血带前检查止血仪、止血带的性能；缚止血带部位正确，皮肤完整，止血带松紧度适宜，内衬柔软平整；严格限制充气压力及时间；松止血带时加快输液输血速度，及时补充血容量。

(9)术后加压包扎过程中，注意包扎的范围、松紧度，严密观察患者生命体征，患侧肢体皮肤颜色、弹性、温度，发现问题、及时处理。

(10)内植入物器械的使用：严格执行内植入物及辅助器械的管理制度。

第五节　手部显微外科手术

一、断指(肢)再植

前臂和手的离断伤分为两种类型：一种是由于铡刀、电锯、剪折机和铣床等造成锐性切断伤；另一种是由于搅拌机、和面机、冲机机、压砖机、洗衣机、交通事故造成的挫灭性切断伤。二者处理方法是不相同的。前者行断肢(掌、指)再植成功率高，且再植后功能恢复也较好。后者再植成功率低，且再植后肢(指)的功能也不理想。

1. 手术适应证

(1)离断伤的患者不合并有颅脑、胸、腹等其他部位的损伤或休克。

(2)患者全身状况良好，无重要脏器功能的损害、高血压、糖尿病等。

(3)离断肢体完全缺血时间一般不超过 10h。

(4)离断肢体的伤情：锐性离断伤和远端血管等软组织无失捻挫伤、短缩，再植后预计功能比假肢好者，都可施行断肢(指)再植术。

(5)拇指、示指、中指三指离断应尽力再植，环指、小指离断应根据年龄、职业及个人意愿而选择。

(6)一手多指离断，有条件者力求全植。

(7)末节离断：对于拇指、示指、中指，只要有再植可能，应予以再植，可行原位缝合再植术。

(8)对于小儿断指应尽力再植。

2. 麻醉方式　臂丛麻醉或全身麻醉。

3. 手术体位　仰卧位。

4. 术前准备

(1)患者准备：详细向患者及其家属交代伤情、再植的重要性、手术的长时间性及预后，增强再植成功的信心和耐心，能够紧密配合长时间的手术。

(2)物品准备：手外器械包、血管夹、显微器械、显微镜、手术衣、孔巾、双极电凝、止血带、电动止血仪、肝素、罂粟碱、过氧化氢、8-0～10-0 Prolene 线、克氏针、电钻、4-0 肌腱线。

5. 手术方法及手术配合(表 12-20)

表 12-20　断指(肢)再植手术方法及手术配合

手术方法	手术配合
1. 手术野皮肤消毒	1%活力碘消毒皮肤 3 次，周圈消毒，上下各超过一个关节
2. 上止血带	上肢消毒上止血带，术者将患肢抬高 45°，巡回护士根据患者年龄、体质量及肢体粗细情况调节压力参数和时间参数，启动电动止血仪
3. 清创。对于完全离断的肢体，最好按下列步骤分成两组进行清创，一组清创断肢近端，另一组清创断肢远端	用消毒软皂和生理盐水交替刷洗 3 遍。用过氧化氢→生理盐水→活力碘洗涤伤口内。用有齿镊和组织剪清除创面内的异物、污染组织及无生机的肌肉和皮肤组织

续表

手术方法	手术配合
4. 骨折整复与固定。以横断面或斜断面的形式或缩短骨断端，然后用细克氏针固定	用咬骨钳、骨膜剥离器修整骨断端，电钻和克氏针重建骨架
5. 血管吻合。先吻合静脉，再吻合动脉，分离远端、近端血管断口处的外膜，剥离到距断口 2 ~ 3mm 处，静脉多采用间断缝合，可避免吻合口狭窄，用 8-0 ~ 11-0 无创伤缝合针线，自血管外膜稳健地进针，贯穿静脉远端、近断口两侧血管壁，用相对 18：00 两定点或先缝合偏离 12：00 两针缝合，解剖分离指动脉时尤其要精细，外膜剥离方法同静脉。动脉的缝接方法同静脉	在显微镜下，用显微无齿镊将外膜向断口方向做一定牵引，用显微剪刀整齐地剪下一小段血管，血管夹夹持，随时用肝素等渗盐水冲洗，使静脉断口张开，即可保证良好的缝接。动脉缝接良好时，在放松动脉血管夹后，吻合口远端侧动脉可看到或触及搏动，指末端血供良好。指远端用 7 号针头刺之有鲜血流出，证明血液循环已重建成功
6. 肌腱修复。为了防止缝合肌腱的粘连，原则上只缝合具有主要功能的肌腱，即主要恢复屈指深肌腱的功能。可将屈指深肌腱的远端、近端两端缝合，亦可将屈指浅肌腱的近端与屈指深肌腱远端缝合，并将屈指浅肌腱的远端做部分切除	用瓦氏钩牵开手术野，7 号针头固定住两侧断端肌腱，4-0 肌腱缝线行端端吻合
7. 神经修复。原则上应一期修复，包括直接缝合或神经移植	在手术显微镜下用 7-0 ~ 9-0 Prolene 线行神经外膜-外膜缝合
8. 创面闭合。应注意避免环绕指(肢)1 周的缝合，缝合要松，以免静脉受压	6 × 17 角针、3-0 丝线缝合创面，包扎时松紧适宜，将指端露在外面，观察血运

二、臂丛神经探查

臂丛由第 5～8 颈神经前支和第一胸神经前支大部分组成。经斜角肌间隙穿出，行与锁骨下动脉后上方，经锁骨后方进入腋窝。臂丛五个根的纤维先合成上、中、下三干，由三干发支围绕腋动脉形成内侧束、外侧束和后束，由束发出分支主要分布于上肢和部分胸、背浅层肌(图 12-20)。

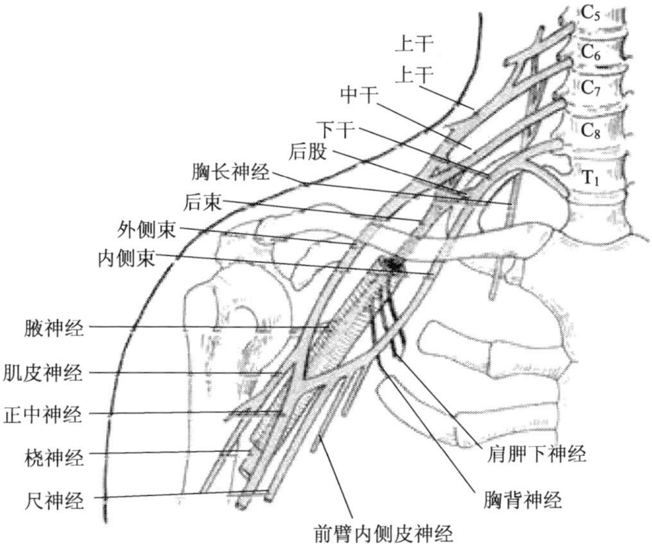

图 12-20　臂丛神经

1. 手术适应证

(1) 臂丛神经嵌压缩合征。

(2) 臂丛神经不同部位断裂。

2. 麻醉方式 全身麻醉。

3. 手术体位 患者平卧于手术台上，两肩胛间垫一扁枕，颈部略向后伸，头略偏向健侧。

4. 术前准备

(1) 患者准备：告知术前注意事项并嘱患者注意以良好的生理、心理状态积极配合手术。

(2) 物品准备：手外器械包、手术衣、孔巾、双极电凝、显微器械、过氧化氢、无损伤尼龙缝线、显微镜。

5. 手术方法及手术配合(表 12-21)

表 12-21 臂丛神经探查手术方法及手术配合

手术方法	手术配合
1. 手术切口	首先在锁骨上窝做一横形切口，由于锁骨上横切口中点向下经锁骨中外 1/3 交界处，并越过锁骨，再于三角肌与胸大肌间隙向远侧延长至腋窝边皮肤皱襞止
2. 手术野皮肤消毒	1%活力碘消毒皮肤 3 次，上至下唇，下至乳头，两侧至斜方肌前缘
3. 逐层切开皮肤、皮下组织与肌层	双极电凝止血。1 对甲状腺拉钩对手术野进行充分的暴露，解剖剪分离臂丛神经周围组织
4. 探查出臂丛根部的上干和中干	分离过程中用盐水纱布和吸引器将组织向外钝性推开，爱迪生镊子和小解剖剪解剖分离粘连的瘢痕组织。电凝止血
5. 纵行切开神经外膜，行束膜或束组间分离松解，断端吻合	找到受损神经断端，在显微镜下，用显微器械、8-0 无损伤尼龙线或 8-0 Prolene 线进行神经吻合
6. 依次逐层关闭切口	3-0 可吸收线间断缝合肌层、筋膜，6×17 角针、3-0 丝线缝合切口，敷料包扎
7. 制动肢体	备温水和石膏

三、手外伤肌腱修复术

肌腱是肌腹两端的索状或膜状致密结缔组织，便于肌肉附着和固定。一块肌肉的肌腱分附在两块或两块以上的不同骨上，是由于肌腱的牵引作用才能使肌肉的收缩带动不同骨的运动。每一块骨骼肌都分成肌腹和肌腱两部分，肌腹由肌纤维构成，色红质软，有收缩能力，肌腱由致密结缔组织构成，色白较硬，没有收缩能力。肌腱把骨骼肌附着于骨骼。长肌的肌腱多呈圆索状，阔肌的肌腱阔而薄，呈膜状，又称腱膜。

1. 手术适应证 开放性手外伤肌腱损伤。

2. 麻醉方式 臂丛麻醉或全身麻醉。

3. 手术体位 仰卧位。

4. 术前准备

(1) 患者准备：根据伤情经口服、肌内注射或静脉输注广谱抗生素，创口有污染者涂片检查，骨折与脱位者需摄片检查。

(2)物品准备：手外器械包、手术衣、敷料上肢包、双层大单、双极电凝、止血带、电动止血仪、3%过氧化氢、4-0 肌腱线等。

5. 手术方法及手术配合(表 12-22)

表 12-22　手外伤肌腱修复术手术方法及手术配合

手术方法	手术配合
1. 手术野皮肤消毒	1%活力碘消毒皮肤 3 次，周圈消毒，上下各超过一个关节
2. 清创，切除受损皮肤和挫伤肌肉	用中性消毒的软肥皂，刷洗伤口周围的皮肤，后用大量生理盐水冲洗肢体和创口。再用 0.5%活力碘消毒皮肤
3. 上止血带	上肢消毒上止血带，术者将患肢抬高 45°，巡回护士根据患者年龄、体质量及肢体粗细情况调节压力参数和时间参数，启动电动止血仪
4. 肌腱修复	用 7 号针头固定住肌腱两侧断端，4-0 肌腱缝线行端端吻合
5. 创面闭合	11 号手术刀切除创口皮缘 1～2mm，大量生理盐水冲洗，3-0 吸收线间断缝合肌肉和筋膜，6×17 角针、3-0 丝线缝合切口，敷料包扎

四、邻指皮瓣移植术

皮肤缺损通常由创伤引起，亦可由手术切除恶性肿瘤，或创伤、感染遗留瘢痕所形成。手部开放性损伤，如果早期处理得当，准确及时地闭合伤口，可以最大限度地保存手的功能。反之，皮肤缺损继发瘢痕挛缩，可造成关节畸形等危害。因而开放性手外伤早期正确闭合创口，是治疗的关键。

1. 手术适应证

(1)手指屈侧全层皮肤缺损，包括创伤或切除瘢痕、肿瘤后遗留的创面。

(2)有骨、肌腱裸露，不适宜做皮片移植时，宜用邻指皮瓣修复。

(3)手指末节斜行切伤尤为适当。

2. 麻醉方式　局部浸润麻醉。

3. 手术体位　仰卧位。

4. 术前准备

(1)患者准备：详细向患者及其家属交代伤情，以便使患者消除紧张情绪，手术过程中能够紧密配合。

(2)物品准备：手外器械包、手术衣、孔巾、双极电凝、3%过氧化氢、止血带、4-0 丝线、6×17 角针。

5. 手术方法及手术配合(表 12-23)

表 12-23　邻指皮瓣移植术手术方法及手术配合

手术方法	手术配合
1. 手术切口	受伤指邻近手指
2. 手术野皮肤消毒	1%活力碘消毒皮肤 3 次，上至肘关节以上

续表

手术方法	手术配合
3. 清创。切除受损皮肤和挫伤肌肉	用中性消毒的软肥皂，由伤口周围的皮肤开始向四周延伸到肘关节为止，经刷洗后用大量生理盐水和0.1%活力碘水冲洗肢体和创口。再用1%活力碘消毒皮肤
4. 缺失皮肤和皮瓣形成	用优妥凡士林测试皮瓣大小，并将样本在手指供皮区基底做标示，使其标记面与手指缺损创面相接，测试适合后，在供皮手指亚甲蓝精确划定皮瓣的范围，而后在皮下脂肪层剥离皮瓣并翻起，决不应该剥离过侧中线
5. 缝合皮瓣和供皮区覆盖	用6×17角针、4-0丝线缝合皮瓣，并留长线越过纱布将其捆住移植皮片上打结，压迫止血
6. 固定	两指间放纱布相隔，并用一条黏附的胶布固定在一起，胶布在两手指背侧适当交叉固定
7. 关闭切口	11号手术刀切除创口皮缘1～2mm，3-0可吸收线间断缝合肌肉和筋膜，6×17角针、3-0丝线缝合切口，敷料包扎
8. 断蒂	可在3周后进行断蒂手术，实施残端修整

五、带血管蒂髂骨瓣移植术

股骨头缺血性坏死是由于各种原因所致股骨头的血液循环障碍，即动脉灌注不足及静脉回流受限，并导致骨内压升高所造成的最终结果。股骨头坏死后，如未能修复，则进而发生股骨头塌陷，影响髋关节功能。目前，临床较多采用的带血管蒂髂骨瓣移植治疗取得了满意疗效。

1. 手术适应证

(1)股骨头缺血性坏死Ⅱ、Ⅲ期的患者。

(2)股骨头轻至中度塌陷但关节间隙无狭窄。

2. 麻醉方式　全身麻醉。

3. 手术体位　健侧卧位。

4. 术前准备

(1)患者准备：术前留置尿管。

(2)物品准备：下肢器械包、带血管蒂髂骨瓣移植特殊包、布类下肢包、高频电刀、克氏针(2.0mm、2.5mm)、无菌绷带、吸引器连接管。

5. 手术方法及手术配合(表12-24)

表12-24　带血管蒂髂骨瓣移植术手术方法及手术配合

手术方法	手术配合
1. 手术切口	髋关节前切口，略向腹股沟延伸
2. 手术野皮肤消毒	1%活力碘消毒皮肤3次，上至脐部、肛门周围及臀，下至膝关节下
3. 切开皮肤、皮下组织，分离肌肉	23号刀片切开皮肤及皮下，电凝止血。沿髂部切口切开浅层及深层筋膜，用骨膜剥离器行骨膜下剥离，使臀中肌、臀小肌、阔筋膜扩张肌连同骨膜稍微向外翻开，用盐水垫止血

续表

手术方法	手术配合
4. 游离旋髂深动脉、静脉	用12号蚊式血管钳，在腹股沟区沿股动脉、静脉行程游离股动脉，寻找旋髂深动脉、静脉
5. 切取髂骨块	按照所需要的髂骨长度，用骨刀、骨锤切取保留旋髂深动脉、静脉血供的髂骨备用
6. 髂骨瓣移植	于股骨颈前方用骨刀凿一长方形、口窄底宽的植骨槽，将带旋髂深血管蒂之游离髂骨块向下，经髋部前方肌肉深面达股骨颈，并嵌入设置的股骨颈骨槽内，再用植骨板锤击，使髂骨块嵌紧，必要时还可用1～2枚螺钉固定，以避免植入髂骨块脱出
7. 伤口止血、放置引流、缝合切口	同邻指皮瓣移植术

六、手显微外科手术护理措施

常规护理见第三章手术室围手术期护理。

1. 护理评估

(1)评估患者全身情况及其他合并症：如有无心、脑、血管疾病。

(2)评估辅助检查阳性结果：既往是否有深静脉血栓形成病史、深静脉瓣膜功能。

(3)评估患者肢体长度、直径(左右是否等长、等粗)、皮肤颜色、温度、末梢循环状况。

(4)评估患者肢体受损情况、活动情况、失血量。

(5)评估止血仪、止血带及术前准备(显微镜、显微器械等)。

2. 常见护理诊断/问题

(1)患侧肢体活动受限：与手术创伤、伤口加压包扎有关。

(2)止血带疼痛：与患者疼痛耐受力、止血带持续加压有关。

(3)有患侧肢体水肿、麻痹的危险：与可能发生手术神经意外损伤有关。

(4)有肢体末端坏死的危险：与手术可能引起的末梢血循环差有关。

(5)有血栓形成的危险：与手术有关。

(6)有止血带麻痹、止血带休克、止血带坏死、压力性水疱的危险：与止血带使用不慎、个体耐受性有关。

3. 护理措施

(1)备齐特殊手术仪器：如显微镜、显微器械、血管阻断钳、血管夹、血管神经吻合针线、肝素、罂粟碱、鱼精蛋白、葡萄糖酸钙等。

(2)维持循环稳定：合并有心、脑、血管疾病者慎用止血带；加压驱血、松止血带要匀速、缓慢，并及时调控输液速度。双下肢使用止血带时，错开数分钟时间分别松解，切忌同时松解。松止血带前加压包扎手术伤口，松止血带后数分钟缝合伤口。需再次使用止血带，必须加压30min。

(3)止血带护理：根据患者大腿直径选择适当的止血带，在大腿根部近腹股沟处缚止血带，上肢在上臂中上1/3处缚止血带，并衬以平整柔软棉质内衬。止血带压力预设定成人下肢压力≤80kPa、时间≤90min，成人上肢压力≤40kPa、时间≤60min；婴幼儿下肢压力≤6.1kPa、婴幼儿上肢压力≤4.5kPa、时间＜20min，儿童根据身体发育情况设定。驱血带选用弹力绷带或橡皮带。

（4）预防止血带潜在并发症的护理：使用止血带前检查止血仪、止血带的性能；缚止血带部位正确，皮肤完整，止血带松紧度适宜，内衬柔软平整；合并有其他无心、脑、血管疾病患者慎用止血带，严格限制充气压力及时间；松止血带时加快输液输血速度，及时补充血容量。

（5）血管保护：用钝针头，向开放的血管（血管吻合时）内注满肝素、罂粟碱、生理盐水混合液，松弛血管平滑肌，防止血栓形成和血管痉挛。混合液的配制：生理盐水 400ml+肝素 12 500U+罂粟碱 60mg。

（6）术后加压包扎过程中，注意包扎的范围、松紧度，严密观察患者生命体征，患侧肢体皮肤颜色、弹性、温度，发现问题、及时处理。

（7）显微镜及显微器械的维护：显微镜及显微器械由专人管理维护。严格按显微镜操作使用说明操作，显微镜应避免反复移动及生物碰撞，调节时要动作轻柔。精细显微器械切勿与硬质物撞击、摩擦，清洗、消毒、打包、灭菌宜单件操作，严格执行精细器械清洗、消毒、打包、灭菌操作程序。

（李婷婷　彭玉兰　陈翠萍）

主要参考文献

陈启明. 2009. 实用关节镜手术学. 北京：人民卫生出版社
戴学山. 1996. 实用手外科手术. 北京：人民卫生出版社，67，68
冯娴，韩轶梅，郭鑫华. 2008. 创伤骨科多发伤的急救与护理观察要点.医学与护理，7
顾玉东. 2002. 手外科学. 上海：上海科学技术出版社，531～533
钱火红. 2003. 内镜微创技术护理学. 北京：人民军医出版社，134～141
邱贵兴，戴尅戎. 2005. 骨科手术学. 北京：人民卫生出版社，1448～1452
石中玉，马凤英. 2001. 现代手术室护理. 济南：山东科学技术出版社，388～391
王建敏. 2008. 手术室护理人员工作全书. 北京：军事医学科学出版社，149～164

第十三章　神经外科手术护理

第一节　显微神经外科手术

一、概述

脑位于颅腔内，成人的脑重约为1400g。脑由端脑、间脑、脑干和小脑组成（图13-1）。

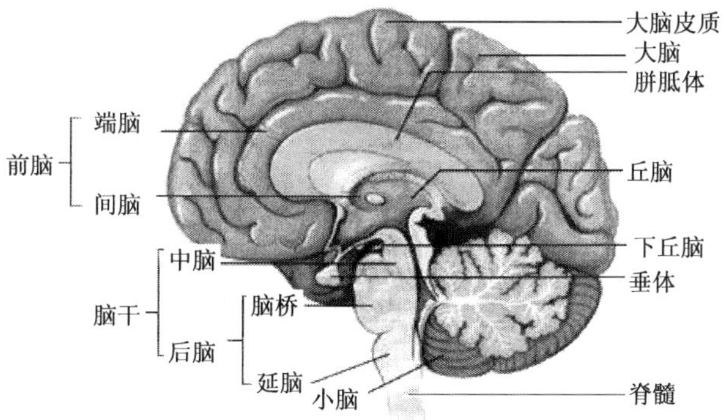

图13-1　脑的组成

1. 脑干　脑干位于脊髓和间脑之间的较小部分，位于大脑的下面，脑干的延髓部分下连脊髓，呈不规则的柱状形。脑干自下而上由延髓、脑桥、中脑三部分组成。脑干的功能主要是维持个体生命，包括心跳、呼吸、消化等重要生理功能，均与脑干的功能有关。

(1) 延髓（medulla oblongata）：是脑干的最尾侧部分，形式倒置的锥体，下端在枕骨大孔处与颈髓相连，长约3cm。延髓上端与脑桥在腹面以横行的延髓脑桥沟（bulbopontine sulcus）分界，在背面则以第四脑室底上横行的髓纹为界线。

(2) 脑桥（pons）：长约2.5cm，位于延髓上方，腹面膨大的部分称为脑桥基底部，基底部向两侧变窄，称脑桥壁，与小脑联系。基底部外侧有三叉神经出脑，横沟里由内向外依次有展神经、面神经和位听神经。

(3) 菱形窝（rhomboid fossa）：又称第四脑室底，呈菱形凹陷，由延髓上部和脑桥的背面构成。它的下部边界为薄束结节、楔束结节和小脑下脚，上部边界为小脑上脚，两外侧角与其背侧的小脑之间为第四脑室的外侧隐窝（lateral recess）。

(4) 第四脑室（fourth ventricle）：形如帐篷，顶朝小脑，底为菱形窝，室内充满脑脊液，位于延髓、脑桥和小脑之间，上通中脑水管，下接脊髓中央管。第四脑室借一个正中孔和两个外侧孔与蛛网膜下隙相通。

(5) 中脑（mesencephalon）：长约2cm，其腹侧面上界是属于间脑的视束，下界为脑桥上缘。中脑位于脑桥之上，恰好是整个脑的中点。中脑是视觉以及听觉的反射中枢。所有大脑皮质与脊髓间的上行及下行神经通路都经过中脑，同时中脑通过白质与其他中枢神经系统的分部相联系。腹侧面：以视束与间脑分界，有两个大脑脚、脚间窝和动眼神经。背侧面：顶盖、上下丘和上下丘臂。背面观：有四叠体，即两个上丘和两个下丘。上丘与视觉反射有关，下丘与听觉反射有关。

2. 小脑　小脑(cerebellum)位于颅后窝，胚胎发生上与脑桥共同起源于菱脑前部。两侧膨大部称小脑半球，中间狭窄称小脑蚓(vermis)。小脑下面靠小脑蚓两侧小脑半球突起称小脑扁桃体(tonsil of cerebellum)。小脑通过它与大脑、脑干和脊髓之间丰富的传入和传出联系，参与躯体平衡和肌肉张力(肌紧张)的调节，以及随意运动的协调。

3. 间脑　间脑(diencephalon)位于中脑和端脑之间，与端脑共同起源于脑泡。两侧丘脑和丘脑下部相互接合，中间夹一矢状腔隙称第三脑室。第三脑室经其两侧的室间孔与侧脑室相通，向下通过脑导水管第三脑室与第四脑室相通。间脑一般被分成背侧丘脑、后丘脑、上丘脑、底丘脑和下丘脑五个部分。

(1) 背侧丘脑又称丘脑(thalamus)：丘脑是间脑中最大的卵圆形灰质核团，位于第三脑室的两侧，左、右丘脑借灰质团块(称中间块)相连。由前脑泡的后部分化而成的高级中枢。位于中脑和大脑半球之间，左、右各一，包埋在大脑两半球内，外侧以内囊与大脑的纹状体相隔。左右间脑之间的腔隙为第三脑室，其底部与脑下垂体连接，后上部有松果腺。背侧丘脑不仅是感觉的转换站，也是一个复杂的分析整合中枢；下丘脑是较高级的调节内脏及内分泌活动的中枢。上丘脑位于第三脑室顶部周围，包括丘脑髓纹、缰核和松果腺。前两者属边缘系统，松果腺为内分泌器官。上丘脑与嗅觉、视觉有密切关系。

(2) 后丘脑(metathalamus)：位于丘脑枕的后下方，由两个圆丘形结构组成，包括内侧膝状体和外侧膝状体。内侧膝状体(medial geniculate body)接受下丘来的听觉纤维，外侧膝状体(lateral geniculate body)接受视束的传入纤维。

(3) 上丘脑(epithalamus)：由丘脑髓纹、缰三角、缰连合、松果体构成，位于第三脑室顶部周围。上丘脑与嗅觉、视觉有密切联系。

(4) 底丘脑(subthalamus)：位于间脑和中脑被盖的过渡地区，内含底丘脑核，与黑质、红核、苍白球有密切联系，属锥体外系的重要结构。

(5) 下丘脑(hypothalamus)：位于丘脑下部沟腹侧，构成第三脑室侧壁的下份和底壁。下丘脑是大脑皮质下调节内脏活动的高级中枢，它把内脏活动与其他生理活动联系起来，调节着体温、摄食、水平衡、血糖和内分泌腺活动等重要的生理功能。通常将下丘脑从前向后分为三个区：视上部位于视交叉上方，由视上核和室旁核所组成；结节部位于漏斗的后方；乳头部位于乳头体。下丘脑位于丘脑下钩的下方，构成第三脑室的下壁，界限不甚分明，向下延伸与垂体柄相连。下丘脑面积虽小，但接受很多神经冲动，故为内分泌系统和神经系统的中心。它们能调节垂体前叶功能，合成神经垂体激素及控制自主神经和自主神经功能。

(6) 第三脑室(third ventricle)：是两侧丘脑和下丘脑之间的狭窄腔隙。它的前方借室间孔与侧脑室相通，后方与第四脑室相通。第三脑室顶为两侧髓纹之间的薄层脉络组织，此处脉络组织的内面有两条前后纵行的血管丛，顶着室管膜突入第三脑室脉络丛，并在室间孔处与侧脑室脉络丛相续连；底由视交叉、灰结节、漏斗和乳头体构成，其中室腔延入漏斗称漏斗隐窝(infundibular recess)；前界得下部由终板(lamina terminalis)(视交叉前上方的薄白质板)构成，上部由前连和(anterior commissure)和穹隆柱构成；后界为松果体和后连和(posterior commissure)，其中室腔突入松果体柄内称松果体陷窝(pineal recess)；两侧壁为丘脑和下丘脑。

4. 端脑 端脑(telencephalon)由前脑泡演化而来，两侧高度发育，向外膨出形成端脑，即左、右大脑半球。端脑由浅入深分为大脑皮质(半球表面的灰质层)、大脑髓质(深部的白质)和基底核(白质内的灰质核团)。大脑半球内的腔隙为侧脑室。每侧大脑半球可分为上外侧面、内侧面和底面三个面。三个叶间沟：中央沟、外侧沟和顶枕沟。五个叶：额叶、顶叶、枕叶、颞叶和岛叶。

(1)大脑皮质(cerebral cortex)：是大脑半球表面的一层灰质(面积约 $0.2m^2$)，平均厚度 2.5mm，最厚的为中央前回运动区(4.5mm)，位于中央后回和中央旁小叶后部。最薄的为视觉区(1.5mm)，位于距状沟两侧皮质。听区位于颞横回。人类大脑皮质神经元数量约有 200 亿(James，2002)。

(2)侧脑室和基底核(lateral ventricle and basal nuclei)：侧脑室位于大脑半球内，左右各一，内含脑脊液；基底核位于两侧大脑半球的白质内，因靠近脑底而得名，由尾状核、豆状核、屏状核和杏仁体组成。

(3)大脑半球髓质(white matter of the cerebrum)：由大量神经纤维组成，主要包括：①联络纤维(association fibers)，连结同侧大脑半球；②连合纤维(commissural fibers)，即胼胝体；③投射纤维(projection fibers)，主要是内囊。

(4)嗅脑和边缘系统(rhinencephalon and limbic system)：嗅脑是指与嗅觉有关的结构，是大脑皮质中古老的部分，在人类并不发达。嗅脑包括嗅球、嗅束、内外侧嗅纹和嗅皮质。其中外侧嗅纹主要投射到嗅皮质感知嗅觉，部分投射到杏仁体和海马(属边缘系统)，而内侧嗅纹投射到膈区，参与边缘系统的活动。边缘系统是由边缘叶和相关的皮质及皮质下结构构成。

二、经单鼻孔鼻中隔黏膜蝶窦入路垂体瘤切除术

1. 手术适应证

(1)垂体微腺瘤。

(2)大型垂体腺瘤但瘤体主要位于鞍内并向蝶窦内侵犯。

(3)大型垂体腺瘤体主要位于鞍内，鞍上扩展部分不呈哑铃形未向鞍旁扩散。

2. 麻醉方式 气管插管全身麻醉。

3. 手术体位 仰卧位，头后仰 15°，弯沙袋固定头部。

4. 术前准备

(1)患者准备：麻醉后眼内涂四环素眼膏，眼外贴医用薄膜保护双眼。

(2)物品准备：显微脑外器械包、脑外器械、经鼻蝶窦入路特殊器械、孔巾、双层大

单、手术衣、双极电凝 1 套、美敦力磨钻、骨蜡、冲洗器、脑棉片、手术头架、手术显微镜、碘仿纱条、医用耳脑胶、止血纱布。

5. 手术方法及手术配合（表 13-1）

表 13-1　经单鼻孔鼻中隔黏膜蝶窦入路垂体瘤切除术手术方法及手术配合

手术方法	手术配合
1. 手术切口	经单侧鼻腔中鼻甲平行处弧形或直型切口
2. 手术野皮肤消毒	用 0.5%碘伏消毒面部口鼻腔，铺治疗巾，手术开始时再用 0.5%碘伏消毒鼻腔
3. 用配制好的肾上腺素或麻黄碱纱条填塞鼻腔，使血管收缩，减少出血	用枪状镊夹持 1%麻黄碱浸湿棉片
4. 准备显微镜	器械护士与巡回护士一起套好显微镜无菌套，保持无菌
5. 经单侧鼻腔中鼻甲平行切开鼻黏膜并撇开鼻中隔，分离对侧鼻黏膜	用枪状镊、15 号刀片切开鼻腔皮肤，电凝止血
6. 分离蝶窦前壁，鼻扩张器撑开	用鼻中隔分离器沿骨膜下分离鼻中隔软骨右侧的黏膜，在骨性鼻中隔向左推软骨，剥离子黏膜下向深部分离，鼻扩张器撑开切口
7. 切除犁状骨和筛骨垂直板后，鼻扩张器达到蝶窦前壁	保留切除骨片，留作修补鞍底用
8. 扩大蝶窦开口	用鼻中隔咬骨钳和磨钻，磨出骨窗
9. 切开硬脑膜	用枪状镊，11 号刀切口硬脑膜，露出垂体或突出于垂体之外的肿瘤
10. 切除垂体肿瘤	用各种型号刮匙和长肿瘤标本镊夹取肿瘤组织，双极电凝止血，手术野冲洗盐水，吸引器吸取柔软肿瘤，将明胶海绵剪成细长条状填塞创面止血
11. 重建鞍底	用明胶海绵等止血类用物、肌肉块填充鞍内空腔，封闭硬脑膜缺口，用鼻中隔骨片嵌入鞍底骨窗以重建鞍底
12. 堵塞鼻腔	用凡士林纱条或碘仿纱条堵塞鼻腔

三、立体定向活检手术

有框架立体定向系统是应用几何坐标原理，在颅骨上安装定向仪建立坐标，对脑深部靶结构进行定位，将手术器械导入靶点进行操作。其主要由定位器、导向器、脑内操作器械、定位用的辅助设备组成。定位器是一金属方形直角坐标框架，常借螺钉直接固定在颅骨上。导向器为弧形半球坐标，为一模拟球形的弧形输送架，是将器械送到靶点的主要结构。只需调整圆弧，使其中心与靶点重合，这时不论从球面哪一点穿刺，导向器都能指向靶心。器械种类按手术目的而异，如毁损电极、刺激电极、活检针、活检钳、异物钳、激光器等。辅助设备有 X 线机、CT 机、MRI 装置、便携式计算机等。对于定性诊断困难的颅内病变，定向活检术是制订合理治疗方案的重要一步。

1. 手术适应证

(1) 常规开颅手术难以达到的部位，或各种原因不能耐受手术而又必须明确病变性质者。

(2)病变呈双侧大脑半球生长或多发性生长。

(3)病变位于脑功能区，预计开颅手术将造成严重神经功能缺失者。

(4)疑为感染病灶全身性疾病造成的脑内病变。

(5)病变呈弥漫性生长，CT或MRI无法提供明确边界。

(6)肿瘤复发还是放射性坏死，需鉴别诊断。

2. 麻醉方式　局麻或者全身麻醉。

3. 手术体位　根据肿瘤位置采用适当体位。

4. 术前准备

(1)患者准备：术前到CT室安装立体定向仪。

(2)物品准备：钻孔包、脑立体定向包、立体定向仪、孔巾、手术衣、双极电凝、吸引器、骨蜡、冲洗器、10ml注射器、SP型手术粘贴巾。

5. 手术方法及手术配合(表13-2)

表13-2　立体定向活检手术手术方法及手术配合

手术方法	手术配合
1. 安装立体定位框架	选择能进行CT或MRI定位的定向仪。一般在局麻下安装，小儿和不合作者在静脉辅助麻醉下安装
2. MRI室定位扫描	将患者送入MRI室，用MRI适配器将扫描数据输入计算机，测出目标点(肿瘤靶心点)*X*、*Y*、*Z*坐标数值，然后送患者进手术室
3. 切口	定位点上
4. 手术野皮肤消毒	用3%碘酒、75%乙醇纱布3块消毒皮肤，上至眉弓，下至颈肩部，前至耳郭后缘，后超过中线5cm
5. 在定位点上，切开皮肤	用短有齿镊和11号刀片切开皮肤
6. 颅骨钻孔	用手摇钻钻孔，骨蜡止血
7. 从钻孔点，行立体定向脑组织穿刺取活检标本	用11号刀片切开硬脑膜，特制活检钳或螺旋针置入定向仪半弧形弓载持器上，推向肿瘤中心，钳夹标本。确定活检点无出血，取出活检器械
8. 关闭切口	逐层缝合伤口，用纱布覆盖切口、包扎
9. 拆除定向仪	清理好定向仪，妥善保管

四、神经内镜下第三脑室底造瘘术

神经内镜可以辅助神经外科手术，缩小开颅范围，放大手术野内解剖结构图像，增强局部光照，提高了手术效果，属微创神经外科重要技术之一。

1. 手术适应证

(1)先天性导水管狭窄或闭锁、第四脑室出口闭锁、室间孔闭锁等形成的梗阻性脑积水。

(2)脑室及其周围占位性病变导致的梗阻性脑积水。

(3)外伤或高血压脑出血后因确定急性梗阻性脑积水。

(4)合并有梗阻性脑积水的交通性脑积水，需加行脉络膜烧灼术以减少脑积液的分泌。

(5)经多次分流失败的梗阻性脑积水。

2. 麻醉方式 气管插管全身麻醉。

3. 手术体位 仰卧位，头稍垫高。

4. 术前准备

(1)患者准备：术前剃头，洗头，保持手术区清洁干净。

(2)物品准备：显微脑外器械包、脑外器械、孔巾、双层大单、手术衣、脑外动力系统、双极电凝、单极电凝、吸引器、骨蜡、冲洗器、10ml 注射器、SP 无菌保护膜、SN 无菌保护膜、14 号脑塞型引流管、脑棉片、手术头架、显微镜 显微镜保护套、脑室腹腔分流管、37℃平衡液。

5. 手术方法及手术配合(表 13-3)

表 13-3 神经内镜下第三脑室底造瘘术手术方法及手术配合

手术方法	手术配合
1. 切口	多取右侧入路，于冠状缝前，纵行或小弧形切口长 3cm
2. 手术野皮肤消毒	用 3%碘酒、75%乙醇纱布 3 块消毒，上至眉弓，下至颈肩部，两侧至耳郭后缘
3. 切开皮肤、硬脑膜	用 23 号刀片切开皮肤，双极电凝止血，颅骨钻钻孔约 1.5cm，骨蜡止血。11 号刀片“十”字切开硬脑膜。双极电凝烧灼硬脑膜及脑皮质表面血管
4. 穿刺脑室	用普通穿刺针穿刺侧脑室，角度略偏向中线，留取少量脑脊液送检，退出脑穿针
5. 置内镜入侧脑室	用内镜穿刺鞘，按脑穿针的角度和深度穿刺进入侧脑室，鞘内插入内镜探查脑室
6. 寻找室间孔	用 37℃平衡液持续低流速冲洗脑室，保持手术野清晰及一定的脑室灌注压。辨认解剖标志，寻找室间孔
7. 置内镜入第三脑室	将内镜经室间孔小心进入第三脑室
8. 探查第三脑室	缓慢移动内镜，寻找第三脑室内的解剖标志，在乳头体与漏斗隐窝之间为脚间窝，可见此处明显变薄且淡蓝的膜，其下可见搏动的基底动脉，此处便是造瘘的部位
9. 第三脑室底造瘘	选择双侧乳头体前方三角区最薄弱处无血管区造瘘。用双极电凝烧灼，或以细剥离子穿刺第三脑室底，形成小孔，再以电凝烧灼扩大瘘口，扩大至 0.4～0.5cm，以 37℃平衡液冲洗瘘口，观察水流方向
10. 退出内镜	检查脑室无出血，将脑室充满 37℃平衡液预防气颅及脑皮质坍塌出血。将内镜及镜鞘一并退出
11. 逐层关闭切口	用明胶海绵搓成条状置入穿刺道，明胶海绵半块放于脑皮质外。12×20 圆针、2-0 丝线缝合帽状腱膜，9×28 角针缝合头皮，纱布覆盖切口包扎

五、小脑蚓部、第四脑室肿瘤切除术

小脑蚓部最常见的肿瘤是髓母细胞瘤，多见于儿童，起源于蚓部，突入第四脑室内，也可见发生于小脑蚓部的血管网织细胞瘤；第四脑室肿瘤常见有室管膜瘤、脉络丛乳头状瘤等；肿瘤向上可堵塞中脑导水管下口，向上可堵塞第四脑室正中孔及侧孔，形成梗阻性脑积水。因肿瘤可随体位变化而活动，临床表现为体位性高颅压症状。此外，肿瘤压迫第四脑室底部神经核团，产生相应的神经功能障碍。

1. 手术适应证

(1) 小脑蚓部、第四脑室肿瘤。

(2) 小脑半球内侧、齿状核以后的肿瘤。

(3) 延髓背侧区的肿瘤。

2. 麻醉方式　气管插管全身麻醉。

3. 手术体位　坐卧位或侧卧位。

4. 术前准备

(1) 患者准备：同上。

(2) 物品准备：显微脑外器械包、脑外器械、后颅凹、孔巾、双层大单、手术衣、脑外动力系统、双极电凝、单极电凝、吸引器、骨蜡、冲洗器、10ml 注射器、SP 无菌保护膜、SN 无菌保护膜、14 号脑塞型引流管、脑棉片、手术头架、显微镜 显微镜保护套、止血纱布。

5. 手术方法及手术配合(表 13-4)

表 13-4　小脑蚓部、第四脑室肿瘤切除术手术方法及手术配合

手术方法	手术配合
1. 切口	枕下后正中切口
2. 手术野皮肤消毒	用 3%碘酒、75%乙醇纱布 3 块消毒，上至发迹，下至肩胛下部，两侧至耳郭后缘
3. 切开皮肤	用显影干纱布 2 块于切口两侧，23 号刀切开，上起自枕骨外隆凸上 4～5cm，下至第 4 或第 5 颈椎棘突
4. 软组织切开止血	用 23 号刀片切开斜方肌至头半棘肌，沿正中白线向深层切入直达枕大孔边缘。用后颅凹牵开器牵开，用手指触摸棘突为标志，在颈部深层中线分开颈夹肌和多裂肌等。用骨膜剥离器和或 23 号刀片分离枕骨鳞部的肌腱附着点，显露枕骨鳞部。用双极电凝止血
5. 颅骨开窗	用电钻在枕骨鳞部钻孔，咬骨钳扩大骨窗上至横窦，外可至乳突，向下咬开枕骨大孔。用骨蜡止血，吸引器吸尽血液
6. 切开硬脑膜	用脑膜勾，11 号刀片，解剖剪“Y”形剪开硬脑膜，双极电凝止血。用脑棉片保护脑组织
7. 切除肿瘤	
(1) 髓母细胞瘤	用双极电凝，显微剪剪开小脑蚓部暴露肿瘤。用吸引器向中脑导水管下口方向边走边吸出肿瘤，直至暴露出中脑导水管下口，见清亮的脑脊液。用脑棉堵住中脑导水管下口防止出血流入第三脑室、侧脑室。看到第四脑室后，用棉片放在第四脑室底保护脑干。用神经剥离器、双极电凝、吸引器分离肿瘤，显微肿瘤标本镊取出肿瘤组织
(2) 室管膜瘤	用双极电凝，显微剪纵行剪开小脑蚓部至第四脑室正中孔，用脑压板牵开小脑扁桃体暴露肿瘤。质地较软的用吸引器吸除；较硬的用神经剥离器、双极电凝、显微剪、显微镊仔细分离与小脑蚓部、小脑脚、第四脑室底等的粘连，分块切除肿瘤，小心损伤脑干
8. 关颅	用冲洗器清洗瘤床，双极电凝彻底止血。14 号引流管放置第四脑室。清点棉片数目，12×28 圆针、0 号丝线严密缝合各层肌肉。9×28 角针缝合头皮，纱布覆盖切口包扎

六、显微神经外科手术护理措施

常规护理见第三章手术室围手术期护理。

1. 护理评估

(1) 评估患者精神、意识状态。

(2) 评估患者颈椎、环椎关节活动状况。

(3) 评估患者的基本情况，了解是否有其他合并症，如有无心、肝、肺、血管疾病。

(4) 评估患者全身及易受压处皮肤情况。

(5) 评估中心供氧、中心负压吸引、显微镜、电钻、手术体位及其用具等术前准备。

(6) 预评估手术失血量及备血情况。

2. 常见护理诊断/问题

(1) 语言沟通障碍、行为紊乱、不合作：与疾病导致的意识障碍有关。

(2) 穿刺困难：与语言沟通障碍、行为紊乱、不合作有关。

(3) 有呼吸、心跳骤停的危险：与术中大出血、手术损伤脑组织及中枢神经有关。

(4) 有颈椎损伤的危险：与安置手术体位有关。

(5) 有坠床的危险：与疾病导致的意识障碍有关。

(6) 有皮肤完整性受损的危险：与手术体位、手术时间及个体营养情况有关。

3. 护理措施

(1) 围手术期床旁守护患者：与患者家属沟通交流，以获得良好的护理方法，保证患者安全和舒适。

(2) 备急救全套，保证2条通畅的负压吸引，以便紧急救治呼吸、心跳骤停患者。经单鼻孔鼻中隔黏膜蝶窦入路垂体瘤切除术、立体定向活检手术、神经内镜下微创手术必须准备开放去骨瓣器械，便于手术中止血困难时紧急处理。

(3) 建立良好的外周静脉通路1～2条，严格管理静脉通路，术中严密观察患者的病情变化、手术进程，结合患者病情变化准确执行医嘱，术中发生大出血时，进行快速输液、输血等抢救工作，维持手术患者组织灌注充分。及时精准记录输入量，保持术中循环稳定，避免引起体液过多或体液不足。

(4) 体位及皮肤护理：准备充足合适的体位保护用具，在主管医生的指导下安置患者手术体位，动作一致，操作轻柔，保持患者躯体平稳，保护易受压处皮肤。①除颈椎以外的脊神经手术取侧卧位，不用神经外科专用头架。②颈椎、延髓、小脑、脑干、桥脑、第四脑室手术取坐位、侧卧位或俯卧位，专用头架固定头部，双肩向下牵引固定。③坐位护理，患者平卧，肩与手术床背板上缘平齐，双下肢自足踝向上缚弹力绷带，胸、腹整体部约束带固定于手术床上，上头架(未连接支撑架前双手固定头架，直到头架与支撑架连接完整，并固定牢固，避免头部摆动受伤)，调节手术床，按照每次15°～30°角度调节，先抬高背板，然后将床后倾，再抬高背板，中间适当停顿，观察患者生命体征变化，直至患者端坐(或手术者满意位置)，连接支撑架。手术中手术床仅限于整体调节(前后倾和左右倾)，根据医嘱并复诵后再调节，调节位置精准。坐位易受压处有肘部、腕部、臀部及足跟。

(5)眼与耳的保护：消毒手术区皮肤前，双外耳道塞棉球，用透明防水贴膜贴合上下眼睑和耳郭，手术结束即拆除，防止术中各种液体流到眼睛和耳腔。

(6)脑棉片的应用：脑棉片用于手术创面止血、蘸净创面和保护脑组织。脑棉片必须有显影，手术前、关腔前、关腔后摊开单片仔细清点，使用时用生理盐水完全浸湿以不滴水，使用后的脑棉片及时收回，并检查完整性。

(7)双极电凝护理：神经外科手术主要以双极电凝止血，每台手术备2把或以上双极电凝镊，交替使用，以保证能及时清除电凝镊上的焦痂；电凝镊的绝缘部分必须完整，有缺损或毛糙禁止使用；滴水镊的滴水要通畅，保证电凝的效果和保护脑组织，使用非滴水性电凝镊时用生理盐水湿润手术野，达到滴水镊同样的凝血效果。

第二节　神经外科血管手术

一、概述

(一)脑的血管

1. 脑的动脉　脑的动脉来源于颈内动脉和椎动脉(图13-2)。大脑半球的前2/3和部分间脑由颈内动脉分支供应，大脑半球后1/3及部分间脑、脑干和小脑由椎动脉供应。故可将脑的动脉归纳为颈内动脉系和椎-基底动脉系。此两系动脉在大脑的分支可分为皮质支和中央支，前者营养大脑皮质及其深面的髓质，后者供应基底核、内囊及间脑等。

(1)颈内动脉(internal carotid artery)：起自颈总动脉，从颈部向上行至颅底，经颈动脉管进入颅腔。颈内动脉依其行程分为颈段、岩段、海绵窦段和前床突上段。其中，海绵窦段和前床突上段合称虹吸部，多呈“U”形或“V”形弯曲，是动脉硬化的好发部位。颈内动脉的主要分支有：眼动脉、后交通动脉、脉络丛前动脉、大脑前动脉及大脑中动脉。

(2)椎动脉(vertebral artery)：起自锁骨下动脉，穿第6至第1颈椎横突孔，经枕骨大孔入颅腔，行于延髓腹。椎动脉侧，在脑桥下缘，左右椎动脉合成1条基底动脉。基底动脉(basilar artery)沿脑桥基底沟上行至脑桥上缘，分为两条大脑后动脉。椎动脉分支有：脊髓前动脉、脊髓后动脉和小脑下后动脉。基底动脉的主要分支有：小脑下前动脉、迷路动脉、脑桥动脉、小脑上动脉及大脑后动脉。

(3)大脑动脉环(cerebral arterial circle)：又称Willis环，位于脑底下方、蝶鞍上方，环绕视交叉、灰结节、乳头体周围。由前交通动脉、两侧大脑前动脉始段、两侧颈内动脉末段、两侧后交通动脉和两侧大脑后动脉始段吻合而成。此环使两侧颈内动脉系与椎-基底动脉系相交通。在正常情况下，大脑动脉环两侧的血液不相混合，而是作为一种代偿的潜在装置。

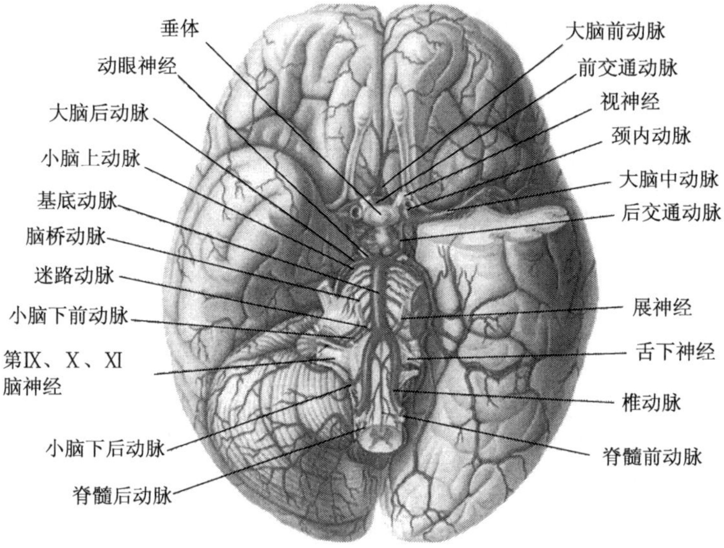

图 13-2　大脑底动脉

2. 脑的静脉　脑的静脉不与动脉伴行，可分为浅、深两组，两组之间有吻合，但最终都是通过硬脑膜窦汇入颈内静脉。

(1) 浅组位于大脑半球表面，收集皮质和皮质下髓质的静脉血，并直接注入邻近的硬脑膜窦。根据浅静脉所在的位置分为以下静脉：

1) 大脑上静脉 (superior cerebral veins)：每侧大脑半球有 8～12 支，引流半球内面和外侧面上部的静脉血，向上汇入上矢状窦。

2) 大脑中浅静脉 (superior middle cerebral veins)：位于外侧沟前段内，通过一系列属支引流大脑半球外侧面的静脉血，向下汇入海绵窦或向后汇入岩上窦。

3) 大脑下静脉 (inferior cerebral vein)：引流大脑半球外侧面下部和下面的静脉血，汇入横窦。

(2) 深组：收集大脑深部的髓质、基底核、间脑、脑室脉络丛等处的静脉血。从周围流向中央，最后集中于大脑大静脉 (great cerebral vein，又称 Galen 静脉)，汇入直窦。

(二) 脑神经

脑神经是连于脑的周围神经，共 12 对，其排列顺序通常用罗马顺序表示，依次为Ⅰ嗅神经、Ⅱ视神经、Ⅲ动眼神经、Ⅳ滑车神经、Ⅴ三叉神经、Ⅵ展神经、Ⅶ面神经、Ⅷ位听神经、Ⅸ舌咽神经、Ⅹ迷走神经、Ⅺ副神经和Ⅻ舌下神经 (图 13-3)，其中三叉神经分别由眼神经、上颌神经和下颌神经组成。

嗅神经经过筛板进入颅腔；视神经经视神经管进入颅腔；动眼神经、滑车神经、眼神经、展神经经眶上裂进入颅腔；上颌神经经圆孔，下颌神经经卵圆孔进入颅腔；面神经、位听神经经内耳门进入颅腔；舌咽神经、迷走神经、副神经经颈静脉孔进入颅腔；舌下神经经舌下神经管内口进入颅腔。这些神经主要分布于头面部，其中迷走神经还分

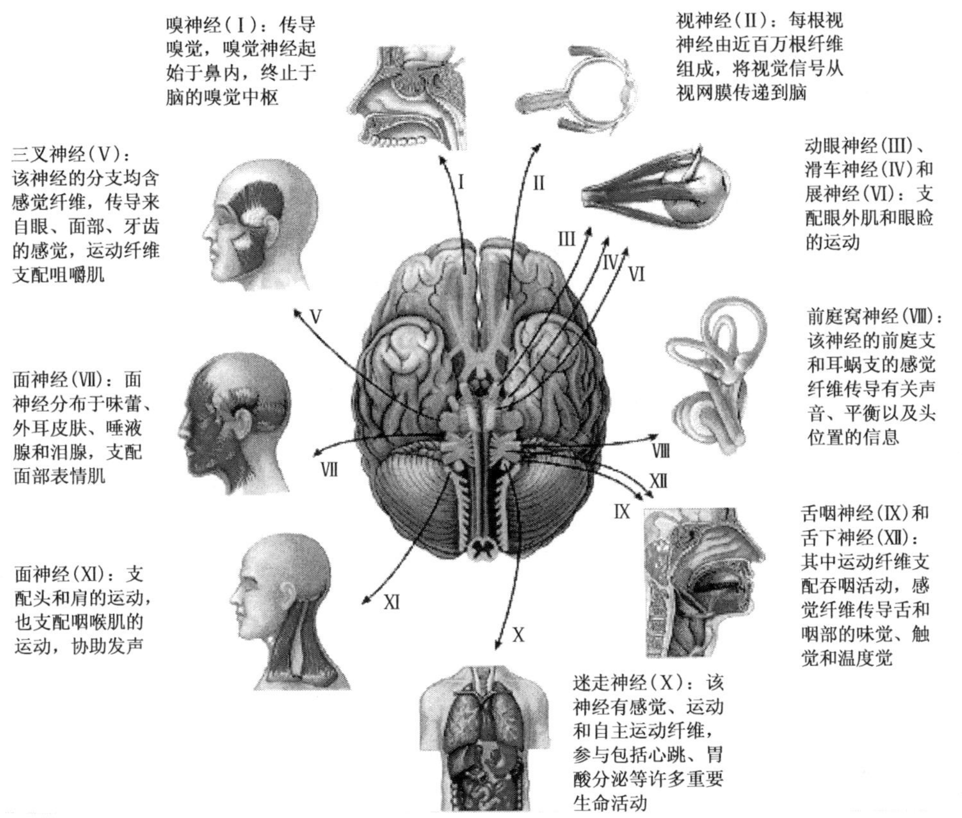

图 13-3　脑神经

布到胸腹腔内脏器官。各脑神经所含的纤维成分不同。按所含主要纤维的成分和功能的不同，将 12 对脑神经分为 3 对感觉神经（Ⅰ、Ⅱ、Ⅷ）、5 对运动神经（Ⅲ、Ⅳ、Ⅵ、Ⅺ、Ⅻ）和 4 对混合神经（Ⅴ、Ⅶ、Ⅸ、Ⅹ）。

二、翼点入路前交通动脉夹闭术

颅内动脉瘤是颅内动脉囊性膨出，一般认为先天发育异常、后天性动脉硬化和高血压是动脉瘤的形成原因。动脉瘤好发于脑底基底动脉环及其邻近的动脉主干上。动脉瘤可因用力或无明显原因而发生突然破裂，出现剧烈头痛、烦躁不安、恶心、呕吐、意识障碍等蛛网膜下隙出血症状，严重时引起小脑幕切迹疝而迅速死亡。动脉瘤手术原则是将动脉瘤旷置于血液循环之外，使之免于破裂，同时保留载瘤动脉的通畅，防止脑缺血。目前最常用的方法是动脉瘤夹闭术，有时因解剖原因无法夹闭，可以采用动脉瘤壁夹闭术、血栓闭塞法、动脉瘤孤立术。此外，也可行血管内介入栓塞术。

1. 手术适应证

(1)破裂的动脉瘤：患者病情较轻，属于 Hunt-Hess 分级Ⅰ～Ⅱ级，应尽早手术；患者病情较重，Hunt-Hess 分级Ⅲ～Ⅳ级者，待病情稳定会再行手术治疗。若动脉瘤破裂发生危及生命的颅内血肿时，应立即手术清除血肿，同时夹闭动脉瘤。

(2) 未破裂的动脉瘤：一般在脑血管造影或手术中偶然发现，也应立即夹闭。

2. 麻醉方式　气管插管全身麻醉。

3. 手术体位　仰卧位，头偏向对侧约 45°，头顶略下垂使颧部处于术野最高点。上半身略抬高。

4. 术前准备

(1) 患者准备：绝对卧床休息，剃头，备血，动脉穿刺。

(2) 物品准备：动脉瘤夹、动脉瘤钳、动脉瘤剥离子、显微脑外器械包、脑外器械、孔巾、双层大单、手术衣、脑外动力系统、双极电凝、单极电凝、吸引器、骨蜡、冲洗器、10ml 注射器、SP 无菌保护膜、SN 无菌保护膜、14 号脑塞型引流管、脑棉片、手术头架、显微镜、显微镜保护套。

5. 手术方法及手术配合(表 13-5)

表 13-5　翼点入路前交通动脉夹闭术手术方法及手术配合

手术方法	手术配合
1. 手术切口	额颞部弧形切口。起自耳前上方 1cm 处，向上越过颞嵴，终于矢状线旁 2cm
2. 手术野皮肤消毒	用 3%碘酒、75%乙醇纱布 3 遍消毒，上至眉弓，下至颈肩部，两侧至耳郭后缘
3. 弧形切开皮肤，皮下及腱膜层	用显影干纱布 2 块于切口两侧，23 号刀切开，用头皮夹钳夹持头皮止血，双极电凝止血
4. 游离皮瓣，暴露骨板	用 23 号刀片游离皮瓣，电凝止血，用头皮拉钩牵开，骨膜剥离子剥离
5. 颅骨钻孔，锯骨瓣，撬开骨瓣	准备电钻开颅，边钻边用冲洗器滴水浸湿骨孔，骨蜡止血，用线锯导板、线锯条，线锯柄锯开骨瓣，骨膜剥离子撬开骨瓣，湿纱布包裹
6. 创面止血，冲洗切口	巡回护士与器械护士上好无菌显微镜套，调节显微镜
7. 切开硬脑膜	用脑膜钩提起脑膜，11 号刀做一小口，脑膜剪扩大，脑膜镊夹棉片拭血。6×14 圆针、3-0 丝线悬吊
8. 分开外侧裂	用神经剥离子、双极电凝、显微镊、显微剪、吸引器小心分离。脑棉片遮盖保护周围脑组织
9. 分离暴露动脉瘤	用神经剥离子分离，用显微镊、显微剪小心分离。脑棉片遮盖保护周围脑组织，吸引器吸尽手术野液体
10. 夹闭动脉瘤	用双极电凝、显微镊、显微剪游离，用动脉瘤夹钳夹。备好吸引器，巡回护士观察患者生命体征
11. 关颅	用罂粟碱棉片湿敷电凝止血，冲洗器吸盐水冲洗切口，清点用物，用 6×14 圆针、3-0 线缝合硬脑膜。协助放置引流管，盖骨瓣后用颅骨锁固定或钛钉固定，用 10×20 圆针、2-0 线缝合帽状腱膜，9×28 角针缝合头皮，纱布覆盖切口包扎

三、面肌痉挛微血管减压术

1. 手术适应证

(1) 面肌痉挛发作频繁而严重，影响日常工作和生活者。

(2)经多种疗法治疗效果不理想或治疗后又复发者。

2. 麻醉方式 局麻或气管插管全身麻醉。

3. 手术体位 侧卧位。

4. 术前准备

(1)患者准备：同动脉瘤夹闭术。

(2)物品准备：同动脉瘤夹闭术。

5. 手术方法与手术配合(表 13-6)

表 13-6 面肌痉挛微血管减压术手术方法及手术配合

手术方法	手术配合
1. 切口	耳后发际内斜切口，或下平乳突下端横切口
2. 手术野皮肤消毒	用 3%碘酒、75%乙醇纱布 3 遍消毒，上至眉弓，下至颈肩部，两侧至耳郭后缘
3. 切开皮肤皮下组织	用 23 号刀片、显影纱布切开皮肤 3～4cm，切开枕下肌肉直达枕骨。双极电凝止血
4. 做直径 2～3cm 的骨窗，骨窗上方暴露横窦下缘、外侧显露乙状窦内缘	用骨膜剥离子分离骨膜，电钻钻孔，用咬骨钳咬骨扩大，骨蜡止血，用乳突撑开器牵开手术野
5. 切开硬膜，悬吊硬脑膜	上好显微镜，用脑膜钩、11 号刀片、解剖剪硬脑膜“⊥”形剪开，用 6×14 圆针、3-0 线悬吊硬脑膜
6. 探查桥小脑角，分离小脑角区增厚的蛛网膜	用脑压板牵开小脑半球，用显微剪分离蛛网膜，显露前庭神经和面神经的起始段。观察面神经与邻近压迫血管的关系
7. 压迫血管后，切开血管蛛网膜	用显微镊、显微剪游离血管
8. 在血管与面神经根之间填入 Teflon 棉	用显微剥离子把血管与面神经根起始段分开，剪取适当大小的涤纶片或 Teflon 棉片，置于血管和面神经根之间。注意保护好棉片，明胶海绵覆盖蛛网膜开口
9. 缝合硬脑膜	清点缝针、棉片、冲洗创面，用 6×14 圆针、3-0 丝线间断缝合
10. 缝合筋膜	用 10×20 圆针、2-0 丝线间断缝合
11. 缝合皮肤，覆盖伤口	用 9×28 角针、3-0 丝线缝合皮肤，消毒后用纱布覆盖伤口

四、神经外科血管手术护理措施

1. 常规护理 见第三章手术室围手术期护理。

2. 脑血管夹闭护理 ①术前与手术者沟通，准备合适的脑血管夹(临时夹和永久夹两套)、施夹器械全套，经检查完好无损后，打包，高压灭菌。②实施脑血管夹闭时，为避免血管充盈度高，夹闭失败引起血管破裂，必须在夹闭前将患者动脉血压降至 60mmHg(甚至更低)，以保证患者生命安全。③脑血管手术患者必须建立 2 条快速、通畅的外周静脉通路和有创动脉血压监测，保证按手术要求有效控制血压。④游离血管瘤周围组织时，将双极电凝功率调低。⑤夹闭血管时，在有创动脉血压监测下静脉泵控制应用硝普钠(应用时要避光)降低血压，遵医嘱备好血管夹，夹好永久血管夹后，立即停用硝普钠，完全开放静脉通路快速扩容，使血压快速上升，维持循环稳定。

3. 其他　同本章第一节显微神经外科手术护理措施。

第三节　普通开颅手术

一、概述

（一）颅骨相关解剖知识

颅骨(bones of the skull)共23块，彼此借骨连接形成颅(skull)，位于脊柱的上方。除下颌骨及舌骨外，其余各骨彼此借缝或软骨牢固连结，起着保护和支持脑、感觉器官以及消化器和呼吸器起始部分的作用。颅骨分脑颅骨和面颅骨两部分。

1. 脑颅骨　有8块，脑颅由8块骨组成，其中不成对的有额骨(frontal bone)、蝶骨(sphenoid bone)、筛骨(ethmoid bone)、枕骨(occipital bone)，成对的有顶骨(parietal bone)和颞骨(temporal bone)。

2. 面颅骨　见第十七章第四节颌骨骨折手术。

3. 颅的整体观

(1)顶面观：冠状缝、矢状缝、人字缝(图13-4)。

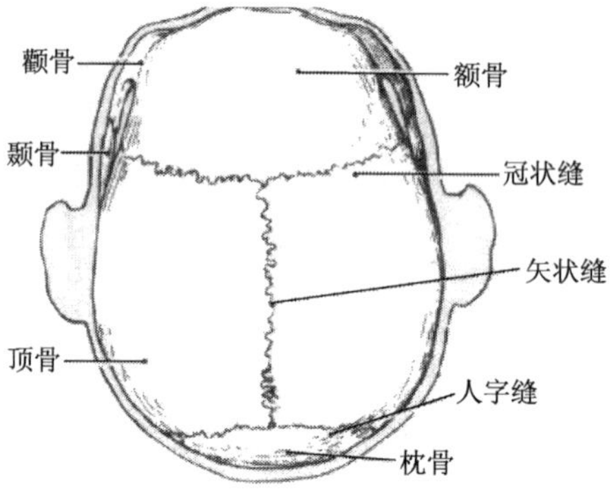

图13-4　颅骨顶面

(2)颅后面观：乳突、枕外隆凸、上项线。

(3)颅底内面观：颅前窝、颅中窝、颅后窝。

(4)颅底外面观：由前向后为骨腭、牙槽弓、鼻后孔、犁骨、切牙孔、腭大孔、卵圆孔、棘孔、下颌窝、关节结节、破裂孔、颈静脉孔、枕骨大孔、枕髁、茎突、乳突、枕外隆突、茎乳孔。

(5)侧面观：外耳门、颧弓、颞窝、颞下窝(图13-5)。

(6)前面观：眶、骨性鼻腔；鼻旁窦(额窦、筛窦、蝶窦、上颌窦)。

4. 新生儿颅的特征　脑颅大于面颅(8∶1)，颅囟包括前囟、后囟、乳突囟和蝶囟；上颌、下颌不发达，鼻旁窦未发育，乳突不明显。

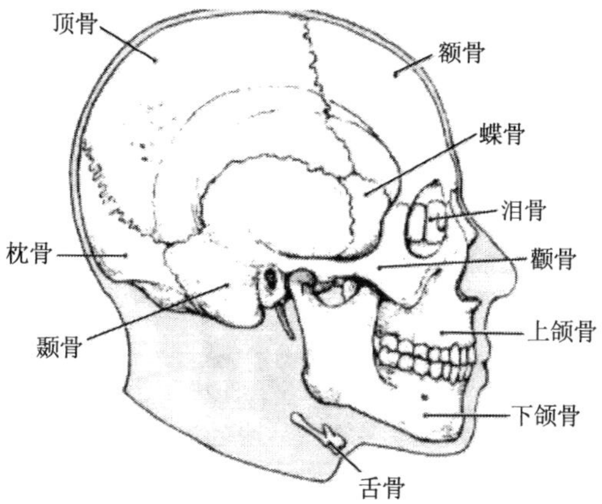

图 13-5　颅骨侧面观

（二）脑被膜相关解剖知识

颅骨与脑之间有三层被膜。由外向内分别为硬脑膜、脑蛛网膜和软脑膜。硬脑膜(cerebral dura mater)是一厚而坚韧的双层膜。外层是颅骨内面的骨膜，仅疏松地附于颅盖，特别是在枕部与颞部附着更疏松，称为骨膜层。颅内无硬膜内腔。硬脑膜内层较外层厚而坚韧，与硬脊膜在枕大孔处续连，称为脑膜层。主要作用是保护大脑。蛛网膜(arachnoid mater)是一层半透明的薄膜，位于硬脑膜深部，其间有潜在性腔隙为硬脑膜下隙。软脑膜(pia mater)是紧贴于脑表面的一层透明薄膜。

二、颅骨修补术

外伤性颅骨缺损，除单纯性凹陷性骨折可以一期手术修补外，一般开放性颅脑损伤所致的颅骨缺损，或手术后的骨窗都在术后3～6个月，才行手术修补整复。修补材料种类很多，双组分离子材料丙烯酸酯类微孔可塑性人工颅骨，可完善塑形，不老化，组织相容性好，不影响X线、CT及MRI检查，是理想的修补材料；钛网修补颅骨缺损，也易于成形，操作简单，无磁性，不磁化，对X线、CT检查不受影响，亦是理想的修补材料。

1. 手术适应证

(1)颅骨缺损大于3cm直径。

(2)引起长期头痛、头晕等症状难以缓解者。

(3)有严重精神负担，影响生活者。

(4)因颅面部缺损有碍容貌者。

2. 麻醉方式　气管插管全身麻醉。

3. 手术体位　仰卧位或根据缺损部位选择合适体位。

4. 术前准备

(1)患者准备：同上。

(2)物品准备：钻分修器械包、颅骨修补材料、螺钉、起子、孔巾、手术衣、双极电凝、骨蜡、洗创器、10ml 注射器、吸引器、SP 型手术粘贴巾、头皮夹、2-0 可吸收缝线。

5. 手术方法及手术配合(表 13-7)

表 13-7 颅骨修补术手术方法及手术配合

手术方法	手术配合
1. 切口	以瓣状环绕颅骨缺损区
2. 手术野皮肤消毒	3%碘酒、75%乙醇纱布 3 遍消毒，上至眉弓，下至颈肩部，前至耳郭后缘，后超过中线 5cm
3. 弧形切开皮肤、皮下及腱膜层	用 2 块显影纱布于切口两侧，23 号刀片切开，用头皮夹钳夹持头皮止血，用吸引器持续吸引
4. 皮瓣自帽状腱膜下疏松结缔组织间隙分离	用 23 号刀片锐性分离，翻转皮瓣后用电凝止血
5. 查看骨缺损形态、大小，将颅骨修补材料按需修剪成形备用	用显影纱布查看骨缺损形态、大小，剪刀修剪颅骨修补材料
6. 修补颅骨	用颅骨修补材料，覆盖在缺损区，用起子螺钉固定
7. 缝合头皮	用 10×20 圆针、2-0 丝线或 2-0 可吸收缝线间断缝合帽状腱膜。中弯血管钳取下头皮夹，乙醇棉球消毒皮肤后，9×28 角针、3-0 线间断缝合，消毒皮肤，覆盖纱布，包扎伤口

三、急性硬脑膜下血肿清除术

硬脑膜下血肿是一种较为常见、致命，却又可逆的继发性疾病。常继发于对冲性脑挫裂伤或皮质静脉撕裂，多见于额颞部。急性硬膜下血肿症状类似硬膜外血肿，但昏迷时间长，中间清醒期不明显。症状取决于血肿的扩展。除有颅内压增高的症状外，常随着血肿推移脑组织导致脑疝危及生命。一旦确诊需立即手术。

1. 手术适应证

(1)颅脑 CT 或 MR 检查发现急性幕上硬膜下血肿大于 40ml，并且引起脑组织受压者。

(2)颅脑 CT 或 MR 检查发现急性幕上硬膜下血肿小于 40ml，但同侧局部合并凹陷性骨折、脑挫裂伤或脑内血肿，并且引起中线结构向对侧偏移大于 1cm、脑室或脑池受压明显或引起小脑幕切迹疝者。

(3)颅脑 CT 或 MR 检查发现急性幕上硬膜下血肿小于 40ml，但引起明显神经系统功能损伤者。

(4)经钻孔探查术证实有硬膜下血肿者。

2. 麻醉方式 气管插管全身麻醉。

3. 手术体位 侧卧位或根据外伤部位选择体位。

4. 术前准备

(1)患者准备：剃头，备血和输注甘露醇降颅内压。

(2)物品准备：开颅检查包、电钻、孔巾、手术衣、双极电凝、骨蜡、冲洗器、10ml 注射器、脑棉片、吸引器、手术粘贴巾(SP 型、SN 型各 1 块)、明胶海绵、头皮夹、电钻保护套、14 号脑塞型引流管或 18 号硅胶引流管 1 根、2-0 可吸收缝线、胶原蛋白海绵、耳脑胶、止血纱布。

5. 手术方法及手术配合（表 13-8）

表 13-8　急性硬脑膜下血肿清除术手术方法及手术配合

手术方法	手术配合
1. 切口	根据 CT 结果设计马蹄形皮肤切口
2. 手术野皮肤消毒	用消毒钳持 3%碘酒、75%乙醇纱布 3 遍消毒，上至眉弓，下至颈肩部，前至耳郭后缘，后超过中线 5cm
3. 弧形切开皮肤、皮下及腱膜层	用 2 块显影纱布置于切口两侧，23 号刀片切开，用头皮夹钳夹持头皮止血，用吸引器持续吸引
4. 游离皮瓣止血、拉开皮瓣、暴露骨板	用电凝止血，用头皮拉钩牵开皮瓣
5. 切开及剥离骨膜，显露颅骨	用 23 号刀片切开，剥离子剥离骨膜
6. 于血肿骨板上方钻孔	用手摇颅骨钻或电动颅骨钻钻孔，边钻边用冲洗器滴注生理盐水浸湿骨孔，骨蜡止血
7. 锯骨瓣	用丝锯导板、线锯条、线锯手柄
8. 撬开骨瓣	用骨膜剥离子撬开骨瓣，湿纱布包裹
9. 切开硬脑膜	用脑膜钩勾起脑膜、11 号刀切开，吸引器吸除血块，电凝止血
10. 检查清除脑室内积血，清理血肿，彻底止血	用脑压板排出凝血块，用吸引器吸除残余血块及破碎脑组织，电凝止血
11. 缝合硬脑膜	清点用物，用 6×14 小圆针、3-0 丝线缝合，生理盐水冲洗
12. 放置引流管，对颅内高压及脑组织水肿者可去骨瓣减压	用引流管，中弯血管钳协助置管
13. 缝合帽状腱膜	用 10×20 圆针、2-0 丝线间断缝合
14. 缝合皮肤，覆盖切口	用中弯血管钳取下头皮夹，乙醇棉球消毒皮肤后，9×28 角针、3-0 线间断缝合，然后消毒皮肤，覆盖纱布，包扎伤口

四、侧脑室-腹腔分流术

侧脑室-腹腔分流术是把一组带有单向阀门的分流装置植入体内，将脑脊液引入腹腔吸收的手术。该手术操作并不复杂，在放置分流装置的脑室端后，阀门接口连接腹腔导管，经皮下隧道，途经颈、胸到腹部切口，将腹腔端引流管置入腹腔内。

1. 手术适应证　各类型脑积水。

2. 麻醉方式　全身麻醉。

3. 手术体位　仰卧位，头偏向一侧，手术侧肩部垫高使头部充分侧偏。

4. 术前准备

（1）患者准备：剃头、清洁手术区皮肤。

（2）物品准备：钻分修器械包、皮下通条、孔巾、双层大单、手术衣、双极电凝、吸引器、骨蜡、冲洗器、10ml 注射器、SP 型手术粘贴巾、脑室-腹腔分流管。

5. 手术方法及手术配合（表 13-9）

表 13-9 侧脑室-腹腔分流术手术方法及手术配合

手术方法	手术配合
1. 手术切口	(1) 右顶中线旁 2.5cm 处头皮直切口 (2) 枕外隆突上 4cm、中线旁开 2.5cm 为穿刺点，以此为中心点与矢状面平行，长 2.5cm 皮肤切口 (3) 右剑突下旁正中 2～3cm 皮肤切口
2. 手术野皮肤消毒	使用 3%碘酊和 75%乙醇消毒皮肤 3 次 (1) 头部上至眉弓，下至颈肩部，前至耳郭后缘，后超过中线 5cm (2) 颈部上至下唇缘，下至胸骨角，两侧至腋后线 (3) 腹部上至乳头平面，下至耻骨联合平面，两侧至腋后线
3. 颅骨钻孔。全层切开皮肤，电凝止血，骨膜剥离器剥离，乳突撑开器撑开，颅骨钻孔 1 个，骨蜡止血	用 23 号刀全层切开皮肤，双极电凝止血。骨膜剥离器剥离骨膜，乳突撑开器牵开，用颅骨钻在穿刺点钻孔 1 个，冲洗器滴水降温，小号骨刮清除孔内残余骨末，骨蜡止血
4. 做皮下隧道。皮下通条自头部切口，沿皮下深层向剑突下切口处剥离	用皮下通条，尾端包裹纱布，通条从剑突下切口穿出。用 0 号双丝线绑扎于通条头端环形凹槽上，退出通条将丝线一并带出备用
5. 检测分流装置。分流装置放入装有无菌生理盐水的容器，挤压按压阀门腹腔端有水滴出	核对分流装置型号、长度，无菌方式传上手术台
6. 腹腔管放入皮下隧道。隧道内备用丝线在头部切口绑扎分流装置腹腔端，丝线退出，分流装置腹腔端从剑突下切口引出	分流装置腹腔端从剑突下切口引出后，去除丝线，无菌纱布垫遮盖备用
7. 置脑室端分流管。电凝硬脑膜，“十”字或“丁”字形切开硬脑膜并电凝脑皮质表面血管。取分流管脑室端，导丝支持下穿刺侧脑室枕角。方向指向同侧眉间旁开 1～2cm，有突破感后退出导丝见脑脊液流出，再送入 4～5cm，皮质下总长度 9～10cm	用双极电凝，取分流管脑室端插入导丝
8. 连接阀门。分流管脑室端，分流装置腹腔端分别连接阀门两端，丝线固定	血管钳带 2-0 丝线固定。按压阀门腹腔端有脑脊液滴出，再次证实分流装置正常。分流管脑室端，分流装置腹腔端从剑突下切口引出
9. 腹腔端放入腹腔。剑突下切开腹膜，分流装置腹腔端放入腹腔	2 把血管钳提起腹膜，手术刀切开腹膜，解剖剪延长切口，暴露肝左叶，将腹腔端修剪合适的长度，置于肝上长 15cm。重新反复按压按压阀，无脑脊液自腹腔切口溢出证明已入腹腔无阻塞
10. 关闭腹腔	关腔前和关腔后清点手术用物，逐层关闭腹腔。12×28 圆针、0 号丝线连续缝合腹膜，12×28 圆针、0 号丝线间断缝合腹直肌前鞘，75%乙醇消毒，9×28 三角针、3-0 丝线间断缝合皮肤，75%乙醇消毒皮肤，盖敷贴
11. 关闭头部切口	逐层关闭头部切口。6×14 圆针、3-0 丝线缝合硬脑膜，10×20 圆针、2-0 丝线缝合帽状腱膜，3-0 丝线缝合皮下，75%乙醇消毒，9×28 三角针、3-0 丝线间断缝合皮肤，75%乙醇消毒皮肤，盖敷贴

五、普通开颅手术护理措施

1. 常规护理　见第三章手术室围手术期护理。

2. 按急救方案接诊神经外科急诊患者　护士、麻醉师、手术医师及时到位；备气管切开包紧急救治；及时联系相关会诊科医师；做好输血准备，必要时应用甘露醇降低颅内压。

3. 其他　同本章第一节显微神经外科手术护理措施。

第四节　脊神经手术

一、概述

脊髓(spinal cord)位于椎管内，呈圆柱形，前后稍偏，外包被膜，它与脊柱的弯曲一致。脊髓的上端在平齐枕骨大孔处与延髓相连，下端平齐第1腰椎下缘，长40～45cm。脊髓的末端变细，称为脊髓圆柱。自脊髓圆柱向下延为细长的终丝，它已是无神经组织的细丛，在第2骶椎水平为硬脊膜包裹，向下止于尾骨的背面。脊髓的全长粗细不等，有两个膨大部，自颈髓第4节到胸髓第1节称颈膨大；自腰髓第2至骶髓第3节称腰膨大。脊髓分为31个节段：8个颈段(C)、12个胸段(T)、5个腰段(L)、5个骶段(S)和1个尾段(Co)。

脊髓由灰质和白质组成(图13-6)，在脊髓的横切面上，可见中央有一细小的中央管，围绕中央管周围的是“H”形颜色发暗的灰质和外围颜色浅淡的白质。在脊髓的不同节段灰质、白质的量是不同的，在颈膨大、腰骶膨大处灰质量多，颈部白质量多。

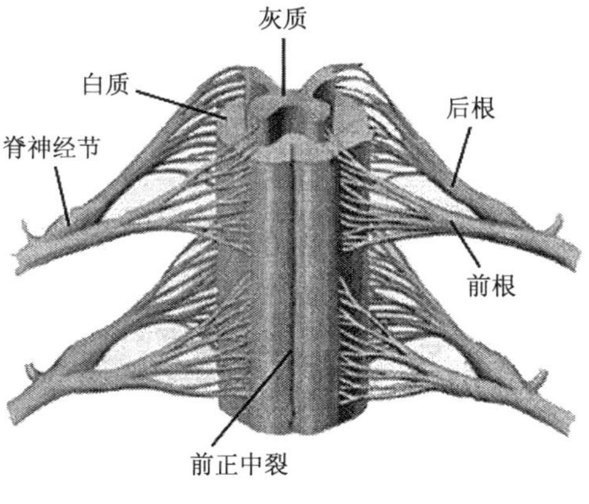

图13-6　脊髓及脊髓神经根

1. 脊髓功能　可分为两方面：一是传导功能，其结构基础即脊髓内的上行纤维束和下行纤维束。除头、面部外，全身的深、浅感觉和大部分内脏感觉冲动，都经脊髓白质的上行纤维束才能传到脑。由脑发出的冲动，也要通过脊髓白质的下行纤维束才能调节躯干、四肢骨骼肌以及部分内脏的活动。二是反射功能，包括躯体反射和内脏反射。脊髓各种反射都是通过脊髓节内和节间的反射弧完成的。

2. 脊髓被膜　自外向内为硬脊膜、蛛网膜和软脊膜(图 13-7)。

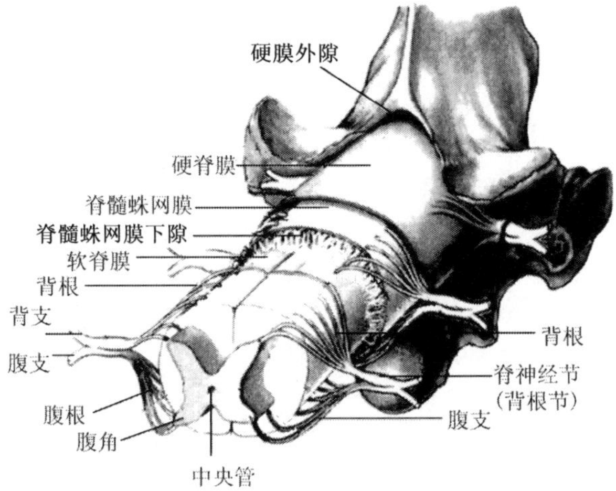

图 13-7　脊髓及脊髓被膜的形态结构

(1) 硬脊膜(spinal dura mater)：由致密结缔组织构成，厚而坚韧，包裹着脊髓。上端附于枕骨大孔边缘，与硬脑膜相延续；下部在第 2 骶椎水平逐渐变细，包裹马尾；末端附于尾骨。硬脊膜与椎管内面的骨膜之间的疏松间隙称硬膜外隙(epidural space)，内含疏松结缔组织、脂肪、淋巴管和静脉丛，此隙略呈负压，有脊神经根通过。临床上进行硬膜外麻醉，就是将药物注入此隙，以阻滞脊神经根内的神经传导。

(2) 脊髓蛛网膜(spinal arachnoid mater)：为半透明的薄膜，位于硬脊膜与软脊膜之间，与脑蛛网膜相延续。脊髓蛛网膜与软脊膜之间有较宽阔的间隙称蛛网膜下隙(subarachnoid space)，两层间有许多结缔组织小梁相连，隙内充满清亮的脑脊液。蛛网膜下隙的下部，自脊髓下端至第 2 骶椎水平扩大，称为终池(terminal cistern)，内有马尾。因此临床上常在第 3、4 或第 4、5 腰椎间进行腰椎穿刺，以抽取脑脊液或注入药物而不伤及脊髓。

(3) 软脊膜(spinal piamater)：薄而富有血管，紧贴脊髓表面，并延伸至脊髓的沟裂中，在脊髓下端移行为终丝。软脊膜在脊髓两侧脊神经前、后根之间形成齿状韧带，该韧带呈齿状，其尖端附于硬脊膜上。脊髓借齿状韧带和脊神经根固定于椎管内，并浸泡于脑脊液中，加上硬膜外隙内的脂肪组织和椎内静脉丛的弹性垫作用，使脊髓不易受外界震荡的损伤。齿状韧带还可作为椎管内手术的标志。

3. 脊髓血管(图 13-8)

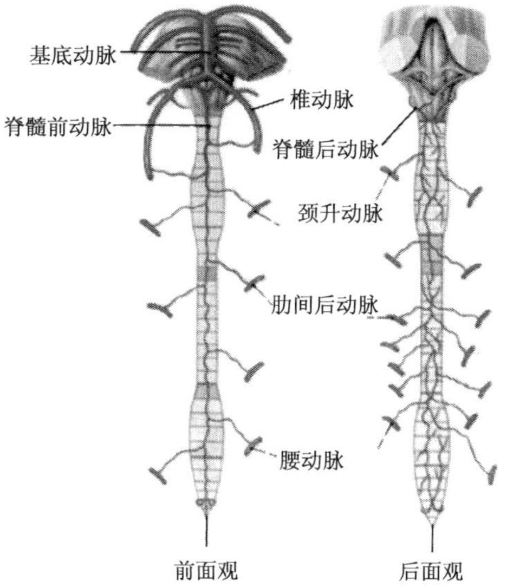

图 13-8　脊髓血液供应

(1)脊髓的动脉：有两个来源，即椎动脉和节段性动脉。椎动脉发出的脊髓前动脉(anterior spinal artery)和脊髓后动脉(posterior spinal artery)在下行过程中，不断得到节段性动脉分支的增补，以保障脊髓足够的血液供应。

(2)脊髓的静脉：较动脉多而粗，收集脊髓内的小静脉，最后汇集成脊髓前、后静脉，通过前、后根静脉注入硬膜外隙的椎内静脉丛。

4. 脊髓神经(spinal nerves)　从脊髓发出的末梢神经。人的脊髓神经有 31 对(颈神经 8 对、胸神经 12 对、腰神经 5 对、骶神经 5 对和尾神经 1 对)。

二、脊髓神经纤维瘤切除术

神经纤维瘤起自脊神经根鞘膜，多来自后根，是椎管内肿瘤最常见的一种。占脊髓瘤的半数以上。肿瘤大小有很大差异，较大者，可跨越几个椎体节段。神经纤维瘤还有呈哑铃形生长的，一部分生长在椎管内，一部分通过椎间孔向椎管外发展。

1. 手术适应证　确诊或疑诊为神经纤维瘤者，均适合手术，且越早手术越好。多发型可根据部位一个切口或多个切口一起切除。哑铃形也可以一期或二期切除。

2. 麻醉方式　气管插管全身麻醉。

3. 手术体位　侧卧位或俯卧位。颈段肿瘤手术，患者情况较好者，可采用坐位。

4. 术前准备

(1)患者准备：备皮、备血。对高位截瘫，控制肺部感染。

(2)物品准备：显微脑外器械包、脑外器械、椎板小件器械、孔巾、双层大单、手术衣、双极电凝、单极电凝、骨蜡、冲洗器、10ml 注射器、SP 无菌保护膜、SN 无菌保护膜、8 号尿管、14 号硅胶引流管、脑棉片。

5. 手术方法和及术配合(表 13-10)

表 13-10 脊髓神经纤维瘤切除术手术方法及手术配合

手术方法	手术配合
1. 手术切口	背部中线，脊突上做纵行切口。切口长度要超过肿瘤上极和下极各一个椎板
2. 手术野皮肤消毒	1%或 0.5%活力碘消毒皮肤 3 次。两侧至腋中线，上下超过切口 1.5cm，根据肿瘤部位而定
3. 皮肤切开。切开皮肤、皮下组织及筋膜显露棘上韧带和棘突	用 23 号刀片沿棘突做后正中切口。切开皮肤、皮下组织及筋膜显露棘上韧带和棘突。双极电凝止血
4. 椎板切开。切开棘突两侧的骶棘肌附着部，以骨膜剥离器紧贴棘突和椎板在骨膜下剥离两侧骶棘肌，直达椎板外缘。切断椎板上下的棘上韧带和棘间韧带，咬除棘突，再咬除椎板	23 号刀片切开棘突两侧的骶棘肌附着部，以骨膜剥离器将展开的显影纱布紧贴棘突和椎板在骨膜下剥离两侧骶棘肌，直达椎板外缘。23 号刀片切断椎板上下的棘上韧带和棘间韧带，方头咬骨钳咬除棘突，鹰嘴咬骨钳、尖嘴咬骨钳、椎板咬骨钳交替使用咬除椎板
5. 硬脊膜切开。探查硬脊膜的搏动、张力大小、有无病理征。沿中线切开硬脊膜，向两侧牵引，再将蛛网膜切开	纹弯血管钳牵引，用 5×12 圆针、4-0 丝线悬吊硬脊膜 2 针。11 号刀切开硬脊膜，解剖剪扩大硬脊膜切口
6. 探查肿瘤。神经纤维瘤多位于脊髓的侧面，脊髓受其挤压向外侧移位或向后膨出。瘤体为长圆形，牵引瘤体，前方可见一条脊神经及其根丝进入瘤体，又从瘤体穿出至硬脊膜鞘内。神经根旁有肿瘤供血动脉	用窄的神经剥离子牵开脊髓可显露纤维瘤，其外有一层蛛网膜。用解剖剪在肿瘤与脊髓的分界线剪开蛛网膜，以利于瘤体从脊髓上分离
7. 切除肿瘤。探明肿瘤边界后，用枪状镊或肿瘤钳(镊)牵引肿瘤，将肿瘤牵出。再剪断穿过肿瘤的神经根和供应动脉，完整摘除肿瘤	用枪状镊或肿瘤钳(镊)夹住肿瘤包膜，牵引肿瘤。双极电凝、显微剪剪断肿瘤周围细小的血管与粘连，使肿瘤完全游离，将肿瘤牵出。再用双极电凝电凝并剪断穿过肿瘤的神经根和供应动脉，摘除肿瘤
8. 缝合硬脑膜。彻底止血，放置引流管，缝合硬脑膜	用双极电凝彻底止血，根据需要放置 14 号脑塞型或 16 号硅胶引流管。5×12 圆针、4-0 丝线间断缝合硬脑膜
9. 逐层关闭切口。彻底止血，与巡回护士清点器械，关闭切口	12×28 圆针、0 号丝线间断缝合肌肉，12×28 圆针、3-0 丝线间断缝合皮下，9×28 三角针、3-0 丝线间断缝合皮肤

三、脊神经手术护理措施

1. 护理评估

(1)评估患者精神、意识状态。

(2)评估患者颈椎、环椎关节活动状况及四肢活动情况。

(3)评估患者的基本情况：查阅病历，了解患者生命体征、临床表现、既往病史、备血情况，了解症状与体征、术前化验室检查和影像学检查、脑脊液动力学实验。

(4)评估患者全身及易受压处皮肤情况：仰卧位易受压处有枕部、肩胛部、背部、肘部、骶尾部及足跟；俯卧位易受压处有两侧肩峰前侧面、两侧肋部、髂前上棘及膝部等；侧卧位易受压处有眼睛、耳郭、肩峰、肘部、胸部、髋部、膝部及足踝。

2. 护理问题

(1)躯体活动障碍：与疾病影响、疼痛有关。

(2)有组织灌注量改变的危险：与手术创伤、意外损伤椎动脉出血有关。

(3)有皮肤完整性受损的危险：与手术体位有关。

(4)有低效型呼吸形态：与脊髓水肿、植骨块脱落或术后颈部水肿有关。

(5)有脊椎骨折、呼吸抑制、截瘫、大小便失禁的危险：与搬运患者、安置手术体位、手术损伤有关。

3. 护理措施

(1)体位护理：准备充足合适的体位保护用具，至少4人(需牵引时5人)在主管医生的指导下搬运患者，安置患者手术体位，动作一致，操作轻柔，保持患者躯体平稳，保护易受压处皮肤。颈椎脊神经手术坐位或侧卧位，胸、腰椎脊神经手术侧卧位或俯卧位。

(2)准备足够的血及止血器材：如单双极电凝、显影棉片、骨蜡、明胶海绵等。

(3)保持术中循环稳定：术中严密观察患者的病情变化、手术进程。巡回护士要准确的记录出入量及失血量，失血过多时应及时快速的输液、输血以维持患者组织灌注充分。

附 神经外科超声吸引器

超声吸引器(ultrasonic aspirator，CUSA)是切除肿瘤常用设备。在它的手柄顶端内装有高频震动器，可破碎肿瘤组织。震动的超声吸引器顶端置放在肿瘤组织中产生空穴作用，破碎并捣碎肿瘤组织。使用超声吸引器在瘤内吸空使瘤体缩小，留出手术空间便于进一步分离。软的肿瘤组织被吸走，留下纤维结缔组织和血管再电凝止血后切断。根据肿瘤的质地选择超声吸引器的功率，达到切除肿瘤的目的。一般切除软质肿瘤用40%～60%震荡强度，硬质的80%～100%。吸引负压和冲洗量分别为19.95～39.9kPa和30～40ml/min。

一、CUSA操作方法

1. 术前准备

(1)用蒸馏水将CUSA冷却水瓶中冷却水加至水箱横线位置，将冲洗用生理盐水挂在主机右侧的输液架上并与输液器连接好。连接电源、脚踏、吸引器。检查防污染阀是否正常。

(2)洗手护士将手柄放置安全位置，将手柄插头、负压管接口、冲洗管接口递于巡回护士。巡回护士将手柄插头插入相应插座，负压接口接负压瓶，冲洗管接生理盐水。

(3)先打开主机背后开关，再开前面开关，主机自检，待自检结束冷却水指示灯熄灭。

(4)在组织释放阀打开时将负压管卡入。确认刀头悬空并放置安全，按TEST键检测。

(5)检测完毕后，打开输液器上的调节器，按PRIM按键，待生理盐水灌注到刀头后，主机进入待机状态。按功能键，进入运行状态即可进行。

2. 术后处理

(1)关闭主机前面开关，等冷却水黄灯熄灭后，再关主机后面开关。

(2)从主机上拆除手柄及管道系统并清洗，排进管道内的水分。

(3)检查是否需要更换刀头及管道系统。一般刀头顶端变形，有缺损就要更换。管道系统有堵塞或漏气也要更换。

(4)按消毒盒的要求将手柄及管道盘绕放好以备灭菌。

(5)清理负压瓶和冷却水。

二、注意事项

(1)振幅应是满足需要的最小值，可根据需要按振幅调节钮调节。

(2)根据不同的术式不同的组织选择不同的打击模式，按组织选择按钮选择组织、选择性级别，号越多打击速度越慢，组织选择性越高。

(3)手柄要轻拿轻放，不用时置于安全的地方，刀头悬空，避免跌落。术中常吸水冲洗管道，以免堵塞。

(4)术中有较长时间不用时，按功能键选择待机状态，防止误踩开关引起损伤。

(5)抗污染阀变黑后及时更换，防止水汽等液体进入负压内循环损坏机器。

（刘杏娥　杨　英）

主要参考文献

李学增. 1996. 外科护理学. 北京：人民卫生出版社，205～207

汪业汉，吴昱远. 2005. 立体定向神经外科手术学. 北京：人民卫生出版社，195，196

王忠诚. 2000. 神经外科手术学. 北京：科学出版社，409，410

张庆林. 2004. 神经外科手术规范及典型病例点评. 济南：山东科学技术出版社，83～85，110～114，513～515

赵继宗. 2008. 微创神经外科学. 第 2 版.北京：人民卫生出版社，376～380

第十四章　妇产科手术护理

女性生殖系统包括内生殖器和外生殖器。内生殖器位于小骨盆腔内，包括卵巢、输卵管、子宫和阴道。外生殖器即女阴，位于会阴区，盆膈和尿生殖膈的下方，包括阴阜、大阴唇、小阴唇、阴道前庭、前庭球、前庭大腺和阴蒂。

1. 卵巢　卵巢(ovary)为女性的生殖腺，是产生女性生殖细胞——卵子和分泌女性激素的器官。卵巢左、右呈扁卵各一，呈扁椭圆形，其大小、形态和位置随年龄、发育及是否妊娠而异(图 14-1)。位于盆腔内，贴靠于小骨盆侧壁的卵巢窝(相当于髂内动脉、髂外动脉的夹角处)，窝底有壁腹膜覆盖。卵巢分内、外侧面，前后缘和上、下端。内侧面朝向盆腔，与小肠相邻。上端与输卵管相接，称输卵管端。下端称子宫端，借韧带连于子宫。后缘游离，称独立缘。前缘有系膜附着，称卵巢系膜缘；前缘中部有血管、神经出入，称卵巢门。卵巢在盆腔内的正常位置主要靠卵巢悬韧带和卵巢固有韧带维持。卵巢的血液供应来自由腹主动脉发出的卵巢动脉和由髂内动脉发出的子宫动脉的卵巢支；静脉与动脉基本伴行，左侧汇入左肾静脉，右侧汇入下腔静脉。卵巢的淋巴管注入腰淋巴结。

2. 输卵管　输卵管(uterine tube)是输送卵子的肌性管道，输卵管位于子宫角的两端，左右各一，长 8～14cm(图 14-1)。近端与子宫相连，开口于子宫角部位，远端游离，呈漏斗状，称为输卵管伞端，趴在卵巢表面，并开口于腹腔；经宫腔、宫颈向下与阴道相通，腹腔通过输卵管与外界相通。根据形态输卵管分为四个部分：间质部、峡部、壶腹部和漏斗部。

3. 子宫　子宫(uterus)是壁厚腔小的肌性器官，胎儿在此发育生长。成人未孕呈前、后略扁的倒置的梨形，长 7～8cm，最大横径 4～5cm，厚 2～3cm，重 40～50g。子宫分前、后两面，左、右两缘。前面与膀胱毗邻；后面与直肠相对。左、右两缘皆顿圆，朝向盆腔的侧壁。子宫分为底、体、峡、颈四部(图 14-2)。子宫壁分三层：外层为浆膜，为腹膜的脏层；中层为强厚的肌层，由平滑肌组成；内层为黏膜，称子宫内膜。子宫内膜随着月经周期而又增生和脱落的周期性变化。子宫韧带是子宫附件的一部分，其主要功能是固定子宫，共包括四条韧带，分别是：子宫主韧带、子宫阔韧带、子宫圆韧带和骶子宫韧带。子宫的血液供应主要来自子宫动脉，并与卵巢动脉有吻合。子宫的静脉丛经子宫静脉汇流入髂内静脉。子宫的淋巴引流方向较广：子宫底和子宫体上部及子宫角的淋巴可注入腰淋巴结合腹股沟浅淋巴结；子宫体下部和子宫颈的淋巴可注入髂内淋巴结、髂外淋巴结、闭孔淋巴结和骶淋巴结。子宫的神经来自盆丛分出的子宫阴道丛，随血管分布于子宫和阴道上部。

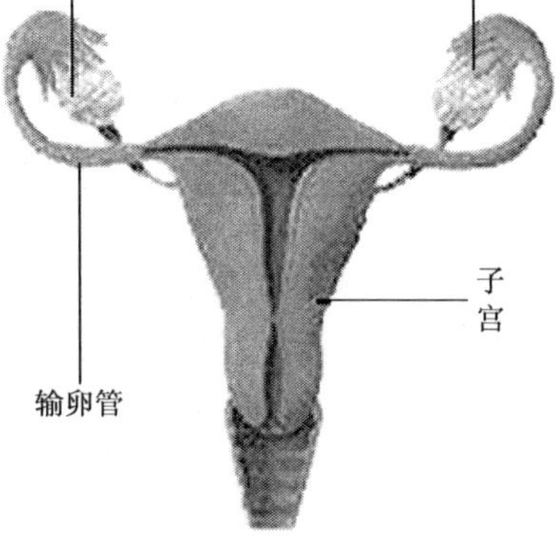

图 14-1 卵巢、输卵管及子宫的位置

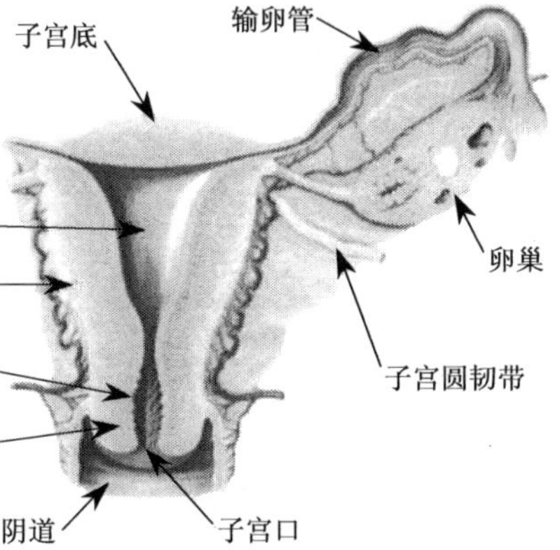

图 14-2 子宫生理解剖

4. 阴道 阴道(vagina)为连接子宫和外生殖器的肌性管道，是女性的交接器官，也是排出月经和娩出胎儿的管道，由黏膜、肌层和外膜组成，富伸展性。阴道有前壁、后壁和侧壁，前、后壁互相贴近。阴道的长轴后上方伸向前下方，下部较窄，下端以阴道口开口于阴道前庭。处女的阴道口周围有处女膜附着，处女膜是薄层的黏膜皱襞，可呈环形、半月形、伞状或筛状。阴道的前方有膀胱和尿道，后方邻直肠。阴道的上端宽阔，包绕子宫颈阴道部，在二者之间形成环形凹陷，称阴道穹，可分为前、后及两侧穹(图 14-3)。阴道后穹最深，并与直肠子宫陷凹相邻，二者间仅隔以阴道壁和一层腹膜，可经阴道后穹穿刺引流腹膜腔内积液。阴道的下端较窄，以阴道口开口于阴道前庭。

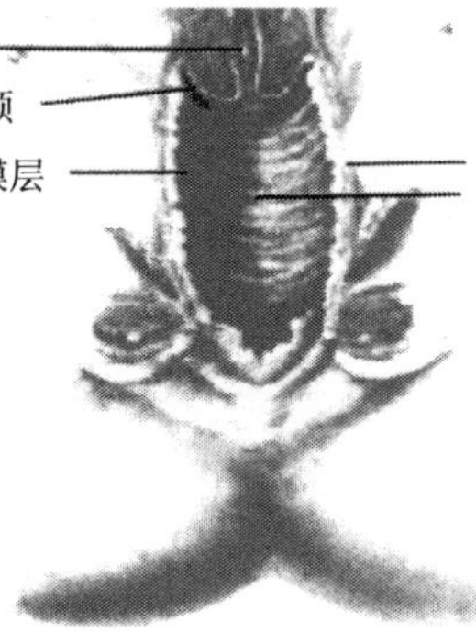

图 14-3 阴道的形态

第一节 产科手术

一、子宫下段剖宫产术

剖宫产的方式有子宫下段剖宫产、子宫体剖宫产和腹膜外剖宫产，以子宫下段剖宫产最为多见(图 14-4)。

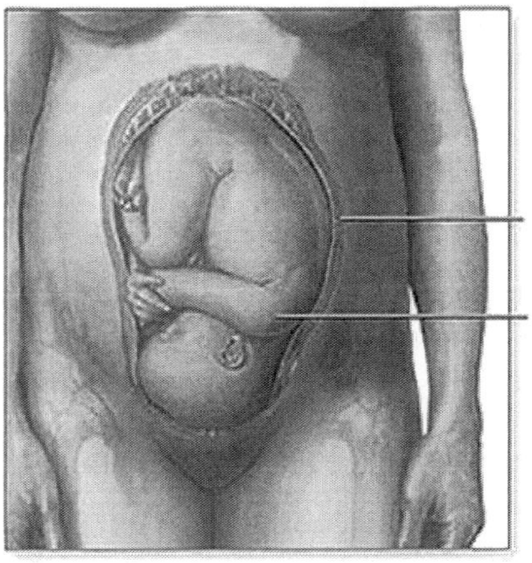

图 14-4　剖宫产示意图

1. 手术适应证

(1) 中央性前置胎盘。

(2) 骨盆狭窄。

(3) 产道梗阻、巨大胎儿。

(4) 横位无法纠正等。

2. 麻醉方式　硬膜外麻醉。

3. 手术体位　仰卧位。

4. 术前准备

(1) 患者准备：排空尿液，留置导尿管。

(2) 物品准备：剖宫产器械包、手术衣、孔巾、1-0 可吸收线、4-0 可吸收线、3%～10%碘酊。

5. 手术方法及手术配合(表 14-1)

表 14-1　子宫下段剖宫产术手术方法及手术配合

手术方法	手术配合
1. 手术切口	中线纵切口或横切口
2. 手术野皮肤消毒	1%活力碘消毒皮肤 3 次，上至剑突，下至大腿上 1/3 处，两侧至腋中线
3. 铺治疗巾	铺治疗巾显露手术切口
4. 于耻骨联合上方两横指剖腹，钝性打开腹膜，暴露子宫	用短有齿镊确定切口位置及长度，23 号刀切开，方止血垫拭血，3-0 丝线结扎。逐层分离组织剪剪开腱膜。手指钝性分离。两把中弯血管钳夹住腹膜，刀片划开一小口，组织剪再逐步扩大切口
5. 探查并保护腹腔	用长无齿镊，夹两块方止血垫保护腹壁组织，防止胎儿附属物沾染腹壁
6. 剪开子宫下段膀胱反折腹膜	用腹腔拉钩牵开两侧腹壁，显露视野。术者及助手各持血管钳 1 把，钳起子宫膀胱腹膜反折做一小切口，组织剪再向两侧弧形延长，提起反折腹膜下缘，以手指分离并下推膀胱，充分显露子宫下段

续表

手术方法	手术配合
7. 全层切开子宫下段	将方钩盐水润湿后，暴露视野。用23号刀片切开子宫，组织剪弧形剪开子宫全层
8. 血管钳刺破胎膜，娩出胎儿	胎儿娩出前，应将手术野区域金属硬物、锐器撤离，避免误伤即将娩出的胎儿。胎儿娩出后，立即将2把血管钳分别用给术者和助手，再将组织剪予术者剪断脐带，并将抽吸有20U缩宫素的注射器交于术者宫体注射，并收回。巡回护士将缩宫素30U，注入100～200ml液体中静脉快滴
9. 检查胎盘，清理宫腔	胎盘娩出后，放入弯盘内，用有齿卵圆钳及长显影止血垫擦拭宫腔，待术者检查完胎盘后，再将胎盘交于台下处理。接触到宫腔的器械，止血垫分开放置
10. 缝合子宫肌层、腹膜反折，清理腹腔	用长无齿镊，1-0可吸收线连续缝合子宫肌层，腹膜反折处。用长无齿镊夹干净的盐水垫检查并清理腹腔
11. 关闭腹腔	关腔前及关腔后清点器械、敷料等数目，1-0可吸收线连续缝合腹膜，间断缝合肌层，短有齿镊，1-0可吸收线连续缝合腹膜前鞘，4-0可吸收线皮内缝合

二、手术护理

常规护理见第三章手术室围手术期护理。

1. 护理评估

(1)评估患者的生命体征、既往史。

(2)评估患者孕龄、孕次、产次、以往产式、妊娠预产期、是否有发作(见红、破水、宫缩等)。

(3)评估胎儿发育状况、胎心音、胎动及胎位。

(4)评估剖宫产手术适应证。

(5)评估手术物品准备。

2. 常见护理诊断/问题

(1)疼痛：与子宫收缩有关。

(2)躯体移动障碍：与疼痛、孕妇身体负荷重有关。

(3)体温、心率、血压偏高：与孕妇基础代谢率高有关。

(4)有心力衰竭的危险：与术中出血、腹压突然降低，急剧加重心脏前负荷有关。

(5)有仰卧位低血压综合征的危险：与患者仰卧时，下腔静脉受压，回心血量减少有关。

(6)有胎儿宫内窘迫的危险：与患者既往病史、麻醉、胎儿发育状况有关。

(7)有坠床的危险：与患者宫缩发作疼痛有关。

3. 护理措施

(1)做好充分的术前准备：手术床处于功能状态、床单位齐全(铺仰卧位橡胶单和中单)、仪器设备正常(中心吊塔、婴儿车、负压吸引及吸痰管、中心供氧、婴儿急救全套等)、手术器械(产包、产钳、刮匙)、子宫收缩剂(缩宫素、巧特欣、佩母新等)。

(2)守护患者，患者宫缩发作时，停止治疗性操作，紧抚患者，嘱患者深呼吸放松，切不可随意乱动，防止坠床或意外损伤。

(3)严密观察胎心、胎动及患者生命体征，预防胎儿宫内窘迫，及早发现，紧急救治。

(4)预防仰卧位低血压综合征：患者仰卧位时，下腔静脉受压，回心血量急剧减少，引起血压骤降，呼吸急促、心悸、胸闷、出汗等一系列临床综合征，称仰卧位低血压综合征。为预防发生“仰卧位低血压综合征”，患者平卧时，垫软枕抬高右腰背部10cm，或将手术床左侧倾斜10°～15°，使子宫向左侧倾斜，避免下腔静脉受压。

(5)胎儿娩出后即遵医嘱准确应用子宫收缩药(静脉和子宫局部)，并在患者腹部置沙袋，增加腹部压力，减轻心脏前负荷，预防心力衰竭发生。

第二节　妇 科 手 术

一、腹式子宫切除术

1. 手术适应证

(1)子宫肿瘤。

(2)子宫体部非肿瘤性病变。

(3)子宫颈肿瘤或非肿瘤性病变。

(4)附件病变。

(5)盆腔其他病变。

2. 麻醉方式　全身麻醉。

3. 手术体位　仰卧位。

4. 术前准备

(1)患者准备：会阴部备皮，术前3天消毒液擦洗阴道，术前晚灌肠。

(2)物品准备：全宫切除器械包、手术衣1包、敷料大孔1包、干式传物钳1个、单极电刀线1根、1-0可吸收线2根、4-0可吸收线1根。

5. 手术方法及手术配合(表14-2)

表14-2　腹式子宫切除术手术方法及手术配合

手术方法	手术配合
1~3步同子宫下段剖宫产术	同子宫下段剖宫产术(全麻除外)
4. 打开腹腔	用23号刀切开，显影纱布垫拭血，血管钳夹、3-0丝线结扎或电凝止血，甲状腺拉钩牵开手术野，显影纱布垫保护切口。用中弯血管钳横行夹住肌肉，更换后23号刀或电刀切断、2-0丝线结扎或电凝止血。长无齿镊、中弯血管钳夹提腹膜中段，23号刀划一小口、中弯血管钳夹住腹膜切缘、组织剪剪开腹横肌筋膜及腹膜
5. 探查腹腔	用生理盐水洗手，准备中号深部拉钩，方止血垫保护切口，吸引器吸尽腹腔内液体，暴露腹腔

续表

手术方法	手术配合
6. 切除子宫 (1)标记右侧圆韧带并切断	调节手术床头低脚高位15°~30°，用腹腔深部拉钩、方勾、压肠板暴露子宫，长弯血管钳将子宫拉出；用长弯血管钳夹圆韧带，11×17圆针、0号丝线缝扎其远端(线不剪断)、蚊式血管钳夹住线尾，0号线缝扎近子宫端(剪去线尾)，电刀或23号刀切断
(2)分离左、右侧阔韧带前叶	用长无齿镊，组织剪分离，血管钳处理阔韧带内血管，0号丝线缝扎韧带，2-0丝线结扎血管
(3)切开膀胱腹膜，切开阔韧带后叶	用长无齿镊，组织剪分离后腹膜，血管钳处理阔韧带后叶内血管，2-0丝线缝扎
(4)切断右侧子宫血管并缝扎	用长弯血管钳钳夹子宫血管，再用长弯血管钳夹近子宫端，电刀切断，11×17圆针、0号丝线缝合，2-0丝线结扎
(5)切断左侧子宫血管并缝扎	方法同右侧
(6)切断双侧骶韧带和主韧带	用直有齿血管钳右侧骶韧带和主韧带、23号刀切断，11×17圆针、0号丝线缝合。同法处理对侧
(7)切断宫颈阴道穹隆处	用湿显影纱布围绕宫颈周围，23号刀切断，组织钳钳夹穹隆处，用长弯夹持0.5%活力碘纱条塞于阴道内，将切下的子宫及接触宫颈的用物放于弯盘内。用0.5%活力碘棉球、盐水棉球消毒阴道残端，取出围绕宫颈的显影纱布
7. 缝合阴道残端	用长有齿镊、1-0可吸收线缝合阴道残端
8. 冲洗切口，止血，关闭腹腔	用生理盐水冲洗，出血处用中弯血管钳钳夹、3-0丝线缝扎。用短无齿镊，1-0可吸收线连续缝合腹膜，间断缝合肌层，皮下脂肪组织，4-0可吸收线皮内缝合

二、卵巢囊肿剔除术

1. 手术适应证

(1)卵巢非赘生性囊肿如滤泡囊肿、巧克力囊肿等。

(2)卵巢囊肿囊性肿瘤较小者。

2. 麻醉方式 全身麻醉。

3. 手术体位 仰卧位。

4. 术前准备

(1)患者准备：同子宫切除术。

(2)物品准备：子宫器械包、手术衣、孔巾、3-0可吸收线、4-0可吸收线、单极电刀线1根。

5. 手术方法及手术配合(表 14-3)

表 14-3　卵巢囊肿剔除术手术方法及手术配合

手术方法	手术配合
1~5 步同腹式子宫切除术	同腹式子宫切除术
6. 暴露囊肿	调节手术床头低脚高位 15°～30°，腹腔深部拉钩、压肠板牵推开肠管，用止血钳或组织钳将囊肿牵出
7. 切开卵巢皮质	用长无齿镊、解剖剪分离卵巢囊肿与正常卵巢组织，囊肿周围用显影纱布围绕，3-0 丝线结扎或电凝止血
8. 剔除囊肿	蚊式血管钳钳夹切缘，手指钝性分离出囊肿，将囊肿完整剔除。电凝止血
9. 缝合卵巢，检查有无出血	用长无齿镊、3-0 可吸收线缝卵巢。干净湿显影纱布垫检查腹腔，3-0 丝线结扎出血点
10. 关闭腹腔	同腹式子宫切除术

三、卵巢癌细胞减灭术

1. 手术适应证

(1)晚期(Ⅱ～Ⅳ期)卵巢上皮性癌。

(2)不需要保留生育功能的晚期(Ⅱ～Ⅳ期)卵巢恶性生殖细胞肿瘤。

(3)Ⅱ～Ⅳ期卵巢交界性或低度潜在恶性上皮性肿瘤。

(4)Ⅰc～Ⅳ期卵巢低度或潜在恶性性索间质肿瘤。

2. 麻醉方式　全身麻醉。

3. 手术体位　仰卧位。

4. 术前准备

(1)患者准备：会阴备皮，术前 3 天消毒液擦洗阴道，术前晚灌肠。

(2)物品准备：妇科开腹器械包、手术衣、敷料大孔、干式传物钳、单极电刀线、1-0 可吸收线 1 根。

5. 手术方法及手术配合(表 14-4)

表 14-4　卵巢癌细胞减灭术手术方法及手术配合

手术方法	手术配合
1~5 步同腹式子宫切除术	同腹式子宫切除术
6. 切除全宫、双附件及肿块同腹式子宫切除术	同腹式子宫切除术
7. 沿胃大弯切除大网膜	用中弯血管钳分离、钳夹，组织剪剪断，2-0 丝线结扎
8. 清扫淋巴结	
(1)于髂血管处分离输尿管	用长镊、直角钳、长解剖剪分离，用中弯血管钳夹持细纱条穿过牵开输尿管并用蚊式血管钳牵引

续表

手术方法	手术配合
(2)分离、显露髂动脉	用长镊、长解剖剪分离
(3)从右向左或从左向右依次清扫髂内动脉、髂外动脉、髂总动脉、腹主动脉、闭孔周围淋巴结(同样方法清扫对侧)，最后清扫骶区淋巴结	用深部拉钩牵开显露手术野，胆囊钳夹取淋巴结，3-0丝线结扎，遇大血管用静脉拉钩牵开，将切除淋巴结按顺序排列整齐，术前做好标示
9. 切除阑尾	同阑尾切除术
10. 冲洗腹腔，彻底止血，放置腹腔引流管，缝合后腹膜	用无菌蒸馏水冲洗，电凝止血，用6×14圆针、3-0丝线缝合后腹膜
11. 关闭腹腔	同腹式子宫切除术

四、经阴道子宫切除术

1. 手术适应证

(1)子宫脱垂。

(2)经非手术治疗无效的功能失调性子宫出血。

(3)子宫良性肿瘤、无附件包块。

(4)年轻宫颈原位癌患者要求保留子宫。

2. 麻醉方式 全身麻醉。

3. 手术体位 膀胱截石位。

4. 术前准备

(1)患者准备：同上。

(2)物品准备：经阴道子宫切除器械包、手术衣、截石孔、双层大单、单极电刀线、1-0可吸收线。

5. 手术方法及手术配合(表14-5)

表14-5 经阴道子宫切除术手术方法及手术配合

手术方法	手术配合
1. 手术切口	阴道壁切口
2. 手术野皮肤消毒	1%活力碘和0.5%活力碘消毒皮肤3次。消毒范围：耻骨联合、肛门周围及臀、大腿上1/3内侧、阴道
3. 铺无菌巾	臀下垫一无菌夹大，手术区四周铺无菌巾，双腿上各铺一无菌夹大，截石孔对准手术区铺开
4. 牵开小阴唇，显露手术野	用有齿镊、9×28角针、2-0丝线将小阴唇缝合于大阴唇外侧皮肤上，小"S"形拉钩拉开阴道后壁，宫颈组织钳夹持宫颈
5. 排空膀胱尿液，测定膀胱底部位置	金属导尿管排尿、定位，弯盘盛尿

续表

手术方法	手术配合
6. 膀胱子宫颈交界下方的阴道黏膜做一横切口，并环形延长	递 23 号刀。在阴道前壁的膀胱沟下弧形切开阴道壁，组织剪剪开阴道壁 0.5 ~ 1cm
7. 分离阴道黏膜，将膀胱向上推开，显露膀胱宫颈韧带	用中弯血管钳提起阴道切口壁上缘，以剪刀分离膀胱宫颈间隙，推开膀胱直达膀胱子宫反折腹膜
8. 剪开阴道后壁分离直肠	用中弯血管钳牵拉宫颈后唇切开阴道穹隆，用中弯血管钳分离，直达直肠子宫凹反折腹膜
9. 切开缝扎宫骶韧带及主韧带(双侧)	用宫颈钳牵引宫颈暴露宫骶韧带，中弯血管钳夹、23 号刀切断，10×20 圆针、0 号丝线缝扎，再切断主韧带
10. 剪开宫颈韧带，显露膀胱腹膜反折	用组织剪剪开，1-0 丝线结扎，小“S”形拉钩牵开显露
11. 剪开腹膜，在腹膜中点做一标记	用组织钳提起腹膜、组织剪剪一小口，向两侧延长，7×17 圆针、3-0 丝线缝 1 针标记线、蚊式血管钳牵引末端
12. 剪开后穹隆，进入子宫直肠窝时剪开腹膜一小口并做一标记	用组织剪剪开小口，向两侧延长，用 7×17 圆针、3-0 丝线缝扎
13. 分离、切断子宫动脉和子宫静脉(双侧)	有齿直钳钳夹，子宫动脉和静脉 23 号刀切断，10×20 圆针、0 号丝线双重缝扎，保留缝扎
14. 分离、切断圆韧带(双侧)	用中弯血管钳分离，钳夹，23 号刀切断，10×20 圆针、0 号丝线缝扎
15. 切断子宫，缝合盆腔腹膜、阴道壁	长弯血管钳夹韧带，23 号刀切断，用弯盘接子宫，2-0 丝线缝合关闭盆腔，长有齿镊、1-0 可吸收线缝合残端
16. 填塞阴道，留置导尿管	用凡士林油纱卷填塞阴道，压迫止血，留置气囊尿管，0.5% 活力碘消毒阴道口

五、子宫颈癌根治术

1. 手术适应证　子宫颈癌Ⅰ～Ⅱ期的早期。

2. 麻醉方式　全身麻醉。

3. 手术体位　仰卧位。

4. 术前准备

(1)患者准备：同上。

(2)物品准备：妇科开腹器械包、子宫颈癌根治术特殊器械包、手术衣、敷料大孔、干式传物钳、单极电刀线 1 根、1-0 可吸收线 2 根、4-0 可吸收线 1 根。

5. 手术方法及手术配合(表 14-6)

表 14-6　子宫颈癌根治术手术方法及手术配合

手术方法	手术配合
1~5 步同腹式子宫切除术	同腹式子宫切除术
6. 牵拉子宫角	腹部自动拉钩牵开，调节手术床头低脚高位 15°~30°，用 2 把长弯血管钳夹住子宫两侧圆韧带和输卵管，方止血垫压住肠管，拉出子宫

续表

手术方法	手术配合
7. 剪开骨盆漏斗韧带	用长无齿镊、组织剪分离、剪开骨盆漏斗韧带，2-0 丝线带线结扎
8. 夹住、切断、缝扎卵巢血管	用长无齿镊、血管钳、组织剪分离卵巢动静脉血管，2-0 丝线结扎，6×14 圆针、3-0 丝线缝扎止血
9. 夹住、切断、缝扎圆韧带	用长无齿镊、血管钳、组织剪处理圆韧带，10×20 圆针、0 号丝线缝扎，2-0 丝线结扎
10. 剪开阔韧带	用长无齿镊、组织剪分离，2-0 丝线带线结扎和缝扎
11. 剪开膀胱腹膜反折，下推膀胱	组织剪弧形剪开，长纱布垫钝性分离，纱布垫压迫止血
12. 清扫盆腔淋巴结(双侧髂总淋巴结、髂外淋巴结、腹股沟深淋巴结、髂内淋巴结、闭孔淋巴结)	将切除各部淋巴结按照顺序妥善保管好，做好标记
13. 夹住、切断、缝扎子宫动静脉，切除子宫	用长无齿镊、血管钳、组织剪分离、钳夹，10×20 圆针、0 号丝线缝扎，2-0 丝线结扎
14. 分离、切断膀胱、宫颈韧带前后叶	用长无齿镊、血管钳、组织剪分离膀胱上动脉和输尿管，2-0 丝线带线结扎或缝扎，分离膀胱宫颈韧带前后叶，10×20 圆针、0 号丝线缝扎，2-0 丝线结扎
15. 分离、切断骶骨韧带	用长无齿镊、有齿血管钳、23 号刀实施分离与切开，10×20 圆针、0 号丝线缝扎，2-0 丝线结扎
16. 分离、切断、缝扎宫颈主韧带	10×20 圆针、0 号丝线缝扎止血
17. 分离、切断阴道旁组织	用长无齿镊、胆囊钳分离，6×14 圆针、2-0 丝线缝扎，取出标本
18. 缝合阴道壁和盆腔腹膜	1-0 可吸收线连续缝合，冲洗腹腔，放置引流管，清点器械
19. 关闭腹腔	同腹式子宫切除术

六、腹腔镜下子宫颈癌扩大根治术

1. 手术适应证

(1) Ⅰ～Ⅱ期子宫颈癌。

(2) Ⅱ期以内的子宫内膜癌。

2. 麻醉方式 全身麻醉。

3. 手术体位 膀胱截石头低臀高位。

4. 术前准备

(1) 患者准备：同上。

(2) 物品准备：妇科腹腔镜器械包、手术衣、孔巾、妇科腹腔镜设备、超声刀、电凝、1-0 可吸收线、取物袋、10ml 注射器。

5. 手术方法及手术配合（表 14-7）

表 14-7　腹腔镜下子宫颈癌扩大根治术手术方法及手术配合

手术方法	手术配合
1. 手术切口	脐缘上，右侧麦氏点处及两侧腹直肌后侧
2. 手术野皮肤消毒	上至剑突，下至大腿中下 1/3，两侧至腋中线
3. 建立人工气腹	2 把布巾钳提起脐部，插入气腹针，连接气腹管，建立人工气腹，压力设置 14mmHg。脐缘下 11 号刀切开 1cm 大小切口，10cm 穿刺套管（trocar）穿刺入腹腔，穿刺套管内置入腹腔镜镜头。在内镜监视下放置举宫器
4. 第 2～4 手术穿刺点	在内镜监视下，2 个 5cm 穿刺套管穿刺两侧腹直肌后侧，10cm 穿刺套管穿刺入右侧麦氏点
5. 探查腹盆腔	用腔镜镜头、器械环视、探查腹盆腔
6. 游离子宫、输尿管、膀胱，打开阔韧带	用腔镜分离钳牵开组织，超声刀切断组织
7. 盆腹腔淋巴结切除	用腔镜分离钳提拉，超声刀切断组织。取出淋巴结妥善保管，按照顺序摆放，做好标示
8. 广泛子宫切除，缝合残端	经阴道取出子宫标本，残端用 1-0 可吸收线缝合
9. 在内镜下检查盆腹腔	用分离钳检查，生理盐水冲洗并吸净，1-0 可吸收线缝合腹膜，重建盆底。放置引流管自左穿刺孔引出，9×28 角针、3-0 丝线缝扎固定管道
10. 退出腹腔镜器械，排尽腹腔内 CO_2	清点手术器械和物品数目。1-0 可吸收线缝合穿刺孔，9×28 角针、3-0 丝线缝皮
11. 缝合切口，覆盖切口	同腹式子宫切除术

七、乙状结肠代阴道成形术

1. 手术适应证

（1）先天性无阴道。

（2）年轻患者因恶性肿瘤切除阴道后阴道重建者。

（3）特殊需行变性手术者。

2. 麻醉方式　全身麻醉或联合麻醉。

3. 手术体位　膀胱截石位。

4. 术前准备

（1）患者准备

1）肠道准备：术前行钡剂灌肠造影，了解乙状结肠的长、宽及游离度；手术前 3 天给患者无渣饮食，术前 1 天吃全流食，3 天内口服甲硝唑，术前晚上 12 点以后禁食水，并清洁灌肠。常规行腹部、会阴部备皮，术晨进一步行清洁灌肠直至流出完全为清水，再用生理盐水做最后一次灌洗，术前插胃管，将胃内容物抽净并留置备术后胃肠减压用。

2）会阴部准备：术前 3 天用 0.5%活力碘擦洗外阴 1 天 3～4 次。

(2)用物准备：直肠包，阴式小件(金属导尿管)、手术衣、双层大单、截石孔、高频电刀、凡士林纱布、23号刀片、剖腹针、丝线(1、4、7号)，3-0可吸收线、1-0可吸收线、截石位用物。

5. 手术方法及护理配合(表14-8)

表14-8　乙状结肠代阴道成形术手术方法及手术配合

手术方法	手术配合
1. 手术野皮肤消毒	1%碘伏消毒上至双侧乳头，下至大腿内上1/3及会阴部，两侧至腋中线，递0.5%碘伏消毒阴道
2. 常规开腹，探查腹腔及盆腔情况	递23号刀片切开皮肤，两块湿止血垫保护切口，电刀切开腹直肌前后鞘及腹膜，递腹部自动拉钩牵开，术者湿手探查腹腔
3. 游离左半结肠，确定拟移植的乙状结肠肠管20cm左右，并予以游离、切断	游离乙状结肠系膜，递切缝器切断远端肠管，递两把肠钳夹闭近端肠管，电刀切断并用0.5%碘伏消毒
4. 将乙状结肠端端吻合	递吻合器端端吻合肠管，并用6×14圆针、1号丝线加固止血
5. 处理切下的代阴道肠管	将此肠管逆时针转向180°，远端用6×14圆针、1号丝线封闭，近端用7号丝线缝合并用无菌保护套包裹牵引
6. 分离尿道膀胱与直肠间的间隙，形成新的阴道腔穴	递电刀横向切开膀胱直肠陷窝腹膜长约5 cm，将包裹的肠管线牵引一端由此腔穴往阴道外拉至外口。将乙状结肠外口与会阴皮肤用1-0可吸收线间断缝合固定保留线头，将凡士林纱卷填塞肠腔，用保留线头集束打结固定
7. 封闭盆腔腹膜	用6×14圆针、1号丝线封闭盆腔腹膜，放置盆腔引流管
8. 关闭腹腔	清点器械，递10×28圆针、7号线间断缝合腹直肌后鞘及腹膜，缝合前鞘，再次清点器械，递角针1号线缝皮

八、专科手术护理

常规护理见第三章手术室围手术期护理。

1. 护理评估

(1)评估患者辅助检查阳性结果。

(2)评估手术方式及术前准备质量。

(3)预评估手术失血量及备血情况。

(4)评估患者肠道准备情况。

(5)评估患者对手术创伤、疾病转归的认知程度。

(6)评估患者精神状态。

(7)评估患者价值观。

2. 常见护理诊断/问题

(1)慢性疼痛：与脏器肿瘤侵蚀有关。

(2)排尿异常：与疾病累及膀胱、输尿管有关。

(3)有手术中体液丢失过多的潜在危险：与麻醉、手术创伤(肾周大血管多)有关。
(4)有皮肤完整性受损、神经损伤的危险：与手术体位有关。
(5)有水、电解质、酸碱平衡失调的危险：与术前肠道准备有关。
(6)有外科感染的危险：与手术污染有关。
(7)有精神困扰的危险：与手术创伤、疾病转归认知不足(怀疑性功能障碍)有关。
(8)有自尊紊乱的危险：与感觉性功能障碍悲哀有关。
(9)有性功能障碍的危险：与手术创伤有关。

3. 护理措施

(1)心理护理及卫生宣教：针对患者的精神状态、认知程度、人生观、价值观耐心做好心理护理及卫生宣教。护理中注意保护患者隐私，手术中不针对患者手术窃窃私语，以免造成患者心理负担。对于已婚女性，更要让患者家属(特别是丈夫)了解疾病的发生发展过程，面对现实，让家属理解患者，与患者一起战胜疾病。

(2)膀胱截石位妇科手术手术野皮肤消毒：应包括会阴部及大腿，便于手术开始前在手术台上置留置导尿管。置留置导尿管过程中注意无菌操作。

(3)妇科手术体位护理：①仰卧位手术体位，仰卧位体位遵循人体轴线及正常生理弯曲原则，双手臂外展 90°，略高于身体水平线，双腿略微分开。②膀胱截石体位护理，使患者臀部置于手术床背板边缘，双腿置于托腿架上，托腿架高于手术床平面的高度约为患者股骨长度，两腿外展，夹角不超过 135°(在患者清醒状态下，根据术者感觉调至合适高度)，腿部用约束带固定，切不可在麻醉后强行将两腿外展至最大，根据肩挡板安置原则安置双侧肩挡板，双侧手臂约束于托手板上或身体两侧，调节手术床后倾 10°～15°。

(4)膀胱截石位手术会阴部冲洗护理：会阴部手术手术野皮肤消毒前，需对会阴部进行初步清洁消毒，即会阴冲洗——先用稀释抑菌型洗手液(20 倍水稀释)100ml 擦洗，然后用无菌生理盐水 300ml 冲净，再用 0.1%的活力碘溶液 200ml 擦洗会阴部及阴道。

(5)打开腹膜前记录负压吸引储液袋液体量，吸净腹腔腹水后再记录储液袋液体量，准确计算出患者腹水量。并留取腹水标本，以备做辅助检查。

(6)小便护理：于患者手术开始前放空留置导尿储尿袋尿液，术中密切观察，尤其要注意小便颜色，发现血尿即刻提醒手术者，引起重视，辨别血尿原因。

(7)保持术中循环稳定：术中严密观察患者的病情变化、手术进程，结合患者病情变化准确执行医嘱，术中发生大出血时，进行快速输液、输血等抢救工作，维持手术患者组织灌注充分。

(8)预防手术部位感染发生：严格执行沾染手术技术规范。

第三节 计划生育手术

一、输卵管吻合术

1. 手术适应证

(1)各种绝育术后因子女夭折、夫妻离异后再婚或其他种种原因希望再生育。

(2) 育龄期妇女，最好在 40 岁以下。

(3) 月经规律，卵巢功能正常。

(4) 身体健康，无严重的心、肝、肾或高血压等不宜妊娠的疾病。

2. 麻醉方式 全身麻醉。

3. 手术体位 仰卧位。

4. 术前准备

(1) 患者准备：术前输卵管碘油造影，月经干净 3～7 天，阴道擦洗。

(2) 物品准备：输卵管再通器械、手术衣、孔巾、单极电刀线、6-0 尼龙线、4-0 可吸收线、亚甲蓝、注射器、显微器械、硬膜外导管。

5. 手术方法及手术配合(表 14-9)

表 14-9 输卵管吻合术手术方法及手术配合

手术方法	手术配合
1~4 步同腹式子宫切除术	同腹式子宫切除术
5. 探查腹腔	术者用盐水洗手，进行探查，腹腔深部拉钩，牵开术野，吸引器吸尽腹腔内液体，2 块方止血垫保护切口
6. 检查输卵管阻塞部位	注射器抽吸 10ml 亚甲蓝，用静脉切口针头或细塑料管头，从输卵管伞部注入，确定堵塞部位，子宫峡部用手捏住
7. 分别将单侧输卵管牵引到切口外	用无损伤阑尾钳固定输卵管近远两端
8. 切除输卵管瘢痕	注射器抽吸生理盐水 10ml，5 号针头自瘢痕处浆膜层注入盐水，分离浆膜与管芯。用显微剪切除瘢痕，电凝止血
9. 放入支架	用蚊式血管钳将硬膜外导管置入管芯
10. 输卵管行端端吻合	用显微器械、6-0 尼龙线，输卵管行端端吻合，吻合完毕检查吻合是否完整，并注入地塞米松生理盐水预防管腔粘连
11. 清理腹腔，关闭腹腔	同腹式子宫切除术

二、输卵管造口术

1. 手术适应证 输卵管伞端或壶腹阻塞引起不孕而近端正常。

2. 麻醉方式 全身麻醉。

3. 手术体位 仰卧位。

4. 术前准备

(1) 患者准备：月经干净 3～7 天，术前行阴道擦洗。

(2) 物品准备：输卵管再通器械、显微器械、手术衣、大孔、单极电刀线、6-0 尼龙线、5-0 或 6-0 可吸收线、4-0 可吸收线、亚甲蓝、注射器。

5. 手术方法及手术配合(表 14-10)

表 14-10　输卵管造口术手术方法及手术配合

手术方法	手术配合
1~6 步同输卵管吻合术	同输卵管吻合术
7. 输卵管造口	
(1)输卵管伞部造口	用 11 号刀在输卵管伞端闭锁处切“十”字形，显微剪刀剪开周围，电凝止血。用注射器抽取亚甲蓝液 10ml 自伞端注入，观察通畅情况。将伞端黏膜瓣外翻，用 6-0 尼龙线间断缝合在输卵管浆膜层上
(2)输卵管壶腹部造口	用 11 号刀在输卵管壶腹切开，眼科剪分离远端浆膜，盲端做环切，输卵管黏膜“袖口”状外翻与浆膜用 6-0 尼龙线间断缝合
8. 冲洗切口，检查有无残余血块或出血点	用盐水冲洗切口，长无齿镊夹持湿显影纱布垫擦拭检查，电凝止血
9. 关闭腹腔	同腹式子宫切除术

三、腹腔镜下异位妊娠手术

1. 手术适应证

(1)流产型异位妊娠。

(2)异位妊娠破裂。

(3)陈旧性异位妊娠。

(4)诊断性应用。

2. 麻醉方式　全身麻醉。

3. 手术体位　膀胱截石头低臀高位。

4. 术前准备

(1)患者准备：留置尿管，休克患者做好备血准备。

(2)物品准备：妇科器械包、腹腔镜器械、手术衣、孔巾、超声刀、双极电凝、取物袋。

5. 手术方法及手术配合(表 14-11)

表 14-11　腹腔镜下异位妊娠手术手术方法及手术配合

手术方法	手术配合
1~2 步同腹腔镜下子宫颈癌扩大根治术	同腹腔镜下子宫颈癌扩大根治术
3. 准备腹腔镜物品	连接、检查、调节腹腔镜摄像、光源、二氧化碳气腹、冲洗吸引、电切割系统，连接、测试超声刀系统
4. 建立人工气腹	
(1)气腹针呈 80°左右插入腹腔内，注入 CO_2	用气腹针插入，连接二氧化碳气体输入管，注入 CO_2 气体。手术床调整为头低脚高位，气腹机调为高流量，压力为 1.73 ~ 1.87kPa(13 ~ 14mmHg)

续表

手术方法	手术配合
(2) 10mm 穿刺套管呈 80°插入，放置腹腔镜镜头进行观察	取回气腹针，用 10mm 穿刺套管插入，取回大布巾钳，用腹腔镜镜头，连接光源进行观察
5. 在内镜监视下做第 2、3、4 个手术切口，置入穿刺套管，做相应器械操作通道	用 11 号刀切开，分别用 5mm、10mm 穿刺套管
6. 吸尽盆腔内积血，切除或修补病变输卵管	用腔镜吸头、手术器械予术者探查盆腔。待术者决定手术方式后，用相应的腔镜器械：双极电凝、超声刀等。用毕的器械及时收回并擦净。切除下的标本妥善保管
7. 冲洗盆腔，排尽腹腔内 CO_2 气体，退出穿刺套管	清点手术器械和物品数目。取回腹腔镜、手术器械及穿刺套管
8. 缝合切口，覆盖切口	用 1%活力碘棉球消毒皮肤，有齿镊、9×28 角针、3-0 丝线缝合皮肤，敷贴覆盖切口

四、计划生育手术护理措施

1. 常规护理 见第三章手术室围手术期护理。

2. 专科护理措施 同本章第二节妇科手术专科护理措施。

（陈　蓉　王　萍）

主要参考文献

傅才英，吴佩玉，翁霞云. 2010. 妇产科手术学. 北京：人民军医出版社，442～446

高秀来. 2009. 人体解剖学. 第 2 版. 北京：北京大学医学出版社

史长旭. 2008. 现代妇产科手术与技巧. 北京：人民军医出版社，150～155，347～352，370～380，316，317，452～456，489～491，575～577

温凯辉，梁志清. 2010. 输卵管手术图谱. 北京：人民军医出版社，1

吴意光，李森恺，刘元波，等. 2006. 阴股沟岛状皮瓣修复直肠阴道瘘的应用. 中华整形外科杂志，22(3)：234，235

谢庆煌，柳晓春. 2007. 经阴道子宫系列手术图谱. 北京：人民军医出版社，18

第十五章　眼科手术护理

第一节　泪 道 手 术

一、概述

泪器(图 15-1)由泪腺和泪道组成。泪道包括泪点、泪小管、泪小囊和鼻泪管。

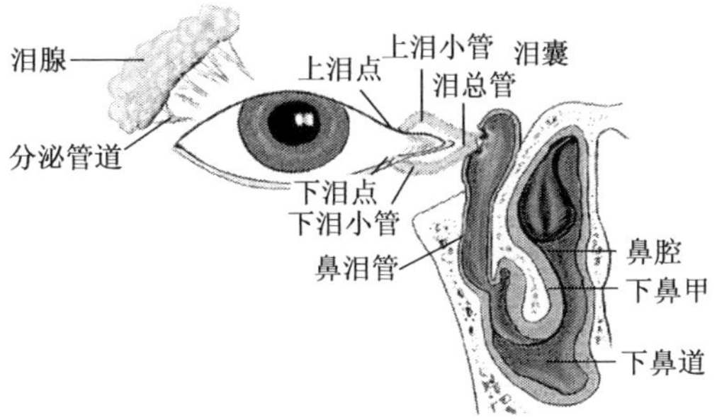

图 15-1　泪器的示意图

1. 泪腺　泪腺(lacrimal gland)位于眶上壁外侧部的泪腺窝内，长约 2cm，可分泌泪液，有 10～20 条排泄管开口于结膜上穹的外侧部。泪眼借眨眼活动涂抹于眼球表面。泪眼有防止角膜干燥和冲洗微尘的作用；此外，因含溶菌酶，具有灭菌作用。多余的泪液流向内眦处得泪湖(lacrimal lake)，然后经泪点、泪小管进入泪囊，再经鼻泪管至鼻腔。

2. 泪点　泪点(lacrimal punctum)上睑、下睑的内侧端各有一乳头状突起，其中央的小孔，称为泪点。

3. 泪小管　泪小管(lacrimal ductule)为连接泪点与泪囊的小管，分为上泪小管和下泪小管。它们分别垂直向上、下行，继而几乎成直角转向内侧汇合在一起，开口于泪囊上部。

4. 泪囊　泪囊(lacrimal sac)位于眼眶内侧壁的泪囊窝内，为一膜性囊。上部为盲端，下部移行于鼻泪管(图 15-1)。泪囊前面有睑内侧韧带和眼轮匝肌的肌纤维；眼轮匝肌有少量肌束跨过泪囊的深面。该肌收缩闭眼时，可同时牵拉扩大泪囊，囊内产生负压，促使泪液流入。

5. 鼻泪管　鼻泪管(nasolacrimal canal)为一膜性管道，其上部包埋在骨性鼻泪管中，与骨膜紧密相结合；下部在鼻腔外侧壁黏膜深面。下部开口于下鼻道外侧壁的前部。

二、泪囊摘除术

1. 手术适应证

(1) 确诊为慢性泪囊炎，但因高龄、全身病和鼻腔疾病，不适于做泪囊鼻腔吻合术者。

(2) 急性泪囊炎发作后，遗留泪囊瘘管者。

(3) 泪囊黏液囊肿或肿瘤。

(4) 慢性泪囊炎引起化脓性角膜溃疡者。

(5) 慢性泪囊炎患者的泪囊过小，估计术中无法行鼻腔泪囊吻合者。

(6) 泪囊外伤破裂严重者。

2. 麻醉方式　泪点部表面麻醉；泪囊区皮下、泪囊顶部及鼻泪管上口处注入 2%利多卡因 2～3ml，浸润麻醉；下鼻道内填入蘸有 1%丁卡因和 0.5%麻黄碱的棉片 10min。

3. 手术体位　仰卧位。

4. 术前准备

(1) 患者准备：术前应用抗菌药液冲洗泪道 1～2 天。

(2) 物品准备：鼻泪管包、1%丁卡因、0.5%麻黄碱、棉片、5-0 丝线、6-0 可吸收线。

5. 手术方法及手术配合(表 15-1)

表 15-1　泪囊摘除术手术方法及手术配合

手术方法	手术配合
1. 手术切口	做内眦皮肤切口
2. 手术野皮肤消毒	用 0.5%活力碘先从睫毛根部起，以离心方式绕眼裂向四周扩展，上至眉弓上 1.5cm，下至鼻尖、上唇及口角，内侧略过鼻中线，外侧达颞部发际前，如此反复涂抹消毒 3 次
3. 暴露泪囊	做内眦皮肤切口，眼科剪切断内眦韧带，暴露泪隔，放撑开器，暴露泪囊
4. 分离泪囊	用骨膜分离器向两侧分离泪筋膜和泪囊壁，将泪囊顶部与泪囊窝分离，并剪断泪小管
5. 摘除泪囊	用骨膜分离器伸入泪囊后方，贴近泪囊窝骨膜向鼻泪管方向分离，紧贴泪囊窝伸进鼻泪管骨管口处，将鼻泪管剪断
6. 检查摘除的泪囊是否完整	用棉球压在鼻泪管入口处充分止血，然后用刮匙刮尽鼻泪管口处残留组织。将少量 2.5%碘酒涂布于泪囊窝及鼻泪管口
7. 探查鼻泪管	用探针探入鼻泪管，直达下鼻道
8. 关闭切口	用 3-0 丝线缝合内眦韧带，6-0 可吸收线间断缝合泪筋膜，3-0 丝线缝合皮肤。在泪囊摘除部放一个与皮肤切口等长的小棉纱布枕加压包扎，消除摘出泪囊后遗留的无效腔。结膜囊内涂抗生素眼膏，加压绷带包扎

三、泪囊鼻腔吻合术

手术目的是把泪囊与鼻黏膜直接吻合，使分泌物和泪液由泪囊直接达中鼻道，此手术较泪囊摘除优越，新造的泪道能根除患者溢泪，手术时如发生困难可改做泪囊摘除。

1. 手术适应证

(1)所有慢性泪囊炎。

(2)泪囊黏液囊肿和早期慢性泪囊炎最适合于此手术。

2. 麻醉方式　泪点部表面麻醉；泪囊区皮下、泪囊顶部及鼻泪管上口处注入2%利多卡因2～3ml，行浸润麻醉；下鼻道内填入蘸有1%丁卡因和0.5%麻黄碱的棉片10min。

3. 手术体位　仰卧位。

4. 术前准备

(1)患者准备

1)对鼻部及鼻窦情况进行检查。

2)挤压泪囊，观察分泌物的量。如过少，应做泪囊洁净检查。

3)术前滴用抗生素眼液。

(2)物品准备：鼻泪管包、丝线(3-0、5-0)、油纱条、11号刀片。

5. 手术方法及手术配合(表15-2)

表15-2　泪囊鼻腔吻合术手术方法及手术配合

手术方法	手术配合
1~2步同泪囊摘除术	同泪囊摘除术
3. 暴露骨膜	置入撑开器，暴露泪前嵴和内眦腱膜，在泪前嵴切开骨膜
4. 暴露鼻黏膜	用11号刀片或蚊式血管钳将薄的泪骨骨板捅破，造成一个小骨孔
5. 鼻泪管吻合	用探针自泪小管插入，顶出泪囊鼻侧壁，用刀片在泪囊鼻侧壁顶部做一条横切口，用6-0线间断缝合小囊和鼻黏膜后瓣3针
6. 关腔	取出鼻腔内棉片，塞入油纱条并自骨窗口部分拉入泪囊。用5-0线缝合泪囊和鼻黏膜前瓣，用3-0线缝合骨膜，5-0线缝合皮肤。冲洗泪道，确定吻合口通畅。加压包扎

四、专科手术护理

常规护理见第三章手术室围手术期护理。

1. 护理评估

(1)评估双眼视力、血糖水平、是否合并其他心、脑、血管疾病。

(2)评估术前准备：手术间洁净度、手术床、手术物品(显微镜、眼科手术器械、鼻腔手术器械、泪道显微器械)、泪道和鼻腔准备情况。

(3)评估患者对手术创伤、疾病转归的认知程度。

(4)评估患者价值观。

2. 常见护理诊断/问题

(1)疼痛：与局部麻醉效果和个人耐受力有关。

(2)有误吸、窒息的危险：与麻醉、手术中出血、药物过敏有关。

(3)有眼角膜损伤的危险：与手术中暴露眼角膜、手术间层流送风有关。

(4)有精神困扰的危险：与手术创伤、疾病转归认知不足有关。

(5)有自尊紊乱的危险：与担忧组织完整性受损、自我形象改变有关。

(6)有双眼感染的危险：与患者机体抵抗力、疾病影响、手术区与口、眼、鼻、咽相通有关。

3. 护理措施

(1)心理护理及卫生宣教：针对患者的精神状态、认知程度、人生观、价值观耐心做好心理护理及卫生宣教。耐心倾听患者需求，协助患者积极配合手术。

(2)备气管切开包，以便紧急救治窒息、误吸、呼吸形态改变患者。

(3)患者必须安置在风速较低($800m^3/h$)的Ⅰ级手术间，避免引起眼角膜损伤。

(4)合并有其他疾病、血糖水平异常者要特别慎重，必要时暂停手术。手术中患者持续鼻导管给氧。术中严密观察患者血压、心率、血氧饱和度、心电图等各项生命体征。注意患者(局麻患者)主述，如有不适积极配合医生处理。

(5)观察手术中的眼心反射：眼心反射是在压迫、刺激眼球或眼眶，牵拉眼外肌引起的由迷走神经中介的心动过缓或心律失常。因此，术中心电监护中心律的变化应为巡回护士重点观察的指标。

(6)预防手术部位感染及交叉感染：保证术前泪道和鼻腔准备质量；术中严格执行无菌技术操作规范；术后按传染性疾病手术处理手术用物品；增加患者抵抗力。

(7)手术完毕，包扎单眼(术眼)。

第二节　外 眼 手 术

一、概述

(一)眼睑

眼睑(eyelids)位于眼球前方，构成保护眼球的屏障。眼睑分上睑和下睑，上睑、下睑之间的裂隙称睑裂。睑裂的内、外侧端分别称内眦和外眦。睑的游离缘称睑缘，睑前缘生有睫毛(图 15-2)。睫毛根部有睫毛腺，此腺的急性炎症即称睑腺炎(又称麦粒肿)。眼睑由浅及深分别是皮肤、皮下组织、肌层、睑板和睑结膜(图 15-3)。

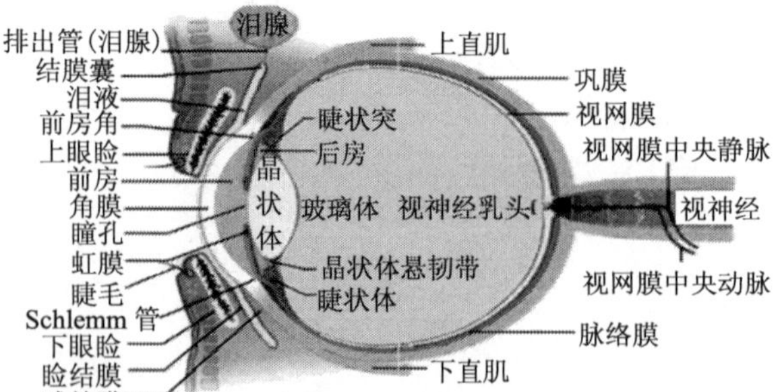

图 15-2　眼球的构造

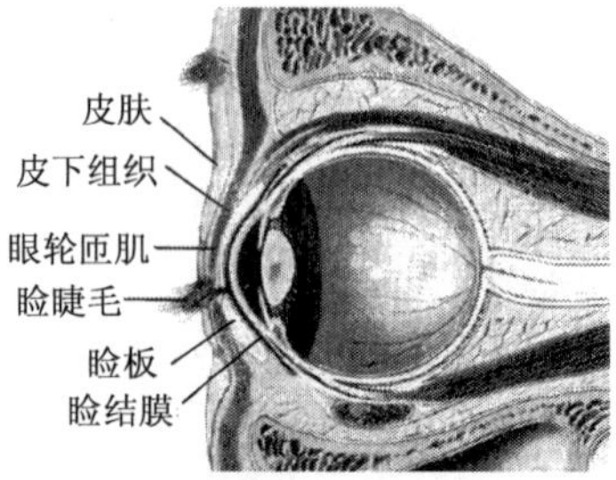

图 15-3　眼睑的层次

(二)结膜

结膜(conjunctiva)是一层透明的黏膜，覆盖在眼睑的后面和眼球的前面，富有血管(图 15-2)。可分为三部分：①睑结膜，衬覆于上睑、下睑的内面，与睑板紧密相连，透明而光滑，其深面的血管与睑板腺清晰可见。②球结膜，覆盖于眼球的前面，于角膜缘处移行为角膜上皮，除在角膜缘处与巩膜紧密相连外，其他部分连接疏松易于移动。③结膜穹隆，位于睑结膜与球结膜的移行处，形成结膜上穹和结膜下穹，多皱襞，便于眼球移动。结膜围成的囊状腔隙称结膜囊，通过睑裂与外界相通。

(三)眼外肌

眼外肌(extraocular muscles)每眼各有 6 条，按其走行方向分为直肌和斜肌(图 15-4)。直肌 4 条即上直肌、下直肌、内直肌和外直肌；斜肌 2 条是上斜肌和下斜肌。眼外肌是附着于眼球外部的肌肉，与眼内肌(睫状肌、瞳孔开大肌和括约肌)系相对的名称。

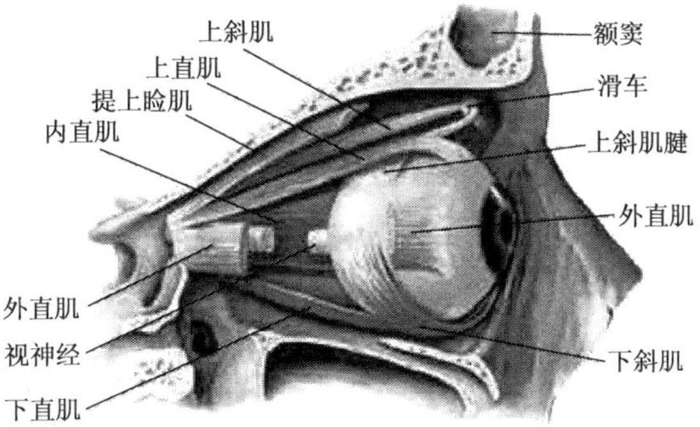

图 15-4　右眼球与眶腔矢状断面

1. 上睑提肌　上睑提肌(levator palpebrae superioris)为一三角形薄肌，起自于上直肌上方向前移行为腱膜，止于上睑的皮肤、上睑板。收缩时，上提上睑，开大眼裂。由动眼神经支配。

2. 上直肌、下直肌、内直肌和外直肌　运动眼球的各直肌共同起自神经管周围的总腱环，向前至眼球中纬线前方，分别止于巩膜的上侧、下侧、内侧和外侧。

(1) 上直肌(rectus superior)：位于提上睑肌的下方，眼球的上方，向前止于眼球赤道前方巩膜的上面。收缩时，牵拉眼球，使瞳孔向内上方转动。由动眼神经支配。

(2) 下直肌(rectus inferior)：位于眼球下方，向前止于眼球赤道前方巩膜的下面。收缩时，牵拉眼球，使瞳孔向内下方转动。由动眼神经支配。

(3) 内直肌(rectus medialis)：位于眼球内侧，向前止于眼球赤道前方巩膜的内侧面。收缩时，牵拉眼球，使瞳孔向内侧转动。两侧内直肌同时收缩，产生对眼动作。由动眼神经支配。

(4) 外直肌(rectus lateralis)：位于眼球外侧，向前止于眼球赤道前方巩膜的外侧面。收缩时，牵拉眼球，使瞳孔向外侧转动。与对侧内直肌同时收缩，产生左顾右盼动作。

由展神经支配。

3. 上斜肌和下斜肌

(1)上斜肌(obliquus superior)：起自于视神经管周围的总腱环，经上直肌与内直肌之间，沿眼眶上壁内侧缘前行至其前端的滑车，再转向后外，止于眼球赤道后方巩膜的上面。收缩时，牵拉眼球，使瞳孔转向外下方。上斜肌与上直肌作用相对应，二者同时收缩，使瞳孔对向前方。由滑车神经支配。

(2)下斜肌(obliquus inferior)：起自眼眶下壁的前内侧，经下直肌下方，行向后外，止于眼球赤道后方巩膜的下面。收缩时，牵拉眼球，使瞳孔转向外上方。其作用与下直肌相对应，二者同时收缩，使瞳孔对向前方。由动眼神经支配。

(四)眶脂体与眶筋膜

在眼球、眼肌、视神经及泪腺之间，充以脂肪组织，它们对眼球起着支持和弹性垫的作用，这些脂肪团块称为眶脂体(adipose body of orbit)。眶脂体可固定眶内各结构起弹性软垫样作用。眶内的筋膜组织总称为眶筋膜(orbital fascia)。眼球外面从角膜缘以后的部分，为纤维组织薄膜所包绕，称眼球筋膜或眼球鞘(fasciae sheath of eyeball)，又称Tenon 囊，该鞘与巩膜间存有一空隙，称巩膜外隙，与眼球形成犹如球窝关节样结构，以保证眼球的转动，在各眼球外肌的外面包有眼肌筋膜，如套袖样，以实现各肌的灵活运动。

(五)眼的血管及神经

1. 动脉(artery)　眼球及眼副器的血液供应，除眼睑浅层组织和泪囊的一部分来自颈外动脉的分支面动脉外，几乎完全是由颈内动脉的分支眼动脉供应。眼动脉(ophthalmic artery)起自颈内动脉，与视神经一起经视神经管入眶，先在视神经的外侧，然后在上直肌的下方越至眼眶的内侧前行，终于滑车上动脉。眼动脉在行程中发出分支供应眼球，眼球外肌、泪腺和眼睑等。其最重要的分支为视网膜中央动脉。视网膜中央动脉(central artery of retina)是眼动脉的一小分支，在眼球后方穿入视神经，行于视神经中央，从视神经盘穿出，再分为四支，即视网膜鼻侧上、下和颞侧上、下小动脉，营养视网膜内层，但黄斑的中央凹无血管分布。

2. 静脉(vein)　眶内血液通过眼静脉(ophthalmic vein)回流。主要有眼上静脉和眼下静脉。前者起自眶的前内侧，向后经眶上裂注入海绵窦。后者起自眶下壁和内侧壁的静脉网，向后分为两支，一支经眶上裂注入眼上静脉，另一支经眶下裂注入翼静脉丛。

3. 神经(nerve)　神经分布较复杂。除视神经外，其感觉神经来自三叉神经的眼神经及其分支，如鼻睫神经和泪腺神经。眼外肌中的上斜肌由滑车神经支配；外直肌由展神经支配；上直肌、下直肌、内直肌、下斜肌和上睑提肌均由动眼神经支配。内眼肌中的睫状肌和瞳孔括约肌受副交感神经支配，而瞳孔开大肌受交感神经支配。

二、翼状胬肉切除术

1. 手术适应证

(1)进行性翼状胬肉，其头部已侵入角膜 2mm 以上者。

(2)静止性翼状胬肉部分或全部遮盖瞳孔，影响视力者。

(3)翼状胬肉妨碍眼球运动时。

(4)翼状胬肉妨碍角膜移植或白内障等内眼手术时。

(5)翼状胬肉有碍美观者。

2. 麻醉方式　表面浸润麻醉+结膜下浸润麻醉。

3. 手术体位　仰卧位。

4. 术前准备

(1)患者准备

1)眼部滴抗生素眼液 1～3 天。

2)检查凝血功能。

3)向患者充分解释术后翼状胬肉复发及发生散光的可能。

4)洗脸，清洁脸部。

(2)物品准备：眼科基本器械、显微器械、显微镜、11 号刀片、10-0 不可吸收线。

5. 手术方法及手术配合(表 15-3)

表 15-3　翼状胬肉切除术手术方法及手术配合

手术方法	手术配合
1. 手术切口	根据病情选择切口
2. 手术野皮肤消毒	用 0.5%活力碘先从睫毛根部起，以离心方式绕眼裂向四周扩展，上至眉弓上 1.5cm，下至鼻尖、上唇及口角，内侧略过鼻中线，外侧达颞部发际前，如此反复涂抹消毒 3 次
3. 开睑分离胬肉	开睑器撑开眼睑，有齿镊夹住胬肉头部，从其边缘外 0.5mm 处做浅层角膜切开
4. 制作结膜瓣	用单齿内将结膜瓣做 90°旋转，置于暴露的巩膜面上
5. 关闭切口	连续或间断用 10-0 不可吸收线缝合结膜瓣的各游离层，部分缝线应固定于巩膜面上

三、直肌后退术(斜视)

1. 手术适应证　减弱水平或垂直直肌，用于矫正水平或垂直斜视。

2. 麻醉方式

(1)合作的儿童和成人：表面麻醉，球结膜下浸润麻醉。

(2)不合作的儿童行全身麻醉。

3. 手术体位　仰卧位。

4. 术前准备

(1)患者准备

1)眼部滴抗生素眼液 2～3 天，每日 3～4 次。

2)全身麻醉者术前禁食 6h。

(2)物品准备：斜视包、显微器械、11 号刀片、3-0 丝线、8-0 可吸收线。

5. 手术方法及手术配合(表 15-4)

表 15-4　直肌后退术(斜视)手术方法及手术配合

手术方法	手术配合
1. 手术切口	结膜切口
2. 手术野皮肤消毒	同翼状胬肉切除术
3. 球结膜切口	用 11 号刀片
4. 暴露、游离并固定直肌	用斜视钩勾取直肌，暴露巩膜及肌肉附着点。以 3-0 丝线在直肌止端后 1mm 做套环缝线，用眼科剪分次剪断肌肉
5. 测量距离	用卡尺测量预计后退的距离，将肌腱断端的套环缝线缝于新止端巩膜处
6. 关闭切口	间断或连续用 3-0 或 8-0 线缝合球结膜。涂抗生素眼膏后遮盖双眼

四、板层角膜移植手术

1. 手术适应证

(1)浅层角膜病变，包括瘢痕、营养不良、变性、肿瘤。

(2)角膜病变虽已累及角膜全层组织，但为了改善植床条件，以备进行穿透性角膜移植术，而先行板层角膜移植术。

2. 麻醉方式

(1)表面麻醉。

(2)眼轮匝肌阻滞麻醉。

(3)球后阻滞麻醉或球周浸润麻醉。

(4)特殊情况下全身麻醉。

3. 手术体位　仰卧位。

4. 术前准备

(1)患者准备

1)眼部滴抗生素眼液 2～3 天，有条件时应做结膜囊细菌培养。

2)术前 1 天冲洗术眼、泪道。

3)术前滴用毛果芸香碱滴眼液缩小瞳孔。

(2)物品准备：眼小孔包、显微器械、11 号刀片、3-0 丝线、10-0 可吸收线、角膜、抗生素和抗真菌药物。

5. 手术方法及手术配合(表 15-5)

表 15-5　板层角膜移植手术手术方法及手术配合

手术方法	手术配合
1. 手术野皮肤消毒	同翼状胬肉切除术
2. 开睑并固定眼球	术眼用显微开睑器开睑。3-0 丝线缝上直肌、下直肌固定眼球，使角膜位于睑裂中央
3. 制作角膜植片	以抗生素和抗真菌药物溶液冲洗供体眼球 依角膜病变深浅决定植片厚度。一般环钻 1/4 ~ 3/4 角膜厚度以后，进行板层分离，做好的植片备用
4. 去除角膜病变组织	在显微镜下实施病变组织切除
5. 移植角膜	以 10-0 可吸收线间断或连续缝合角膜移植片于植床，冲洗去除层间积血和异物。术毕结膜下注射抗生素和糖皮质激素溶液。应用抗生素眼液及眼膏，以无菌纱布遮盖双眼

五、羊膜移植术

1. 羊膜制备和保存

(1)取体：羊膜取自顺产或剖宫的胎盘组织，产妇必须无传染性疾病(乙肝五项指标阳性、丙肝抗体阴性、梅毒、艾滋病抗体阴性)。

(2)无菌取出胎盘后，在无菌间将羊膜组织整层揭离，无菌盐水冲洗附着其上的血块，然后置于抗生素生理盐水中漂洗 40min，显微镜下尽量刮除其海绵层，部分纤维母细胞及浆液性渗出液，将无菌的消化纤维素膜贴附其上，羊膜上皮向上，剪成组织块，置于 DMEM(是一种含各种氨基酸和葡萄糖的培养基)和纯甘油(1∶1)的混合液中，-4℃保存1个月备用。

2. 适用证　羊膜可用于多种眼表疾患的重建手术中：

(1)各种原因导致的角膜上皮缺损成溃疡。

(2)翼状胬肉由切除术后常用羊膜移植，可治疗复发性翼状胬肉手术。

(3)羊膜用于热烧伤、化学烧伤引起的眼表疾病。

(4)角膜缘干细胞缺乏伴有持续性角膜上皮缺损、角膜血管翳白斑、溃疡溶解或穿孔等疾病。

3. 麻醉方式　表面浸润麻醉+结膜下浸润麻醉。

4. 手术体位　仰卧位。

5. 术前准备

(1)患者准备：眼部滴抗生素眼液 2～3 天，术前 1 天冲洗术眼、泪道，术前 1 天剪睫毛。

(2)物品准备：眼小孔、局麻药、空针(1ml、2ml、5ml、10ml 各 1 个)、10%尼龙线、酒精灯、眼膏、显微器械、显微镜。

6. 手术方法与手术配合(表 15-6)

表 15-6 羊膜移植术手术方法与手术配合

手术方法	手术配合
1. 手术野皮肤消毒	同泪囊摘除手术
2. 开睑，去除病变组织	开睑器撑开眼睑，1∶2000 庆大霉素冲洗结膜囊，刮除角膜表面中央溃烂组织，见其下深达后弹力层
3. 羊膜移植	(1)取合适量大小羊膜，覆盖于角膜表面，剪除多余部分羊膜，10%尼龙线对合缝合 4 层于角膜表面 (2)取合适大小羊膜，覆盖于角膜表面，10%尼龙线连续缝合固定于角膜，加缝两针固定于结膜 (3)结膜下注射庆大霉素 0.3ml，地塞米松 0.4ml (4)术毕四环素涂眼，加压双眼包扎

六、眼球摘除术

1. 手术适应证

(1)眼内恶性肿瘤、严重眼球破裂伤、无恢复希望者。

(2)绝对期青光眼，经各种治疗不能降低眼压、症状不能减轻者。

(3)严重的眼球萎缩影响外观者。

(4)手术探查中眼球壁组织有大范围的缺损，通常是爆炸伤或火器伤。伤眼不能修复，光感完全消失。

(5)角膜巩膜葡萄肿，治疗无望，并有破裂可能者。

2. 麻醉方式

(1)球后阻滞麻醉。

(2)儿童或不合作的患者可施行全身麻醉。

3. 手术体位 仰卧位。

4. 术前准备

(1)患者准备

1)详细检查患眼及对侧眼的情况，确定手术是必须的，并经患者签署知情同意书后方可进行。

2)严格核对患者及被摘除的眼别，特别是全麻患者及儿童患者。

(2)物品准备：眼小孔包、视神经剪、热盐水、8-0 可吸收线、油纱。

5. 手术方法及手术配合(表 15-7)

表 15-7 眼球摘除术手术方法及手术配合

手术方法	手术配合
1. 手术野皮肤消毒	同翼状胬肉切除术
2. 开睑，处理眼球周围肌肉	开睑器开睑，360°切开球结膜，分离出四条直肌止端并将其剪断，同时剪断上斜肌和下斜肌

续表

手术方法	手术配合
3. 处理视神经	自眼球鼻侧靠近眼球下斜肌伸入血管钳到眼球后方，夹住视神经，用血管钳夹住内直肌残端，持视神经剪自鼻侧伸入眼球后方，将视神经剪断
4. 取出眼球	用剪刀将眼球逼出眶外，取出眼球塞入湿热纱布，压迫止血
5. 关闭切口	眼球筋膜和结膜以 8-0 可吸收线连续缝合，结膜囊填塞凡士林油纱，涂抗生素眼膏后加压包扎

七、眶内容物剜出术

1. 手术适应证

(1)较广泛的眶内原发性恶性肿瘤，放疗不敏感，单纯肿瘤切除术难以彻底者。

(2)较广泛的眶内转移恶性肿瘤或眶内恶性肿瘤，虽已有远处转移，但眼部疼痛剧烈、不能忍受，放、化疗无效者。

(3)良性肿瘤长满眼眶，眼球已被破坏并高度突出，且疼痛剧烈，为减轻痛苦也可考虑进行此手术。

2. 麻醉方式　全身麻醉。

3. 手术体位　仰卧位，头下垫 1 个软垫。

4. 术前准备

(1)患者准备

1)详细检查患眼及对侧眼的情况，确定手术是必须的，并经患者签署知情同意书后方可进行。

2)严格核对患者及被摘除的眼别，特别是全麻患者及儿童患者。

(2)物品准备：眼小孔包、3-0 丝线、双极电凝、热盐水、油纱。

5. 手术方法及手术配合(表 15-8)

表 15-8　眶内容物剜出术手术方法及手术配合

手术方法	手术配合
1. 手术野皮肤消毒	同翼状胬肉切除术
2. 剪开结膜 1 周，钝性剥离直达骨膜	保留全部眼睑，开睑器撑开眼睑，使用解剖剪、咬骨钳分离，用 3-0 丝线缝 4～6 针牵拉眶内容物缝线，便于取出眶内物
3. 剥离骨膜	使用骨膜剥离器
4. 剜出瘤体的眶内容物	用牵拉缝线将眶内容物拉向鼻侧，持蚊式血管钳尽可能地向后夹住全部眶尖的蒂，持另一蚊式血管钳夹在前一止血钳的前方，用电凝止血，立即用热盐水纱布填塞压迫止血
5. 覆盖创面	应用抗生素油纱覆盖创面，并用抗生素油纱或碘仿纱条堵塞眼眶，待 6～8 周肉芽组织长满后半部眼眶后再做植皮及义眼安装

八、眼睑裂伤修复术

1. 手术适应证

(1)非感染性眼睑皮肤、肌肉、睑板和睑缘组织失去解剖完整性的各种眼睑裂伤，包括眼睑割裂伤、穿孔伤和撕裂伤等。

(2)伤后近期(2 周内)修复质量差的伤口。

2. 麻醉方式　局部浸润麻醉。

3. 手术体位　仰卧位，头下垫 1 个软垫。

4. 术前准备

(1)患者准备

1)眼部滴抗生素眼液。

2)洗脸，清洁脸部。

3)伤口周围皮肤的清洁、消毒。

(2)物品准备：眼小孔包、3-0 丝线、5-0 丝线、8-0 可吸收线、10-0 可吸收线、显微镜、显微器械。

5. 手术方法及手术配合(表 15-9)

表 15-9　眼睑裂伤修复术手术方法及手术配合

手术方法	手术配合
1. 手术野皮肤消毒	同翼状胬肉切除术
2. 伤口处理	应尽早施行，争取伤口一期愈合。剪去睫毛，0.1%活力碘清理创口、消毒、止血
3. 部分厚度裂伤修复术	用 5-0 丝线行间断缝合，深层组织用 8-0 可吸收线间断缝合或水平褥式缝合。结膜囊内涂抗生素眼膏，皮肤缝线处活力碘消毒，以绷带轻加压包扎
4. 垂直性眼睑全层裂伤缝合术	对合睑缘以 3-0 丝线缝合；8-0 可吸收线间断缝合眼轮匝肌；术毕时，上睑裂伤缝合后轻加压包扎
5. 伴有皮肤缺损的裂伤修复术	用 11 号刀片取大于缺损部位 1/3 的耳后全厚皮瓣进行修补，以防皮瓣收缩
6. 睑缘撕脱伤缝合术	分离撕脱的睑缘组织，水平张力 5 -0 丝线缝合创缘，轻加压包扎

九、额肌肌瓣直接悬吊术

1. 手术适应证

(1)额肌功能良好，双侧或单侧先天性或后天性上睑下垂，但提上睑肌功能大部分或完全丧失。

(2)颌动瞬目综合征。

(3)先天性睑四联征。

(4)提上睑肌缩短术后或其他睑上下垂手术方式矫正失败的病侧。

2. 麻醉方式　表面浸润麻醉+结膜下浸润麻醉。

3. 手术体位　仰卧位。

4. 术前准备

(1)患者准备：术前完善相关检查。

(2)物品准备：眼小孔包、单级电凝、无菌记号笔、尖刀片、4×10 圆针、4×12 三角针、5-0 丝线、肌肉镊。

5. 手术方法及手术配合(表 15-10)

表 15-10　额肌肌瓣直接悬吊术手术方法及手术配合

手术方法	手术配合
1. 手术野皮肤消毒	同翼状胬肉切除术
2. 手术切口	单侧上睑下垂患者按健眼上睑皱褶高度用无菌记号笔标出皮肤切口；双侧患者的皮肤切口设计应做到双侧对称重睑线高度右中央为 4～5mm，两侧 3～4mm，内侧切口要较外侧切口的高度略低 0.5mm 更好
3. 分离与暴露额肌	用剪刀沿轮匝肌表面和皮下组织间自切口向上潜行分离，达上框缘后继续向上在额肌面与皮下组织间继续剥离至眉弓上约 15mm 处，形成宽 20～25mm 的皮下隧道
4. 将额肌与骨膜分离	用弯蚊式血管钳与剪刀钝性分离
5. 制作额肌瓣	在额肌游离缘内侧剪成一个上宽下窄梯形额瓣，将其与骨膜前脂肪分离，即形成可移行的额肌瓣
6. 分离眼轮匝肌	于上睑皮肤切口处垂直睑板向下分离达到睑板面，然后再上方眶隔前将轮匝肌与眶隔分开，用剪刀将轮匝肌与睑板相连部分离开
7. 额肌与睑板固定缝合	将眼轮匝肌条向睑缘方向牵拉并放于睑缘皮肤上，将额肌肌瓣拉到睑板面上适当位置与睑板缝合，在肌瓣中央穿过一组缝线结一活结。调整好高度将活结换成外科结结扎，剪去多余额肌，使眼轮匝肌条带复位于额肌瓣上
8. 皮肤缝合	皮肤切口用 5-0 丝线缝合，最后做下睑暂时牵引缝线以保护角膜及支撑上睑

十、外眼专科手术护理

1. 常规护理　见第三章手术室围手术期护理。

2. 评估　评估患者双眼的对称性。

3. 外伤患者　入手术室前做伤口生物学检查，筛查特异性感染患者，并采取相应的措施。伤口清洗处理要彻底。

4. 眶内容物剜出术　备个骨蜡、单双极电凝、40℃温盐水止血。

5. 羊膜移植术异体羊膜的处理　打开异体羊膜储存容器盖，酒精灯火焰法消毒容器口，用无菌方法取出合适的羊膜，拆下羊膜固定板，反复用生理盐水漂洗羊膜，浸泡于生理盐水中备用。

6. 其他　同本章第一节泪道手术专科护理措施。

第三节 内 眼 手 术

一、概述

(一)眼球相关解剖及生理知识

眼球(eyeball)是视器的主要部分，居眶内，借筋膜与眶壁相连(图 15-2)。眼球前面有眼睑保护，后面由视神经连于脑。眼球周围附有泪腺和眼外肌等眼副器，并有眶脂体衬垫。眼球大致为球形(图 15-2)，前面的正中点称前极，后面的正中点称后极。眼球由眼球壁和眼球内容物两部分组成。

1. 眼球壁 眼球壁(wall of the eyeball)分三层，由外向内依次为眼球纤维膜、眼球血管膜和视网膜。眼球纤维膜由强韧的纤维结缔组织组成，具有保护作用，可分为角膜和巩膜两部分。

(1)角膜(cornea)：位于眼球前部，呈横椭圆形。占眼球纤维膜的前 1/6，无色透明，前凸后凹，有屈光作用。组织学上可将角膜由前向后分为五层，即上皮层、前弹力层、基质层、后弹力层及内皮层。角膜无血管，但有丰富的感觉神经末梢，故角膜的感觉十分敏锐。

(2)巩膜(sclera)：角膜之后的整个外膜部分均属巩膜，由致密的胶原和弹力纤维构成，其结构坚韧，不透明，质地坚硬呈磁白色。血管很少，前面与角膜相连，后面与视神经硬膜鞘相连。巩膜表面被眼球筋膜和结膜覆盖。

2. 眼球血管膜 含丰富的血管、神经和色素，呈棕黑色，故又称色素膜。此膜自前向后可分为虹膜、睫状体和脉络膜三部分。

(1)虹膜(iris)：为眼球血管膜的最前部，位于晶状体前面，为一圆盘形膜，中央有孔，称为瞳孔。

(2)睫状体(ciliary body)：呈环形，位于巩膜与角膜移行处的内面，在眼球的矢状面上呈三角形，是眼球血管膜的最肥厚部分。

(3)脉络膜(choroid)：约占眼球血管膜的后 2/3。为柔软的薄膜，后方有视神经穿过，外与巩膜疏松结合，其间有淋巴间隙；内面紧贴视网膜的色素层。其功能是输送营养物质，并吸收眼内分散的光线以免扰乱视觉。

3. 视网膜 视网膜(retina)位于眼球血管膜的内面，是一层透明的薄膜，从后向前可分为虹膜部、睫状体部和脉络膜部。视网膜由色素上皮层和视网膜感觉层组成，两层间在病理情况下可分开，称为视网膜脱离。色素上皮层与脉络膜紧密相连，由色素上皮细胞组成，它们具有支持和营养光感受器细胞、遮光、散热以及再生和修复等作用。

(二)眼球内容物

眼球内容物(content of the eyeball)包括房水、晶状体和玻璃体。这些结构透明而无血管分布，具有屈光作用。它们与角膜合称为眼的屈光系统。

1. 房水 房水(aquous humor)是澄清的液体，充满眼房内。房水由睫状体产生，进入眼后房，经瞳孔至眼前房，经虹膜角膜角进入巩膜静脉窦，借睫前静脉汇入眼静脉。房水的生理功能是为角膜和晶状体提供营养并维持正常的眼内压。如虹膜后粘连或瞳孔闭锁，房水则滞于眼后房内，导致眼内压增高，临床上称为青光眼。

2. 晶状体　晶状体(lens)位于虹膜的后方、玻璃体的前方，呈双凸透镜状，后面较前面隆突，无色透明，具有弹性，不含血管和神经。晶状体外表包覆具有高度弹性的透明薄膜，称晶状体囊。晶状体的周围部较软，称晶状体皮质；其中央部较硬称晶状体核。如果晶状体由于各种原因造成其部分或全部混浊，则发生白内障。晶状体就像照相机里的镜头一样，对光线有屈光作用，同时也能滤去一部分紫外线，保护视网膜，但它最重要的作用是通过睫状肌的收缩或松弛改变屈光度，使看远或看近时眼球聚光的焦点都能准确地落在视网膜上。

3. 玻璃体　玻璃体(vitreous body)是无色透明的胶状物质，表面覆盖着玻璃体膜。它充满于晶状体和视网膜之间，除有屈光作用外，尚有支撑视网膜的作用。若玻璃体发生混浊，可影响视力。若支撑作用减弱，可导致视网膜剥离。

二、周边虹膜切除术

1. 手术适应证

(1)原发性瞳孔阻滞性闭角型青光眼。

(2)原发性非瞳孔阻滞性闭角型青光眼。

(3)继发性瞳孔阻滞性青光眼。

2. 麻醉方式　全身麻醉。

3. 手术体位　仰卧位，头下垫1个软垫。

4. 术前准备

(1)患者准备

1)滴用1%或2%毛果芸香碱滴眼液。

2)滴用抗生素眼液。

3)检查前房角(又称虹膜角膜角)，证实前房角未关闭，或关闭范围不超过1/2周。

4)测眼压。停用全身降眼压药物72h后眼压应能控制在正常范围内。

(2)物品准备：眼小孔包、显微镜、显微器械、虹膜剪、虹膜恢复器、BSS液、11号刀片、10-0线。

5. 手术方法及手术配合(表15-11)

表15-11　周边虹膜切除术手术方法及手术配合

手术方法	手术配合
1. 手术野皮肤消毒	同翼状胬肉切除术
2. 球结膜切口	鼻上象限的角巩膜缘的球结膜切口或球结膜瓣，分离至角巩膜缘后3～4mm
3. 做角巩膜切口	用11号刀片在角巩膜灰蓝半月区中间角巩膜缘切口，前房针穿刺，做角巩膜切口，外口长约3mm，内口长2.5～3mm

续表

手术方法	手术配合
4. 剪除虹膜	虹膜镊夹住脱出的周边部虹膜，持虹膜剪紧贴角巩膜缘将脱出的虹膜剪除
5. 复位	用BSS液轻轻冲洗角巩膜缘切口，可使其复位。10-0线缝合球结膜

三、青光眼小梁切除术

1. 手术适应证

(1) 急慢性青光眼。

(2) 小梁性慢性继发性青光眼。

(3) 先天性青光眼。

2. 麻醉方式 全身麻醉。

3. 手术体位 仰卧位，头下垫1个软垫。

4. 术前准备

(1) 患者准备

1) 调整术前应用的降眼压药物。

2) 术前滴用抗生素眼液。

(2) 物品准备：眼小孔包、显微镜、显微器械、20%甘露醇、11号刀片、10-0线。

5. 手术方法及手术配合(表15-12)

表15-12 青光眼小梁切除术手术方法及手术配合

手术方法	手术配合
1. 手术野皮肤消毒	同翼状胬肉切除术
2. 切口	以角膜缘为基底和以穹隆部为基底做切口
3. 角巩膜缘前房穿刺	位于颞下方，眼科冲洗针头穿入前房，提供术中前房内注水冲洗，检查巩膜瓣渗水程度以及术毕时恢复前房的通道
4. 球结膜瓣	做以角膜缘或以穹隆部为基底的球结膜瓣
5. 巩膜瓣	做以角膜缘为基底的巩膜瓣
6. 切除角巩膜深层组织	于巩膜床前端透明的角膜区用锐刀尖切穿前房，于此切除或用咬切器咬除角巩膜组织1.5mm×1mm或2mm×1.5mm
7. 周边部虹膜切除	用显微镊夹住角巩膜切口中暴露的虹膜组织，做周边部虹膜切除，然后用虹膜恢复器复位虹膜
8. 缝合巩膜瓣	将巩膜瓣复位。于其两游离角各用10-0线间断缝合1针，打结。然后将平衡盐水经角膜穿刺处注入前房，观察液体外渗情况。如果过多应加针，如果过少，证明缝线太紧，应予以调整
9. 缝合球结膜	10-0线间断或连续褥式缝合伤口

续表

手术方法	手术配合
10. 恢复前房，缝合切口	缝合球结膜伤口后，经角膜穿刺处向前房内注入平衡盐水，以便恢复前房和了解结膜伤口渗漏情况，必要时加针
11. 注射抗生素	球结膜下注射庆大霉素或妥布霉素 20 000U，地塞米松 2.5mg。涂用抗生素眼膏和 1%阿托品眼膏

四、白内障超声乳化吸出+人工晶状体植入术

1. 手术适应证

(1)老年性白内障。

(2)发育性或青年性白内障。

(3)并发性白内障。

(4)外伤性白内障或晶状体前囊膜已破者。

2. 麻醉方式　局麻。

3. 手术体位　仰卧位，头下垫 1 个软垫。

4. 术前准备

(1)患者准备

1)检查视功能。

2)测眼压，了解是否合并青光眼。

3)A 型超声测量眼轴长度。

4)测算拟植入的人工晶状体屈光度。

5)了解全身情况，排除影响手术的一些严重疾病。高血压患者应使用药物控制血压后再手术。糖尿病患者在术前应将血糖控制在 8mmol/L 以下后进行手术较为安全。

6)术前应向患者和家属说明手术目的、可能出现的问题，并恰当地解释预后，以取得理解和合作。

7)滴用抗生素眼液 2～3 天，每天 3～4 次。如时间不够，至少术前 6h 滴用抗生素眼液，每半小时 1 次。

8)术前尽量散大瞳孔。

(2)物品准备：眼小孔包、双极电凝、显微镜、白内障显微器械、超声乳化仪及手柄、BSS 液、10-0 线、黏弹剂、人工晶状体。

5. 手术方法及手术配合(表 15-13)

表 15-13　白内障超声乳化吸出+人工晶状体植入术手术方法及手术配合

手术方法	手术配合
1. 手术野皮肤消毒	同翼状胬肉切除术
2. 切口	以穹隆部为基底做长约 7mm 的结膜瓣切口，以双极电凝充分止血，在距角膜巩膜后 2mm 处，做平行于缘部的巩膜板层切口。以 3.2mm 穿刺刀刺进前房

续表

手术方法	手术配合
3. 连续环行撕囊术	以截囊针在近正中部前囊膜做1个小三角瓣，翻转游离侧，以截囊针轻轻拉住翻转的囊膜片，按预定方向用撕囊镊做环行撕拉，使撕裂做连续的弧形延伸，直至形成6mm的圆形撕开
4. 水分离术	撕开前囊后，以注水钝头针自9点和3点时钟位的前囊膜瓣下注入眼用平衡液。借助水的脉动冲击，使前囊膜和囊下皮质分离，用同样的方法可使浅层和深层皮质、深层皮质和核上皮质，以至于核上皮质和核上充分分离，以利于随后的乳化进行
5. 晶状体乳化术	扩大内口至3.2mm，伸入乳化头至前房，仅保持灌注，超声乳化针头斜面向下或侧向，避免触及虹膜及角膜内皮。超过虹膜后转动超声乳化针头使针孔向上，按预定方式一次对核进行乳化吸出
6. 清除皮质	伸入吸引头吸尽皮质
7. 植入人工晶状体	依据晶状体直径大小扩大巩膜切口，植入人工晶状体，用晶状体定位钩定位
8. 缝合	10-0线缝合切口，结膜下注药

五、视网膜脱离复位术

1. 手术适应证

(1)孔源性视网膜脱离：由于玻璃体变性、收缩、牵拉形成视网膜神经上皮全层裂孔，液化的玻璃体经裂孔进入视网膜下形成的视网膜脱离。

(2)视网膜萎缩、变性使视网膜变薄，形成视网膜裂孔，而产生视网膜脱离。

(3)牵位性视网膜脱离，但玻璃体内无明显增殖性改变者。

(4)渗出性视网膜脱离经药物治疗无效，并且视网膜脱离已累及黄斑部者。

2. 麻醉方式 球后麻醉，精神紧张不配合及儿童施以全麻。

3. 手术体位 仰卧位，头下垫1个软垫。

4. 术前准备

(1)患者准备

1)眼部和全身检查。

2)患眼滴用散瞳眼液，充分扩大瞳孔。

3)术前滴用抗生素眼液2～3天。

(2)物品准备：网脱包、双极电凝、显微镜、无菌显微镜套、视网膜显微器械、间接检眼镜、冷凝器、黏弹剂、环扎带、硅胶海绵、3-0丝线、8-0可吸收线。

5. 手术方法及手术配合(表15-14)

表15-14 视网膜脱离复位术手术方法及手术配合

手术方法	手术配合
1. 手术野皮肤消毒	同翼状胬肉切除术
2. 切口	球结膜360°切口，剪开后，4条直肌以3-0丝线牵引

续表

手术方法	手术配合
3. 裂孔定位并封闭	间接检眼镜直视下裂孔定位，冷凝封闭全部裂孔
4. 预置缝线	预置巩膜外加压带缝线，并根据病情决定是否预置巩膜外环扎带缝线
5. 巩膜外切开放液	于视网膜脱离最高处行巩膜外切开放液。放液后缝合切口，并局部冷凝。结扎预置缝线
6. 观察眼底	间接检眼镜下观察眼底，了解视网膜复位情况，指测眼压略高于正常为适度
7. 关闭切口	剪除牵引缝线，8-0 可吸收线缝合球结膜

六、玻璃体切割术

1. 手术适应证

(1)由出血、感染、变性或先天性眼病引起的玻璃体浑浊。

(2)单纯由巩膜扣带术及视网膜凝固术未能治愈的视网膜脱离。必须指出视网膜脱离的玻璃体手术经常与巩膜外冷凝、硅胶外垫压或环扎术联合应用。

(3)伴有晶状体脱位、玻璃体积血、眼内异物等严重的眼外伤。

(4)感染性或非感染性、内源性或外源性、眼科术后的眼内炎感染。

(5)某些先天性眼病。

2. 麻醉方式　局麻。

3. 手术体位　仰卧位，头下垫 1 个软垫。

4. 术前准备

(1)患者准备

1)全身检查应特别注意血压、血糖和心、肺、肾功能。

2)术前应清洁术眼、剪短睫毛、冲洗泪道，滴用抗生素眼液 2～3 天。

3)散大瞳孔。

4)术前给予镇静药。

(2)物品准备：网脱包、双极电凝、显微镜、无菌显微镜套、视网膜显微器械、玻璃体切割机、冷凝器、黏弹剂、各种度数的角膜接触镜、导光纤维、二氧化碳、激光机、膨胀气体、硅油、环扎带、硅胶海绵、BSS 液、8-0 可吸收线。

5. 手术方法及手术配合(表 15-15)

表 15-15　玻璃体切割术手术方法及手术配合

手术方法	手术配合
1. 手术野皮肤消毒	同翼状胬肉切除术
2. 切口	3 个巩膜切口：晶状体眼距角膜缘 3.5～4mm，无晶状体眼距角膜缘 2.5mm 处做颞下、颞上和鼻上巩膜切开

续表

手术方法	手术配合
3. 安放注液管	在颞下象限预置缝线，放入排好空气的注液管针头皮玻璃体腔，并用8-0线固定
4. 安放角膜接触镜	用8-0线将角膜接触环固定于浅层巩膜上，便于安放角膜接触镜
5. 安放导光纤维头及玻切头	先插入导光纤维头，在瞳孔区见到后，再插放切割头，切割头的开口应朝向术者
6. 眼内玻璃体切割操作	调节玻璃体切割机的各项参数、BSS液体高度及滴数。进行增殖膜的处理、气液交换、激光封闭裂孔时适时调节参数，必要时注入膨胀气体或硅油
7. 关闭切口	取出眼内器械，始终保持眼内灌注液体或气体，维持稳定的眼内压，8-0线缝合切口，结扎各对预置缝线。最后在保持要求的眼压下，灌注切口的预置缝线打1个结并拉紧，取出灌注头，应无气或油外溢，结扎缝线关闭切口
8. 缝合	8-0线缝合结膜切口，结膜下注射抗生素，涂用抗生素眼膏和1%阿托品眼膏

七、专科手术护理

1. 常规护理　见第三章手术室围手术期护理。

2. 评估　评估患者双眼眼压；患者有平卧位眼压增高的危险；有激光损伤患者和手术组医务人员眼睛、皮肤的危险。

3. 体位　手术床保持水平位，不可调整为头低足高位，以免使眼压增高。

4. 熟练掌握手术仪器的使用与维护　如超声乳化机、玻璃体切割机、电凝仪、冷凝仪、激光等。二氧化碳、氧气、空气、氮气的使用切不可混淆。

5. 正确使用电凝和激光　患者停止吸氧，关闭氧气和一氧化二氮(笑气)，以免引起烧伤或爆炸，同时注意使用激光的自身安全防护。

6. 手术完毕　包扎双眼。

7. 其他　同本章第一节泪道手术专科护理措施。

（许　娜　龚腊梅）

主要参考文献

李绍珍. 2006. 眼科手术学. 第2版. 北京：人民卫生出版社，179～182
宋烽，王建荣. 2006. 手术室护理管理学. 北京：人民军医出版社，376～392
杨钧. 2008. 眼科学彩色图谱. 第2版. 北京：人民卫生出版社，71，197，243，279，325，341
赵家良. 2007. 临床技术操作规范眼科学分册. 北京：人民军医出版社，140～208

第十六章　耳鼻喉科手术护理

第一节　外 耳 手 术

一、概述

外耳(external ear)包括耳郭、外耳道和鼓膜三部分(图 16-1)。

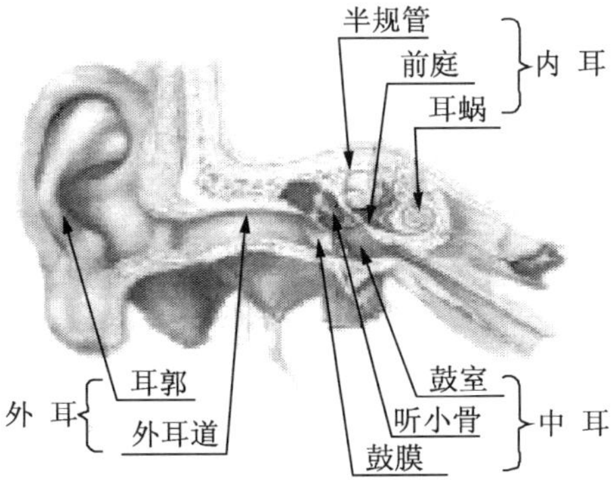

图 16-1　耳的解剖

1. 耳郭　耳郭(auricle)位于头颅两侧，凸面向后，凹面朝向前外。除耳垂由脂肪与结缔组织构成外，其余均为弹性软骨，外覆以软骨膜和皮肤。

2. 外耳道　外耳道(external acoustic meatus)是从外耳门至鼓膜的管道，由骨性部和软骨部两部分组成。

3. 鼓膜　鼓膜(tympanic membrane)位于鼓室和外耳道之间，为椭圆形半透明薄膜，将外耳道与中耳隔开。

二、先天性耳前瘘管切除术

先天性耳前瘘管是常见的耳科疾病，为胚胎期形成耳郭的第一、第二腮弓的小丘样结节融合不良或第一腮沟封闭不全所致。瘘管是一种可有分支而弯曲的盲管，其外口常位于耳轮脚前上方(图 16-2)。管腔盖有复层鳞状上皮，腔内含有鳞屑物，挤压瘘口周围，偶有少许黏稠皮脂腺样物自瘘口溢出。一旦感染，则红、肿、痛而化脓，可反复发作。本病属外显不全的常染色体显性遗传性疾病。

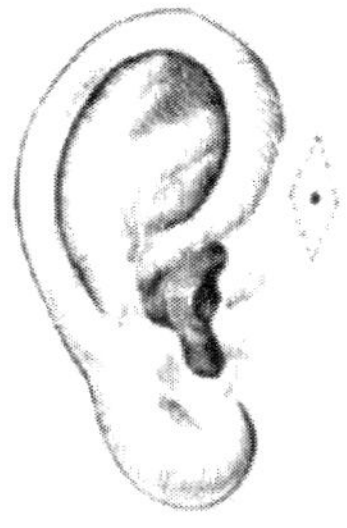

图 16-2　瘘管的位置

1. 手术适应证

(1)先天性耳前瘘管感染控制后。

(2)反复感染的耳前瘘管急性期感染控制后。

2. 麻醉方式　局部麻醉或全身麻醉。

3. 手术体位　去枕侧头仰卧位，术耳朝上，用弯沙袋固定于头部两侧。

4. 术前准备

(1)患者准备

1)抗生素：根据局部条件决定，做过敏试验。

2)备皮：耳郭后3指。

(2)物品准备：耳前瘘管器械包、显微器械、显微镜、手术衣 1 包、双极电凝线 1 根、2%利多卡因、0.5%活力碘、2%亚甲蓝溶液。

5. 手术方法及手术配合(表16-1)

表16-1　先天性耳前瘘管切除术手术方法及手术配合

手术方法	手术配合
1. 手术切口	以瘘口为中心，与耳轮脚平行的梭形切口
2. 手术野皮肤消毒	用0.5%活力碘以瘘口为中心，上至发际4～5cm，下达颈部，内侧略过鼻中线，如此反复涂抹3次
3. 切开皮肤、皮下组织	用含有2%亚甲蓝溶液的10ml注射器(钝头针头)，插入瘘管口充盈瘘管各分支，用刀(7号刀柄，15号刀片)在瘘管口周围做梭形切口，用双极电凝止血，纱布拭血
4. 分离切除瘘管	在显微镜下，沿染蓝的管道将瘘管与周围组织锐性分离，组织钳夹持瘘管，组织剪将瘘管及其分支一并切除，直到盲端
5. 彻底清除感染病灶	用刮匙刮除感染区坏死组织，刀(7号刀柄，11号刀片)切除瘘管穿至的软骨组织，术腔较深，不能彻底封闭者，放置橡皮引流片
6. 缝合包扎	用6×17三角针、3-0丝线，缝合切口，无菌纱布覆盖，胶布固定，绷带包扎

三、外耳道成形术

1. 手术适应证

(1)先天性或后天性外耳道狭窄或闭锁者。

(2)中耳探查术的合并手术，扩大对鼓膜穿孔的暴露。

2. 麻醉方式　局部麻醉或全身麻醉。

3. 手术体位　去枕侧头仰卧位，术耳朝上，用弯沙袋固定于头部两侧。

4. 术前准备

(1)患者准备

1)抗生素：根据局部条件决定，做过敏试验。

2)备皮：耳郭后3指，大腿内侧(如乳突术腔需植皮时)。

(2)物品准备：中耳器械包(另备取皮包)、显微器械、显微镜、耳科电钻、手术衣1包、双极电凝线1根、碘仿纱条、凡士林纱布、烧伤纱布、弹力绷带、局麻药、0.5%活力碘、75%乙醇(取大腿皮肤用)。

5. 手术方法及手术配合(表16-2)

表16-2　外耳道成形术手术方法及手术配合

手术方法	手术配合
1. 手术切口	沿耳后际做耳后弧形切口，上至耳郭附着处上沿，下至乳突尖(耳后切口)
2. 手术野皮肤消毒	用0.5%活力碘以术耳为中心，上至发际4～5cm，下达颈部，内侧略过鼻中线，如此反复涂抹3次
3. 切开皮肤、皮下组织	用刀(7号刀柄，15号刀片)切开，细纱条拭血，双极电凝止血，耳吸引管吸引
4. 分离外耳道皮肤，形成带蒂内皮瓣	用中耳剥离器剥离或铲刀，显微手术剪分离外耳道皮肤及皮下组织，细纱条拭血
5. 充分暴露手术部位及突起的外耳道前壁	用乳突撑开器撑开手术野
6. 扩大骨性外耳道	用磨钻磨除耳前壁或下壁的突起，持续生理盐水冲洗，细纱条拭血或双极电凝止血
7. 暴露鼓环	用中耳剥离器和耳科电钻暴露鼓环，持续生理盐水冲洗，用细纱条拭血
8. 鼓-耳道皮瓣前翻	用中耳剥离器
9. 皮瓣复位	用中耳平镊、4×10圆针、3-0丝线，缝合皮瓣及周围组织，用明胶海绵固定
10. 游离皮片移植于外耳道壁上	用75%乙醇消毒大腿内侧皮肤，刃厚皮片组织约4cm×5cm大小，卷成皮筒，覆盖在重建的外耳道壁上，用明胶海绵固定
11. 堵塞外耳道	将碘仿纱条剪成小三角形填塞外耳道
12. 包扎切口	用6×17三角针、3-0丝线缝合切口，无菌纱布覆盖，胶布固定，绷带包扎

四、外耳手术护理措施

常规护理见第三章手术室围手术期护理。

1. 护理评估

(1)评估患者对手术创伤、疾病转归的认知程度。

(2)评估患者听力、社交能力，以及是否合并其他心、脑、血管疾病。

(3)评估患者精神状态、价值观。

2. 常见护理诊断/问题

(1)疼痛：与局部麻醉效果和个人耐受力有关。

(2)有听力改变的危险：与手术创伤、术后感染有关。

(3) 有自尊紊乱的危险：与组织完整性受损、自我形象改变有关。

(4) 有精神困扰的危险：与手术创伤、疾病转归认知不足有关。

3. 护理措施

(1) 心理护理及卫生宣教：针对患者的精神状态、认知程度、人生观、价值观耐心做好心理护理及卫生宣教。解答患者及家属对手术的疑问，嘱患者彻底清洗头发，注意洗发、洗澡时避免水进入耳内造成感染。

(2) 备齐特殊手术仪器，如外耳矫形器材及其附件的型号、灭菌有效期。

(3) 手术体位护理：患者仰卧位，肩下放软枕，头部自然偏向健侧，枕于圆孔形硅胶头垫上，避免耳、眼受压，颈下平塞支撑软垫，防止颈椎空悬，以免损伤颈椎；头部不能过度伸仰以免患者手术后颈部疼痛。患者眼部涂入四环素眼膏，协助双眼自然闭合。

(4) 眼睛的保护：全麻的患者在麻醉实施后将眼睛用透明防水贴膜贴合上下眼睑，局麻患者嘱其在手术中不要睁开眼睛。消毒铺巾后用透明防水切口保护贴膜将手术野贴起来，防止术中各种液体流到眼睛里。

(5) 取皮护理：对需要切取大腿部皮肤的手术告知患者皮肤切取的必要性，皮肤切取后立即用凡士林网眼油纱覆盖大腿取皮处，用敷料和绷带加压包扎。并密切观察伤口渗血情况。

第二节　中 耳 手 术

一、概述

中耳(middle ear)位于外耳和内耳之间(图 16-1)。由鼓室、咽鼓管、乳突窦和乳突小房组成，为颞骨内一系列含气的不规则腔道，内衬黏膜，且相互延续。中耳是传导声波的主要部分。

1. 鼓室　鼓室(tympanic cavity)是中耳最主要的部分，居颞骨岩部内。借鼓膜与外耳道分隔，借前庭窗及蜗窗与内耳联系，借咽鼓管通鼻咽部，借鼓窦与乳突气房相通。鼓室内结构包括听小骨、韧带、肌、血管和神经等。

(1) 鼓室的壁：鼓室为一步规则腔隙，由六个壁围成。①上壁为鼓室盖，是一薄骨板，分隔鼓室与颅中窝。有时骨板是发育不完整的，代之以结缔组织，故患中耳炎时，可继发颅内感染。②下壁为颈静脉壁，借薄骨板分隔鼓室和颈内静脉起始部。③前壁为颈动脉壁，即颈动脉管的后壁，较狭窄，有时不完整。前壁上部有肌咽鼓管开口，肌咽鼓管口可分为上、下两部，上部为鼓膜张肌半管开口，容纳鼓膜张肌；下部为咽鼓管半管开口，是炎症在鼓室与咽鼓管之间蔓延的解剖学基础。④后壁为乳突壁，此壁上部有乳突窦开口，乳突窦向后与乳突小房相通，故中耳炎时，炎症可扩散至乳突窦和乳突小房，严重者可形成乳突瘘。在乳突窦开口内侧壁上有外半规管凸，下方有一锥隆起，内藏镫骨肌。⑤外侧壁为鼓膜壁，大部分是鼓膜，分隔鼓室与外耳道。中耳炎时可蔓延至鼓膜，引起鼓膜穿孔，影响听力。⑥内侧壁为内耳的外侧壁，亦称迷路壁。此壁凹凸不平，中部有圆形向外突的隆起，称为岬，由耳蜗第一圈起始部隆起形成。岬的后上方有卵圆形孔，称为前庭窗(又称卵圆窗)，此孔被镫骨底所封闭。岬的后下方有一圆形小孔，称为蜗窗(又称圆窗)，在活体上被结缔组织膜所封闭，称为第二鼓膜。在前庭窗的后上方有一条弓形隆起，称为面神经管凸，内有面神经通过，面神经管凸以薄骨板与鼓室相隔。中耳炎手术时应慎重，防止损伤其内的面神经。

(2)鼓室内的结构：①听小骨(auditory ossicles)，位于鼓室内，有 3 块，即锤骨、砧骨和镫骨。锤骨：形如鼓槌，有头、柄、外侧突和前突。砧骨：形如砧，分为体、长脚和短脚。镫骨：形似马镫，可分为头、颈、前脚、后脚和底。②听小骨链，锤骨柄附着于鼓膜，镫骨底封闭前庭窗，砧骨居中，将锤骨和镫骨连接成听小骨链，组成杠杆系统。炎症引起听小骨粘连、韧带硬化等，听小骨链的活动受到限制，可使听觉减弱。③运动听小骨的肌，共有 2 条，即鼓膜张肌和镫骨肌。鼓膜张肌：位于咽鼓管上方的鼓膜张肌半管内，止于锤骨柄上端，受下颌神经支配。镫骨肌：位于锥隆起内，止于镫骨颈，由面神经支配。

2. 咽鼓管　咽鼓管(auditory tube)连通鼻咽部与鼓室。其作用是使鼓室内气压与外界大气压相等，以保持鼓膜内、外两面的压力平衡。咽鼓管近鼓室的 1/3 段为骨部，此部向后外侧开口于鼓室前壁的咽鼓管鼓室口；咽鼓管近咽的 2/3 段为软骨部，此部向前内侧开口于鼻咽部侧壁的咽鼓管咽口。咽鼓管咽口和软骨部平时处于闭合状态，当吞咽或尽力张口时开放，空气便经咽鼓管进入鼓室，鼓膜内外气压平衡，利于鼓膜的振动。小儿咽鼓管短而宽，接近水平位，故咽部感染可经咽鼓管侵入鼓室，引起化脓性中耳炎。

3. 乳突窦和乳突小房　①乳突窦(mastoid antrum)，位于鼓室上隐窝后方，向前开口于鼓室后壁上部，向后下与乳突小房相通连，为鼓室和乳突小房之间的交通要道。乳突窦是鼓室与乳突之间的较大腔隙，初生儿已发育完成。②乳突小房(mastoid cells)，位于颞骨乳突内，为许多大小、形状不等而互相连通的含气小腔隙。中耳炎症可经乳突窦侵犯乳突小房而引起乳突炎(图 16-3)。

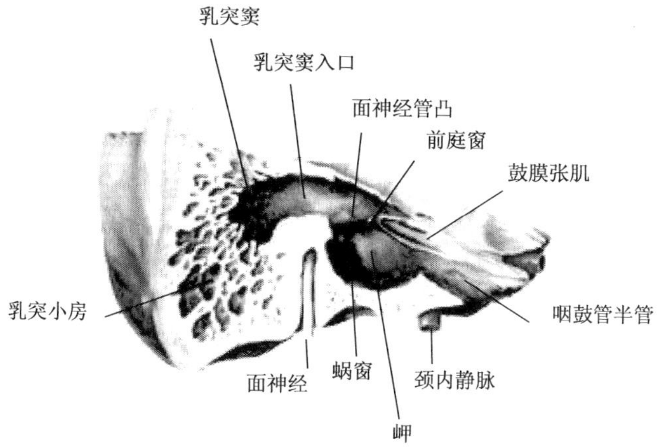

图 16-3　乳突窦与乳突小房

二、鼓膜切开置管术

1. 手术适应证 分泌性中耳炎(又称渗出性中耳炎)、中耳积液、大疱性中耳炎。

2. 麻醉方式 局部麻醉或全身麻醉。

3. 手术体位 去枕侧头仰卧位，术耳朝上，用弯沙袋固定于头部两侧。

4. 术前准备

(1)患者准备

1)抗生素：根据局部条件决定，做过敏试验。

2)备皮：耳郭后3指。

(2)物品准备：置管器械包、显微器械、显微镜、手术衣1包、碘仿纱条、1%丁卡因、0.5%活力碘。

5. 手术方法及手术配合(表16-3)

表16-3 鼓膜切开置管术手术方法及手术配合

手术方法	手术配合
1. 手术切口	耳内切口
2. 手术野皮肤消毒	用0.5%活力碘以术耳为中心，上至发际4～5cm，下达颈部，内侧略过鼻中线，如此反复涂抹3次
3. 切开鼓膜	显微镜下用鼓膜切开刀切开鼓膜
4. 鼓室内积液的处理	用中耳吸引器吸引
5. 安放通气管	用麦粒钳夹住通气管的一端或用钩针插入通气管腔，放置通气管
6. 检查通气管放置位置是否合适	用麦粒钳或钩针调节通气管位置
7. 关闭切口包扎	明胶海绵固定，用碘仿纱条填塞外耳道，无菌纱布覆盖，胶布固定

三、鼓室成形术

1. 手术适应证

(1)慢性中耳乳突炎。

(2)胆脂瘤性中耳炎。

(3)鼓室硬化症。

(4)外伤引起的中耳传音系统的缺损。

2. 麻醉方式 局部麻醉或全身麻醉。

3. 手术体位 去枕侧头仰卧位，术耳朝上，用弯沙袋固定于头部两侧。

4. 术前准备

(1)患者准备

1)抗生素：根据局部条件决定，做过敏试验。

2)备皮：耳郭后3指。

(2)物品准备：中耳器械包、显微器械、显微镜、耳科电钻、手术衣1包、双极电刀线1根、碘仿纱条、2%利多卡因、1%丁卡因、0.5%活力碘、人工听骨(PORP、TORP)。

5. 手术方法及手术配合(表16-4)

表16-4　鼓室成形术手术方法及手术配合

手术方法	手术配合
1~2步同鼓膜切开置管术	同鼓膜切开置管术
3. 切开皮肤、皮下组织	用15号刀片切开，细纱条拭血，双极电凝止血
4. 分离组织和骨膜，找到带血管皮瓣	用中耳剥离器剥离，小剪刀、中耳镊分离组织和修薄外耳道皮片，乳突撑开器撑开切口，用细纱条拭血
5. 切开外耳道皮肤及鼓环	在显微镜下，用11号刀片切开鼓环
6. 游离皮瓣	用镰状刀、剥离器剥离，游离外耳道皮肤
7. 分离后部鼓环，适当凿除外耳道后上壁，以明视砧-镫骨	使用电钻磨出外耳道上壁，生理盐水冲洗，中耳刮匙，耳内镊清除碎骨，内耳直针探查听骨链，细纱条拭血，中耳吸引管吸引
8. 重建听骨链	用人工听骨(PORP、TORP)，重建听骨链，以耳内尖平镊、直针固定
9. 移植人工鼓膜	用耳平镊、中耳剥离器、鼓膜铺平器安放移植片，用浸有抗生素的明胶海绵止血
10. 耳道皮片复位，充填外耳道	用小平镊、中耳剥离器复位，碘仿纱条填塞外耳道
11. 清除积血，缝合切口	吸净积血，用6×17三角针、3-0丝线缝合切口，无菌纱布覆盖，胶布固定，弹力绷带加压包扎

四、专科手术护理

常规护理见第三章手术室围手术期护理。

1. 护理评估

(1)评估患者对手术创伤、疾病转归的认知程度。

(2)评估患者听力、社交能力，以及是否合并其他心、脑、血管疾病。

(3)评估中心供氧、中心负压吸引、显微镜、电钻、手术体位及其用具等术前准备。

2. 常见护理诊断/问题

(1)疼痛：与局部麻醉效果和个人耐受力有关。

(2)语言沟通障碍：与疾病导致的听力改变有关。

(3)感觉知觉紊乱：与听力改变有关。

(4)有失聪的危险：与手术创伤、术后感染有关。

(5)有精神困扰的危险：与手术创伤、疾病转归认知不足有关。

3. 护理措施

(1)心理护理及卫生宣教：针对患者的精神状态、认知程度、人生观、价值观耐心做好心理护理及卫生宣教。解答患者及家属对手术的疑问，嘱患者彻底清洗头发，注意洗发、洗澡时避免水进入耳内造成感染。

(2) 备齐特殊手术仪器，如显微镜、电钻等，准备型号合适的中耳通气管及人工听骨，检查灭菌有效期。

(3) 手术体位护理：患者仰卧位，肩下放软枕，头部自然偏向健侧，枕于圆孔形硅胶头垫上，避免耳、眼受压，颈下平塞支撑软垫，防止颈椎空悬，以免损伤颈椎；头部不能过度伸仰以免患者手术后颈部疼痛。患者眼部涂入四环素眼膏，协助双眼自然闭合。

(4) 眼睛的保护：全麻的患者在麻醉实施后将眼睛用透明防水贴膜贴合上下眼睑，局麻患者嘱其在手术中不要睁开眼睛。消毒铺巾后用透明防水切口保护贴膜将手术野贴起来，防止术中各种液体流到眼睛里。

(5) 准备止血器材：如单双极电凝、显影棉片、骨蜡、明胶海绵、碘仿纱条等。

(6) 术中显微镜的使用：调节好主刀医生及手术一助的瞳距后。用无菌方法将显微镜罩上无菌保护套，待手术需要时推至手术野最佳位置，将显微镜亮度调至灯泡功率的 2/3。手术结束，显微镜亮度调至最低，安全移开手术野至固定位置，关闭光源、电源，锁定显微镜。

(7) 术后耳科电钻的清洗与保养：手术使用完后，立即将耳科电钻从手术台上撤下来，分离下手柄、钻头和连接线。将电钻专用清洗油从手柄钻头插入孔（小头）喷入，会有黑色污渍同油一起从手柄的线连接端出口（大头）处流出，直到黑色变透明为止，用清洗油擦拭电钻手柄外表面及钻头，连接线使用清水纱布擦洗。洗理干净后将电钻手柄及线盘装好用使用等离子消毒，待用。

第三节　内 耳 手 术

一、概述

内耳（internal ear）又称迷路（图 16-1），形状不规则，埋藏于颞骨岩部内，介于鼓室内壁和内耳道底之间，由构造复杂的管道系统组成。骨迷路由致密骨质围成，是位于颞骨岩部内曲折而不规则的骨性隧道。膜迷路是套在骨迷路内的一封闭的膜性囊。膜迷路内充满内淋巴液，骨迷路和膜迷路之间的腔隙内被外淋巴液填充，且内、外淋巴液互不相通，为位觉、听觉感受器所在处。

1. 骨迷路　骨迷路（bony labyrinth）沿颞骨岩部长轴排列，由后外上至前内下共分为三部，即骨半规管、前庭和耳蜗。

(1) 前庭（vestibule）：位于骨迷路中部，是一不规则、扩大的腔隙，其前下方有一大孔与耳蜗相通，后上方以五个小孔接骨半规管。前庭内侧壁邻接内耳道底，有神经穿过。

(2) 骨半规管（bony semicircular canals）：位于颞骨岩部的后外上方，是三个“C”字形的骨性管道，按照各自与颞骨岩部长轴的关系分为：前骨半规管、后骨半规管和外骨半规管，三者互相垂直排列。

(3) 耳蜗（cochlea）：位于前庭的前内下方，形似蜗牛壳，由骨螺旋管围绕其中心骨轴（蜗轴）构成。耳蜗尖端称为蜗顶，朝向前外侧；耳蜗底部称为蜗底，对向内耳道底。蜗顶至蜗底之间锥形的部分称为蜗轴，由骨松质构成。蜗轴内有蜗神经血管穿行。自蜗顶至蜗底由蜗轴向外侧发出一骨螺旋板，骨螺旋板的游离缘呈镰刀样的薄骨片，在蜗顶处与蜗轴之间形成一孔，称为蜗孔。骨螺旋板伸入骨螺旋管内，但未达到骨螺旋管的外侧壁，其间缺损的部分是膜蜗管附着的基础。由于骨螺旋板和膜蜗管的存在，将骨螺旋管的内部分隔为上、下两部分。上部称为前庭阶，与前庭窗相连；下部称为鼓阶，与蜗窗相连。两阶内的外淋巴液在蜗孔处相通。

2. 膜迷路 膜迷路（membranous labyrinth）是套在骨迷路内的封闭的膜性管道，被内淋巴液填充。根据其与骨迷路的对应关系依次分为椭圆囊和球囊、膜半规管、蜗管。

（1）椭圆囊（utricle）和球囊（saccule）：位于前庭内，为互相通连的两个膜性囊。椭圆囊在后上方，球囊在前下方。椭圆囊与膜半规管相通，球囊与蜗管相通，囊内壁分别有椭圆囊斑和球囊斑，是位置觉感受器。

（2）膜半规管（semicircular ducts）：位于骨半规管内，其形态类似于相应骨半规管，也有三个，分别称为前膜半规管、后膜半规管和外膜半规管。各自的膨大称为膜壶腹，其内壁的隆起称为壶腹嵴，是位置觉感受器。

（3）蜗管（cochlear duct）：是位于耳蜗内的膜性管，附着于骨螺旋板的游离缘，分隔前庭阶和鼓阶，断面呈三角形，上壁为前庭膜，下壁为基底膜，基底膜上有高低不等的毛细胞，称为螺旋器（Corti 器），是听觉感受器，可相应接受低高声波的刺激。外侧壁富含血管，是膜迷路内的内淋巴液的发源地。

声音的传导：声波传入内耳兴奋听觉末梢感受器的途径有两种：一是空气传导；二是骨传导，正常情况下，以空气传导为主。

3. 内耳的血管、淋巴、神经和功能

（1）内耳的动脉：来自基底动脉的迷路动脉，在内耳道底分为前庭支和耳蜗支，分布于位置觉和听觉感受器。

（2）内耳的静脉：来自耳蜗和前庭的静脉汇成迷路静脉，出内耳门汇入附近的硬脑膜静脉窦（岩上窦、岩下窦、横窦）。

（3）内耳的内淋巴：由蜗管外侧壁（血管纹）分泌产生，经内淋巴管、内淋巴囊渗出至周围的血管丛；外淋巴则经小管与蛛网膜下隙直接相通。

（4）内耳的神经：即前庭蜗神经（Ⅷ），由前庭神经和蜗神经组成，皆为特殊躯体感觉神经。

（5）内耳的功能：维持机体平衡。对声音接受后分析加工，即将声音转变为神经冲动，传递声音信息，而后将信息从蜗后传入到大脑皮质（听神经）的听觉中枢。

4. 内耳道 内耳道（internal acoustic meatus）位于颞骨岩部后面中部，自内耳门到内耳道底，长约 10mm，内有前庭蜗神经、面神经和迷走神经穿行。内耳道底邻接骨迷路的内侧壁，有一横位的骨嵴，称为横嵴，将内耳道底分隔为上、下两部分。上部的前份有一圆形的孔，有面神经通过；上部的后份为前庭上区，有椭圆囊壶腹神经通过。下部的前份有螺旋孔列，排列成螺旋状，有蜗神经通过；下部的后份为前庭下区，有球囊神经通过，此区的后方有一单孔，容壶腹神经通过。

二、内耳开窗术

1. 手术适应证 耳硬化症、先天性外耳中耳畸形和鼓室硬化症等。

2. 麻醉方式 局部麻醉或全身麻醉。

3. 手术体位 去枕侧头仰卧位，术耳朝上，用弯沙袋固定于头部两侧。

4. 术前准备

(1) 患者准备：预防性使用抗生素，做过敏试验，耳郭后 3 指备皮。

(2) 物品准备：中耳器械包、显微器械、显微镜、耳科电钻、手术衣 1 包、双极电凝线 1 根、碘仿纱条、弹力绷带、1%丁卡因、0.5%活力碘。

5. 手术方法及手术配合(表 16-5)

表 16-5 内耳开窗术手术方法及手术配合

手术方法	手术配合
1. 手术切口	耳后切口
2. 手术野皮肤消毒	用 0.5%活力碘以术耳为中心，上至发际 4 ~ 5cm，下达颈部，内侧略过鼻中线，如此反复涂抹 3 次
3. 切开皮肤、皮下组织至颞肌筋膜层	用 15 号刀切开，细纱条拭血，双极电凝止血，耳吸引管吸引，用乳突撑开器牵开切口组织
4. 开放乳突	在显微镜下手术，用电钻打磨开放乳突，生理盐水持续冲洗
5. 半规管开窗	用电钻轮廓化外半规管弓，形成一个微型骨岛，生理盐水持续冲洗，中耳吸引管吸引(远离开窗处)
6. 皮瓣复位，盖于开窗处	用耳平镊、剥离器复位，用浸有抗生素的明胶海绵压迫皮瓣，耳脑胶止血固定
7. 关闭术腔	用碘仿纱条填塞术腔，无菌纱布覆盖，胶布固定

三、鼓膜修补术

1. 手术适应证 鼓膜修补术适用于中耳腔无病变各种类型的鼓膜穿孔，而听骨链及两窗功能正常者。

2. 麻醉方式 局部麻醉或全身麻醉。

3. 手术体位 去枕侧头仰卧位，术耳朝上，用弯沙袋固定于头部两侧。

4. 术前准备

(1) 患者准备：预防性使用抗生素，做过敏试验。耳郭后 3 指和大腿内侧(如乳突术腔需植皮时)备皮。

(2) 物品准备：中耳器械包、显微器械、手术衣 1 包、双极电凝线 1 根、碘仿纱条、凡士林纱布、烧伤纱布、弹力绷带、1%丁卡因、0.5%活力碘、75%乙醇(取大腿皮肤时)。

5. 手术方法及手术配合(表 16-6)

表 16-6　鼓膜修补术手术方法及手术配合

手术方法	手术配合
1. 手术切口	于外耳道后壁至鼓膜环 0.8cm 做弧形切开
2. 手术野皮肤消毒	同内耳开窗术
3. 耳内切口，切开皮肤及皮下组织	用 15 号刀切开，细纱条拭血，双极电刀止血，耳吸引管吸引
4. 分离外耳道皮瓣，修薄皮片	用中耳剥离子剥离，小剪刀、中耳镊修薄外耳道皮片，乳突撑开器撑开切口，用细纱条拭血
5. 凿除外耳道前上棘	关闭无影灯，在显微镜直视下手术，用圆凿(或用磨钻)凿除骨壁，用耳内尖平镊及中耳刮匙清除碎骨
6. 显露鼓耳道前角	用中耳剥离子分离，细纱条拭血，中耳吸引管吸引，用耳直针、钩针探查中耳
7. 分离外耳道皮瓣并形成鼓-耳皮瓣	用中耳剥离子、中耳组织剪、中耳平镊分离皮瓣，用细纱条拭血
8. 将压平的颞筋膜移植于鼓膜纤维层与鼓-耳皮瓣间并全部复位鼓-耳道皮瓣	用耳平镊、中耳剥离子放置移植片，用小平镊、中耳剥离子复位，用浸有抗生素的明胶海绵止血
9. 耳道皮片复位，填充外耳道	用碘仿纱条填塞外耳道
10. 缝合包扎	用 6×17 三角针、3-0 丝线缝合切口，无菌纱布覆盖，胶布固定，绷带包扎

四、乳突(改良)根治术

1. 手术适应证

(1)鼓膜松弛部或紧张部后上方穿孔。

(2)病变局限于上鼓室或累及鼓室范围较小的慢性化脓性中耳炎。

2. 麻醉　多采用全身麻醉。

3. 手术体位　去枕侧头仰卧位，术耳朝上，用弯沙袋固定于头部两侧。

4. 术前准备

(1)患者准备

1)预防性使用抗生素，做过敏试验。

2)备皮：耳郭后 3 指，大腿内侧(如乳突术腔需植皮时)。

(2)物品准备：中耳器械包、显微器械、手术衣 1 包、双极电凝线 1 根、电钻、碘仿纱条、凡士林纱布、烧伤纱布、弹力绷带、1%丁卡因、0.5%活力碘、75%乙醇(取大腿皮肤时)。

5. 手术方法及手术配合（表 16-7）

表 16-7　乳突（改良）根治术手术方法及手术配合

手术方法	手术配合
1. 手术切口	耳郭后沟外切口或耳郭后沟切口
2. 手术野皮肤消毒	同内耳开窗术
3. 耳内切口，切开皮肤及皮下组织	用 15 号刀切开，细纱条拭血，双极电刀止血，耳吸引管吸引
4. 分离鼓膜	用中耳剥离子剥离，小剪刀、中耳镊修薄外耳道皮片，乳突撑开器撑开切口，细纱条拭血，中耳吸引管吸引
5. 暴露上鼓室，凿开鼓窦	关闭无影灯，在显微镜直视下手术，用电钻磨开或用小骨锤和 3 号圆凿凿开骨壁，用耳内尖平镊及中耳刮匙清除碎骨
6. 清除乳突病变组织	用细针分离听骨周围组织，电钻磨开面神经隐窝，清除其中病变，小刮匙、尖针、耳息肉钳清除上鼓室及听骨周围的胆脂瘤上皮及肉芽，生理盐水冲洗，细纱条拭血
7. 做耳道皮瓣，修补鼓膜	用 11 号刀、小剪刀、小镊子取耳后或大腿皮肤修补鼓膜
8. 耳道皮片复位，填充外耳道	用碘仿纱条填塞外耳道
9. 缝合包扎伤口	用 6×17 三角针、3-0 丝线缝合切口，无菌纱布覆盖，胶布固定，绷带包扎

五、乳突根治术

1. 手术适应证

（1）胆脂瘤型中耳炎。

（2）中耳乳突肿瘤未涉及颅内。

（3）中耳炎及乳突炎有颅内外并发症。

2. 麻醉方式　多采用全身麻醉。

3. 手术体位　去枕侧头仰卧位，术耳朝上，用弯沙袋固定于头部两侧。

4. 术前准备

（1）患者准备

1）预防性使用抗生素，做过敏试验。

2）备皮：耳郭后 3 指，大腿内侧（如乳突术腔需植皮时）。

（2）物品准备：中耳器械包、显微器械、手术衣 1 包、双极电凝线 1 根、电钻、碘仿纱条、凡士林纱布、烧伤纱布、弹力绷带、局麻药、0.5%活力碘、75%乙醇（取大腿皮肤时）。

5. 手术方法及手术配合（表 16-8）

表 16-8　乳突根治术手术方法及手术配合

手术方法	手术配合
1. 手术切口	耳郭后沟外切口或耳郭后沟切口
2. 手术野皮肤消毒	同内耳开窗术
3. 耳内切口，切开皮肤及皮下组织	用 15 号刀切开，细纱条拭血，双极电刀止血，耳吸引管吸引
4. 分离骨膜暴露乳突皮质	用中耳剥离子、中耳组织剪，中耳镊修薄外耳道皮片，乳突撑开器撑开切口，用细纱条拭血
5. 进入鼓室，寻找鼓窦及病变组织	关闭无影灯，在显微镜直视下手术，用电钻磨开鼓窦，用耳内尖平镊及中耳刮匙清除碎骨
6. 清除乳突气房及病变组织	用锤骨头剪除病变的锤骨头，中耳剥离子分离，乳突刮匙、中耳组织钳清除病变组织，细纱条拭血，中耳吸引管吸引
7. 修薄及断骨桥	用中耳剥离子、中耳组织剪实施
8. 削低外耳道后骨壁及面神经嵴	用电钻凿低，无菌生理盐水持续冲洗
9. 清除鼓室病变组织	用细针分离听骨周围组织，电钻磨开面神经隐窝，清除其中病变，用小刮匙、尖针、耳息肉钳清除上鼓室及听骨周围的胆脂瘤上皮及肉芽，用生理盐水冲洗，细纱条拭血
10. 缩小术腔，翻转皮瓣，常规耳腔成形	用刀、小剪刀、小镊子取耳外皮肤，常规耳腔成形，将碘仿纱条或抗生素纱条填入术腔
11. 缝合包扎伤口	用 6×17 三角针、3-0 丝线缝合切口，无菌纱布覆盖，胶布固定，绷带包扎

六、耳蜗植入术

电子耳蜗是一个换能器，可把声信号转变为电信号，经电极输入到内耳，刺激听神经产生听觉，基本结构有话筒、处理器、接收器和电极四部分组成。

1. 手术适应证

(1) 耳毒性药物中毒性聋。

(2) 头颅外伤所致的语后聋。

(3) 双耳 0.5～4kHz 范围听力损失超过 90dB。

(4) 小儿先天性聋和非先天性语前聋。

2. 麻醉方式　多采用全身麻醉。

3. 手术体位　去枕侧头仰卧位，术耳朝上，用弯沙袋固定于头部两侧。

4. 术前准备

(1) 患者准备

1) 预防性抗生素使用　术前 1 天做过敏试验。

2) 备皮：耳郭后 3 指。

3) 系统的耳专科检查。

(2) 物品准备：中耳器械包、电子耳蜗专用器械、电钻(磨钻)、单极电刀线 1 根、双极电凝线 1 根、吸引管(软管)、灯柄、大孔、双夹大；A-P 手术薄膜、B-P 手术薄膜、5ml 注射器(3 只)、显微镜罩、输液器、记号笔(或亚甲蓝)、明胶海绵、生理盐水、0.1%盐酸肾上腺素、透明质酸钠、1%罗哌卡因、3-0 可吸收线 4 根、5-0 不可吸收线 1 根。

5. 手术方法及手术配合(表 16-9)

表 16-9 耳蜗植入术手术方法及手术配合

手术方法	手术配合
1. 手术切口	耳后直切口或倒“J”形皮肤切口
2. 手术野皮肤消毒	用 0.5%活力碘以术耳为中心，上至发际 4 ~ 5cm，下达颈部，内侧略过鼻中线，如此反复涂抹 3 次。避免活力碘流进耳道内，A-P 薄膜贴于手术野的皮肤上
3. 切口。皮肤和骨膜分层切开且切口互相错开	记号笔标记切口入路，亚甲蓝注入做耳内标记，15 号刀切开，细纱条拭血，单极电刀止血
4. 制作放置植入体骨槽	备好磨钻及各型号的钻头，用 2 根湿盐水纱条，作为填塞止血、分离或保护皮肤及皮下组织用。三关节乳突撑开器暴露手术野，磨骨槽时用无菌盐水冲洗
5. 开放乳突	用磨钻开放乳突，用生理盐水冲洗骨屑
6. 开放面神经隐窝	使用探针、剥离子，避免损伤面神经，备 2 个较小的 1%盐酸肾上腺素棉球用于止血
7. 磨耳蜗底周，暴露中阶	用 0.5 ~ 1.0 号的小钻头钻透骨壁，进入耳蜗鼓阶，用 1g 抗生素配约 50ml 生理盐水，冲洗已磨好的骨槽，吸引管吸净骨屑
8. 置入电极	在蜗内电极植入孔内注透明质酸钠，用专用电极叉将人工耳蜗的蜗内电极插入耳蜗骨阶，用筋膜固定，必要时用耳脑胶加固，用 10ml 生理盐水稀释 1g 抗生素后浸泡明胶海绵，填塞在耳蜗周围，其作用是保护耳蜗及电极、抗菌和止血
9. 放置参照电极	用刀、小镊子、双极电凝剥离颞部筋膜层，蜗内电极置入颞肌下
10. 分层缝合骨膜、皮下和皮肤	3-0 可吸收缝线缝合筋膜和皮下组织，5-0 不可吸收缝线行皮内缝合
11. 伤口包扎	灭菌纱布覆盖伤口，弹力绷带缠绕固定

七、专科手术护理

1. 常规护理 见第三章手术室围手术期护理。

2. 取皮护理 对需要切取大腿部皮肤的手术，告知患者皮肤切取的必要性，皮肤切取后立即用凡士林网眼油纱覆盖大腿取皮处，用敷料和绷带加压包扎。并密切观察伤口渗血情况。

专科手术护理 同本章第二节中耳手术专科手术护理。

第四节　咽 部 手 术

一、概述

(一)咽的相关解剖及生理知识

咽(pharynx)是一前后略扁的漏斗形肌性管道，位于第1～6颈椎前方，长约12cm，上端附于颅底，向下于第6颈椎下缘或环状软骨的高度续于食管。咽有前壁、后壁及侧壁，其前壁不完整，故咽向前分别与鼻腔、口腔及喉腔相通。咽腔分别以软腭与会厌上缘为界，分为鼻咽、口咽和喉咽三部分(图16-4)。

1. 鼻咽　鼻咽(nasopharynx)是咽的上部，位于鼻腔的后方，颅底至软腭游离缘水平面以上的咽部称鼻咽；顶部略呈拱顶状向后下呈斜面，黏膜内有丰富的淋巴组织称咽扁桃体(pharyngeal tonsil)，在婴幼儿较为发达，6～7岁后开始萎缩，约至10岁以后完全退化。鼻咽的左右两侧下鼻甲后端约1cm处有一漏斗状开口为咽鼓管咽口(pharyngeal orifices of tympanopharyngeal tube)，此口的前缘、上缘、后缘有由咽鼓管软骨末端形成的唇状隆起称咽鼓管隆突，亦称咽鼓管圆枕(torus tubalis)。在咽鼓管隆突后上方有一深窝称咽陷窝(pharyngeal recess)，是鼻咽癌好发部位，其上距颅底破裂孔仅约1cm，故鼻咽恶性肿瘤常可循此进入颅内。咽鼓管咽口周围有丰富的淋巴组织称咽鼓管扁桃体(tubal tonsil)。

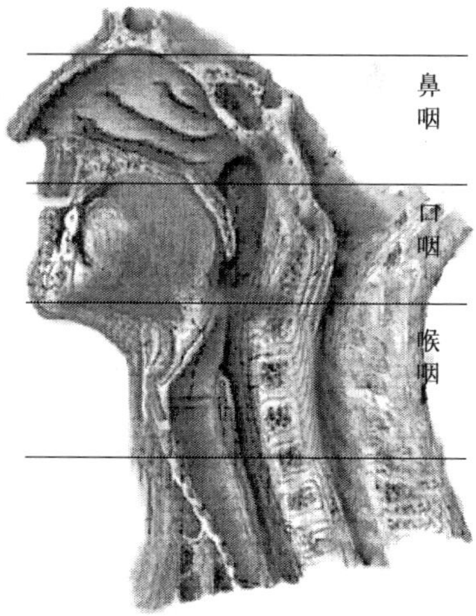

图16-4　鼻咽、口咽和喉咽的位置

2. 口咽　口咽(oropharynx)是咽腔的中部，位于腭帆游离缘与会厌上缘平面之间，上续鼻咽部，下通喉咽部，向前经咽峡与口腔相通。口咽的前壁主要为舌根后部，自此有一呈矢状位的黏膜皱襞连于会厌，称舌会厌正中襞(median glossoepiglottic fold)，该襞两侧的深窝为会厌谷(epiglottic vallecula)，为异物易停留处。口咽的侧壁上有腭扁桃体(图16-5)。腭扁桃体俗称扁桃体，位于咽部两侧舌腭弓与咽腭弓间的扁桃体窝中，左右各一，是淋巴组织与上皮紧密联结构成的淋巴上皮器官。腭扁桃体呈扁椭圆形，其内侧面朝向咽腔，表面覆以黏膜，并有许多深陷的小凹称扁桃体小窝(tonsillar fossulae)，为细菌易感染的病灶。扁桃体窝上份未被腭扁桃体充满的空间称扁桃体上窝(supratonsillar

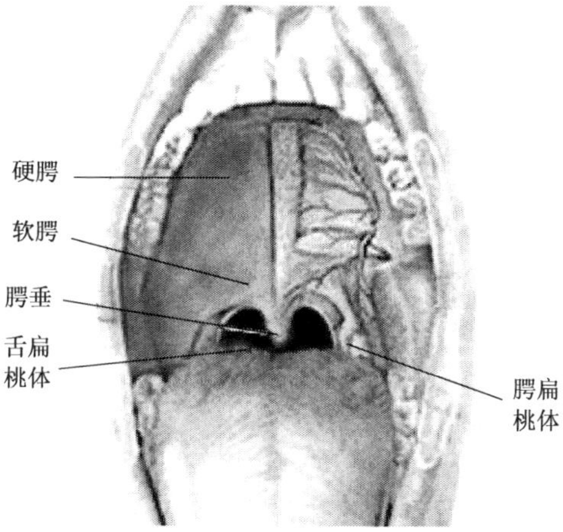

图16-5　口咽

fossa)，异物常易停留于此。扁桃体的血管均来自颈外动脉分支，上部上腭降动脉供给，近舌根处由舌背动脉供给，外侧面由面动脉的扁桃体支、腭升动脉和咽升动脉供给。扁桃体无输出入淋巴管，其输出淋巴汇入下颌角下的颈深淋巴结，当扁桃体急性炎症时此淋巴结常肿大。扁桃体的神经，上端来自蝶腭神经节的腭后支，下端来自舌咽神经的分支。咽后上方的咽扁桃体，两侧的咽鼓管扁桃体、腭扁桃体和舌扁桃体，共同构成咽淋巴环，对消化道和呼吸道具有防御功能。

3. 喉咽　喉咽(hypopharynx)是咽的最下部，稍狭窄，自会厌软骨上缘以下部分，下止于环状软骨下缘平面，连通食管，该处有环咽肌环绕，前方为喉，两侧杓会厌皱襞的外下方各有一深窝为梨状窝(pyriform sinus)，此窝前壁黏膜下有喉上神经内支经此入喉，为异物常易停留之处。

4. 咽肌　咽肌(muscles of the pharynx)为骨骼肌，由咽缩肌和咽提肌两组横纹肌组成。咽缩肌包括上、中、下三部，呈叠瓦状排列，即咽下缩肌盖于咽中缩肌下部，咽中缩肌盖于咽上缩肌下部。当吞咽时，各咽缩肌自上而下依次收缩，即将食团推向食管。咽提肌位于咽缩肌深部，肌纤维纵行，起自茎突(茎突咽肌)、咽鼓管软骨(咽鼓管咽肌)及腭骨(腭咽肌)，止于咽壁及甲状软骨上缘。咽提肌收缩时，上提咽及喉，舌根后压，会厌封闭喉口，梨状隐窝开放，食团越过会厌，经喉咽进入食管。

咽的生理功能有吞咽功能、呼吸功能、保护和防御功能及共鸣作用。

(二)食管的相关解剖

食管(esophagus)是消化管中最狭窄的部分，为一前后扁平的肌性器官。上起环状软骨下缘、环咽肌的下方，相当于第 5～6 颈椎平面。下端与贲门相连续，相当于第 10～11 胸椎平面(图 16-6)。食管分为颈、胸、腹(亦即上、中、下)三段。

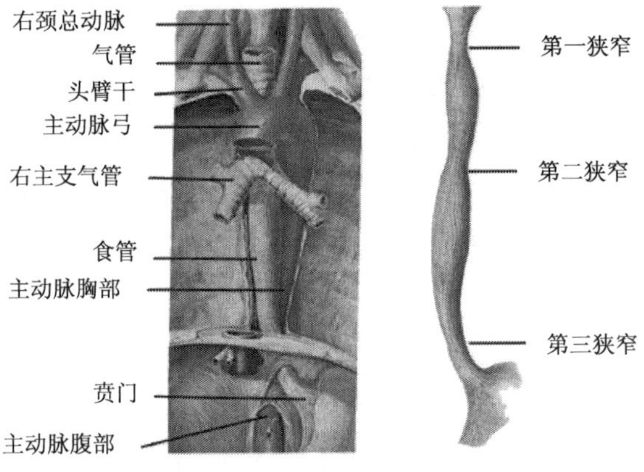

图 16-6　食管的解剖(前面观)

1. 食管的狭窄部位(图 16-6)。

(1)第一狭窄位于咽与食管交接处，相当于环状软骨和第 6 颈椎体下缘，由环咽肌和环状软骨所围成，距中切牙 15cm。

(2)第二狭窄位于气管杈水平，左主支气管跨越其前方，相当于胸骨角或第 4 胸椎与第5胸椎椎间盘水平，距中切牙25cm。

(3)第三狭窄位于食管通过膈膜肌食管裂孔处，相当于第10胸椎水平，距中切牙40cm。食管的这三个狭窄，是异物滞留和食管癌的好发部位。

2. 食管壁的结构　食管壁分为黏膜、黏膜下层、肌层和外膜四层。①黏膜：包括上皮层和固有腺。②黏膜下层：由疏松结缔组织组成，内有血管、淋巴管和神经丛。③肌层：分两层，内层环行，外层纵行。肌肉收缩产生蠕动，推动食物进入胃内。④外膜：除腹段为浆膜外，其余为纤维膜。

3. 食管的淋巴系统　由食管黏膜、黏膜下层、肌层发出的淋巴输出管，离食管后分两路，短输出管进入食管旁淋巴结；长输出管走行一段距离后进入食管附近淋巴结。了解淋巴的流行方向，有助于了解食管癌经淋巴道转移的规律，如颈段食管癌常有颈部淋巴结转移，晚期食管癌可有锁骨上淋巴结转移。

4. 食管的功能　食管没有分泌和消化的功能，它主要的功能是通过蠕动把食团输送到胃里。在正常情况下，食物从咽部到达胃的贲门所需时间是：液体约4s；固体食物6～9s。如果有外伤、异物、炎症或肿瘤，食物下咽就会发生困难。

(三)气管与支气管相关解剖

气管(trachea)位于食管前方，上平第6颈椎下缘，起自环状软骨下缘，经颈部正中，下行入胸腔，至胸骨角平面(平对第4胸椎体下缘)，分为左、右主支气管(图16-7)。气管左主支气管(left principal bronchus)细而长，右主支气管(right principal bronchus)粗而短，行走较陡直。气管隆嵴常偏向左侧。临床上气管内异物多坠入右主支气管。

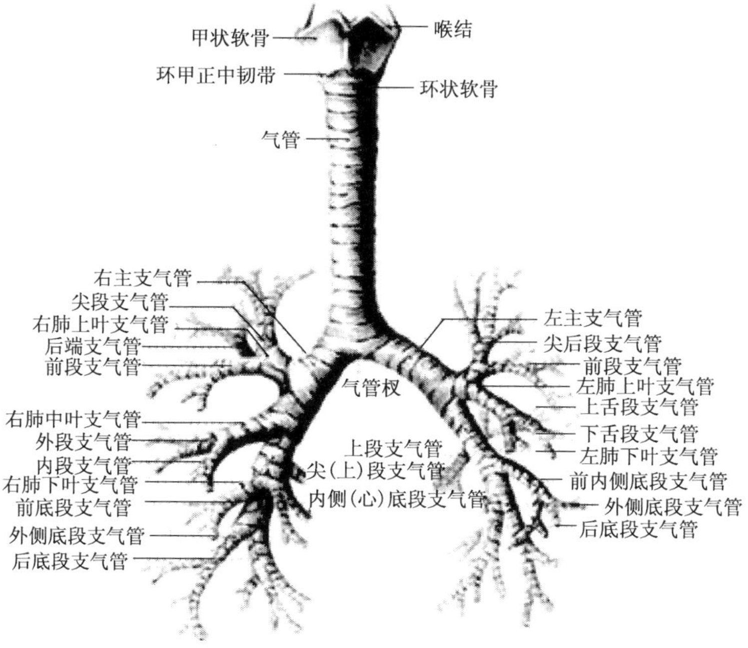

图16-7　气管和支气管

二、扁桃体摘除术

1. 手术适应证

(1) 慢性扁桃体炎、急性扁桃体炎反复发作，或虽非反复发作但曾引起咽旁隙感染或扁桃体周脓肿者。

(2) 扁桃体过度肥大，妨碍吞咽、呼吸及发声者。

(3) 下颌角淋巴结肿大原因不明者。

(4) 不明原因的低热及其他扁桃体源性疾病。

(5) 慢性鼻炎或鼻窦炎的患者，疑有慢性扁桃体炎。

2. 麻醉方式

(1) 局部麻醉：以 1%丁卡因喷雾咽腔 2～3 次，再用 1%利多卡因 20ml 加入 4～6 滴肾上腺素，分别注射于两侧扁桃体。

(2) 全身麻醉。

3. 手术体位 局部麻醉患者采用半卧位，双侧膝部用束带固定于手术床上，放置器械托盘于患者膝部上方。全麻患者取仰卧位，头后仰下垂。

4. 术前准备

(1) 患者准备：术前患者应漱口，刷牙，如有口腔感染应于术前进行处理。

(2) 物品准备：扁桃体剥离包、吸引器、一次性注射器、5×12 圆针、12 号刀片、扁桃体注射针头、头灯。

5. 手术方法及手术配合(表 16-10)

表 16-10 扁桃体摘除术手术方法及手术配合

手术方法	手术配合
1. 手术野皮肤消毒	用 0.5%活力碘消毒面部皮肤及口腔
2. 局部麻醉	用压舌板将舌背压下，注射器连接扁桃体注射针头，实施麻醉药注射
3. 顺腭咽方向下切开黏膜至扁桃体下端	用扁桃体钳钳住扁桃体，向前、向内牵拉，以扁桃体刀切开黏膜，棉球拭血，吸引器吸引
4. 剥离扁桃体	用扁桃体剥离器剥离舌腭弓和扁桃体
5. 切除扁桃体	用扁桃体圈套器通过扁桃体钳由上而下套住扁桃体根部，慢慢收紧圈套器，将扁桃体完整摘除
6. 检查扁桃体有无缺损及扁桃体窝有无出血	用扁桃体钳夹持棉球压迫止血，腭弓拉钩将腭舌弓拉开，检查有无扁桃体残留及出血。5 × 12 圆针、3-0 丝线缝扎止血
7. 摘除对侧扁桃体	配合同上

三、腺样体剥除(切除)术

1. 手术适应证

(1) 腺样体肥大引起经鼻呼吸障碍、张口呼吸或发育障碍等。

(2)腺样体肥大压迫咽鼓管咽口，导致浆液性中耳炎反复发作。

(3)腺样体慢性感染引起鼻窦、咽喉急性感染反复发作。

2. 麻醉方式

(1)全身麻醉。

(2)1%～2%丁卡因行口咽鼻咽黏膜表面麻醉。

3. 手术体位　仰卧位，头稍后仰。

4. 术前准备

(1)患者准备：术前患者应漱口刷牙，如有感染应于术前进行处理。全身麻醉患者应禁食水。

(2)物品准备：扁桃体剥离包、各种型号的腺样体刮、腺样体切除器、吸引器、备全麻开口器、1%～2%丁卡因、0.5%～1%麻黄碱滴鼻剂。

5. 手术方法及手术配合(表 16-11)

表 16-11　腺样体剥除(切除)术手术方法及手术配合

手术方法	手术配合
1. 手术野皮肤消毒	用0.5%活力碘棉球消毒面部皮肤及口腔
2. 腺样体切除法	(1)根据需要选用大小合适的腺样体切除器，切除腺样体，吸引器吸引咽部血液及分泌物 (2)检查腺样体是否切除彻底后立即用0.5%～1%麻黄碱滴鼻剂滴鼻止血
3. 腺样体刮除法	(1)选择合适的腺样体刮，刮除腺样体，吸引器吸引 (2)腺样体完全刮除后立即用0.5%～1%麻黄碱滴鼻剂滴鼻止血

四、咽部良性肿瘤切除术

1. 手术适应证　明确诊断的咽部良性肿瘤。

2. 麻醉方式　全麻或局部麻醉。

3. 手术体位　全麻仰卧位；局麻坐位。

4. 术前准备

(1)患者准备：术前用复方硼砂溶液进行口咽部消毒，常规刷牙漱口。

(2)物品准备：1%利多卡因、一次性注射器、高频电刀、扁桃体剥离包、吸引器、棉球若干。

5. 手术方法及手术配合(表 16-12)

表 16-12　咽部良性肿瘤切除术手术方法及手术配合

手术方法	手术配合
1. 手术野皮肤消毒	用0.5%活力碘消毒面部皮肤及口腔
2. 切除肿物	用压舌板暴露肿物，用扁桃圈套器摘除，或用电刀沿肿物基底切除，吸引器吸引，棉球压迫止血

五、咽后壁脓肿切开

1. 手术适应证 明确诊断为咽后脓肿者。

2. 麻醉方式 经口切开行咽部黏膜表面麻醉；颈侧切开以 1%利多卡因局部麻醉。

3. 手术体位 经口切开取仰卧位，头低脚高。经颈侧切开取仰卧位，头偏向健侧，垫肩。

4. 术前准备

(1)患者准备：口腔清洁准备。

(2)物品准备：扁桃体剥离包、长柄尖刀片、50ml 注射器、9 号穿刺针、直接喉镜或麻醉喉镜、吸引器、气管切开包。

5. 手术方法及手术配合(表 16-13)

表 16-13 咽后壁脓肿切开手术方法及手术配合

手术方法	手术配合
1. 手术野皮肤消毒	用 0.5%活力碘消毒手术野皮肤或口腔黏膜
2. 经口腔切开咽喉脓肿	用直接喉镜或麻醉喉镜充分暴露咽喉脓肿，用长 9 号针头连接注射器在脓肿最隆起处穿刺抽脓减压。用 11 号刀片于穿刺处纵行切开脓肿，止血钳分离进入脓腔扩大引流口，吸引器吸引脓液及分泌物
3. 颈侧切开咽喉脓肿	用 23 号刀片切开皮肤、皮下组织，用小甲状腺拉钩拉开胸锁乳突肌及深面颈动脉鞘，充分暴露脓肿，用 11 号刀片纵行切开，过氧化氢冲洗，放置引流条

六、声带息肉切除术

声带息肉好发于一侧声带的前、中 1/3 交界处边缘，为半透明、白色或粉红色表面光滑的肿物，多为单侧，也可为双侧，是常见的引起声音嘶哑的疾病之一。

1. 手术适应证 非手术治疗无效或发病时间长的声带息肉。

2. 麻醉方式 全麻。

3. 手术体位 仰卧位，肩下垫枕，弯沙袋固定头部。

4. 术前准备

(1)患者准备：口腔清洁准备。

(2)物品准备：支撑喉镜器械、双目手术显微镜、喉显微手术器械、四环素眼膏、肾上腺素、吸引器。

5. 手术方法及手术配合(表 16-14)

表 16-14 声带息肉切除术手术方法及手术配合

手术方法	手术配合
1. 手术野皮肤消毒	用 0.5%活力碘消毒面部皮肤及口腔
2. 支撑喉镜暴露声门	连接调节冷光源，用喉镜沿舌背进入咽部，暴露声门后固定支撑喉镜，吸引器吸引口腔内分泌物

续表

手术方法	手术配合
3. 切除息肉	经显微镜下观察，如声带结节小而局限，可直接用显微喉钳切除；息肉病变范围大时，用显微喉钳夹住息肉，用喉剪沿基底部将病变切除
4. 止血	用肾上腺素棉球压迫止血，术毕创面涂以四环素眼膏

七、食管异物取出术

1. 手术适应证　有明确异物史，症状、体征及X线检查符合或疑似食管异物。

2. 麻醉方式　成人用1%丁卡因咽喉表面麻醉。儿童、老人可用气管插管麻醉。

3. 手术体位　患者取仰卧垂头位，肩与手术台平齐，第一助手用右手托起患者的后上颈部，左手托住患者的头顶部，使其头部尽量后仰。

4. 术前准备

(1)患者准备：术前12h禁食，6h禁饮。

(2)物品准备：根据患者体态、病情选择管径、长度适当的食管镜、异物钳、吸引器、冷光源、气管切开包。

5. 手术方法及手术配合(表16-15)

表16-15　食管异物取出术手术方法及手术配合

手术方法	手术配合
1. 手术野消毒	用0.5%活力碘消毒面部皮肤及口腔
2. 环状软骨后正中入路	食管镜从口腔正中送入，压舌根，挑起会厌，吸引器协助吸出口腔内分泌物
3. 异物取出	暴露异物，根据异物种类选择合适的异物钳夹取异物

八、气管、支气管异物取出

1. 手术适应证　有异物吸入史，症状、体征及X线检查符合或疑似呼吸道异物。

2. 麻醉方式　成人用1%丁卡因咽喉表面麻醉。儿童、老人可用气管插管麻醉。

3. 手术体位　患者取仰卧垂头位，肩与手术台平齐，第一助手用右手托起患者的后上颈部，左手托住患者的头顶部，使其头部尽量后仰。

4. 术前准备

(1)患者准备：术前患者应取出义齿。

(2)物品准备：气管异物器械包、各种型号气管异物钳及声门下喉钳、直接喉镜和支气管镜(按年龄选用不同口径长度)、冷光源机、吸引器、专用脚凳、气管切开包。

5. 手术方法及手术配合(表 16-16)

表 16-16 气管、支气管异物取出手术方法及手术配合

手术方法	手术配合
1. 同食管异物取出术	同食管异物取出术
2. 选择异物钳	术前根据异物种类、形状不同、患者年龄大小选择合适型号的异物钳及喉镜
3. 插入支气管镜	连接好吸引器、冷光源，并调试在最佳状态
4. 夹取异物	在支气管镜下，用选择好的异物钳夹取异物。吸引器吸引气管内痰液，用纱布妥善保管好取出的异物。患者放置仰卧位待麻醉苏醒

九、腭咽成形术

应用低温等离子射频消融技术行悬雍垂腭咽成形术，可增加咽腔左右前后间隙，减少睡眠时上气道的阻力，是治疗阻塞性睡眠呼吸暂停低通气综合征(OSAHS)的一种手术方式。用低温等离子消融的能量来进行组织的切除，减少了对组织的损伤，大大减轻了患者的痛苦，缩短了康复的周期。

1. 手术适应证

(1)上呼吸道狭窄。

(2)上气道扩张肌肌张力异常。

(3)肥胖者舌体肥厚致气道阻塞。

2. 麻醉方式 全身麻醉。

3. 手术体位 去枕仰卧位，垫高肩部，头部两侧用弯沙袋固定。

4. 术前准备

(1)患者准备

1)做好术前各项身体检查，如有无贫血、高血压、心脏与肺部等疾患，以及肝肾功能是否正常等。

2)做好术前的心理护理。

3)注意口腔卫生，防止感染。

(2)物品准备：扁桃体剥离器械包、全麻开口器、等离子消融器、10×20 圆针、0 号丝线。

5. 手术方法及手术配合(表 16-17)

表 16-17 腭咽成形术手术方法及手术配合

手术方法	手术配合
1. 切口	沿舌腭弓外侧做弧形切开至咽腭弓
2. 手术野皮肤消毒	用 0.5%活力碘消毒面部皮肤及口腔
3. 暴露咽喉部	用全麻开口器，调试手术灯照明

续表

手术方法	手术配合
4. 摘除扁桃体	用扁桃体把持钳、扁桃体剥离器、剥离扁桃体，用消融器切除扁桃体，充分止血
5. 扩大咽腔	用消融器修薄腭垂组织，棉球压迫止血，用 0 号丝线、10×20 圆针，缝合悬雍垂组织，向上向外翻起与软腭创缘及扁桃体窝肌层缝合，检查有无出血，用棉球压迫止血，必要时再行缝扎止血

十、咽部手术护理措施

1. 护理评估

(1)评估患者的基本情况：了解是否有其他合并症(如心、肝、肺、血管疾病)；辅助检查阳性结果(如血钙浓度、气管软化实验)；评估患者生命体征、呼吸型态、音色、音量等。

(2)评估急救用物、手术体位用具、特殊器材(如低温等离子手术系统、喉镜、支气管镜、支撑喉镜、食管镜)、中心供氧和中心负压吸引的准备。

(3)评估患者颈椎、寰椎关节活动状况。

2. 常见护理诊断/问题

(1)疼痛：与局部麻醉效果和个人耐受力有关。

(2)气体交换受损：与疼痛、疾病、手术有关。

(3)语言沟通障碍：与疼痛、手术损伤有关。

(4)吞咽能力受损：与手术损伤有关。

(5)睡眠型态紊乱：与睡眠呼吸暂停综合征导致大脑缺氧有关。

(6)死亡焦虑：与睡眠呼吸暂停及缺乏呼吸暂停综合征及腭咽成形的相关知识有关。

(7)有窒息的危险：与麻醉、气管软化、呼吸暂停、术中积液积血堵塞气管有关。

(8)有误吸的危险：与气管软化、周围血管神经功能障碍有关。

(9)有颈椎损伤的危险：与手术、安置手术体位有关。

3. 护理措施

(1)备气管切开包，保证 2 条通畅的负压吸引，以便紧急救治窒息、误吸、呼吸型态改变患者。

(2)心理护理及卫生宣教：针对患者的精神状态、认知程度、人生观、价值观耐心做好心理护理及卫生宣教。耐心倾听患者需求，协助患者积极配合手术。向患者列举术后恢复良好的病历以增强患者和家属的信心。告知患者采用侧卧位或半坐位可以缓解舌根后坠导致的气道阻塞现象，有利于睡眠质量。

(3)手术体位护理：患者仰卧位，肩下放软枕(肩枕应高约 10cm，垫得太低，出血易流入呼吸道；垫得太高，可妨碍静脉回流，增加喉头水肿的发生率)，头部自然后仰，颈部伸直，枕后放置圆形硅胶头垫，颈下平塞支撑软垫，防止颈椎空悬，以免损伤颈椎；头部不能过度伸仰以免患者手术后颈部疼痛。

(4) 全麻开口器的近门齿端应使用门齿保护套，使用时避开口唇，以保护门齿及牙龈。

(5) 合并有其他疾病者要特别慎重，必要时暂停手术。手术中患者持续鼻导管给氧。术中严密观察患者血压、心率、血氧饱和度、心电图等各项生命体征。注意患者(局麻患者)主述，如有不适积极配合医生处理。

(6) 眼和耳的保护：消毒手术区皮肤前，双外耳道塞棉球，用透明防水贴膜贴合上下眼睑和耳郭，手术结束即拆除，防止术中各种液体流到眼睛和耳腔。

(7) 安全使用低温等离子刀：按无菌方法连接好低温等离子手术系统，将脚踏放置于术者脚下，将功率调节至合适档备用。使用低温等离子刀切割、凝血时，吸净手术野及口腔分泌物，保证低温等离子刀头完整、无焦痂，使用中注意滴水装置的水量，快使用完时及时更换，避免无水使用。

第五节 喉部手术

一、概述

喉上通喉咽，下接气管，为呼吸与发声的重要器官。位于颈前正中部，在成人相当于第 3～6 颈椎部，由一组软骨、韧带、喉肌及黏膜构成的锥形管状器官(图 16-8)。喉的主要功能是呼吸、发声、保护和吞咽。

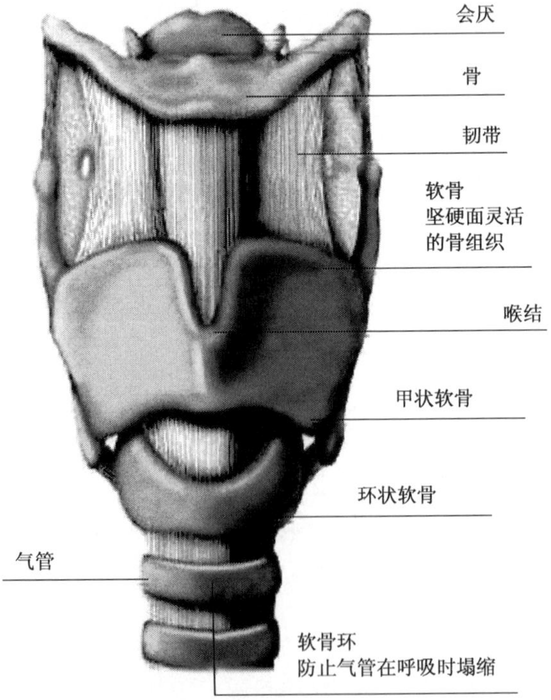

图 16-8 喉的解剖

1. 喉软骨　喉的支架由三个单一软骨(甲状软骨、环状软骨和会厌软骨)和三对成对软骨(杓状软骨、小角软骨和楔状软骨)构成。

(1)甲状软骨(thyroid cartilage)：是喉支架中最大的一块软骨，形状如同竖立的向后半开的书，两侧由左右对称的甲状软骨翼板在颈前正中线汇合形成一定的角度，男性夹角较小且上端向前突出，称为喉结(thyroid notch)；女性近似钝角，喉结不明显。两侧甲状软骨翼板后缘向上、下端延伸，呈小柱状突起，分别称为上角(superior cornu)和下角(inferior cornu)，上角较长，借韧带与舌骨大角相连；下角较短，其内侧面与环状软骨后外侧面的小凹形成环甲关节(cricothyroid joint)。

(2)环状软骨(cricoid cartilage)：是喉与气管环中唯一完整的环形软骨，是喉支架的基础，对支持喉腔通畅，保证呼吸甚为重要。若因外伤缺损，常致喉狭窄。环状软骨位于甲状软骨之下，下接气管，前部较窄，称环状软骨弓；后部向上延展而较宽阔，称环状软骨板。

(3)会厌软骨(epiglottic cartilage)：位于舌骨体后方，上宽下窄呈叶状，上缘游离，下端借甲状会厌韧带连于甲状软骨前角内面上部。会厌软骨被覆黏膜构成会厌(epiglottis)，是喉口的活瓣，吞咽时喉随咽上提并向前移，会厌封闭喉口，阻止食团入喉，引导食团入咽。

(4)杓状软骨(arytenoid cartilages)：成对，位于环状软骨板后上缘，呈三角锥形，左右各一，顶尖向后内方倾斜，其底部和环状软骨连接成环杓关节，它在关节面上的滑动和旋转可使声带张开或闭合。底的前角名声突(vocal process)，声带后端附着于此。底的外侧角称肌突(muscular process)，为环杓侧肌和环杓后肌附着之处，司声门的开放与关闭。

(5)小角软骨(corniculate cartilages)：位于杓状软骨的顶部，左右各一，有伸展杓会厌皱襞的功能。

(6)楔状软骨(cuneiform cartilages)：成对，有时缺如，在小角软骨前外侧，两侧杓会厌皱襞黏膜下，似小棒，致黏膜形成白色的隆起，名楔状结节。

2. 喉的连接　喉的连接(laryngeal junction)包括喉软骨之间以及喉与舌骨、气管之间的连接。

(1)环甲关节(cricothyroid joint)：由甲状软骨下角与环状软骨板侧部的关节面构成。甲状软骨在额状轴上做前倾和复位运动。前倾时，加大甲状软骨前角与杓状软骨间的距离，使声带紧张；复位时，两者间的距离缩小，声带松弛。

(2)环杓关节(cricoarytenoid joint)：由杓状软骨底与环状软骨板上缘的关节面构成。杓状软骨在此关节上可沿垂直轴做旋转运动，使声带突向内、外侧移动，因而能开大及缩小声门。杓状软骨也可做左右滑行。

(3)弹性圆锥(conus elasticus)：为弹性纤维组成的膜状结构，自甲状软骨前角的后面，向下向后附着于环状软骨上缘和杓状软骨声带突。此膜的上线游离，紧张于甲状软骨前角与杓状软骨声带实之间，称声韧带，是声带的基础。当急性喉阻塞来不及进行气管切开术时，可切开此韧带或在此做穿刺，建立暂时的通气道，抢救患者生命。

(4)方形膜(quadrangular membrane)：呈斜方形，由会厌软骨的两侧缘和甲状软骨前角的后面向后附着于杓状软骨的前内侧缘。方形膜的下缘游离，称前庭韧带。

(5) 甲状舌骨膜(thyroid membrane)：连于甲状软骨上缘与舌骨之间。

(6) 环状软骨气管韧带(cricotracheal ligament)：连于环状软骨下缘与第 1 气管软骨环之间。

3. 喉肌 喉肌(laryngeal muscles)属骨骼肌，是发声的动力器官。

(1) 环甲肌(cricothyroid muscle)：起自环状软骨弓的前外侧，止于甲状软骨后部下缘及下角。收缩时甲状软骨和环状软骨弓接近，以环甲关节为支点，增加甲状软骨与杓状软骨间的距离，将甲杓肌拉长，增加声带张力，并略有声带的内收作用。

(2) 环杓后肌(posterior cricoarytenoid muscle)：起自环状软骨板背面浅凹处，斜向外上方，止于杓状软骨肌突后面，收缩时将杓状软骨的声带突向外转动，使声带后端分开，声门开大。

(3) 环杓侧肌(lateral cricoarytenoid muscle)：起自同侧环状软骨弓两侧上缘，止于杓状软骨肌突前方。收缩时使声带突转向内而关闭声门。

(4) 甲杓肌(thyroarytenoid muscle)：起于甲状软骨背面中央部前联合，后端附于杓状软骨之声带突及声带部，收缩时牵引杓状软骨向前方移动，使声带松弛，并使声门关闭。甲杓肌和覆盖其上下的黏膜是声带的主要组成部分。发声的音调与该肌收缩的紧张度有关。

(5) 杓肌(arytenoid muscle)：位于喉后壁，由横行和斜行的肌纤维组成杓横肌和杓斜肌，收缩时可使两侧杓状软骨互相向中线接近，使声带内收声门关闭。

4. 喉腔 喉腔(laryngeal cavity)上起自喉入口，下达环状软骨下缘并接气管。喉腔是由喉壁围成的管形腔。喉壁是以喉软骨借韧带和纤维膜连接，并附以喉肌为基础，内面衬以喉黏膜而构成。喉黏膜极为敏感，受异物刺激可引起咳嗽。喉腔上方借喉口开口于喉咽部，向下直通气管，可分为上、中、下三部。上部最宽大为喉前庭；中部最狭窄为喉中间部；下部为喉下腔。声带是由黏膜、韧带和肌肉组成，两条声带之间的空隙称声门，两条声带就像两扇大门，可随时将喉腔关闭。两条声带的前部固定在一起，后部活动、呼吸时两声带外展，声门开大。空气可自由出入，发声时两条声带向中间靠拢，只有一很小缝隙，可通过空气，此缝隙的大小与音调高低有关。由于韧带的弹性作用，声带就像琴弦似的可稍拉紧，也可稍放松，并保持一定的张力，以调节发声。

(1) 喉口(aditus laryngis)：是喉腔的上口，由会厌上缘、杓会厌襞及杓状软骨间切迹所围成。正常呼吸时，喉口呈开放状态，吞咽时关闭。连接杓状软骨与会厌软骨侧缘的黏膜皱襞称杓状会厌襞。喉口中有前庭襞。

(2) 喉前庭(laryngeal vestibule)：位于喉口与前庭襞之间，呈上宽下窄漏斗状，前壁中下份有会厌软骨茎附着，附着处的上方呈结节状隆起处称会厌结节。

(3) 喉中间腔(intermedial cavity of larynx)：是喉腔在前庭裂和声门裂平之间的部位，容积最小，向两侧经前庭襞和声襞间的裂隙至喉室。声带由声韧带、声带肌和喉黏膜构成。声门裂是位于两侧声襞及杓状软骨底和声带突之间的裂隙，比前庭裂长而窄，是喉腔最狭窄之处。声门裂前 2/3 在两侧声带之间，称膜间部；后 1/3 位于两侧杓状软骨底和声带突之间称软骨间部。声带和声门裂合称为声门。

(4)声门下腔(infraglottic cavity)：声襞与环状软骨下缘之间为声门下腔。其黏膜下组织疏松，炎症时易发生喉水肿。

5. 喉的血管 营养喉的动脉主要来自甲状腺上动脉的喉上动脉和环甲动脉以及甲状腺下动脉的喉下动脉，喉上动脉与喉下动脉分布于喉肌和黏膜，二者在喉内吻合。环甲动脉主要营养环甲肌。静脉与同名动脉伴行离喉，喉上静脉通过甲状腺上静脉或面静脉汇入颈内静脉。喉下静脉通过甲状腺下静脉注入头臂静脉。

6. 喉的淋巴回流 喉前庭和喉中间腔淋巴管汇合后，穿甲状舌骨膜，伴喉上血管在颈总动脉分叉附近，注入颈外侧深淋巴结。声门下腔淋巴管穿环甲膜或环气管韧带，注入喉前淋巴结或气管淋巴结。

7. 喉的神经 喉由喉上神经(superior laryngeal nerve)及喉返神经(recurrent laryngeal nerve)支配，二者均属迷走神经的分支，喉上神经管理声门裂以上喉腔黏膜感觉，支配环甲肌。喉返神经管理声门裂以下喉腔黏膜感觉，支配除环甲肌以外的所有喉内肌。

二、气管切开

气管切开是一种急救手术，随着对呼吸道病理生理的了解，气管切开已成为部分疾病的重要辅助治疗手段。

1. 手术适应证

(1)因喉部感染、肿瘤、外伤等原因引起的较严重的喉阻塞。

(2)各种原因造成的下呼吸道分泌物堵塞。

(3)某些头颈部手术需要。

(4)去除气管异物。

2. 麻醉方式 局部浸润麻醉。

3. 手术体位 仰卧位，肩下加枕，头两侧弯沙袋固定，使头颈保持在正中位置。

4. 术前准备

(1)患者准备：清洁颈部皮肤，专科医生护送到手术室。

(2)物品准备：气管切开包、所需的各种型号的气管套管、刀片(10号、12号)、一次性注射器、显影纱布若干、吸引器、6×14圆针、9×28三角针、丝线(3-0、2-0)。

5. 手术方法及手术配合(表16-18)

表16-18 气管切开手术方法及手术配合

手术方法	手术配合
1. 手术野皮肤消毒	用0.5%活力碘消毒。上至下唇，下至乳头，两侧至斜方肌前缘
2. 手术切口	颈前正中做切口。用10号刀自甲状软骨下缘至胸骨上窝处切开皮肤和皮下组织，用小甲状腺拉钩牵开，纱布拭血
3. 分离甲状腺峡部，显露气管	用弯血管钳将胸骨舌骨肌与胸骨甲状肌分开，分离甲状腺峡部，3-0丝线结扎止血

续表

手术方法	手术配合
4. 切开气管	用12号刀切开气管，吸引器吸出气管内分泌物
5. 插入、固定气管套管	插入气管套管后迅速取出管芯，并妥善保管管芯，气管套管通畅后将两侧布带绕颈打结固定
6. 缝合伤口	3-0丝线结扎止血，9×28三角针、3-0丝线将套管上方切口缝合。凡士林纱布覆盖伤口

三、喉裂开术

喉裂开术是自颈前中线纵行裂开甲状软骨、软骨膜和黏膜，充分暴露喉内结构，直视下酌情处理喉内各种病变的手术。

1. 手术适应证

(1)各种原因引起的严重喉狭窄。

(2)不能或不宜经直达喉镜手术治疗的喉部肿瘤、异物。

(3)喉外伤可经喉裂开喉部整形术或去除血肿。

2. 麻醉方式 局麻下行气管切开，切口位插入带囊气管插管。

3. 手术体位 仰卧颈后位，肩下垫枕，头置弯沙袋固定。

4. 术前准备

(1)患者准备：注意口腔卫生，控制呼吸道及口腔感染。

(2)物品准备：气管切开包、一次性注射器、高频电刀、显影纱布、1%利多卡因、肾上腺素、1%丁卡因、细纱条若干。

5. 手术方法及手术配合(表16-19)

表16-19 喉裂开术手术方法及手术配合

手术方法	手术配合
1. 手术野皮肤消毒	同气管切开
2. 切口 (1)纵切口：自舌骨平面至环状软骨下缘，沿颈前正中纵行切开 (2)横切口：自环甲膜高度切开皮肤，两侧达胸锁乳突肌前缘	用23号刀切开皮肤、皮下组织，湿纱布拭血，电凝止血。多采用纵切口
3. 暴露甲状软骨及环形软骨	用剥离子剥离，显露甲状软骨前缘、环甲膜。小甲状腺拉钩牵引，湿纱布拭血，电凝止血
4. 切开环甲膜	用注射器刺穿环甲膜，将1%丁卡因滴入喉腔内数滴，用12号刀切开环甲膜，用蘸有1%丁卡因的细纱条挤干后堵塞通向气管的切口，以防血液流入下呼吸道
5. 切开甲状软骨进入喉腔	用解剖剪刀剪开甲状软骨，吸引器吸引血液和分泌物，用乳突牵开器将甲状软骨拉向两侧

续表

手术方法	手术配合
6. 处理喉腔内病变	用解剖剪刀、无齿镊切除喉腔内病变组织
7. 关闭喉腔，缝合伤口	仔细检查喉内出血情况，用0.1%肾上腺素纱条压迫止血。对活动性出血用电凝止血。气管内填塞纱条，6×14圆针、2-0丝线关闭喉腔。10×20圆针、2-0丝线逐层关闭颈前肌肉、皮下组织。6×17三角针、3-0丝线缝合皮肤

四、垂直半喉切除术

1. 手术适应证

(1)喉癌声门型 T_2，向上侵及喉室及室带下缘，未超过声带游离缘，向下未超过声带下缘0.5cm，声带活动受限但未固定。

(2)声门上型喉癌 T_2，室带原发向下侵犯声门、会厌及杓会皱襞，声带突未侵犯。

(3)早期跨声门癌，无广泛声门旁间隙浸润及甲状软骨破坏。

2. 麻醉方式　先局麻下行气管切开术，后经气管切开处插管行全身麻醉。

3. 手术体位　仰卧颈后位，肩下垫一软枕垫，弯沙袋固定头部。

4. 术前准备

(1)患者准备：心理准备，增强患者对手术的信心，控制口腔及呼吸道感染。

(2)物品准备：气管切开包、全喉套管、高频电刀、刀片(23号、12号)、线(3-0、2-0、0号)、6×14圆针、9×28三角针、胃管。

5. 手术方法和及手术配合(表16-20)

表16-20　垂直半喉切除术手术方法及手术配合

手术方法	手术配合
1. 手术野皮肤消毒	同气管切开
2. 切口采用小“U”形切口，两侧向上达到舌骨大角水平，下缘达到环状软骨下缘	用23号刀切开皮肤、皮下组织，电凝止血，纱布拭血
3. 游离皮瓣并固定	用组织钳牵拉皮瓣，电刀游离皮瓣，6×17三角针、2-0丝线将皮瓣固定手术巾上，纱布覆盖皮瓣
4. 切断舌骨，切开带状肌	用小甲状腺拉钩向两侧牵拉带状肌，组织钳牵拉舌骨体，电刀切断带状肌，6×14圆针、2-0丝线缝扎止血
5. 剥离甲状软骨外膜	用剥离器分离甲状软骨外膜，组织钳夹甲状软骨外膜向外侧牵拉
6. 切开甲状软骨板	用12号刀切开甲状软骨板，甲状腺拉钩拉开甲状软骨板，用吸引器吸净气管中分泌物
7. 切除患侧半喉	用甲状腺拉钩向左右分开甲状软骨暴露喉腔，组织钳钳夹患侧甲状腺的前2/3，用剪刀剪除患侧半喉，电凝止血，湿纱布拭血
8. 修复喉腔	用6×14圆针、3-0丝线将喉腔黏膜上下对应缝合，3-0丝线结扎止血

续表

手术方法	手术配合
9. 关闭喉腔	
10. 缝合带状肌及皮肤切口	用 6 × 14 圆针、2-0 丝线缝合，电凝止血，彻底冲洗后，以干纱布蘸干，放置引流，6 × 17 三角针、2-0 丝线固定
11. 更换气管套管	拔出气管插管，换用合适的气管套管

五、喉全切除术

1. 手术适应证

(1) 声带癌已发展至对侧声带，伴一侧声带活动受限。

(2) 喉癌侵犯会厌前间隙或穿破甲状软骨及环甲膜，累及喉外软组织。

(3) 喉裂开或喉部分切除术后复发的癌肿。

(4) 放疗后复发、肿瘤继续发展者。

(5) 甲状腺癌侵犯喉部。

2. 麻醉方式 行气管切开术后全身麻醉。视肿瘤的情况先于局麻下将环气管韧带横行加开，自切口插入带气囊的插管进行麻醉。手术配合见气管切开。

3. 手术体位 仰卧位，头向后仰，肩部垫高。

4. 术前准备

(1) 患者准备：注意口腔卫生，控制呼吸道感染。

(2) 物品准备：气管切开包、全喉套管、高频电刀、刀片（23 号、12 号），丝线（3-0、2-0、0 号）、6×14 圆针、9×28 三角针、一次性注射器、胃管。

5. 手术方法及手术配合（表 16-21）

表 16-21 喉全切除术手术方法及手术配合

手术方法	手术配合
1. 手术野皮肤消毒	同气管切开
2. 手术切口	根据病情需要，一般采用垂直、“T”形、横“Z”形、“U”形等
3. 切口及游离皮瓣	用 23 号刀切开皮肤、皮下组织，小纱垫拭血。中弯血管钳止血。电刀游离皮瓣，组织钳牵开，湿大纱垫覆盖保护皮瓣创面，电凝止血
4. 切断甲状腺峡部分及部分颈前诸带状肌	用中弯血管钳分离甲状腺峡部，电刀切断，6 × 14 圆针、2-0 号丝线缝扎止血。鼻黏膜器分离，暴露上段气管，电刀切断颈前诸带状肌。6 × 14 圆针、2-0 号丝线缝扎止血
5. 切除舌骨	用骨剪剪断舌骨，盐水纱布拭血
6. 松动、切除喉体	用 2-0 丝线结扎喉上动静脉，用骨剪剪断喉体并取出肿瘤组织
7. 安放鼻饲管	自鼻腔插入鼻饲管，并妥善固定

续表

手术方法	手术配合
8. 缝合咽壁	参加手术人员更换手套和手术衣。用甲状腺拉钩拉开，检查手术野，电凝止血。0.1%活力碘冲洗创口，6×14 圆针、2-0 线间断缝合
9. 缝合气管断端	用 7×17 圆针间断缝合
10. 置放引流	用 0.5%活力消毒皮肤，放置引流管，连接引流袋。用 9×28 三角针、2-0 丝线固定
11. 缝合切口	逐层关闭，拔出气管插管，换用合适的全喉套管

六、专科手术护理

1. 常规护理　见第三章手术室围手术期护理。

2. 气管切开的护理　紧急情况下，与麻醉师、手术医生协同接诊，立即连接中心负压吸引和供氧，快速打开气管切开手术包，准备好手术刀(皮肤刀 10 号和镰刀 15 号)、气管导管、吸引器、甲状腺拉钩、气管拉钩，配合手术医生紧急切开气管，建立生命通道。喉部手术先行气管切开，经喉腔置入无菌麻醉气管导管，连接麻醉机，手术结束，更换气管导管并固定，且保持管道通畅。

3. 准备单极、双极电凝　用于切割和止血。

4. 专科护理　同本章第四节咽部手术专科手术护理。

第六节　鼻部手术

一、概述

鼻是呼吸道的起始部分，也是嗅觉器官，并辅助发声，分为外鼻、鼻腔和鼻窦三部分。

1. 外鼻　外鼻(external nose)位于面部中央，呈三棱锥体形，以鼻骨和鼻软骨作支架，被覆皮肤和少量结缔组织(图 16-9)。上端较窄，最上部位于两眼之间，称鼻根。下端高突的部分称鼻尖。中央的隆起部称鼻梁，鼻梁两侧为鼻背。鼻尖两侧向外方膨隆的部分称鼻翼。鼻尖和鼻翼处的皮肤较厚，富含皮脂腺和汗腺，与深部皮下组织和软骨膜连接紧密，容易发生疖肿，故发炎时，局部肿胀压迫神经末梢，可引起较剧烈疼痛。鼻骨左右成对，中线相接，上接额骨鼻部成鼻额缝，外缘接左右两侧上颌骨额突，后面以鼻骨嵴与筛骨正中板相接，下缘以软组织与鼻外侧软骨相接。上部窄厚，下部宽薄，易受外伤而骨折，发生鞍鼻，由于血管丰富，骨折复位后易愈合。

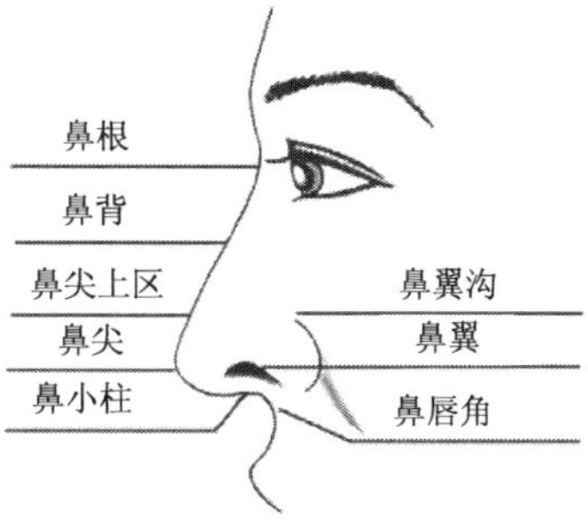

图 16-9　外鼻

2. 鼻腔 鼻腔(nasal cavity)位于两侧面颅之间的腔隙，以骨性鼻腔和软骨为基础，表面衬以黏膜和皮肤而构成。鼻腔由鼻中隔分为左、右两腔，前方经鼻孔通外界，后方经鼻后孔通咽腔。每侧鼻腔可分为鼻前庭和固有鼻腔两个部分。鼻中隔表面是黏膜，其前下方与鼻前庭较近的部位，称为毛细血管丛区，血液供应来源丰富，易出血区。鼻中隔在很多人都不是完全平直的，可能形成偏曲，若严重偏曲，或者长有嵴突，则压迫鼻腔外侧壁上的鼻甲，引起鼻腔阻塞与神经反射性头痛。鼻腔外侧壁(鼻甲切除)外侧壁上有三个突出的呈阶梯状排列、略呈贝壳形的长条骨片外覆黏膜，称鼻甲。鼻甲，由上而下依次称上鼻甲、中鼻甲和下鼻甲(图 16-10)。固有鼻腔黏膜按其性质可分为嗅部和呼吸部。

3. 鼻窦 鼻窦(paranasal sinuses)是鼻腔周围，颅骨与面骨内的含气空腔，共有四对，为上颌窦、筛窦、额窦和蝶窦(图 16-11)。各窦壁内衬以黏膜，均以窦口开口于鼻腔的外侧壁，协助调节吸入空气的温度、湿度，对发声起共鸣作用。

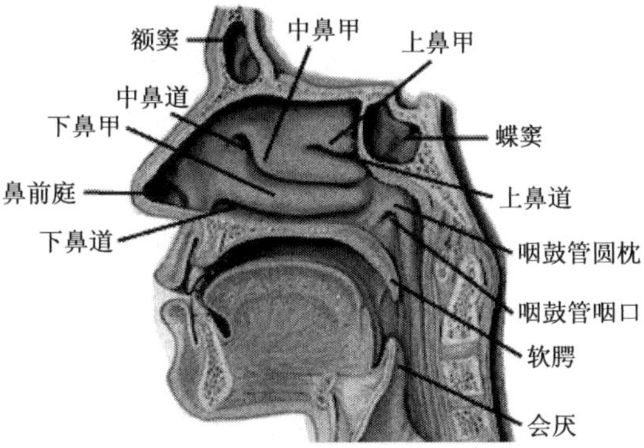

图 16-10 鼻腔正中矢状断面解剖图

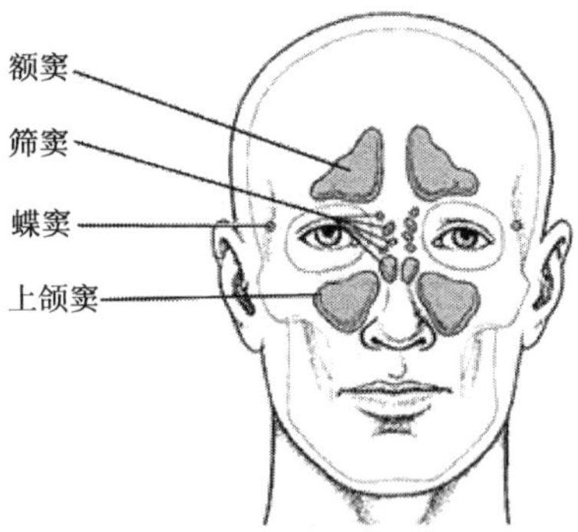

图 16-11 窦口解剖图

4. 鼻的血管、淋巴管及神经

(1)动脉：主要来自颈内动脉的眼动脉(ophthalmi cartery)及颈外动脉的上颌动脉(internal maxillary artery)，其行径分布：眶下动脉，经眶下孔→鼻腔外壁前段、上颌窦。腭大动脉，出腭大孔经硬腭向前入切牙管→鼻中隔前下部。筛前动脉、筛后动脉中隔支、上唇动脉、腭大动脉、鼻腭动脉在鼻中隔前下部构成丰富的动脉丛为鼻出血的好发部位。

(2)静脉：鼻腔下部静脉汇集成蝶腭静脉，进入上颌静脉，最后汇入颈外静脉。前部静脉导入面前静脉，鼻腔上中静脉则沿筛前和筛后静脉导入眼静脉，最后引流于海绵窦。

(3)神经：可分为嗅觉、感觉及自主神经三部分。

(4)鼻腔的淋巴引流：鼻腔前 1/3 的淋巴管与外鼻淋巴管相连，汇入耳前淋巴结、腮腺淋巴结及下颌下淋巴结。鼻腔后 2/3 的淋巴汇入咽后淋巴管及颈深淋巴结上群。鼻部恶性肿瘤可循上述途径发生转移。

二、鼻中隔偏曲矫正+双下鼻甲部分切除术

1. 手术适应证

(1)鼻中隔偏曲影响呼吸者。

(2)鼻中隔偏曲致反复鼻出血者。

(3)鼻中隔偏曲引起反射性头痛者。

(4)结构性鼻炎。

(5)鼻中隔偏曲影响鼻窦引流者。

2. 麻醉方式　多采用局部麻醉和黏膜表面麻醉。

3. 手术体位　半坐卧位。

4. 术前准备

(1)患者准备：修剪鼻毛，训练患者用口呼吸，鼻腔发育稳定后进行。

(2)物品准备：鼻中隔器械包、细纱条、15 号刀、4×12 三角针、5-0 丝线、木锤、无菌吸氧管、凡士林纱卷、5 号球后针、1%丁卡因、1%利多卡因、0.1%盐酸肾上腺素、手术站灯。

5. 手术方法及手术配合(表 16-22)

表 16-22　鼻中隔偏曲矫正+双下鼻甲部分切除术手术方法及手术配合

手术方法	手术配合
1. 手术切口选择	鼻中隔前部、黏膜皮肤交界部的皮肤侧“C”形或“L”形切口
2. 手术野皮肤消毒	用 0.5%活力碘消毒面部皮肤及鼻腔
3. 切口	用窥鼻器撑开患侧鼻孔，用 15 号刀及黏膜刀切开黏膜，细纱条压迫止血，吸引管紧压纱条吸血
4. 分离软骨膜和骨膜	用鼻剥离子分离
5. 切开中隔软骨，剥离对侧软骨膜和骨膜	用黏膜刀切开，窥鼻器下剥离患侧软骨膜和骨膜
6. 切除中隔软骨	撑开患侧鼻腔，用鼻中隔黏膜刀切除中隔软骨
7. 咬除鼻中隔偏曲部分	用鼻中隔咬骨钳，用骨锤，鱼尾凿切除鼻中隔偏曲部分
8. 分离下鼻甲黏膜，使之与下鼻甲离断，形成黏膜瓣	用鼻中隔剥离子实施
9. 术腔止血	用盐酸肾上腺素、丁卡因纱条压迫止血
10. 缝合切口，填塞鼻腔	用 4×12 三角针缝合黏膜，凡士林纱卷沿总鼻道顺黏膜瓣向下鼻道填塞
11. 覆盖前鼻孔	无菌纱布覆盖，胶布固定

三、上颌窦根治术

1. 手术适应证

(1)慢性上颌窦炎，长期有黄绿色臭脓或米汤样脓液，反复穿刺冲洗无效者。

(2) X线片诊断上颌窦黏膜肥厚及有息肉样变者。

(3)上颌窦内有黏膜下囊肿或含齿囊肿者。

(4)上颌窦内疑有恶性肿瘤者需凿开上颌窦前壁，观察窦内病变，取组织活检者。

(5)齿源性上颌窦炎，已形成上颌窦齿槽瘘者。

2. 麻醉方式　多采用全身麻醉。

3. 手术体位　去枕仰卧位，头部两侧用弯沙袋固定。

4. 术前准备

(1)患者准备

1)清洁口腔，修剪鼻毛，剃胡须。

2)窦腔脓液量多且臭时，术前 1 天宜做一次上颌窦穿刺、冲洗。

(2)物品准备：上颌窦器械包、0.5%活力碘、双极电刀线 1 根、细纱条、碘仿纱条、6×14 圆针、3-0 丝线、凡士林纱卷、5 号球后针头、1%丁卡因、0.1%盐酸肾上腺素。

5. 手术方法及手术配合(表 16-23)

表 16-23　上颌窦根治术手术方法及手术配合

手术方法	手术配合
1. 手术切口	在术侧唇齿龈沟上方 0.5cm，从第 2 齿至第 5 齿，切开黏膜和骨膜长约 3cm，切口中段略高呈弧形
2. 手术野皮肤消毒	用 0.5%活力碘消毒面部皮肤及鼻腔
3. 切口	从患侧上下磨牙间，用 15 号刀切开黏膜、骨膜，直达骨质，双极电刀止血，吸引管吸引口腔内分泌物及血液
4. 剥离骨膜	用扁桃剥离子分离，手术刀补切骨膜，肾上腺素丁卡因干纱条压迫止血
5. 凿开上颌窦前壁，直达窦腔	用骨锤、圆凿、上颌窦咬骨钳扩大窦腔，肾上腺素丁卡因纱条止血
6. 清除病变黏膜及腔内病灶	用鼻剥离子分离病变组织，病灶钳夹取标本，生理盐水冲洗术腔，肾上腺素丁卡因纱条填入窦腔，压迫止血
7. 下鼻道开窗	用骨锤和圆凿凿开下鼻道骨壁，用鼻剥离子翻转鼻黏膜，15 号刀切开黏膜，形成“U”形黏膜瓣，翻入窦底
8. 填塞窦腔和鼻腔	用碘仿纱条填塞窦腔。凡士林纱卷填塞鼻腔
9. 缝合切口	6×14 圆针、3-0 丝线缝合，无菌纱布覆盖

四、鼻内镜手术

参见第十九章第六节鼻内镜手术。

五、鼻骨骨折复位术

1. 手术适应证

(1)鼻部骨折后鼻梁变形、鼻骨下陷性骨折和鼻中隔骨折，触诊有骨摩擦感。

(2)鼻骨 X 线片显示骨折错位。

(3)如鼻部肿胀严重，须待肿胀消退后，尽早在 2 周内进行骨折复位。

2. 麻醉方式　多采用局部麻醉+表面浸润麻醉。

3. 手术体位　半坐卧位或去枕仰卧位，头部两侧用弯沙袋固定。

4. 术前准备

(1)患者准备

1)清洁鼻腔，修剪鼻毛，剃胡须。

2)鼻骨 X 线正侧位射片。

(2)物品准备：鼻中隔器械包、鼻骨复位钳小件、细纱条、凡士林纱卷、5 号球后针头、1%丁卡因、1%利多卡因、0.1%盐酸肾上腺素。

5. 手术方法及手术配合(表 16-24)

表 16-24　鼻骨骨折复位术手术方法及手术配合

手术方法	手术配合
1. 手术切口	经鼻腔进入
2. 手术野皮肤消毒	用 0.5%活力碘消毒面部皮肤及鼻腔
3. 观察鼻骨骨折情况	调节手术灯照明度，清洁鼻腔，用盐水纱条，浸有 1%丁卡因溶液的细纱条行表面浸润麻醉
4. 复位	用鼻骨复位钳复位骨折
5. 填塞鼻腔	用吸引管吸净血液，凡士林纱卷填塞止血，无菌纱布覆盖

六、鼻息肉摘除术

鼻息肉是赘生于鼻腔或鼻窦黏膜上突起的肿块。好发于鼻腔的外侧壁及鼻顶部(图 16-12)。鼻息肉往往是变态反应和鼻窦慢性感染引起鼻黏膜水肿的结果。

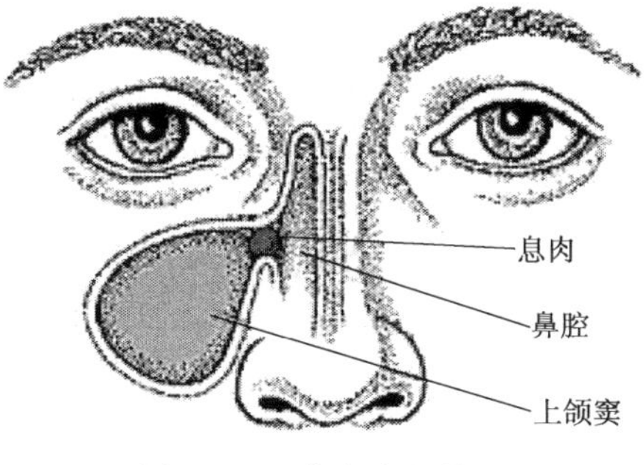

图 16-12　鼻息肉的位置

1. 手术适应证　鼻塞明显、鼻息肉伴有鼻窦感染者，药物治疗无效或多发性、复发性大息肉者，可手术摘除。

2. 麻醉方式　多采用局部麻醉和黏膜表面麻醉。

3. 手术体位　半坐卧位。

4. 术前准备

(1)患者准备

1)修剪鼻毛，清洁鼻腔。

2) 术前半小时肌内注射巴比妥类药物。

3) 鼻窦 X 线摄片或 CT 检查，了解鼻息肉患者鼻窦病变情况。

(2) 物品准备：鼻息肉器械包、细纱条、筛窦钳、凡士林纱卷、5 号球后针头、1%丁卡因、1%利多卡因、0.1%盐酸肾上腺素、吸氧管、手术站灯。

5. 手术方法及手术配合（表 16-25）

表 16-25　鼻息肉摘除术手术方法及手术配合

手术方法	手术配合
1. 手术野皮肤消毒	用 0.5%活力碘消毒面部皮肤及鼻腔
2. 表面浸润麻醉	用 1%丁卡因+0.1%肾上腺素细纱条浸润
3. 圈套鼻息肉	用窥鼻器扩张鼻孔，直视下圈套器摘除息肉，吸引管吸尽鼻腔内容物
4. 检查鼻息肉摘除是否彻底	调节手术照明，检查手术野
5. 处理肥大的鼻甲	用鼻黏膜刀分离鼻甲
6. 筛窦开放	用筛窦钳自前往后开放筛窦，使筛窦完全开放，用吸引管吸尽窦内容物，浸有 0.1%盐酸肾上腺素和 1%丁卡因纱条压迫止血，必要时用双极电凝止血
7. 填塞鼻腔	用凡士林纱卷沿总鼻道顺黏膜瓣向下鼻道填塞
8. 覆盖前鼻孔	无菌纱布覆盖，胶布固定

七、鼻部手术护理措施

常规护理见第三章手术室围手术期护理。

1. 护理评估

(1) 评估患者生命体征、辅助检查阳性结果：如肺功能、呼吸型态等。

(2) 评估患者的血氧饱和度。

(3) 评估患者的基本情况，了解是否有其他合并症，如心、肝、肺、血管疾病。

(4) 评估中心供氧、中心负压吸引、站灯（鼻照灯）、头灯、等离子刀、手术体位及其用具等术前准备。

2. 常见护理诊断/问题

(1) 疼痛：与局部麻醉效果和个人耐受力有关。

(2) 气体交换受损：与手术、疼痛、疾病有关。

(3) 有血压降低的危险：与手术体位影响回心血量有关。

(4) 有窒息、误吸的危险：与手术导致积液、积血填塞气管有关。

3. 护理措施

(1) 备急救全套，负压吸引通畅，中心供氧备用。

(2) 体位护理：半坐卧位，患者仰卧，抬高手术床头背板 60°，手术床后倾 15°。

(3) 合并有其他疾病者要特别慎重，必要时暂停手术。术中严密观察病情及生命体征变化，监测血氧饱和度。如有异常，立即使患者平卧，加快输液或用药，维持生命体征稳定。

(4)眼、耳的保护：消毒手术区皮肤前，双外耳道塞棉球，用透明防水贴膜贴合上下眼睑和耳郭，手术结束即拆除，防止术中各种液体流到眼睛和耳腔。

（李　莎　刘　红）

主要参考文献

高兴莲，田莳. 2012. 手术室专科护士培训与考核. 北京：人民军医出版社

葛贤锡，葛能泓，邵维如. 2010. 耳科显微手术. 北京：人民卫生出版社，189～200

郭剑，张龙禄. 2007. 五官科护理学. 上海：同济大学出版社

韩东一，戴朴. 2009. 耳显微外科立体手术图谱. 北京：人民卫生出版社，7～21，199～210

黄选兆，汪吉宝. 1998. 实用耳鼻咽喉科学. 北京：人民卫生出版社

孔维佳. 2010. 耳鼻咽喉头颈外科学. 第2版. 北京：人民卫生出版社，7～27

黎介寿，吴孟超. 2007. 耳鼻咽喉-头颈外科手术学. 第2版. 北京：人民卫生出版社

钱永忠. 2006. 耳鼻喉-头颈外科手术指南. 北京：人民军医出版社，261～266

曲华，宋振兰. 2011. 手术室护士手册. 北京：人民卫生出版社

田勇泉. 2001. 耳鼻喉外科. 北京：人民卫生出版社，12，13

王启华. 2010. 实用耳鼻喉头颈外科解剖学. 第2版. 北京：人民卫生出版社，234～238，247～249

翟立杰. 2010. 鼻功能重建外科学. 北京：人民卫生出版社，66～71

赵体玉. 2010. 洁净手术室部(室)护理管理与实践. 武汉：华中科技大学出版社

Carpenito-Moyet LJ. 2008. 常见护理诊断/问题手册. 第11版. 景翟. 西安：世界图书出版公司

James B. Snow Jr. P. Ashley Wackym. 2012. 耳鼻咽喉头颈外科学. 第17版. 北京：人民卫生出版社，958～965

Niparko JK，Kirk KL，Mellon NK，et al. 2003. 人工耳蜗植入：原理与实践. 王直中，曹克利. 北京：人民卫生出版社，85～107

第十七章　口腔科手术护理

第一节　口腔肿瘤手术

一、概述

(一)口腔的相关解剖及生理知识

口腔(oral cavity)是消化系统的起始部，其前壁为上唇、下唇，侧壁为颊，上壁为腭，下壁为口底。向前经口唇围成的口裂通向外界，向后经咽峡与咽相通。口腔可分为口腔前庭(oral vestibule)和固有口腔(oral cavity proper)。前者是位于上唇、下唇和颊与上牙弓、下牙弓和牙龈之间的间隙，后者位于上牙弓、下牙弓和牙龈所围成的空间，其顶为腭，底部(口底)由黏膜、肌和皮肤组成。

1. 口唇　口唇(oral lips)构成口腔的前壁，分为上唇和下唇。两唇之间的裂隙称口裂，其两侧结合处称口角。

2. 颊　颊(cheek)构成口腔的两侧壁，属于颜面的一部分。颊由黏膜、颊肌和皮肤构成。在上颌第二磨牙牙冠相对的颊黏膜上有腮腺管乳头(papilla of parotid duct)，为腮腺管的开口部位。

3. 舌　舌(tongue)位于口腔底，是一肌性器官，具有感受味觉、协助咀嚼和吞咽食物以及辅助发声等功能。

(1)舌的形态：前2/3为舌体(body of tongue)，后1/3为舌根(root of tongue)，舌体的前端称舌尖(apex of tongue)(图17-1)。舌分为上、下两面。上面称舌背，舌的下面正中线上有一连于口腔底的黏膜皱襞，称舌系带(lingual frenulum)。其根部的两侧各有一小黏膜隆起，称舌下阜(sublingual caruncle)，是下颌下腺与舌下腺大管的开口处。舌下阜的后外方延续为舌下襞(sublingual fold)，其深面埋舌下腺。

(2)舌的构造

1)舌黏膜(lingual mucous membrane)被覆于舌的表面，在舌根部向两侧反折至咽侧壁及腭扁桃体，向后与会厌黏膜相续。舌背的黏膜呈淡红色，有许多的小突起，称舌乳头(lingual papillae)。根据形态与功能的不同分为丝状乳头、菌状乳头、轮廓乳头和叶状乳头。丝状乳头(filiform papillae)具有一般感觉功能；菌状乳头(fungiform papillae)、轮廓乳头(vallate papillae)和叶状乳头(foliate papillae)含有味觉感受器(图17-1)。舌根背部的黏膜内，由淋巴组织构成大小不等的小结节，称舌扁桃体(lingualtonsil)。

2)舌肌为骨骼肌，分舌内肌(intrinsic lingual muscle)与舌外肌(extrinsic lingual muscle)。舌内肌收缩时改变舌的形状，舌外肌收缩时改变舌的位置。

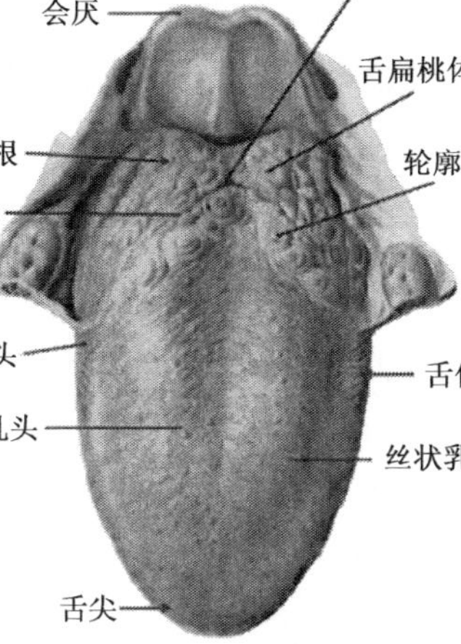

图 17-1　舌的解剖

(3)舌的血运：舌由舌动脉供血，舌后 1/3 尚有咽升动脉分支。舌静脉变易较大，除伴舌动脉而行之外，尚有舌下神经伴行静脉，都注入舌静脉。

(4)神经支配：舌前 2/3 的感觉由舌神经传递，味觉由参与舌神经的鼓索味觉纤维支配；舌后 1/3 两侧的感觉及味觉是舌咽神经支配；舌根中部由迷走神经支配。舌的运动神经是舌下神经，但舌腭肌则是由副神经的延脑根，通过迷走神经的咽支支配。

(5)舌淋巴回流及特点：舌的淋巴管极丰富，主要起于黏膜下层及肌层内，一部分回流到颏下或颌下淋巴结，另一部分或全部最终汇入在二腹肌后腹与肩胛舌骨肌之间，沿颈内静脉排列的颈深上淋巴管。舌的淋巴引流可分为四组：舌尖淋巴管、舌前 2/3 的外侧淋巴管、舌中央淋巴管和舌后 1/3 的淋巴管。

4. 腭　腭(palate)为口腔的顶，分隔鼻腔与口腔，其前 2/3 为硬腭，后 1/3 为软腭。

(1)硬腭(hard palate)：主要由骨腭为基础，覆盖黏膜而成。

(2)软腭(soft palate)：以腭部诸肌为基础，表面覆盖黏膜(图 17-2)。软腭内有五对腭肌：①腭帆张肌，作用为紧张腭帆，开大咽鼓管；②腭帆提肌，使软腭上提，咽侧壁向内侧运动；③舌腭肌，作用为下降腭帆，紧缩咽门；④咽腭肌，上提咽喉，向前牵引咽腭弓，并使两侧咽腭弓接近；⑤悬雍垂肌(腭垂肌)，上提悬雍垂(腭垂)。

(3)腭的血管：硬腭主要由上颌动脉的腭大动脉供血；软腭供血丰富，主要有面动脉的腭升动脉、咽升动脉的咽支、腭降动脉的腭小动脉及舌动脉的舌背支等。静脉与上述同名动脉伴行，常与邻近的静脉丛(如翼丛和咽丛等)相吻合。

(4)腭的淋巴引流：硬腭、软腭的淋巴管均汇入颈深上淋巴结。

(5)腭的神经分布：在翼腭窝内，由上颌神经发出腭神经，通过翼腭神经节下行，进入腭大管分为腭大(前)神经和腭小(中和后)神经；腭大神经出腭大孔，沿硬腭向前达切牙孔，与鼻腭神经经的终末支相交通，沿途分支分布于上颌牙龈、黏膜和硬腭腭腺；腭小(包括中和后)神经出腭小孔后发支到腭垂、腭扁桃体和软腭。

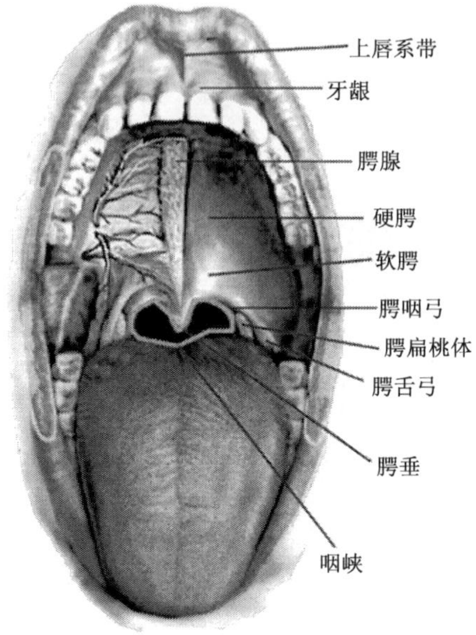

图 17-2 腭的解剖

5. 腭扁桃体 腭扁桃体(palatine tonsil)位于口咽部侧壁扁桃体窝内，为一对扁卵圆形的淋巴上皮器官，是由淋巴组织与上皮紧密联系在一起所构成的特殊的防御器官(图 17-2)。

(二)颈部淋巴结相关解剖

颈部淋巴结按淋巴结相邻的组织器官及血管来命名，分为以下十组(图 17-3)：

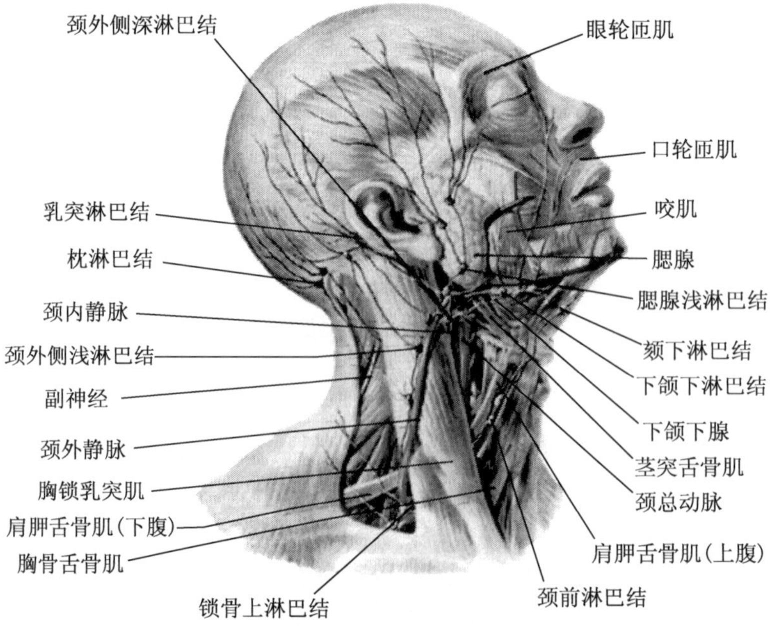

图 17-3 颈部淋巴结

(1)枕淋巴结：位于枕部皮下。

(2)乳突淋巴结(耳后淋巴结)：位于胸锁乳突肌止点处表面。

(3)腮腺淋巴结：位于腮腺表面。

(4)腮腺深淋巴结：位于腮腺实质内。

(5)面淋巴结：颊肌淋巴结位于颊肌表面；鼻唇淋巴结(眶下淋巴结)位于眶下孔附近；颧淋巴结位于颧肌表面；下颌淋巴结位于下颌骨体表面。

(6)下颌下淋巴结：位于下颌下腺与下颌骨体间或下颌下腺内。

(7)颏下淋巴结：位于下颌舌骨肌表面。

(8)颈前淋巴结：位于颈前正中部；颈前浅淋巴结(颈前静脉淋巴结)沿颈前静脉或颈正中静脉排列；颈前深淋巴结位于颈部脏器的前面和两侧；喉前淋巴结位于喉的前面；气管前淋巴结位于气管颈部的前外侧面；气管旁淋巴结位于气管及食管颈段的两侧；甲状腺淋巴结位于甲状腺峡部前面。

(9)颈外侧淋巴结：颈外侧浅淋巴结位于胸锁乳突肌表面，沿颈外静脉排列。颈外侧深淋巴结(颈深淋巴结)沿颈内动脉、静脉和颈总动脉排列；颈外侧上深淋巴结(颈深上淋巴结)位于乳突尖至肩胛舌骨肌横过颈动脉的水平处；前组(颈内静脉前淋巴结)沿颈内静脉排列；外侧组(颈内静脉外侧淋巴结)沿颈内内静脉外侧分布；颈外侧下深淋巴结(颈深下淋巴结)沿颈内静脉、锁骨下动脉和臂丛的周围排列。

(10)咽后淋巴结：位于咽后间隙内。

二、舌颌颈联合根治术

联合根治手术分三大部分：首先做颈部淋巴清扫，再做拔牙及颌骨切除，最后做舌部原发癌病灶切除，必要时还要取皮片做缺损修复。

1. 手术适应证

(1)舌癌或口腔癌已累及下颌骨骨膜或破坏下颌骨，或原发于下颌骨的癌侵犯口底及舌者。

(2)已有或疑有颌下或颈部淋巴结转移者。

(3)颈部淋巴结虽未肿大，但原发癌细胞分化程度低或原发癌浸润范围广，考虑颈淋巴结转移的可能性较大者。

(4)原发癌和转移癌估计可彻底切除者。

(5)无远处转移，全身情况尚好者。

2. 麻醉方式　经鼻腔插管全身麻醉。

3. 手术体位　仰卧位，肩部垫高，头垫头圈偏向健侧并尽量后仰。

4. 术前准备

(1)患者准备：术前1天沐浴，搞好个人卫生。术前1周禁止吸烟，彻底控制呼吸道感染。

(2)物品准备：口腔器械包、口腔拔牙小件、气管切开包、手术衣1包、甲状腺手术孔巾1包、四环素眼膏、亚甲蓝注射液、50ml注射器、高速电机1套、骨蜡、单极电刀线1根、线锯、脑塞型14号引流管、凡士林纱布。

5. 手术方法及手术配合(表17-1)

表17-1 舌颌颈联合根治术手术方法及手术配合

手术方法	手术配合
1. 手术切口。颈淋巴清扫术切口种类很多，如"T"形切口、"Y"形切口、"Z"形切口及矩形切口	以常用的矩形切口为例：从颏中点向后，于下颌骨下缘1.5～2cm，至乳突尖前下方转向下，沿斜方肌前缘向下，至该肌前缘中下1/3交界处或距锁骨上3～4cm处向前下，过锁骨中点至锁骨下3cm处
2. 手术野皮肤消毒	用0.5%活力碘消毒，从术区中心开始，逐步向四周环绕涂抹，消毒患侧面部至颧弓上4指，耳后四指，全颈及第四肋间以上胸部共3遍
3. 贴手术薄膜及无菌单	先包头、按顺序依次用无菌单四边形手术野铺巾，贴手术贴膜
4. 固定鼻腔插管	用9×28角针、0号丝线固定鼻腔插管起始端，以防止术中脱位
5. 颈部淋巴清扫术(以常见的功能性颈淋巴清扫术为例)	
(1)标记颈部切口	用牙签蘸取少量亚甲蓝注射液以做手术切口标记
(2)切开皮肤、翻起肌瓣	用23号刀片切开皮肤、单极电刀切开皮下组织及颈阔肌。用蚊式血管钳分离，3-0丝线结扎或单极电刀止血，显影纱布拭血
(3)翻起胸锁乳突肌	用中弯血管钳、单极电刀沿胸锁乳突肌走向切开肌筋膜，充分游离该肌。沿该肌深面分离后，用橡皮条或甲状腺拉钩将其向后方拉开
(4)显露并游离颈内静脉	用蚊式血管钳，仔细分离、拨开颈血管鞘，用组织剪剪断颈内静脉的各分支，用橡皮片牵拉颈内静脉
(5)清扫颈动脉三角、颈前、颌下、颏下三角区	用甲状腺拉钩牵开显露手术野，中弯血管钳分离、钳夹，遇出血点，用3-0丝线结扎，或3-0丝线、6×14圆针缝扎止血
(6)结扎、切断颈内静脉远心端	用蚊式血管钳钳分离出颈内静脉远心端，蚊式血管钳钳夹、组织剪剪断，3-0丝线双重结扎远心端
(7)创面处理	用生理盐水反复冲洗创面，彻底止血。用盐水纱布覆盖
6. 拔牙及颌骨切除	
(1)手术野皮肤消毒	用长无齿镊以0.5%活力碘消毒口腔
(2)标记下唇、颏正中手术切口	用牙签蘸取少量亚甲蓝注射液做手术切口标记
(3)切开下唇，显露下颌骨	用10号刀片自唇正中线全层切开下唇及颏部皮肤、皮下、肌层及骨膜直达骨面。用11号刀片在口内患侧做牙龈切口全层切开黏骨膜，用骨膜剥离器由前向后在下颌骨骨面上分离唇颊组织瓣，显露外侧面至下颌角上方
(4)拔牙	用拔牙铤及拔牙钳拔除患侧自病损前1个牙位及之后的所有牙齿
(5)锯断下颌骨	用骨膜剥离器分离拔牙处的下颌骨舌侧骨膜，使之形成一隧道通于颌下切口。高速电机及钻头在下颌骨上打孔形成切断痕迹，同时用50ml注射器抽生理盐水冲洗。用丝锯沿

续表

手术方法	手术配合
	此隧道穿入，锯断下颌骨。更换电机磨头，修整骨面，用骨蜡，涂布在骨面止血
(6)创面处理及缝合	用大量生理盐水冲洗，彻底止血。关腔前及关腔后清点器械、敷料等数目。用 6 × 14 圆针、3-0 丝线分层缝合肌层、皮下层及口内黏膜。用 6×17 角针、3-0 丝线缝合唇、颏部、颌下及颈部皮肤。颌下放置一次性使用引流管(脑塞型 14 号)，接 50ml 注射器作负压引流
7. 舌原发病灶切除 (1)切口	用甲状腺拉钩将患侧下颌骨向外侧牵拉。用 9×28 圆针、0 号丝线在舌尖及患侧舌病损前侧缘各贯穿缝一针，将舌牵出口外。用单极电刀在距离肿瘤边界约 1cm 处做扩大切口
(2)切除舌部肿块	用 11 号刀片或单极电刀全层切开舌体，用 2-0 丝线结扎舌动、静脉及其活跃出血点，并用显影纱布或单极电刀止血
(3)创面处理及缝合	用大量生理盐水、过氧化氢交替冲洗，彻底止血。关腔前及关腔后清点器械、敷料等数目。用 6×14 圆针、2-0 丝线将舌背、腹创缘对位褥式加单纯间断缝合
8. 包扎	用盐水纱布清洗面颈部皮肤，0.5%活力碘消毒伤口，凡士林纱布、敷料、敷贴覆盖伤口

三、上颌骨全切术

1. 手术适应证

(1)良性肿瘤如纤维骨瘤、骨瘤、骨巨细胞瘤、成釉细胞瘤、血管瘤，已累及全上颌骨。

(2)上颌窦癌、上颌肉瘤或上颌牙龈、腭部癌瘤侵犯上颌骨者。

2. 麻醉方式　全麻，经健侧鼻腔插管，咽部填塞纱布条。

3. 手术体位　仰卧位，肩下垫一软枕，头下垫头圈固定。

4. 术前准备

(1)患者准备

1)术前 3 天以氯己定含漱剂漱口，每天 4～5 次，清洁口腔。

2)术前鼻腔内滴药，每天 4 次。

3)术前 1 天面部、口周及供皮区备皮及清洁。

(2)物品准备：口腔器械包、手术衣 1 包、孔巾 1 包、四环素眼膏、亚甲蓝注射液、50ml 注射器、高速电机 1 套、骨蜡、单极电刀线 1 根、线锯、碘仿纱条、凡士林纱布。

5. 手术方法及手术配合(表 17-2)

表 17-2　上颌骨全切术手术方法及手术配合

手术方法	手术配合
1. 手术切口	前庭沟纵行切口及鼻翼旁“S”形切口
2. 手术野皮肤消毒	消毒前两眼涂布四环素眼膏，用 0.5%活力碘消毒，上至额顶，两侧至耳后，下达锁骨上界

续表

手术方法	手术配合
3. 贴手术薄膜及无菌单	配合医生先包手术患者头，再行三角形手术野铺巾，贴手术贴膜
4. 固定鼻腔插管	用 9×28 角针、0 号丝线固定鼻腔插管起始端，以防止术中脱位
5. 标记手术切口	用牙签蘸取少量亚甲蓝注射液以做手术切口标记
6. 切开皮肤，翻起皮瓣	先在咽腔填塞好纱布条。用 10 号刀片，沿手术切口标记切开上唇及面部皮肤，用单极电刀切开皮下、肌层至骨膜。用蚊式血管钳止血，3- 0 丝线结扎，显影纱布拭血。用骨膜剥离器沿颌骨表面掀起皮瓣
7. 拔除患侧中切牙	用拔牙钳拔除患侧中切牙
8. 切开硬腭，与唇颊黏膜切口相延续	用蚊式血管钳，10 号刀片切开
9. 凿断齿槽突与硬腭	用小骨锤、骨凿凿开
10. 切除上颌骨	用骨膜剥离器充分剥离眶下缘及梨状孔边缘的骨膜，用甲状腺拉钩向上牵开眶内容物。用线锯经眶下裂于颧上颌突下，锯断眶外缘与颧骨的连接。用组织剪进一步剪断所遗留的连接组织，完整摘除上颌骨
11. 修整骨面	用蚊式血管钳钳夹止血，3-0 丝线结扎。用高速电机磨头修整骨面，用 50ml 注射器抽生理盐水冲洗碎骨屑。用骨蜡涂布骨面止血
12. 创面处理	用生理盐水冲洗，彻底止血。6×14 圆针、3-0 号丝线缝扎止血
13. 填塞上颌骨空腔，反包扎口内创面	用中弯血管钳钳夹碘仿纱条填塞口内颌骨缺损空腔，反包扎覆盖创面
14. 缝合	关腔前及关腔后清点器械、敷料等数目。用无齿镊、5×12 圆针、3-0 丝线间断缝合皮下；用有齿镊、6×17 角针、5-0 丝线间断缝合皮肤。抽出咽腔填塞的纱布条
15. 覆盖切口	用凡士林纱布、棉垫、敷贴覆盖面部切口

第二节　口腔矫形手术

一、概述

相关解剖知识见本章第一节口腔肿瘤手术。

二、腭裂修补术

1. 手术适应证

(1) 软腭裂。

(2) 硬软腭裂。

(3) 硬软腭部穿孔。

2. 麻醉方式　鼻腔插管全身麻醉。

3. 手术体位　仰卧位，肩下垫一软枕，头下垫头圈固定。

4. 术前准备

(1) 患者准备：术前需用漱口剂清洁口腔并擦净鼻腔污物，并以漱口水含漱。

(2) 物品准备：腭裂器械包、手术衣 1 包、孔巾 1 包、四环素眼膏、单极电刀线 1 根、碘仿纱条。

5. 手术方法及手术配合　以两大瓣腭裂修复术为例(表 17-3)。

表 17-3　腭裂修补术手术方法及手术配合

手术方法	手术配合
1. 手术切口	“M”形切口
2. 手术野皮肤消毒	消毒前两眼涂抹四环素眼膏，用 0.5%活力碘消毒面部皮肤。上至眉弓，下至颈部，两侧至耳屏前
3. 铺无菌单	配合医生先包手术患者头，再行三角形手术野铺巾
4. 固定鼻腔插管	用 9 × 28 角针、0 号丝线固定鼻腔插管起始端，以防止术中脱位
5. 口内消毒	用 0.5%活力碘口内消毒
6. 全层切开骨膜	用腭裂开口器牵开口腔，切开前在口内塞 1 块纱布，防止血液流入咽腔。用 11 号刀片切开
7. 剥离黏骨膜瓣	用骨膜剥离器剥离组织，显影纱布压迫止血。将硬腭的黏骨膜组织全层剥离，向内直达裂隙边缘
8. 血管神经束处理	翻转组织瓣，显露腭大孔，用蚊式钳顺血管走行方向将血管神经束解剖 10 ~ 15mm
9. 剪断翼钩，离断腭腱膜	用组织剪剪断翼钩、腭腱膜
10. 缝合	关腔前及关腔后清点器械、敷料等数目。用 5 × 12 圆针、3-0 丝线先缝合鼻腔侧黏膜，再缝合软腭部肌层，最后缝合口腔侧的硬腭黏骨膜及软腭的黏膜创缘直至悬雍垂
11. 创面处理，填塞碘仿纱条	生理盐水冲洗，彻底止血，用碘仿纱条填塞反包扎覆盖创面。取下开口器，用显影纱布擦净口周血迹。抽出口内填塞的纱布

三、唇裂修复术

见整形科手术。

第三节　口腔腺瘤手术

一、概述

唾液腺(salivary gland)位于口腔周围，能分泌并向口腔内排泄唾液。唾液腺分大、小两类。小唾液腺(minor salivary glands)属黏液腺，为口腔各部的黏膜内，如唇腺、腭腺、颊腺和舌腺等。大唾液腺(major salivary glands)位于口腔周围的独立的器官，但其导管开口于口腔黏膜，包括腮腺、下颌下腺和舌下腺三对(图 17-4)。

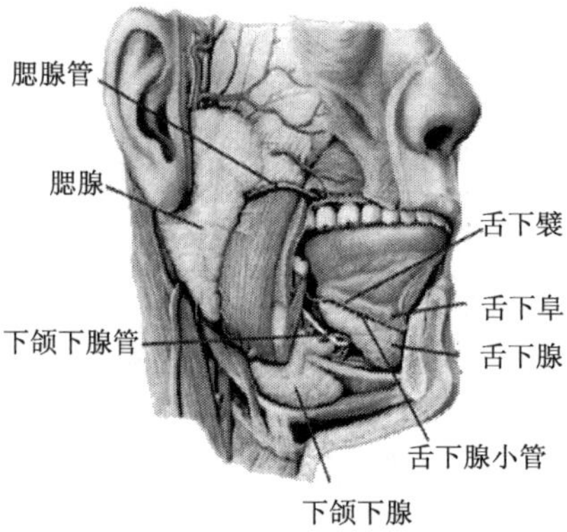

图 17-4　大唾液腺

1. 腮腺　腮腺(parotid gland)最大，略呈三角楔形，位于外耳道前下方，咬肌后部的表面，腺的后部特别肥厚，深入到下颌后窝内。由腺的前端靠近上缘处发出腮腺管，在距颧弓下方约 1 横指处经咬肌表面前行，绕过咬肌前缘转向深部，穿过颊肌开口于颊部黏膜，开口处形成一个黏膜乳头，恰和上颌第二磨牙相对。

2. 下颌下腺　下颌下腺(submandibular gland)略呈卵圆形，位于下颌下三角内，下颌骨体和舌骨舌肌之间。由腺的内面发出下颌下腺管，沿口底黏膜深面前行，开口于舌下肉阜。

3. 舌下腺　舌下腺(sublingual gland)最小，细长而略扁。位于口底黏膜深面。其排泄管有大小两种小管有 5～15 条，直接开口于口底黏膜。

二、腮腺混合瘤摘除术

1. 手术适应证

(1)慢性腮腺炎反复发作，导管扩张或腺体破坏明显、保守治疗效果不佳。

(2)良性肿瘤或低度恶性肿瘤，而面神经受侵犯的病例。

2. 麻醉方式　全麻或局部麻醉。

3. 手术体位　颈仰伸，头偏向健侧，头下垫头圈。

4. 术前准备

(1)患者准备

1)术前 3 天用朵贝尔液或复方氯己定含漱液漱口，清洁口腔，做 1 次个人口腔护理。

2)术前禁食，禁饮。

3)剃同侧面、颈部及耳周发际上 5cm 毛发，清洗面、颈部及耳郭凹陷处皮肤。

(2)物品准备：腮腺器械包、气管切开包、手术衣 1 包、孔巾 1 包、四环素眼膏、亚甲蓝注射液、单极电刀线 1 根、凡士林纱布。

5. 手术方法及手术配合(表 17-4)

表 17-4　腮腺混合瘤摘除术手术方法及手术配合

手术方法	手术配合
1. 手术切口	“S”形切口
2. 手术野皮肤消毒	消毒前两眼涂布四环素眼膏，用 0.5%活力碘消毒，上至额顶、后至枕部，前至对侧面部、下至锁骨上
3. 贴手术薄膜及无菌单	配合医生先包手术患者头，再行三角形手术野铺巾，贴手术贴膜
4. 标记手术切口	通常用“S”形切口。用牙签蘸取少量亚甲蓝注射液以做手术切口标记
5. 切开皮肤、皮下组织与颈阔肌	用 23 号刀片，遇出血小血管，用蚊式血管钳止血，3-0 丝线结扎，显影纱布拭血。用蚊式血管钳，用单极电刀止血
6. 分离面神经主干及分支	用蚊式血管钳钳夹腮腺管，组织剪剪断，3-0 丝线双重结扎。用蚊式血管钳钳继续分离腮腺浅叶，显露面神经分支
7. 切除腮腺浅叶与肿瘤	用 3-0 丝线结扎，或用 6×14 圆针、3-0 丝线缝扎止血
8. 切除腮腺组织深叶	用橡皮片、蚊式血管钳钳夹末端牵引面神经主干及其分支，盐水显影纱布保护颌后凹深面的血管
9. 创面处理	用生理盐水冲洗创面，彻底止血后，用中弯血管钳协助放置引流管
10. 缝合	关腔前及关腔后清点器械、敷料等数目。用无齿镊、6×14 圆针、3-0 丝线分层间断缝合肌肉及皮下组织。用有齿镊、6×17 角针、5-0 丝线间断缝合皮肤
11. 覆盖切口	用凡士林纱布、棉垫、敷贴覆盖，全麻彻底苏醒后加压包扎

三、颌下腺瘤摘除术

1. 手术适应证

(1)颌下腺体内或腺体与导管交界处有涎石存在，引起肿胀、疼痛及感染者。

(2)慢性化脓性颌下腺炎、颌下腺结核、放线菌病等使颌下腺肿大，引起器质性损害或纤维性变者。

(3)外伤或感染引起颌下腺瘘，经久不愈者。

(4)颌下腺囊肿及肿瘤。

2. 麻醉方式　经口腔插管全麻，或局部浸润麻醉。

3. 手术体位　仰卧位，肩下垫一肩枕，头稍向后仰并偏向健侧。

4. 术前准备

(1)患者准备：术前 3 天用朵贝尔液或复方氯己定含漱液漱口，清洁口腔。

(2)物品准备：口腔器械包、手术衣 1 包、孔巾 1 包、干式传物钳 1 个、四环素眼膏、亚甲蓝注射液、盐酸肾上腺素注射液、盐酸利多卡因注射液、5ml 注射器、单极电刀线 1 根。

5. 手术方法及手术配合(表 17-5)

表 17-5　颌下腺瘤摘除术手术方法及手术配合

手术方法	手术配合
1. 手术切口	颌下弧形切口
2. 手术野皮肤消毒	同腮腺混合瘤摘除术
3. 贴手术薄膜及无菌单	同腮腺混合瘤摘除术
4. 标记手术切口	用牙签蘸取少量亚甲蓝注射液做手术切口标记。标记从下颌骨下缘 1.5～2cm 处，相当于颌下腺下缘，长约 5cm
5. 切开皮肤、皮下组织、颈阔肌、颈深筋膜浅层	用 23 号刀片用蚊式血管钳止血，5-0 丝线结扎，显影纱布拭血。用甲状腺拉钩将拉开皮肤、皮下组织等
6. 游离颌下腺	用蚊式血管钳夹止血，组织剪剪断，2-0 丝线双重结扎。再用高频电刀止血
7. 游离颌下腺浅份	用蚊式血管钳沿颌下腺表面做钝性分离，使颌下腺下缘自二腹肌浅面游离，暴露下颌舌骨肌
8. 游离颌下腺深份	用蚊式血管钳剥离，游离腺体及其相连的病变组织，2-0 丝线结扎
9. 冲洗切口，放置引流条	用生理盐水冲洗，蚊式血管钳夹持放置橡皮引流条
10. 缝合切口	关腔前及关腔后清点器械、敷料等数目。用无齿镊、6×14 圆针、3-0 丝线间断缝合肌层及皮下组织；用有齿镊、6×17 角针、5-0 丝线间断缝合皮肤
11. 覆盖切口	用凡士林纱布、棉垫、敷贴覆盖，全麻彻底苏醒后加压包扎

第四节　颌骨骨折手术

一、概述

面颅骨(图 17-5)有 15 块骨。成对的有上颌骨、腭骨、颧骨、鼻骨、泪骨及下鼻甲，不成对的有犁骨、下颌骨和舌骨，面颅骨围成眶腔、鼻腔和口腔。

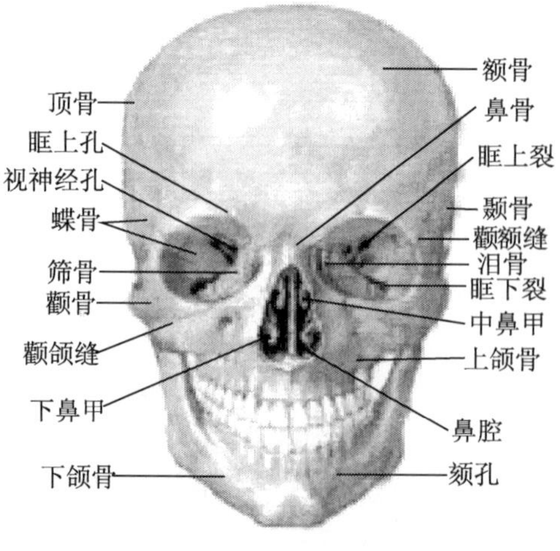

图 17-5　颅面骨

1. 下颌骨　下颌骨(mandible)为面颅骨最大者，分一体两支。其位于上颌骨下方，分为水平部分的体和两侧垂直的支。下颌体呈弓状，下缘光滑，上缘生有下牙槽(图 17-6)。

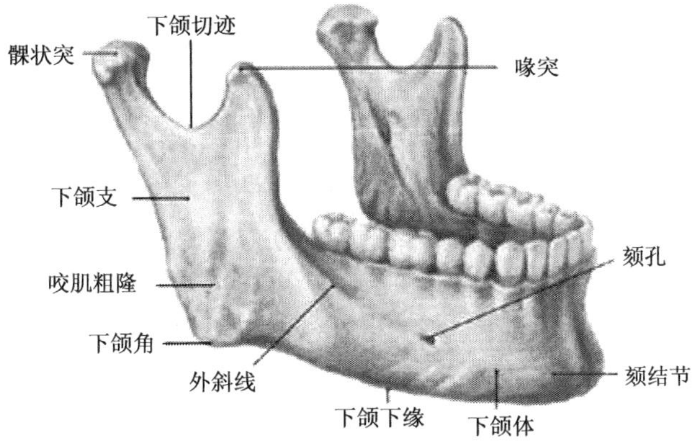

图 17-6　下颌骨解剖

2. 舌骨　一个，舌骨(hyoid bone)位于下颌骨体的后下方，形如马蹄铁状，中间部叫体，向后外延伸的叫大角，向上的小突为小角，舌骨以韧带和肌肉上连颅骨，下连颈部。

3. 犁骨　一个，犁骨(vomer bone)为四边形薄骨片，参加组成鼻中隔的后下部。

4. 上颌骨　左右各一，上颌骨(maxilla)位于颜面中部，相互对称。与邻骨连接，参与眶底、口腔顶部、鼻腔底部和侧壁、颞下窝和翼腭窝、翼上颌裂及眶下裂的构成(图 17-2)。可分为一体四突(图 17-7)。

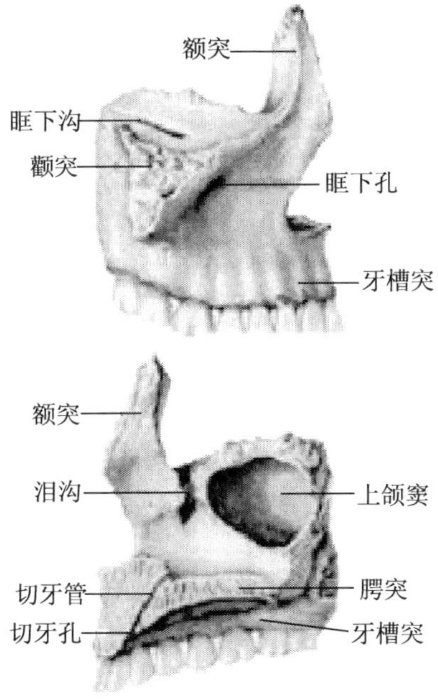

图 17-7　上颌骨四突

5. 腭骨 一对，腭骨(zygomatic bone)位于上颌骨鼻面后部，为“L”形的薄骨片，包括参与构成鼻腔侧壁的垂直板，和组成硬腭后部的水平板。

6. 鼻骨 一对，鼻骨(nasal bone)位于上颌骨额突的前内侧，为构成鼻背的小骨片。

7. 泪骨 一对，泪骨(lacrimal bone)位于眶内侧壁前部，上颌骨额突与筛骨迷路的眶板之间，为薄而脆的小骨片。

8. 下鼻甲骨 一对，下鼻甲骨(inferior nasal concha)为卷曲的贝壳状薄骨片，附于上颌骨的鼻面。

9. 颧骨 一对，颧骨(zygomatic bone)对于面部两侧，四边形，厚而坚，向前内方与额骨、上颌骨相接，向后外方与颞骨颧突相连。

二、下颌骨骨折切开复位内固定术

1. 手术适应证

(1)下颌骨体部正中骨折。

(2)颏孔部位骨折。

(3)下颌角骨折。

(4)髁状突颈部骨折。

2. 麻醉方式 鼻腔插管全麻。

3. 手术体位 仰卧位，垫肩。

4. 术前准备

(1)患者准备：术前清洁口腔。用绷带对头面部进行制动。

(2)物品准备：口腔器械包、手术衣 1 包、孔巾 1 包、干式传物钳 1 个、四环素眼膏、5ml 注射器、高速电机 1 套、可吸收固定板、可吸收螺钉、单极电刀线 1 根、细钢丝、牙弓夹板。

5. 手术方法及手术配合 以下颌骨骨体部分骨折为例(表 17-6)。

表 17-6 下颌骨骨折切开复位内固定术手术方法及手术配合

手术方法	手术配合
1. 手术切口	根据手术部位，可选用口内、颌下切口，如下颌骨骨体部分骨折可选择下颌前庭沟底黏膜切口
2. 手术野皮肤消毒	消毒前两眼涂布四环素眼膏，用 0.5%活力碘棉球消毒，上至眉弓，下至颈部，两侧至耳屏前
3. 铺无菌单	配合医生先包手术患者头，再行三角形手术野铺巾法铺巾
4. 固定鼻腔插管	用 9×28 角针、0 号丝线固定鼻腔插管起始端，以防止术中脱位
5. 切开	用压舌板压住舌体、甲状腺拉钩牵开下唇，用 10 号刀片全层切开下颌前庭沟底黏骨膜，显影纱布拭血
6. 剥离骨膜，显露骨折部位	用骨膜剥离器剥离骨膜，显露骨折断端，刮除断端间肉芽组织
7. 调整咬合，拴接牙弓夹板	调整咬合关系。用钢丝、钢丝剪，剪取若干 15cm 长细钢丝，用牙弓夹板、持针器拴接牙弓夹板

续表

手术方法	手术配合
8. 骨折复位、固定	用有齿血管钳2把夹持、对合、复位骨折断端，用高速电机、微型钻头钻孔，50ml注射器抽取生理盐水冲洗，可吸收固定板、螺钉固定骨折断端
9. 冲洗、缝合黏膜切口	用生理盐水冲洗创面，无齿镊、5×12 圆针、3-0丝线间断全层缝合

三、口腔科手术专科手术护理

常规护理见第三章手术室围手术期护理。

1. 护理评估

(1)评估患者对手术创伤、疾病转归的认知程度。

(2)评估患者的一般状况：精神状态、面部表情、营养状况、自理能力等，以及是否合并其他心、脑、血管疾病。

(3)评估患者的血氧饱和度。

(4)评估患者颈椎、寰椎关节活动状况。

(5)评估中心供氧、中心负压吸引、站灯(鼻照灯)、头灯及术前准备质量。

(6)唇腭裂患者评估：评估患儿有无全身其他疾病；腭裂会造成鼻口相通，评估患儿吸吮、进食、发声等功能状况；评估患儿及其家属的精神、心理状态。

2. 常见护理诊断/问题

(1)语言沟通障碍：与疾病有关。

(2)气体交换受损：与疼痛、疾病、手术有关。

(3)吞咽能力受损：与疾病、手术损伤有关。

(4)睡眠形态紊乱：与疼痛、疾病有关。

(5)有自尊紊乱的危险：与组织完整性受损、自我形象改变有关。

(6)有精神困扰的危险：与手术创伤、疾病转归认知不足有关。

(7)有窒息的危险：与麻醉、术中积液积血堵塞气管有关。

(8)有误吸的危险：与手术中分泌物、出血过多、患者吞咽功能改变有关。

(9)有颈椎损伤的危险：与手术、安置手术体位有关。

3. 护理措施

(1)心理护理及卫生宣教：针对患者的精神状态、认知程度、人生观、价值观耐心做好心理护理及卫生宣教。解答患者及家属对手术的疑问，嘱患者彻底清洗头发，注意洗发、洗澡时避免水进入耳内造成感染。

(2)备气管切开包，保证两条通畅的负压吸引，以便紧急救治窒息、误吸患者。

(3)手术体位护理：患者仰卧位，肩下放软枕，头部自然偏向健侧，枕于圆孔形硅胶头垫上，避免耳、眼受压，颈下平塞支撑软垫，防止颈椎空悬，以免损伤颈椎；头部不能过度伸仰以免患者手术后颈部疼痛。

(4) 备齐特殊手术仪器，如等离子刀、高频电刀、高速电机、面神经检测仪、手术体位及其用具等术前准备。骨折患者评估骨折内固定器械、可吸收螺钉、可吸收板以及辅助器械均在无菌有效期内。

(5) 合并有其他疾病者要特别慎重，必要时暂停手术。术中严密观察患者血压、心率、血氧饱和度、心电图等各项生命体征。注意患者(局麻患者)主述，如有不适积极配合医生处理。

(6) 准备止血器材：如单双极电凝、显影棉片、骨蜡、明胶海绵、碘仿纱条、40℃温盐水止血等。

(7) 眼、耳的保护：消毒手术区皮肤前，双外耳道塞棉球，用透明防水贴膜贴合上下眼睑和耳郭，手术结束即拆除，防止术中各种液体流到眼睛和耳腔。

(8) 全麻开口器的近门齿端应使用门齿保护套，使用时避开口唇，以保护门齿及牙龈。

(9) 术中使用高频电刀、电钻、高速电机时，及时用生理盐水冲洗创面，防止钻头过热，烫伤患者。

(10) 舌颌颈联合根治手术器械、敷料等手术物品要准备齐全，此手术分三大部分，首先做颈部淋巴清扫，再做拔牙及颌骨切除，最后做舌部原发癌病灶切除，必要时还要取皮片做缺损修复。

(11) 外伤患者入手术室前做伤口生物学检查，筛查特异性感染患者，并采取相应的措施。伤口清洗处理要彻底。

(12) 内置入物的管理：所有内置入物必须由医院物资科招标采购，严禁私自携带任何内置入物如手术室。内置入物外包装上有明确标识，标注产品的名称、规格、型号、批次、生产厂家、代理商及灭菌有效期，辅助器械统一送消毒供应中心清洗、打包、灭菌、并进行生物监测。使用内置入物和辅助器械前，应逐项检查、核对，合格方可使用。术后在合理记录单上准确登记内置入物材料的名称和数量。

（陈　丹　俞全全）

主要参考文献

党世民. 1999. 外科护理学. 北京：人民卫生出版社，65～85
李金荣. 1999. 口腔颌面外科、颌面整形外科手术图谱. 武汉：湖北科学技术出版社，307～308
魏革，刘苏君. 2004. 手术室护理学. 北京：人民军医出版社，646～655
张龙禄. 2000. 五官科护理学.北京：人民卫生出版社，152～206

第十八章　整形外科手术护理

第一节　头面部整形手术

一、概述

(一)相关解剖知识

头皮是指颅骨外面覆盖于头颅穹隆部的柔软而又富有弹性的组织。其前方与面部相接，后方与后颈部皮肤及皮下组织相连，头皮外又有毛发生长覆盖。额顶枕部：前至眶上缘，后至枕外粗隆和上项线，侧方至颞上线。该范围内头皮有5层结构。自外向里依次是：

1. 皮肤　厚且致密，内含汗腺、皮脂腺、淋巴、血管、毛囊和头发。

2. 皮下组织　为众多致密结缔组织分隔的小叶，其间充以脂肪、血管和神经，位于皮下和帽状腱膜之间。

3. 帽状腱膜　为白色坚韧的膜状结构。它前连额肌，后连枕肌，侧方与颞浅筋膜融合，可认为是颅顶肌的一部分。该层与皮肤由纤维束紧密连接，与骨膜连接疏松。

4. 腱膜下层　为薄层疏松结缔组织，其间有许多导血管与颅内静脉窦相通，是颅内感染和静脉窦栓塞的途径之一。

5. 骨膜　贴附于颅骨表面，在颅缝处贴附紧密，其余部位贴附疏松，故骨膜下血肿可被局限(图18-1)。

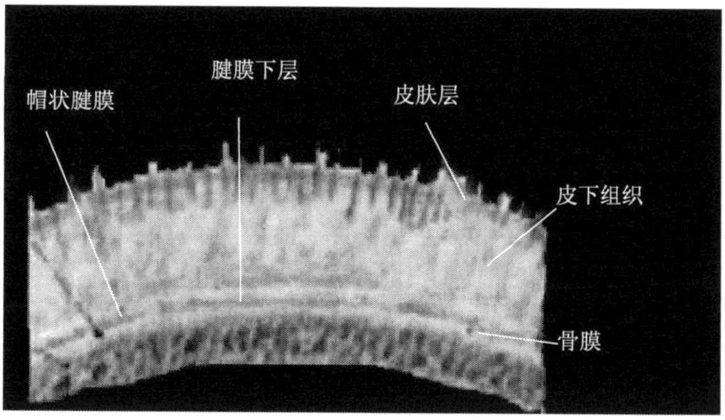

图18-1　头皮组织结构

(二)面部相关解剖知识

详见第十五章至第十七章。

二、全头皮撕脱移植术

1. 手术适应证　适用于头部各种外伤造成的全部头皮撕脱。

2. 手术体位　仰卧位。

3. 麻醉方式　全身麻醉。

4. 术前准备

(1)患者准备：清洗伤口周围皮肤，剪去头发，除去污垢、油腻，冲洗创面。

(2)物品准备：清创包、整形包、手术衣1包、孔巾1包、显微镜、显微器械、9/0血管吻合线。配制肝素钠冲洗液(肝素钠12 500U加入200ml生理盐水)并做好标记备用。

5. 手术方法及手术配合(表18-1)

表18-1　全头皮撕脱移植术手术方法及手术配合

手术方法	手术配合
1. 手术野皮肤消毒	用无菌生理盐水和0.05%活力碘稀释液反复冲洗撕脱头皮，再用3%过氧化氢冲洗损伤创面之后，用0.5%活力碘消毒
2. 清创	撕脱头皮清创，用4～7把组织钳夹住撕脱头皮一侧，并适当固定。剪去撕脱头皮上的头发后，再用23号刀，倾斜30°～40°剃尽发根，并清理干净皮瓣上残留毛发，并用无菌生理盐水和0.5%活力碘消毒液反复冲洗，撕脱头皮清创以清除明显失活组织为主，注意保护生发层及血管床。再用大量生理盐水冲洗，探查创面血管受损情况
3. 吻合血管	在动静脉的吻合过程中，用10ml注射器，7号冲洗针头，抽取肝素钠盐水冲洗液，不定时冲洗血管吻合处，防止凝血。用9-0无损伤血管缝合线和显微器械吻合血管
4. 缝合头皮	用4×12三角针、5-0丝线缝合头皮

三、眼袋整形术

1. 手术适应证

(1)下睑皮肤松弛。

(2)下睑眼轮匝肌肥厚。

(3)眶隔脂肪突出。

2. 手术体位　仰卧位。

3. 麻醉方式　局部麻醉，1%～2%利多卡因加适量肾上腺素。

4. 术前准备

(1)患者准备：眼袋整形术前准备太阳镜(遮掩伤痕)、冰袋(术后冰敷伤口用)等物品。

(2)物品准备：整形包、敷料大孔1包、6-0可吸收缝合线。

5. 手术方法及手术配合(表 18-2)

表 18-2 眼袋整形术手术方法及手术配合

手术方法	手术配合
1. 手术野皮肤消毒	使用 0.5%活力碘消毒面部皮肤。从睫毛根部起，以离心方式绕眼睑向四周扩展，上至额头，下及颌下，外侧达颞部发际前，如此反复涂抹消毒三次
2. 设计切口定点，划线	用无菌牙签蘸取亚甲蓝在下睑画出标记线
3. 按设计切口切开皮肤	用 11 号或 15 号刀片切开下睑缘下 1～2cm 切口，平行睑缘，顺鱼尾纹延伸 4～5cm
4. 暴露下眶缘部	用眼科剪从眼轮匝肌浅面向下作潜行分离达下眶缘部
5. 打开眶隔膜	用眼科剪刀顺眼轮匝肌纤维方向分开肌层，打开眶隔膜
6. 剪除脂肪球	用眼科剪酌情剪除内、中、外三组脂肪球
7. 缝合眶隔膜	嘱患者闭眼，剪除下睑多余皮肤，用 6-0 可吸收缝合线间断缝合皮下及皮肤

四、隆鼻术

1. 手术适应证

(1)鼻腔无生理功能障碍，先天性鼻梁偏低者。

(2)单纯性鞍鼻者。

(3)外伤导致的鼻梁低或凹陷。

2. 手术体位 仰卧位。

3. 麻醉方式 局部麻醉，1%～2%利多卡因加适量肾上腺素。

4. 术前准备

(1)患者准备：术前清洁面部皮肤污垢和油脂，减少手术区皮肤上暂存菌；清洁鼻腔和剪去鼻毛。

(2)物品准备：整形包、孔巾 1 包、6-0 美容缝合线、鼻假体、凡士林。

5. 手术方法及手术配合(表 18-3)

表 18-3 隆鼻术手术方法及手术配合

手术方法	手术配合
1. 手术野皮肤消毒	使用 0.5%活力碘消毒。鼻部为中心，以离心方式绕眼睑向四周扩展至整个面部，如此反复涂抹消毒 3 次
2. 设计切口定点，划线	用无菌牙签蘸取亚甲蓝在鼻部画出标记线
3. 按设计切口切开皮肤	用 15 号刀片切开皮肤，用眼科剪从切口向鼻尖方向分离
4. 剥离鼻骨骨膜	用小骨膜剥离器剥离鼻骨骨膜，压迫止血
5. 假体植入	将雕刻好的鼻假体放入鼻背筋膜和鼻骨之间
6. 缝合皮肤	用 6-0 缝合线间断缝合皮下组织及皮肤

五、下颌角弧形截骨成形术

1. 手术适应证

(1)下颌角明显肥大，外翻，如“方形脸”或“梯形脸”。

(2)单侧或双侧下颌角突出，两侧不对称。

(3)面部上下宽度比例不协调，两下颌角间距接近或大于两颧突间宽度。

2. 手术体位　仰卧位。

3. 麻醉方式　全麻或局部麻醉，1%～2%利多卡因加适量肾上腺素。

4. 术前准备

(1)患者准备：术前清洁面部皮肤污垢和油脂，减少手术区皮肤上暂存菌。

(2)物品准备：整形包、孔巾 1 包、手术衣 1 包、5-0 可吸收缝合线、双极电凝、磨钻、骨蜡 2 块、弹力绷带。

5. 手术方法及手术配合(表 18-4)

表 18-4　下颌角弧形截骨成形术手术方法及手术配合

手术方法	手术配合
1. 手术野皮肤消毒	使用 0.5%活力碘消毒，以切口为中心消毒面部至颈部皮肤
2. 手术切口	采用口内入路。经左下龈颊沟颊侧黏膜做由下颌升支前缘下份至第四、第五牙间隙处的切口
3. 切开黏膜及骨膜	用 11 号尖刀切开黏膜及骨膜，用骨膜剥离子在下颌骨膜下剥离，显露下颌升支下份、下颌角、下颌体和颏神经
4. 截除下颌角	用磨钻定点并连成弧线，用摇摆锯沿弧线截骨将下颌角截除
5. 磨下颌缘	用磨钻头对下颌缘进行打磨修整，骨蜡止血
6. 止血	用双极电凝对创面进行充分止血
7. 同法行对侧手术	
8. 缝合黏骨膜	5-0 可吸收线全层缝合黏骨膜，加压包扎

六、额颞部除皱术

额部位于人脸头发以下、眉毛以上的部分；颞部位于头两侧、双眼后方、颞骨上方。颞部，俗称太阳穴(图 18-2)。

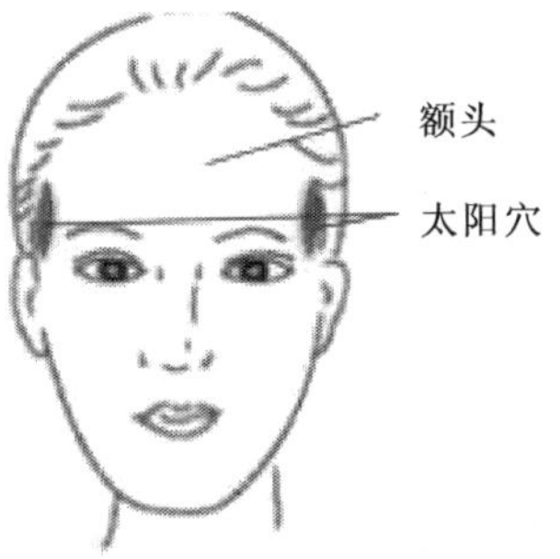

图 18-2　额颞的位置

1. 手术适应证

(1)额部横纹，眉间竖纹。

(2)鱼尾纹，上睑皮肤松弛下垂、下睑袋。

(3)鼻背横纹，眉下垂。

2. 手术体位　仰卧位。

3. 麻醉方式　全麻或局部麻醉，1%～2%利多卡因加适量肾上腺素。

4. 术前准备

(1)患者准备：术前清洁面部，减少手术区皮肤上暂存菌；清洗头发，保证头皮干净。

(2)物品准备：整形包、孔巾1包、手术衣1包、5-0可吸收缝合线、无菌橡皮筋、弹力绷带。

5. 手术方法及手术配合(表18-5)

表18-5 额颞部除皱术手术方法及手术配合

手术方法	手术配合
1. 手术野皮肤消毒	使用1%活力碘清洗头发及头皮3次；用0.5%活力碘消毒面部及颈部皮肤3次
2. 橡皮筋固定切口	用橡皮筋切口沿线两侧扎小辫子方法固定头发，暴露手术切口
3. 设计切口定点，画线	额部正中发际内做一个0.5～1.0cm纵行小切口，颞顶部及颞部做1.0～1.5cm左右横切口，两侧颞部切口距正中线切口约10cm，用无菌牙签蘸取亚甲蓝画出标记线
4. 切开皮肤	用11号刀片按标记线切开皮肤及皮下组织，单极电凝止血
5. 剥离组织	用解剖剪于正中纵切口，在骨膜下或帽状腱膜下剥离额部直达鼻根上及两侧眶上缘，外侧达颞线。用吸引器边分离边吸引
6. 切断额肌及帽状腱膜，切断部分皱眉肌及降眉肌	用解剖剪刀从小切口进入，横行切断额肌及连同帽状腱膜，切断部分皱眉肌及降眉肌，双极电凝止血
7. 分离头皮至顶枕水平	在帽状腱膜下用剥离子向上后分离头皮至顶枕水平，冠状切开部分帽状腱膜。分离后，头顶及额部皮肤均可捏起
8. 悬吊骨膜	于双颞顶部切口将骨膜通过4×10圆针、3-0丝线向顶部悬吊至合适位置，加强枕额肌肌力
9. 缝合切口	沿切口剪去多余头皮及皮下组织，从切口内挤出术中积血，用5-0可吸收线缝合皮下组织及皮肤

七、唇裂修复术

口唇分为上唇和下唇，二者在两端的结合处称口角，其位置约平对第1前磨牙。上唇的两侧与颊部交界处，各有呈弧形的浅沟称鼻唇沟。上唇外面的中线上有一纵行浅沟称人中，为人类所特有(图18-3)。在上、下唇内面的正中线上分别有上、下唇系带，自口唇连于牙龈基部。口唇的外面为皮肤，中间为口轮。

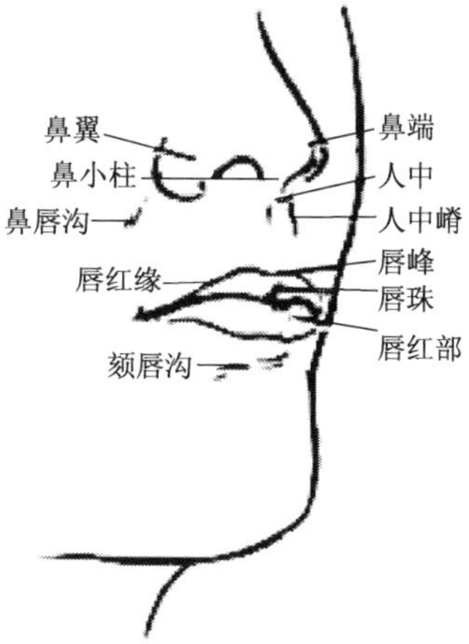

图18-3 唇的表面解剖

1. 手术适应证

(1)先天性单侧唇裂。

(2)外伤后及唇裂术后继发畸形。

2. 手术体位 仰卧位。

3. 麻醉方式　全麻。

4. 术前准备

(1)患者准备：术前清洁面部，减少手术区皮肤上暂存菌；剪除鼻毛。

(2)物品准备：唇裂器械包、孔巾 1 包、手术衣 1 包、唇夹 2 个、双极电凝。

5. 手术方法及手术配合(表 18-6)

表 18-6　唇裂修复术手术方法及手术配合

手术方法	手术配合
1. 手术野皮肤消毒	使用 0.5%活力碘消毒面部皮肤和口腔黏膜
2. 设计切口定点，画线	用无菌牙签蘸取亚甲蓝设计切口定点画出标记线
3. 唇部整形	用 15 号刀片切开裂开处的唇部皮肤，眼科剪分离黏膜和肌层，用吸引器连续吸取切口及口腔内血液，双极电凝止血。修整畸形部位组织，对合切口整形
4. 逐层缝合切口	用 4×10 三角针、5-0 丝线间断缝合黏膜、肌层和皮肤

第二节　胸部整形手术

一、乳房增大成形术

1. 手术适应证　适用于各种原因所致的小乳症的健康成年女性。

2. 手术体位　仰卧位。

3. 麻醉方式　连续硬膜外麻醉或全身麻醉。

4. 术前准备

(1)患者准备：对于术后可能产生的一系列反应要有心理预期。

(2)物品准备：整形包、“U”形剥离器、乳房假体 1 对、孔巾 1 包、手术衣 1 包、5-0 可吸收缝合线、双极电凝。

5. 手术方法及手术配合(表 18-7)

表 18-7　乳房增大成形术手术方法及手术配合

手术方法	手术配合
1. 手术野皮肤消毒	使用 1%活力碘消毒，上过锁骨中线，下过肚脐平行线，两侧至腋后线
2. 以乳晕边缘切口定点，画线	用无菌牙签蘸取亚甲蓝在乳晕与皮肤交界部位画出 3～9 点之间的弧形切口
3. 按设计切口切开皮肤	用 11 号刀片切口皮肤、皮下组织深达乳腺，双极电凝止血
4. 分离乳腺组织及胸大肌	用解剖剪在胸大肌下钝性分离，形成容纳乳房假体的腔穴
5. 止血	用双极电凝充分止血
6. 假体置入	用甲状腺拉钩拉开，暴露腔穴，双手挤压将假体置入

续表

手术方法	手术配合
7. 以同样的方法置入另一侧假体	同上
8. 缝合切口	用4×10三角针、5-0丝线缝合皮下组织，用5-0可吸收线缝合皮肤切口

二、双环法乳房整形术

1. 手术适应证

(1)乳房过大，与体形不成比例。

(2)乳房过重下垂，乳头乳晕指向下方。

(3)一侧乳房较对侧显著增大。

(4)因乳房重量过大引起背部、颈部和肩部疼痛。

2. 手术体位　仰卧位，背部稍垫高。

3. 麻醉方式　连续硬膜外麻醉或全身麻醉。

4. 术前准备

(1)患者准备：告知患者术前一定要做好心理准备，对于术后可能产生的一系列反应要有心理预期。

(2)物品准备：整形包、孔巾1包、手术衣1包、5-0可吸收缝合线、6-0可吸收缝合线。

(3)切口准备：站立位时在乳晕周围设计两个相嵌的环形切口，内环以乳头为中心，直径3～4cm，外环远离内环2～3cm，根据乳房肥大和下垂的具体情况外环设计成圆形、椭圆形等不同。

5. 手术方法及手术配合(表18-8)

表18-8　双环法乳房整形术手术方法及手术配合

手术方法	手术配合
1. 手术野皮肤消毒	使用1%活力碘消毒，上过锁骨中线，下过肚脐平行线，两侧至腋后线
2. 切开皮肤	用11号刀片沿外环切口线切开皮肤，去除两个环形切口之间的表皮，形成真皮环
3. 分离组织	用解剖剪在皮下组织和乳腺包膜间进行剥离，双极电凝止血
4. 切除多余的腺体	从真皮环的内、外、上3个方向用尖刀切除多余的腺体，保留乳房基底中下部的腺体组织，使剩余腺体成圆锥形
5. 将剩余腺体与胸大肌缝合固定	将剩余腺体向上提起，摆放在胸壁正常位置，用6×14圆针、1号线与胸大肌缝合固定，用5-0可吸收线荷包缝合外环
6. 缝合乳晕切口	放置引流管，用6-0可吸收线缝合切口

第三节　腹部整形手术

本节主要讲述腹部脂肪抽吸术。

脂肪抽吸术是利用负压吸引和(或)超声波、高频电场等物理化学手段，通过较小的皮肤切口或穿刺，将预处理的人体局部沉积的皮下脂肪祛除，并结合脂肪颗粒注射移植等技术，以改善形体的一种外科手术。脂肪抽吸术属于体形雕塑手术的组成部分，其特点为封闭、钝性、非连续性切割。

1. 手术适应证　单纯性肥胖，无精神心理障碍及器质性疾病，实验室检查各项指标正常者，且无严重心、肝、肾疾病及高血压者均可接受吸脂术，其中以轻度肥胖或仅表现腹部局限性脂肪堆积的患者为最佳手术适应证。

2. 手术体位　仰卧位。

3. 麻醉方式　局部麻醉或全麻。

4. 术前准备

(1)患者准备：术前洗澡清洁皮肤，并测量拟做吸脂部位的周径，用亚甲蓝标出预计抽吸的范围，切口一般选择隐蔽且便于操作的部位。

(2)物品准备：整形包、手术衣 1 包、孔巾 1 包、脂肪抽吸管 2 根和吸引器头 3 种、20ml 或 50ml 一次性注射器各 3 只、7 号长针头、肿胀麻醉液(配制：生理盐水 1000ml＋2%利多卡因 2ml＋0.1%肾上腺素 1ml＋5%碳酸氢钠 10ml)。

5. 手术方法及手术配合(表 18-9)

表 18-9　腹部脂肪抽吸术手术方法及手术配合

手术方法	手术配合
1. 手术野皮肤消毒	使用 1%活力碘消毒，上至乳头、下至大腿上 1/3，两侧至腋中线
2. 注射肿胀麻醉液	用 20ml 注射器、7 号长针头抽吸配制好的肿胀麻醉液注射至局部发硬发白
3. 负压抽吸脂肪	一手使用吸引器，行拉锯式抽吸运动时，另一手需做各种辅助动作，以促进脂肪吸出。术中不断更换吸引器头
4. 缝合皮肤	用 4×12 三角针、5-0 丝线缝合皮肤，术后立即穿戴弹力紧身衣裤

第四节　会阴部手术

一、阴股沟皮瓣转移阴道再造术

先天性无阴道或阴道闭锁是女阴先天畸形的一种，其发生率文献报告为 1/5000，先天性无阴道疾病系胚胎在发育期间受到内在或外界因素阻扰，亦可能由于基因突变(可能有家庭史）引起副中肾管发育异常所致，绝大多数患者在正常阴道口部位仅有完全闭锁的阴道前庭黏膜，无阴道痕迹，也有部分患者在阴道前庭部有浅浅的凹陷。治疗方法就是阴道重建。

1. 手术适应证

（1）先天性无阴道。

（2）先天性阴道闭锁。

（3）先天性阴道狭窄。

（4）由于损伤或创伤所造成的瘢痕挛缩性阴道狭窄。

2. 手术体位　截石位。

3. 麻醉方式　硬膜外麻醉或全身麻醉。

4. 术前准备

（1）患者准备：术前进行清洁灌肠，剃阴毛，保持会阴皮肤清洁。

（2）物品准备：整形包、手术衣1包、孔巾1包、双层大单1包、单极电凝、双极电凝、冲洗杯。

（3）皮瓣设计：应用超声多普勒血流测定仪测定阴股沟区阴唇后动脉及其外侧分支的位置和走向并标记。以其为基础在两侧阴股沟区各设计一个12cm×5cm的皮瓣，皮瓣内侧界位于大阴唇毛发分布区外侧缘，外侧界为自大阴唇外侧缘向大腿内上方延伸5～6cm，皮瓣后界位于新阴道外口前后缘连线中点。皮瓣的后缘与水平线呈30°角（皮瓣尖端），皮瓣尖端伸向股三角。

5. 手术方法及手术配合（表18-10）

表18-10　阴股沟皮瓣转移阴道再造术手术方法及手术配合

手术方法	手术配合
1. 手术野皮肤消毒	使用0.5%或1%活力碘消毒耻骨联合、肛门周围及臀部，大腿上1/3内侧
2. 冲洗会阴部	用稀释肥皂液、无菌生理盐水、0.1%活力碘冲洗会阴部
3. 液压造穴。在尿道、膀胱与直肠间隙形成一长10～12cm的腔穴	自尿道外口置入14号双腔气囊导尿管并留置导尿。注射膨胀液（生理盐水500ml+肾上腺素1mg），边退边注，总量为300ml。用11号刀片在阴道前庭相当于阴道外口的浅凹中央呈“U”形切开，长约5cm，用解剖剪皮下锐性剥离，用双极电凝彻底止血后，腔穴内填塞湿盐水纱条，备用
4. 皮瓣形成与转移。将已完成解剖的皮瓣通过两侧大阴唇皮下隧道移转至阴道前庭	用11号尖刀沿皮瓣设计线划开，用解剖剪分离蒂部皮下组织层4～5cm。供瓣区用4×12三角针、3-0丝线直接缝合，并放置负压引流管
5. 阴道成形。将皮管送入腔穴内缝合，形成新的阴道外口	用5-0可吸收缝线间断外翻缝合，取出阴道腔穴内填塞的纱布，用双极电凝止血，检查有无活跃出血和纱布遗留
6. 关闭切口	放置负压引流管，皮瓣蒂部皮缘分别与阴道外口处创缘用4×12三角针、3-0丝线间断缝合，阴道内以碘仿纱条填塞，并用阴道外口所留长线固定包扎

二、男-女异性整形术

变性手术是针对异性症患者在心理、药物等手段治疗无效的情况下而实施的外科治疗手段。在男-女异性整形术中，分为男性外生殖器切除，女性外阴和阴道再造术与隆乳术，甲状软骨成形术等手术。

1. 手术适应证 心理、药物等手段治疗无效的真正异性症患者。

2. 手术体位 截石位。

3. 麻醉方式 全麻。

4. 术前准备

(1)患者准备：每日多次清洗会阴。流质饮食2天，多饮水，手术前日晚清洁灌肠。

(2)物品准备：整形包、手术衣3包、孔巾3包、双层大单1包、双极电凝、单极电凝、5-0和6-0合成线、单双极电凝、凡士林。

5. 手术方法及手术配合(表18-11)

(1)男性外生殖器切除、阴道再造、阴蒂再造和女性外阴成形术：见表18-11。

表18-11 男-女异性整形术手术方法及手术配合

手术方法	手术配合
1. 手术野皮肤消毒	使用0.5%或1%活力碘消毒耻骨联合、肛门周围、臀部及大腿上1/3内侧
2. 耻骨上膀胱造瘘	膀胱穿刺后接无菌尿袋，尿道内置入16号导尿管
3. 阴囊、阴茎皮瓣形成	用亚甲蓝设计切口线，用11号刀片沿切口线切开阴囊和阴茎皮肤，解剖剪分离深部组织，用双极电凝创面止血
4. 睾丸和附睾切除	用解剖剪分离出双侧睾丸和附睾后，在附睾尾部远端用11号刀片切除，并用5-0合成线缝扎双侧精索断端
5. 尿道海绵体分离	用解剖剪分离或剥离球钝性分离。双极电凝止血
6. 阴蒂再造	在阴茎背部正中线旁0.5～1cm处，自阴茎根部至冠状沟用11号刀片做两个平行切口，经适当塑形用5-0合成线缝合成顶端呈圆形的椎体状，即成形的阴蒂
7. 阴茎海绵体切除	充分游离两侧阴茎海绵体脚至耻骨下支出，用单极电凝切断并缝扎两侧残端
8. 再造阴道：将阴囊皮瓣卷曲成盲管翻转植入腔穴内完成阴道再造	用解剖剪在尿道、前列腺与直肠前壁之间钝性分离腔穴，用双极电凝彻底止血
9. 女性外阴再造与成形	用4×12三角针、3-0丝线间断缝合皮瓣，放置负压引流管
10. 手术区塑形包扎	阴道内填入碘仿纱条，大阴唇下置橡皮引流条，手术区敷料塑形包扎

(2)硅胶假体植入隆乳术：手术方法与女性隆乳术基本相同，一般选用较大的乳房假体，切口设计于腋前皱襞，以使手术后瘢痕隐蔽。

(3)甲状软骨缩小成形术：见表18-12。

表 18-12　甲状软骨缩小成形术手术方法及手术配合

手术方法	手术配合
1. 手术野皮肤消毒	使用 1%活力碘消毒。上至下唇，下至乳头，两侧至斜方肌前缘
2. 手术切口	在颌底颈部皮肤横纹处设计长约 3cm 的切口，用 11 号刀片切开
3. 暴露甲状软骨	用解剖剪皮下分离充分暴露甲状软骨。双极电凝止血
4. 切除喉结	自甲状软骨切迹缘用 11 号刀片切开软骨膜，解剖剪分离组织
5. 缝合切口	用 4×12 三角针、5-0 丝线分层缝合，用 6-0 合成线缝合皮肤

第五节　皮瓣移植术

一、肘部瘢痕切除游离植皮术

肘部介于上臂与前臂之间，肘关节在上肢运动功能方面具有重要作用。肘部瘢痕挛缩畸形，主要影响肘关节的屈伸功能，从而出现上肢功能障碍。

1. 手术适应证

(1) 瘢痕所引起的不同程度的挛缩畸形和功能障碍。

(2) 影响正常外观，给患者造成精神和心理负担者。

2. 手术体位　仰卧位。

3. 麻醉方式　全麻。

4. 术前准备

(1) 患者准备：清洁手术区皮肤，减少污垢和皮肤暂存菌。

(2) 物品准备：整形包、手术衣 1 包、孔巾 1 包、双极电凝、止血带、驱血带、凡士林。

5. 手术方法及手术配合(表 18-13)

表 18-13　肘部瘢痕切除游离植皮术手术方法及手术配合

手术方法	手术配合
1. 手术野皮肤消毒	使用 1%活力碘消毒。周圈消毒，上下各超过一个关节
2. 驱血带驱血	抬高患肢，用消毒绷带，驱血带驱血
3. 设计切口定点，画线	用无菌牙签蘸取亚甲蓝沿瘢痕边缘定样
4. 沿切口线切开皮肤至皮下脂肪层并将创缘两侧做辅助切口成锯齿形	11 号刀片切开，双极电凝止血
5. 切除瘢痕，解除挛缩	组织钳提夹瘢痕，用 11 号刀片切除
6. 松止血带，止血	用双极电凝行创面止血
7. 取中厚皮片	鼓面前缘紧贴供皮区皮肤，拉起皮肤并将取皮刀左右拉锯切入皮肤，取皮肤的真皮层。割断皮片从鼓面上取下皮片。供皮区止血，覆盖创面
8. 缝合受区移植皮片	用 4×12 三角针、5-0 丝线间断缝合，线不剪断
9. 覆盖切口，加压包扎	用凡士林纱布、网眼纱布及烧伤纱布覆盖伤口，留下的线头打包，加压包扎

二、象皮肿病灶切除术

象皮肿是因淋巴水肿日久导致皮肤增厚、表面粗糙甚至坚硬如象皮而得名。淋巴水肿是因先天性淋巴管发育不全或后天性原因，如丝虫病感染、复发性丹毒、淋巴清除术、放射治疗、创伤后和恶性肿瘤广泛转移等使淋巴管狭窄、闭塞，所属肢体远端淋巴回流受阻、淤积于皮下组织间隙内而引起。

1. 手术适应证

(1) 巨大象皮肿。

(2) 屡发丹毒样炎症，非手术疗法无效者。

(3) 局部疣状增生严重，或伴慢性溃疡久治不愈者。

(4) 术后复发或伴淋巴液外漏者。

2. 手术体位　仰卧位。

3. 麻醉方式　全麻。

4. 术前准备

(1) 患者准备：术前备皮，皮肤破溃处注意防止感染。

(2) 物品准备：整形包、手术衣 1 包、敷料大孔 1 包、双极电凝。

5. 手术方法及手术配合(表 18-14)

表 18-14　象皮肿病灶切除术手术方法及手术配合(以右小腿象皮肿为例)

手术方法	手术配合
1. 手术野皮肤消毒	使用 1%活力碘消毒。周圈消毒，上下各超过一个关节
2. 驱血带驱血	抬高患肢，用消毒绷带，驱血带驱血
3. 设计切口定点，画线	用无菌牙签蘸亚甲蓝画线
4. 沿小腿内侧由上向下纵行切开皮肤，在胫骨结节下方 3cm 处环形大锯齿状切口	用 11 号刀片沿小腿内侧由上向下纵行切开皮肤，上端与环形切口连接，下端到内踝后缘
5. 切开足背皮肤	用 11 号刀片切开足的内、外两侧切线，在跟骨结节后缘上方相交
6. 分离皮下组织	用解剖剪分离皮下组织，注意避免损伤小腿内侧的大隐静脉。将小腿皮肤自深筋膜以上完全分离剥下
7. 松止血带，止血	创面用双极电凝彻底止血
8. 将游离下来的大块皮瓣切除其角化增生和糜烂溃疡部分，剩余部分切取中厚皮片备用	用 11 号刀片切除角化增生和糜烂溃疡部分，用鼓式取皮刀切取中厚皮片
9. 制备的中厚皮片闭合创面	把准备移植的皮片对拢，用 4×12 三角针、5-0 丝线缝合成为大皮片，覆盖在小腿创面上，与创面周围皮肤作间断缝合
10. 加压包扎	用厚层敷料加压包扎

第六节　皮肤软组织扩张术

扩张器埋置术作为整形外科特有的先进治疗方法，其原理就是将皮肤软组织扩张器置入病变附近正常皮肤软组织下，通过间断地向扩张囊内注射液体以增加扩张器容量，使组织和表皮细胞的分裂增殖及细胞间隙拉大，从而增加皮肤面积，取出扩张囊后，就可以用新增加的皮肤软组织进行组织修复和器官再造。

一、耳后皮肤扩张器埋置术

对于小耳畸形患者，只要乳突区皮肤完好无损，行耳郭再造术前多采用耳后皮肤扩张器埋置术完成一期耳后皮肤扩张。

1. 手术适应证　小耳畸形。

2. 手术体位　仰卧位。

3. 麻醉方式　局部麻醉，小儿采取全身麻醉。

4. 术前准备

(1)患者准备：耳周围头发剔出，范围距耳 10cm 以上。

(2)物品准备：整形包、孔巾 1 包、手术衣 1 包、50 ml 肾形扩张器。

5. 手术方法及手术配合(表 18-15)

表 18-15　耳后皮肤扩张器埋置术手术方法及手术配合

手术方法	手术配合
1. 手术野皮肤消毒	用 0.5%活力碘消毒皮肤
2. 设计埋置区域，画标记	按扩张器形状、大小设计埋置区域，以亚甲蓝标记画线
3. 切开皮肤	用 11 号刀片在耳后进入发际内 0.5cm 处做平行于发际线的纵行切口，切口长约 4cm，深达毛囊根部
4. 分离颞筋膜	用眼科剪潜行分离，分离范围超过扩张器边缘 1 cm，于切口旁用尖刀戳微孔放置负压引流管 1 根
5. 放置扩张器	用无齿长镊植入扩张器，扩张器远端的注射壶放置于近颈部的毛发皮肤下
6. 切口缝合	用 4×10 三角针、5-0 丝线缝合皮下组织和皮肤

二、整形外科手术专科手术护理

常规护理见第三章手术室围手术期护理。

1. 护理评估

(1)评估手术方式及术前准备质量。

(2)评估患者对手术创伤、疾病转归的认知程度。

(3)评估患者精神状态。

(4)评估患者价值观。

2. 常见护理诊断/问题

(1) 自我形象紊乱：与患者对自身形象不满、先天畸形、疾病致残有关。

(2) 躯体活动障碍：与瘢痕挛缩畸形或肢体水肿有关。

(3) 组织灌注量改变：与手术中出血，体液补充不足有关。

(4) 疼痛：与手术创伤、局部麻醉效果和个人耐受力有关。

(5) 有手术中体液丢失过多的潜在危险：与麻醉、手术创伤有关。

(6) 有皮肤完整性受损、神经损伤的危险：与手术创伤有关。

(7) 有精神困扰的危险：与手术创伤、疾病转归认知不足有关。

(8) 有自尊紊乱的危险：与感觉功能性障碍悲哀。

(9) 有性功能障碍、排尿异常(会阴部整形手术)：与手术创伤有关。

3. 护理措施

(1) 心理护理及卫生宣教：针对患者的精神状态、认知程度、人生观、价值观耐心做好心理护理及卫生宣教。护理中注意保护患者隐私，手术中不针对患者手术窃窃私语，以免造成患者心理负担。对于已婚女性，更要让患者家属(特别是丈夫)了解疾病的发生发展过程，面对现实，让家属理解患者，与患者一起战胜疾病。术前清洁面部，洗净头发，对下颌骨截骨矫形和唇腭裂手术患者要用生理盐水漱口3天。

(2) 膀胱截石位妇科手术手术野皮肤消毒应包括会阴部及大腿，便于手术开始前在手术台上置留置导尿管。置留置导尿管过程中注意无菌操作。

(3) 体位护理：①头颈部整形手术仰卧位，患者仰卧，肩下放软枕，头部自然偏向健侧，枕于圆孔形硅胶头垫上，避免耳、眼受压，颈下平塞支撑软垫，防止颈椎空悬，以免损伤颈椎；头部不能过度伸仰以免患者手术后颈部疼痛。患者眼部涂入四环素眼膏，协助双眼自然闭合。②会阴部整形手术膀胱截石体位，使患者臀部置于手术床背板边缘，双腿置于托腿架上，托腿架高于手术床平面的高度约为患者股骨长度，两腿外展，夹角不超过135°(在患者清醒状态下，根据术者感觉调至合适高度)，腿部用约束带固定，切不可在麻醉后强行将两腿外展至最大，根据肩挡板安置原则安置双侧肩挡板，双侧手臂约束于托手板上或身体两侧，调节手术床后倾10°～15°。

(4) 膀胱截石位手术会阴部冲洗护理：会阴部手术手术野皮肤消毒前，需对会阴部进行初步清洁消毒，即会阴冲洗——先用稀释抑菌型洗手液(20倍水稀释)100ml擦洗，然后用无菌生理盐水300ml冲净，再用0.1%活力碘溶液擦洗会阴部及阴道。

(5) 合并有其他疾病者要特别慎重，必要时暂停手术。局麻患者手术中持续鼻导管给氧。术中严密观察患者血压、心率、血氧饱和度、心电图等各项生命体征。注意患者(局麻患者)主诉，如有不适积极配合医生处理。术中严密观察患者的病情变化、手术进程，结合患者病情变化准确执行医嘱，术中发生大出血时，进行快速输液、输血等抢救工作，维持手术患者组织灌注充分。

(6) 备齐特殊手术仪器：①如隆鼻术的鼻假体、隆乳术的“U”形剥离器和乳房假体、眼袋整形术前准备太阳镜(遮掩伤痕)和冰袋(术后冰敷伤口用)、耳后皮肤扩张器埋置术50ml肾形扩张器等，并检查检查灭菌有效期。②准备止血器材，如单双极电凝、显影棉片、骨蜡、明胶海绵、碘仿纱条、40℃温盐水止血、碘仿纱条等。

(7) 头颈部整形手术注意眼、耳的保护：消毒手术区皮肤前，双外耳道塞棉球，用透明防水贴膜贴合上下眼睑和耳郭，手术结束即拆除，防止术中各种液体流到眼睛和耳腔。

(8)全头皮撕脱移植术患者入手术室前做伤口生物学检查，筛查特异性感染患者，并采取相应的措施。大量过氧化氢和生理盐水清洗伤口，彻底清除坏死组织和异物。血管吻合时要行血管保护：用钝针头，向开放的血管内注满肝素、生理盐水混合液，松弛血管平滑肌，防止血栓形成和血管痉挛。混合液的配制：生理盐水 400ml+肝素 12 500U。

(9)脂肪抽吸术准备脂肪抽吸管 2 根、吸引器头 3 种、20ml 和 50ml 一次性注射器各 3 只、7 号长针头等，抽吸脂肪前在手术区皮内注入肿胀麻醉液。肿胀麻醉液的配制：生理盐水 1000ml＋2%利多卡因 2ml＋0.1%肾上腺素 1ml＋5%碳酸氢钠 10ml。

(10)肘部瘢痕切除游离植皮术、象皮肿病灶切除术需准备止血带止血。止血带护理及预防止血带潜在并发症的护理：使用止血带前检查止血仪、止血带的性能；缚止血带部位正确，皮肤完整，止血带松紧度适宜，内衬柔软平整；合并有其他无心、脑、血管疾病患者慎用止血带，严格限制充气压力及时间；送止血带时加快输液输血速度，及时补充血容量。根据患者大腿直径选择适当的止血带，在大腿根部近腹股沟处缚止血带，上肢在上臂中上 1/3 处缚止血带，并衬以平整柔软棉质内衬。止血带压力预设定成人下肢压力≤80kPa、时间≤90min，成人上肢压力≤40kPa、时间≤60min；婴幼儿下肢压力≤6.1kPa；婴幼儿上肢压力≤4.5kPa、时间＜20min，儿童根据身体发育情况设定。驱血带选用弹力绷带或橡皮带。

(11)取皮护理：对需要切取大腿部皮肤的手术告知患者皮肤切取的必要性。术中取皮，术者应更换手套，皮肤切取后立即用凡士林网眼油纱覆盖大腿取皮处，用敷料和绷带加压包扎。并密切观察伤口渗血情况。

(12)内置入物的管理：所有内置入物必须由医院物资科招标采购，严禁私自携带任何内置入物如手术室。内置入物外包装上有明确标识，标注产品的名称、规格、型号、批次、生产厂家、代理商及灭菌有效期，辅助器械统一送消毒供应中心清洗、打包、灭菌、并进行生物监测。使用内置入物和辅助器械前，应逐项检查、核对，合格方可使用。术后在合理记录单上准确登记内置入物材料的名称和数量。

（吴佳颖　王曾妍）

主要参考文献

曹玮，黄立，叶子荣，等. 2006. 巨乳缩小术常用手术方法的选择. 中国美容医学，15(12)：1361，1362
贾跃红，胡玉华. 2008. 全头皮撕脱伤再植 2 例手术配合. 中国误诊学杂志，8(5)：1190，1191
陆正心，李静. 2007. 耳后皮肤扩张器埋置术，齐齐哈尔医学院学报，28(13)：1578，1579
戚可名，薛富善. 2004. 整形外科特色治疗技术. 北京：科学技术文献出版社，303～312
申莉敏. 2010. 电动止血带使用中常见不良反应及防范对策. 解放军护理杂志，27(4)：258
薛富羡，袁凤华. 2001. 围手术期护理学. 北京：科学技术文献出版社
张涤生，辛时林，易传勋，等. 1995. 整形外科手术图谱. 武汉：湖北科学技术出版社，432～664
张渝，杨昆媛. 2010. 改良膀胱截石位在手术室体位护理中的应用. 临床护理杂志，9(4)：59
William P，Adams JR. 2012. 隆乳术. 北京：人民卫生出版社，62～68

第十九章　微创外科手术护理

第一节　腹腔镜手术

一、概述

相关解剖知识详见第四章胃肠外科手术护理和第五章肝、胆、胰、脾外科手术护理。

二、腹腔镜胆囊切除术

胆囊是一个呈梨形的囊状器官，位于肝脏面的胆囊窝内，长8～12cm，宽3～5cm，容量为40～60ml，可储存和浓缩胆汁。胆囊分为胆囊底、胆囊体、胆囊颈三部分。胆囊底稍突出于肝下缘，其体表投影相当于右锁骨中线或右腹直肌外缘与右肋弓的交点处。胆囊体部位于底与颈之间，伸缩性较大。胆囊颈部弯曲且细，位置较深，其起始部膨大，形成Hartmann囊，胆囊结石多停留于此囊中而引起梗阻和急性胆囊炎。

1. 手术适应证

(1)症状性胆囊结石。

(2)大于1cm的单发胆囊息肉或有症状。

(3)无症状胆囊结石呈“瓷胆囊”。

(4)有胆源性胰腺炎发作史。

2. 手术体位　仰卧位，头高脚低，向左倾斜15°。

3. 麻醉方式　全身麻醉。

4. 术前准备

(1)患者准备：术前禁饮禁食，清洁脐部。

(2)物品准备

1)普通用物：胆道器械包、手术衣、孔巾、1-0 可吸收线、医用腔内止血胶、取物袋、几丁糖、皮肤胶、3cm×5cm小切口敷料。

2)特殊用物：高清晰度摄像与显示系统、冷光源、气腹机、腹腔镜专用器械(10mm镜头、气腹针、分离钳、电钩、吸引器、取石钳、胆囊抓钳、钛夹、吸收夹、施夹钳、剪刀等)。

5. 手术方法及手术配合(表19-1)

表19-1　腹腔镜胆囊切除术手术方法及手术配合

手术方法	手术配合
1. 手术切口	通常采用四孔法操作。四孔分别为：脐环上(或下)缘、剑突下6～7cm稍偏右、右腋前线、右锁骨中线肋缘下2～3cm处

续表

手术方法	手术配合
2. 手术野皮肤消毒	用1%活力碘消毒皮肤3次，上至乳头，下至大腿上段，两侧至腋中线
3. 固定各种连接线及管道	固定气腹管、吸引器管、冷光源线、电凝线、摄像镜头并与各仪器设备连接
4. 建立人工气腹，脐孔上缘1㎝处做纵行切口，插入气腹针，充入CO_2气体	用11尖刀切开皮肤，术者两把巾钳提起脐部皮肤，穿刺气腹针，连接气腹管，充入CO_2气体
5. 腹腔镜下探查腹腔	腹腔内逐渐达到12~13mmHg之后，用10mm套管针穿刺进腹，接气腹管，10mm镜头用1%活力碘涂搽，防止镜头模糊
6. 建立3个操作孔	用11号尖刀，于剑突下6~7cm稍偏右做1cm切口，10mm穿刺套管插入，作为主要操作孔，用转换器电凝钩和尖刀，于右腋前线做5mm切口，5mm穿刺套管置入后冲洗吸引器放入穿刺套管内。在锁骨中线肋缘下做5mm切口，5mm穿刺套管内置入分离钳
7. 解剖胆囊三角，游离胆囊管和胆囊动脉，钛夹夹闭后，用剪刀剪断使胆囊游离	用电凝钩、分离钳给术者，解剖胆囊三角。钛夹钳夹闭胆囊管，用Heomlock夹闭胆囊动脉，用Heomlock夹闭胆囊管，用剪刀剪断
8. 剥离并切除胆囊，将胆囊逐渐从胆囊床上游离	术者用电凝钩游离胆囊，电凝棒充分电凝处理胆囊床上的渗血，用医用胶喷洒胆囊床止血
9. 取出胆囊	用抓钳，取物袋将胆囊标本取出
10. 探查腹腔	用冲洗吸引器，注入生理盐水，彻底检查手术野，几丁糖注入腹腔，防止粘连
11. 取出各类器械，排出CO_2气体，消除气腹。缝合切口，覆盖伤口	清点器械、敷料等数目，用1-0可吸收线缝合切口，医用胶粘合皮肤，3cm×5cm敷贴覆盖伤口

三、腹腔镜胆总管切开取石术

胆总管由胆囊管和肝总管会合而成，一般长7～9cm，直径0.6～0.8cm。若其直径超过1cm，可视为病理状态。根据胆总管的毗邻关系，可将其分为四段：①十二指肠上段，自肝总管与胆囊管会合处开始，止于十二指肠上缘。这段胆总管较易于显露，胆总管切开探查、引流、取石和胆肠吻合术等，常在此段进行。②十二指肠后段。③胰腺段。④十二指肠壁内段。

1. 手术适应证

(1)术前或术中造影明确的胆总管结石。

(2)无胆管狭窄的原发性肝内胆管结石。

(3)伴轻度黄疸和胆管炎。

(4)无严重的心肺疾病。

(5)无严重的腹腔粘连。

2. 手术体位　仰卧位，头高脚低，向左倾斜15°。

3. 麻醉方式　全身麻醉。

4. 术前准备

(1) 患者准备：术前完善各项检查，术前禁饮禁食，清洁脐部。

(2) 物品准备：腹腔镜器械包、手术衣、孔巾、1-0 可吸收线、3-0 可吸收排线、医用止血胶、取物袋、几丁糖、皮肤胶、3cm×5cm 小敷贴、腹腔镜摄像与显示系统、冷光源、气腹机、腹腔镜专用器械、纤维胆道镜全套。

5. 手术方法及手术配合(表 19-2)

表 19-2　腹腔镜胆总管切开取石术手术方法及手术配合

手术方法	手术配合
1~6. 同腹腔镜胆囊切除术	同腹腔镜胆囊切除术
7. 解剖胆囊三角区	术者用电凝钩、分离钳解剖胆囊三角，游离清楚后，用钛夹钳夹闭胆囊动脉和胆囊管，剪刀剪断胆囊动脉，再用电凝钩游离胆总管前壁
8. 置入纤维胆道镜，利于胆道镜的转向进入胆总管 (1) 探查胆总管	连接胆道镜各连接线，调试好光源亮度，连接好冲洗盐水，于剑突下切口穿刺套管鞘内放入纤维胆道镜至胆总管
(2) 取出结石	术者用取石网，在直视下逐一取出结石
(3) 缝合胆总管，放置 T 管引流	术者用 3-0 可吸收线排针，缝合胆总管。T 管植入后，术者严密缝合胆总管：可先将 T 管长臂拉出体外，用 50ml 注射器向 T 管注水，了解有无胆漏
9. 剥离并切除胆囊	用电凝钩给术者，游离胆囊。用电凝棒充分电凝处理胆囊床上的渗血，医用胶喷洒胆囊床止血
10. 取出胆囊	用抓钳、取物袋取出胆囊标本
11. 探查腹腔，充分止血	用冲洗吸引器，注入生理盐水，彻底检查手术野，吸尽下腹部积液。用腹腔引流管，置于肝下
12. 排出气体，消除气腹。缝合切口，覆盖伤口	清点用物，用 1-0 可吸收线缝合切口，医用皮肤胶粘合皮肤，10×34 角针、0 号丝线固定 T 管，3cm×5cm 小敷贴覆盖伤口

四、胆道镜下肝内胆管结石取出术

1. 手术适应证　胆总管结石，肝内结石。

2. 手术体位　仰卧位，向右倾斜 15°。

3. 麻醉方式　局部浸润麻醉。

4. 术前准备

(1) 患者准备：并做好术前谈话，消除患者的紧张和恐惧感，增强自信心，积极配合手术。

(2) 物品准备：常规手术包、胆道镜及配套器械、一次性引流袋、胆道镜设备、冲洗液体、药物。

5. 手术方法及手术配合（表 19-3）

表 19-3　胆道镜下肝内胆管结石取出术手术方法及手术配合

手术方法	手术配合
1. 手术切口	T 管瘘口
2. 手术野皮肤消毒	用 1%活力碘以 T 管为中心直径＞15cm 范围消毒皮肤 3 次
3. 蒸馏水冲洗胆道镜	取出消毒的胆道镜及配套器械，用蒸馏水反复冲洗 3 次，有管道部位用 50ml 注射器加压冲洗干净
4. 胆道镜通过 T 管瘘口插入胆道	巡回护士连接好显示器、电源、吸引装置及冲洗装置，利多卡因 10ml，在导丝引导下用扩张管扩张至胆道镜可通过为止。胆道镜侧孔用生理盐水 500ml 加庆大霉素 8 万 U 持续缓慢滴入，以保持视野清晰
5. 取胆管结石	用取石网篮，通过胆道器械通道插入胆管，边注水边检查，边吸引，边取石，保持视线清晰
6. 消毒 T 管引流切口处	覆盖无菌小敷贴，标示管道

五、腹腔镜阑尾切除术

腹腔镜阑尾切除术是随着腹腔镜外科技术发展而兴起的一种新的手术方法。传统的经麦氏切口切除阑尾治疗急慢性阑尾炎是最常见的腹腔手术，但该手术也并不是完美无缺的，如部分患者因为阑尾的位置异常导致寻找阑尾困难，手术后的切口感染和肠粘连也是一个令人烦恼的事情。腹腔镜阑尾切除术与传统阑尾切除术相比，具有一定的优越性。腹腔镜阑尾切除术安全、住院时间短、并发症少、创伤小、疼痛轻、恢复快、腹壁瘢痕小、美容效果好、术后肠粘连少、手术中寻找阑尾容易，并可发现与同时处理其他腹腔病症等。

1. 手术适应证

（1）急性单纯性阑尾炎。

（2）急性化脓性阑尾炎。

（3）急性穿孔性阑尾炎。

（4）急性坏疽性阑尾炎。

（5）慢性阑尾炎。

2. 手术体位　仰卧位，脚高头低，向右倾斜 15°。

3. 麻醉方式　全身麻醉。

4. 术前准备

（1）患者准备：术前禁饮禁食，备皮。

（2）物品准备：阑尾器械包、手术衣、孔巾、1-0 可吸收线、皮肤胶、3cm×5cm 小切口敷料、取物袋、腹腔镜摄像与显示系统、冷光源、气腹机、腹腔镜专用器械、超声刀。

5. 手术方法及手术配合(表 19-4)

表 19-4 腹腔镜阑尾切除术手术方法及手术配合

手术方法	手术配合
1. 手术切口	通常采用三孔法操作。三孔分别为：脐上缘、麦氏点外上方、耻骨联合上方
2. 手术野皮肤消毒	用 1%或 0.5%活力碘消毒皮肤 3 次。上至乳头，下至大腿上段，两侧至腋中线
3. 固定各种连接线及管道	手术台上固定气腹管、吸引器管、冷光源线、电凝线、超声刀线、摄像镜头，并与各仪器设备连接
4. 建立人工气腹，脐孔上缘 1cm 处做纵行切口，插入气腹针，充入 CO_2 气体，建立人工气腹	用 11 号尖刀切开皮肤，予术者 2 把巾钳提起皮肤，术者用气腹管连接气腹针注气处，充入 CO_2 气体
5. 置入穿刺套管，建立操作孔	术者用 10mm 穿刺套管在脐部切口处穿刺进腹，用 1%活力碘擦拭 10mm 镜头。11 号尖刀做麦氏点外上方切口，置入 5mm 穿刺套管和电凝钩。同法做耻骨联合上方切口，置入 5mm 穿刺套管和分离钳
6. 探查腹腔，寻找阑尾	术者用无损伤钳探查腹腔，用分离钳、电钩分离大网膜与阑尾的粘连，沿回盲部结肠带寻找阑尾
7. 切除阑尾 (1)处理阑尾系膜	术者用 1 把抓钳夹住阑尾尖端系膜边缘，提起阑尾，将阑尾系膜用分离钳分离，术者用钛夹双重夹闭阑尾系膜，再于远侧用电凝钩电切分离至阑尾根部，也可以用超声刀游离阑尾系膜
(2)处理阑尾根部	术者用分离钳轻夹阑尾根部，钛夹或 Heomlock 夹闭阑尾根部，再于远侧上一钛夹，剪刀或超声刀离断阑尾，电棒电凝阑尾残端
8. 取出阑尾	将取物袋置入腹腔，术者用抓钳夹阑尾置入取物袋内，再将阑尾和取物袋一起取出
9. 清理腹腔，放置引流管	准备 500 ml 生理盐水冲洗腹腔，冲洗时，术者用 1 把无损伤钳压拨肠管及大网膜，防止肠管或网膜被吸进吸引管，用吸引器吸净腹腔内液体。如需放置引流管，术者先从辅助操作孔插入抓钳经过腹腔再从操作孔内伸出体外，拔出操作孔的穿刺套管，用伸出体外的抓钳夹住引流管拉入腹腔并放置在合适的位置
10. 缝合切口，排出 CO_2，消除气腹，缝合关闭切口	清点物品数目，用 1-0 可吸收线缝合切口，医用胶粘合皮肤，敷贴覆盖伤口

六、腹腔镜脾切除术

脾为实质性器官，位于左季肋区第 9～11 肋的深面，色泽暗红，质软而脆，其大小和形状与成人拳头相似。脾借双层腹膜所形成的韧带与周围器官相连。脾血液非常丰富，脾动脉来自腹腔动脉，多沿胰腺上缘向胰尾行走，在接近脾门处分出胃网膜左动脉和数支胃短动脉，然后再分支进入脾门。

1. 手术适应证

(1)需行脾切除治疗的血液病患者。

(2)脾脏良性占性病变。

(3)脾外伤。

(4)体外B超提示脾长径小于15cm者。

(5)脾周围或腹腔无广泛粘连者。

2. 手术体位　右侧斜卧位、左侧垫高45°。

3. 麻醉方式　全身麻醉。

4. 术前准备

(1)患者准备：注意改善全身情况，多次少量输血，保护肝功能，纠正凝血功能不全，完善术前检查，术前应行胃肠减压。

(2)物品准备：除一般的腹腔镜设备和器械外，还需要准备特殊器械和设备，如处理脾胃韧带或脾蒂用的内镜组织钉合器、牵开左肝叶或按压胃用的扇形牵开器、向上挑脾的钝形拨棒、置入内镜钉合器的12mm套管、标本取出袋、Heomlock钳、腹腔镜超声刀等。

5. 手术方法及手术配合(表19-5)

表19-5　腹腔镜脾切除术手术方法及手术配合

手术方法	手术配合
1. 手术切口	通常采用四孔法操作。四孔分别为：脐部、脐剑中点、左锁骨中线肋缘下及左腋前线平脐交点处
2. 手术野皮肤消毒	用1%活力碘消毒皮肤3次，上至乳头、下至耻骨联合，两侧至腋中线
3. 固定各种连接线及管道	手术台上固定气腹管、吸引器管、冷光源线、电凝线、超声刀线、摄像镜头，并与各仪器设备连接
4. 建立人工气腹：脐孔上缘1cm处做切口，插入气腹针，充入CO_2气体，建立人工气腹	用11号尖刀切开皮肤，予术者2把巾钳提起皮肤，术者用气腹管连接气腹针注气处，充入CO_2气体
5. 置入套管针，建立操作孔，腹腔内压力达到14mmHg之后，常规置入4个套管	术者用10mm穿刺套管于脐部切口处穿刺进腹，用1%活力碘涂搽10mm镜头。11号尖刀做脐与剑突中点切口，置入5mm穿刺套管和分离钳。同法做左锁骨中线肋缘下切口，置入5mm穿刺套管和牵引钳。在左腋前线平脐交点处切口，置入12mm穿刺套管和分离钳
6. 探查腹腔	用30°腹腔镜探查腹腔
7. 脾结肠韧带的切开与分离	术者由脾下级开始，先用无损伤肠钳将脾区结肠向下牵开，显露出脾结肠韧带。用电凝钩分离，钛夹夹闭，电钩切断脾结肠韧带
8. 分离、切断胃脾韧带，胃短动脉、静脉	术者用无损伤钳将脾下级挑起，电凝钩剥离脾肾韧带，暴露脾胃韧带。钳夹脾胃韧带，用电凝钩切开脾上极与胃大弯之间，用钛夹夹住、切断较粗血管
9. 分离脾门部动脉、静脉，脾胃韧带中下部分离后脾门部血管即可暴露	术者用分离钳剥离脾动、静脉。超声刀破碎血管周围的脂肪组织，吸引器将破碎的组织和水一起吸出体外

续表

手术方法	手术配合
10. 结扎脾动脉、脾静脉	术者用 2-0 丝线双重结扎或 Heomlock 钳夹脾动脉、脾静脉
11. 切开、分离后腹膜	用 GCP 钳牵拉脾背侧的后腹膜，电凝钩边电凝边切离，直至脾上级，用无损伤钳分离脾膈韧带、脾肾韧带
12. 切除脾	术者用 EC60-ECR60W 从 12mm 穿刺套管处置入腹腔。从靠近末梢一侧，用 EC60-ECR60W 完全切除脾
13. 取出脾	将取物袋置于腹腔，将切除的脾标本置于取物袋内，用剪刀将脾剪成条块取出。当有脾大时，用 11 号尖刀将皮肤切口扩大至 4～5cm
14. 检查腹腔，确认左膈下、后腹膜处已确切止血，放置腹腔引流管	准备生理盐水冲洗腹腔，医用胶喷洒创面，术者用抓钳、引流管放置脾窝处引流
15. 缝合切口，排出 CO_2，消除气腹，缝合关闭切口	清点物品数目，用 1-0 可吸收缝线缝合切口，医用胶粘合皮肤，敷贴覆盖伤口

七、腹腔镜直肠癌根治术

1. 手术适应证

(1) 结肠直肠良恶性肿瘤。

(2) 直肠感染性疾病。

(3) 直肠多发性息肉等。

2. 手术体位　头低足高 30°膀胱截石位。

3. 麻醉方式　全身麻醉。

4. 术前准备

(1) 患者准备：术前完善各项检查，会阴部备皮，无渣或少渣饮食，术前清洁灌肠。

(2) 物品准备：高清晰度摄像与显示系统、全自动高流量气腹机、冲洗吸引装置。腹腔镜手术器械、5～12mm 穿刺套管、分离钳、无损伤肠道抓钳、取物袋、超声刀、结扎束高能电刀(Ligasure TM 血管封闭系统)、各种型号的肠道切割缝合器和圆形吻合器、几丁糖。

5. 手术方法及手术配合(表 19-6)

表 19-6　腹腔镜直肠癌根治术手术方法及手术配合

手术方法	手术配合
1. 手术切口	通常采用五孔法操作。五孔分别为：脐孔上缘、右髂前上棘内侧 2cm 处、腹腔镜置入点右侧腹直肌外缘、左髂前上棘内侧 2cm、耻骨上二横指处
2. 手术野皮肤消毒	用 1%活力碘消毒范围：上至剑突，下至大腿上 1/3，两侧至腋中线 使用 0.5%活力碘消毒范围：耻骨联合，肛门周围及臀部

续表

手术方法	手术配合
3. 无菌导尿	消毒铺巾后协助医生戴无菌手套插入无菌导尿管，注意尿管与尿袋连接部固定在无菌区内
4. 固定各种连接线和管道	固定气腹管、吸引器管、冷光源线、电凝线、超声刀、结扎束高能电刀、摄像镜头并与各仪器设备连接
5. 建立人工气腹，脐孔上缘做切口，插入气腹针，充入 CO_2 气体，建立人工气腹	用 11 号尖刀切开皮肤，予术者 2 把巾钳提起皮肤，术者用气腹管连接气腹针注气处，充入 CO_2 气体
6. 置入套管针，建立操作孔，腹腔内压力达到 14mmHg 之后，常规置入 5 个套管	予术者 10mm 穿刺套管于脐部切口处穿刺进腹，用 1%活力碘涂搽 10mm 镜头。分别用 11 号尖刀及 12mm、5mm、10mm、5mm 穿刺套管于右髂前上棘内侧 2 ㎝处，腹腔镜置入点右侧腹直肌外缘、左髂前上棘内侧 2 ㎝处穿刺进腹
7. 探查病灶，了解病变的位置、大小及其与周围脏器的关系，了解淋巴结转移情况及其他脏器情况	置入 30°腹腔镜探查腹腔
8. 游离直肠，分离左结肠旁沟和处理肠系膜下动脉	用无损伤抓钳、超声刀、分离剪、分离钳等腔镜器械给术者，游离直肠，分离左结肠旁沟。用 Heomlock 夹闭肠系膜下动脉根部近心端、远心端
9. 切除及取出标本	用 11 号刀横向延长左髂前上棘内侧切口至长约 4cm，术者用线形切割缝合器在肿瘤下缘 5cm 处切断闭锁直肠远端，用一无菌塑料袋从切口置入腹腔，放入切断的直肠近端并拖出，于肿瘤上缘 10cm 处切断肠管
10. 吻合肠管	用 3-0 可吸收线荷包缝合近端肠管，6×14 圆针、3-0 丝线缝合加固，放入吻合器抵钉座后置入腹腔，关闭延长切口，重新建立气腹。用液状石腊进行扩肛，在腹腔镜直视下经肛门置入吻合器，穿刺锥经远端闭合线中点刺入与抵钉座对合，完成肠管端端吻合
11. 盆腔冲洗，仔细检查脏器损伤及出血，置入乳胶引流管达盆底	准备生理盐水冲洗盆腔，吸引器吸出腹腔液体。用抓钳放置引流管于盆底
12. 缝合切口，排出 CO_2，消除气腹，缝合关闭切口	清点物品数目，用 1-0 可吸收缝线缝合切口，医用胶粘合皮肤，敷贴覆盖伤口

八、腹腔镜 Nissen 胃底折叠术

Nissen 胃底折叠术是治疗胃食管反流性疾病十分有效的手术方式，也称为瓣膜成形术，是用胃底完全包绕食管下段，并缝到食管右侧小弯侧。这样，胃内的正压传导围绕食管的这个新建的“衣领”并压迫食管。胃内压力使这种单向活瓣的功能只能让食物由食管进入胃内，不可由胃反流入食管。腹腔镜 Nissen 胃底折叠术同开腹手术相比，具有切口小、术后疼痛减轻、住院时间缩短的优势。而且其疗效同开腹手术相同。

1. 手术适应证

(1) 反流症状持续存在。

(2) 内科治疗期间出现并发症，包括质子泵抑制剂治疗 12 周不能缓解食管炎的症状。

(3)患者自己的选择，一般年轻患者不希望终身药物治疗。

2. 手术体位　仰卧位、头高脚低、两腿分开约30°。

3. 麻醉方式　全身麻醉。

4. 术前准备

(1)患者准备：术前完善各项检查，无渣或少渣饮食 术前清洁灌肠。

(2)物品准备：腹腔镜手术器械、无损伤专用肠钳、超声刀、30°镜头、气腹机、冷光源、摄像系统。此外，备好中转开腹器械。

5. 手术方法及手术配合(表19-7)

表19-7　腹腔镜Nissen胃底折叠术手术方法及手术配合

手术方法	手术配合
1. 手术切口	通常采用五孔法操作
2. 手术野皮肤消毒	用1%活力碘消毒皮肤3次，上至乳突，下至耻骨联合，两侧至腋中线
3. 固定各种连接线及管道	固定气腹管、吸引器管、冷光源线、电凝线、摄像镜头线，并与各仪器设备连接
4. 建立人工气腹，建立观察孔，置入30°腹腔镜	用11号尖刀于脐与剑突中下1/3交界处做切口，2把巾钳提起皮肤，气腹针插入与气腹管连接，充入CO_2气体。腹腔内压力达到12～13mmHg之后，用10mm穿刺套管穿刺进腹，接气腹管，用1%活力碘涂搽镜头
5. 在30°腹腔镜导引下建立其他4个操作孔	在左锁骨中线肋缘下2cm处做切口，置入10mm穿刺套管，为主操作孔。同法分别于左腋前线肋缘下、右锁骨中线肋缘下及剑突下做0.5cm切口，分别置入5mm穿刺套管
6. 食管裂孔分离和胃底游离，分离贲门周围，游离胃底，保护迷走神经主干	术者用无损伤抓钳向上、向右牵肝外叶，向下、向左牵引胃贲门部，显露胃食管结合部。用超声刀逐段离断胃底与脾之间的网膜组织及胃短血管，游离切断胃周和食管韧带，显露左膈肌脚。超声刀离断胃小弯侧网膜组织，游离右侧膈肌脚
7. 膈肌脚缝合	用针持，2-0非吸收编织线间断缝合两侧膈肌脚，缩小食管裂孔
8. 胃底折叠	用无损伤抓钳牵拉胃底到食管前方，2-0非吸收编织线，将胃底与食管左侧的胃壁间断缝合，形成360°的宽松折叠，无张力包绕食管下段全周
9. 检查手术野，确认无其他脏器损伤或活动性出血后，排气，撤离全部手术器械，缝合切口	清点用物，用1-0可吸收线缝合切口，医用皮肤胶粘合皮肤，3cm×5cm小敷贴覆盖切口

九、腹腔镜梅克尔憩室切除术

梅克尔憩室属先天性消化道畸形，发病率为1.75%，病变常位于距回盲部10～100cm处回肠肠系膜对侧缘，大部分患者终身无自觉症状，仅有15%～30%患者因憩室并发出血、穿孔、溃疡、肠梗阻而有临床症状。梅克尔憩室其内大部分有胃黏膜异位组织，发生并发症后，临床表现明显而严重，只有手术治疗才能彻底治愈，但术前很难确诊，运用腹腔镜技术，既可明确诊断，又可避免开放式剖腹探查的盲目性而减少对患者的损伤。

1. 手术适应证　梅克尔憩室。

2. 手术体位　仰卧位、头高脚低、两腿分开约30°。

3. 麻醉方式　全身麻醉。

4. 术前准备

(1)患者准备：术前完善各项检查，无渣或少渣饮食，术前清洁灌肠。

(2)用物准备：腹腔镜器械包、孔巾、手术衣、几丁糖、腹腔镜手术仪器、无损伤肠钳、牵引钳、吸引器、电凝钩。

5. 手术方法及手术配合(表19-8)

表19-8　腹腔镜梅克尔憩室切除术手术方法及手术配合

手术方法	手术配合
1~5步同腹腔镜下胃折叠术	同腹腔镜下胃折叠术
6. 在镜下探查腹腔	从5mm穿刺套管处，置入30°镜头，探查腹腔情况
7. 寻找梅克尔憩室位置	从右侧5mm穿刺套管处置入无损伤肠钳，牵拉肠管以阑尾为标志从回盲部沿回肠探查直至发现憩室病变部位，并钳夹固定
8. 扩大切口至3cm，切除憩室及相连的肠段	用普通肠切除器械，配合医生在直视下将憩室及相连的肠段切除
9. 肠管断端进行吻合，还纳肠管入腹腔后重建气腹	用6×14圆针、3-0丝线间断缝合
10. 冲洗腹腔	用37℃生理盐水冲洗腹腔，吸净冲洗液，注入透明质酸钠防止腹腔粘连
11. 解除气腹，缝合切口	用9×28三角针、3-0丝线间断缝合。小敷贴覆盖切口

十、腹腔镜腹股沟疝修补术

腹腔镜腹股沟疝修补术的优势是切口小、疼痛轻、恢复活动时间早，而其复发率和总并发症发生率不高于传统手术。

1. 手术适应证

(1)幼儿的腹肌沟疝、成人在其他手术中发现的隐性疝，适合行单纯内环口关闭术，即斜疝囊颈高位结扎术。

(2)成人的腹肌沟直疝、斜疝、股疝，包括双侧疝，疝囊不是太大者，可以行完全腹膜外腹腔镜疝修补术(TEP)。

(3)成人的腹股沟直斜疝、股疝，包括难复性疝、术后复发疝、滑动疝及疝囊比较大者，可行腹腔镜腹膜前网片修补术(TAPP)。

2. 手术体位　仰卧位、15°～30°头低脚高位。

3. 麻醉方式　全身麻醉。

4. 术前准备

(1)患者准备：术前会阴部备皮并清洁。

(2) 物品准备：电视监视系统、冷光源、腹腔镜 30°镜及配套设备、气腹机、高频电刀等，腔镜专用器械及常规器械、各种规格的聚丙烯补片、1-0 可吸收缝线、医用皮肤胶。

5. 手术方法及手术配合（表 19-9）

表 19-9 腹腔镜腹股沟疝修补术手术方法及手术配合

手术方法	手术配合
1. 手术切口	通常采用三孔法操作。三孔为：脐与耻骨联合连线的中上 1/3 处，脐环下缘，脐与耻骨联合连线的中下 1/3 处
2. 手术野皮肤消毒	用 1%或 0.5%活力碘消毒皮肤 3 次，上至剑突，下至大腿上段，两侧到腋中线
3. 固定各种连接线及管道	固定气腹管、吸引器管、冷光源线、电凝线、摄像镜头线，并与各仪器设备连接
4. 建立观察孔和操作孔	予术者 11 号尖刀在脐下 1cm 处做切口。用 10mm 穿刺套管于脐下切口置入后，9×28 角针 3-0 丝线关闭穿刺套管周围皮肤，以免漏气。用 11 号尖刀分别在脐与耻骨联合连线的中上、中下 1/3 处做切口，置入 5mm 穿刺套管
5. 建立人工气腹	连接气腹管充入 CO_2 气体，压力为 12 mmHg
6. 分离疝囊，腹腔镜直视下进行锐性分离	予术者 2 把分离钳或电钩逐步分离显露疝囊，游离疝囊。如术中疝囊不慎分破，CO_2 气体进入腹腔，可用气腹针从 10mm 穿刺套管边缘插入腹腔，排除腹腔内气体。如疝囊分破较大，则用 3-0 可吸收缝线间断缝合
7. 放置补片	术者将分离钳和卷起的聚丙烯补片于下方 5mm 穿刺套管内放入，展平使之紧贴腹膜
8. 检查手术野，腹腔镜直视下缓慢解除气腹，缝合切口	清点用物，用 1-0 可吸收线缝合切口，医用皮肤胶粘合皮肤，3cm×5cm 小敷贴覆盖切口

十一、腹腔镜肝囊肿开窗引流术

肝囊肿是临床上较常见的肝脏良性疾病，多为先天性，系胚胎发育畸形所致，可能因肝内迷走胆管与淋巴管在胚胎期的发育障碍或局部淋巴管因炎性上皮增生阻塞，导致管腔内分泌物滞留所致。一般生长较缓慢，小囊肿无任何临床症状，随囊肿逐渐长大压迫周围器官及发生并发症时，可出现临床症状。传统治疗穿刺抽液法复发率高，自 1991 年首例多发性肝囊肿行腹腔镜肝囊肿开窗术成功以后，因其疗效与开腹手术相同，且手术创伤小、安全、可靠、恢复快及住院时间短，目前已成为肝囊肿的首选治疗方法。

1. 手术适应证

(1) 有症状的先天性、单纯性单发或多发肝囊肿，直径大于 5cm。

(2) 创伤性肝囊肿。

(3) 囊肿不与胆管相通。

(4) 边缘性囊肿，浅部囊肿壁离肝表面 1cm 以内。

(5)无急性感染和出血。

2. 手术体位 仰卧位，头高30°。根据囊肿部位采用向左或右30°斜位。

3. 麻醉方式 全身麻醉。

4. 术前准备

(1)患者准备：术前行肝肾、凝血功能及肝脏影像学检查。

(2)物品准备：腹腔镜器械包、手术衣、孔巾、1-0可吸收缝线、医用皮肤胶、3cm×5cm小敷贴、腹腔镜摄像及显示系统、冷光源、气腹机、腹腔镜专用器械、5mm超声刀头、钛夹、医用止血胶等。

5. 手术方法及手术配合(表19-10)

表19-10 腹腔镜肝囊肿开窗引流术手术方法及手术配合

手术方法	手术配合
1. 手术切口	采用三孔或四孔法。脐上缘、剑突下、左上腹或剑突下偏左。其余为牵引孔或吸引孔
2. 手术野皮肤消毒	使用1%活力碘消毒皮肤3次，上至剑突，下至大腿上段，两侧至腋中线
3. 固定各种连接线及管道	固定气腹管、吸引器管、冷光源线、电凝线、摄像镜头线，并与各仪器设备连接
4. 建立人工气腹	用11号尖刀切开皮肤，用2把巾钳提起皮肤，用气腹针，连接气腹管，充入CO_2气体
5. 探查腹腔	腹腔内压力逐渐达到12～13mmHg之后，用10mm穿刺套的10mm涂抹镜头
6. 建立操作孔	用11号尖刀于剑突下做10mm切口，10mm穿刺套管，作为主操作孔。11号尖刀于腋前线和锁骨中线肋缘下做5mm切口，用5mm穿刺套管置入血管钳，作为牵引孔和吸引孔
7. 牵引暴露肝囊肿	术者用分离钳、电钩于囊肿位于左叶电钩切断肝镰状韧带以利牵引暴露。如囊肿位于肝右后叶，可用电钩或超声刀切开肝结肠韧带、肝右三角韧带，向上分离暴露肝囊肿
8. 穿刺囊肿，如为清亮透明囊液，则可以证实诊断	予术者长穿刺针穿刺囊肿，抽吸囊液
9. 带蒂囊肿行囊肿切除	术者用分离钳钳起囊壁，楔型电切囊肿蒂部，残面用电凝棒充分电凝止血。用医用止血胶喷洒残面止血
10. 无蒂囊肿行肝囊肿开窗术	术者用电钩于中央部位切开囊顶，将吸引器插入囊腔，吸尽囊液。用分离钳夹起囊壁，电凝钩尽可能多地切除囊壁，使囊腔充分敞开，电凝切缘止血。予术者电凝棒，电凝囊肿内壁以破坏囊液分泌功能。如囊肿内壁有渗血，应准备止血纱布敷贴于囊肿壁内
11. 冲洗创面，吸净渗血及冲洗液，取出切下的囊壁，囊腔置入引流管引流	术者用抓钳取出切下的囊壁。生理盐水冲洗创面，彻底检查手术野，吸尽渗血和冲洗液。用腹腔引流管，置于囊腔。用几丁糖注入腹腔，防止粘连
12. 取出各类器械，排出CO_2，消除气腹，缝合切口	清点用物，用1-0可吸收线缝合切口，医用皮肤胶粘合皮肤，3cm×5cm小敷贴覆盖切口

十二、腹腔镜手术护理措施

常规护理见第三章手术室围手术期护理。

1. 护理评估

(1) 评估患者水电解质及酸碱平衡，胃肠减压。

(2) 评估术前准备质量。

(3) 评估全身皮肤状况。

2. 常见护理诊断/问题

(1) 体液不足：与疾病影响、术前禁饮禁食、术前清洁灌肠、胃肠减压有关。

(2) 有外科感染的潜在危险：与手术创伤、腹膜炎症、手术沾染技术有关。

(3) 有皮肤完整性受损的潜在危险：与黄疸、低蛋白血症、手术时间较长等有关。

(4) 有大出血、低血容量休克的危险：与意外损伤比邻大血管有关。

(5) 有皮下气肿、气胸、高碳酸血症和低氧血症的危险：与手术中 CO_2 进入皮下、胸腔、血液循环有关。

3. 护理措施

(1) 备齐特殊手术用物，并保证其功能完好：高清晰度摄像与显示系统、全自动高流量气腹机、冷光源、超声刀、30°镜头、腹腔镜专用器械；腹腔镜胆总管切开取石术和胆道镜下肝内胆管结石取出术备纤维胆道镜设备、取石网、标本钳、胆总管探查器械和胆道冲洗液体；腹腔镜阑尾切除术备束扎带和取物袋；腹腔镜脾切除术备处理脾胃韧带或脾蒂用的内镜组织钉合器、扇形牵开器、Heomlock 钳、腹腔镜超声刀等器械；腹腔镜直肠癌根治术备冲洗吸引装置无损伤肠道抓钳、结扎束高能电刀(Ligasure TM 血管封闭系统)、各种型号的肠道切割缝合器和圆形吻合器；腹腔镜 Nissen 胃底折叠术备无损伤专用肠钳；腹腔镜腹股沟疝修补术备各种规格的聚丙烯补片、1-0 可吸收缝线；腹腔镜肝囊肿开窗引流备长穿刺针穿刺囊肿，抽吸囊液等。

(2) 备好中转开腹器械备用，术中严密观察患者生命体征，遵医嘱及时补足血容量，维持生命体征稳定。

(3) 体位护理：①腹腔镜胆囊切除术、胆总管切开取石术手术体位，仰卧位，头高脚低，向左倾斜 15°；②胆道镜下肝内胆管结石取出术手术体位，仰卧位，向右倾斜 15°；③腹腔镜阑尾切除术手术体位，仰卧位，头低足高(后倾 15°)，右倾 15°；④腹腔镜脾切除术手术体位，仰卧位，右倾斜 45°；⑤腹腔镜直肠癌根治术手术体位，膀胱截石位，头低足高(后倾 20°)；⑥腹腔镜 Nissen 胃底折叠术、腹腔镜梅克尔憩室切除术手术体位，仰卧位、头高脚低(前倾 20°)、两腿分开呈 60°；⑦腹腔镜腹股沟疝修补术手术体位，仰卧位、头低脚高位(后倾 15°～20°)；⑧腹腔镜肝囊肿开窗引流术手术体位，仰卧位，头背板抬高 30°。根据囊肿部位适当调整手术床向左或右倾。

(4) 胆道镜、取石网使用完毕与腹腔镜器械分开放置，取出的结石放置于弯盘内，防止胆汁污染手术区。

(5) CO_2 气腹压力管理：气腹的目的是借助气体的压力分离腹前壁与腹内脏器，为术者提供宽阔的视野和易于操作的手术环境。成人气腹压力为 12～15mmHg，小儿适宜的气腹压力为：0～3 岁 9mmHg，4～6 岁 11mmHg，7～12 岁 13mmHg。预防皮下气肿、高碳酸血症和低氧血症的发生，术中应严密监测患者的心率、血压、心电图、SaO_2、呼气末 CO_2 分压、气道峰压等指标以及患者颜面部、颈部及身体暴露出皮肤是否有皮下气肿的握血感、皮下捻发声。及早发现问题、及时处理。

(6)腔镜镜头防雾护理：保持镜头清洁无渍，术中用 70℃无菌生理盐水预热后使用，或 1%活力碘擦拭镜头，可防止体热与冷镜头相遇而产生的水雾对手术视野的影响。

第二节　胸腔镜手术

一、概述

胸的相关解剖知识详见第九章普胸外科手术护理。

二、胸腔镜下肺楔行切除术

传统的肺楔形切除手术必须通过前、后外侧开胸大切口手术完成，近年来，通过胸腔镜在 3 个穿刺套管套管口下，即可安全、快捷完成肺楔形切除手术，基本取代开胸手术，现已广泛开展。

1. 手术适应证

(1)周围型良性肿瘤，直径＜3cm。

(2)孤立的周围型肺转移肿瘤。

(3)早期的周围型肺癌不能耐受肺叶手术者。

(4)多发性肺转移癌需进一步明确诊断者。

2. 手术体位　90°健侧卧位。

3. 麻醉方式　全身麻醉。

4. 术前准备

(1)患者准备：术前禁食、禁饮，备皮，改善患者心肺功能。

(2)物品准备：胸腔镜手术器械包、胸腔镜特殊器械、胸腔镜设备 1 套及工作站、EC 60、ECR60B、PW 胶等。

5. 手术方法及手术配合(表 19-11)

表 19-11　胸腔镜下肺楔行切除术手术方法及手术配合

手术方法	手术配合
1. 手术野皮肤消毒	用 1%活力碘消毒皮肤 3 次，前后过中线，上至锁骨及上臂 1/3 处，下过肋缘
2. 仪器设备准备	胸腔镜监视器置于患者床头，将移动显示屏吊塔置于对侧，便于第一助手观看手术，同时开启工作站，输入患者基本信息，准备录像
3. 穿刺孔位置选择(根据病变部位选择)	用 11 号尖刀在腋中线第 6～8mm 肋间做切口，10mm 穿刺套管穿刺，30°镜头置入穿刺套管内探查胸腔。10mm 和 5mm 穿刺套

续表

手术方法	手术配合
	管分别在第 4 ~ 5mm 肋间腋前线和第 4 ~ 6mm 肋间腋后做 2 个操作孔
4. 切除病灶	术者用分离钳配合电钩，分离肺叶周围粘连带，镜下暴露病灶，用 EC 60 在距肿块 1cm 处行楔形切除
5. 检查有无出血、漏气	用生理盐水 500 ~ 600ml 通过漏斗倒入胸腔，嘱麻醉师鼓肺配合通气试验，检查是否漏气。将 PW 胶喷洒在残端创面止血。放置胸腔引流管 1 根
6. 关腔	1-0 可吸收缝线缝合皮下组织，4-0 可吸收缝线做切口美容缝合

三、胸腔镜手术护理措施

常规护理见第三章手术室围手术期护理。

1. 护理评估

(1) 评估患者生命体征、辅助检查阳性结果：如肺功能、呼吸型态、胸膜腔积气、血氧饱和度气液平面等。

(2) 评估中心供氧、中心负压吸引、手术体位用具、胸腔镜物品准备。

(3) 评估易受压部位皮肤状况：如眼睛、耳郭、肩峰、肘部、胸部、髋部、膝部、足踝。

2. 常见护理诊断/问题

(1) 气体交换受损：与疼痛、疾病有关。

(2) 有猝死的危险：与手术损伤大血管、心脏有关。

(3) 有低效型呼吸型态的危险：与手术创伤、疼痛有关。

(4) 有大出血的危险：与手术意外损伤胸壁、肺血管有关。

3. 护理措施

(1) 备齐特殊手术用物，并保证其功能完好：高清晰度摄像与显示系统、冷光源、超声刀、0°和 30°镜头、腹腔镜专用器械、中心负压吸引 2 套等。

(2) 备中转开胸器械，以供突发意外损伤时急救。

(3) 腔镜镜头防雾护理：保持镜头清洁无渍，术中用 70℃无菌生理盐水预热后使用，或 1%活力碘擦拭镜头，可防止体热与冷镜头相遇而产生的水雾对手术视野的影响。

(4) 其他护理措施同第九章第三节肺手术专科护理措施。

第三节　宫腔镜手术

宫腔镜是对子宫腔内疾病进行诊断和治疗的先进设备，它能清晰地观察到宫腔内的各种改变，明确做出诊断。利用宫腔镜技术可直接检视子宫腔内病变，进行定位采集病变组织送检，诊断准确、及时、全面、直观，可早期发现癌症。

一、概述

妇科相关解剖知识详见第十四章妇产科手术护理。

二、宫腔镜检查手术

1. 手术适应证

(1)原因不明的阴道出血。

(2)月经不调。

(3)阴道流液。

(4)腹痛。

(5)计划生育。

(6)不孕症等。

2. 手术体位　膀胱截石位。

3. 麻醉方式　局部麻醉，宫口松弛者无麻醉。

4. 术前准备

(1)患者准备：月经干净后3～7天，清洁会阴部。

(2)物品准备：宫腔镜器械包、手术衣、截石孔、双层大单、直型硬管诊断性宫腔镜、扩宫条、彩色监视器、CCD摄像机、图像信息及计算机管理系统、液体膨宫及灌流装置、膨宫介质等。

5. 手术方法及手术配合(表19-12)

表19-12　宫腔镜检查手术手术方法及手术配合

手术方法	手术配合
1. 手术野皮肤消毒	使用1%和0.5%活力碘消毒皮肤3次，耻骨联合、肛门周围及臀，大腿上1/3内侧
2. 仪器设备准备	监视器、摄像机、冷光源、膨宫机准备就绪，调节参数
3. 再次消毒及扩张宫颈	放置窥阴器，0.5%活力碘消毒阴道及宫颈，宫颈钳夹持宫颈前唇以探针探明宫腔方向和深度，用扩张器扩张宫颈，以镜体能顺利进出为宜，一般扩到7号左右
4. 膨宫液排气及压力调节	膨宫液选用5%葡萄糖溶液或0.9%氯化钠溶液，压力调节为10.7～13.3kPa，排空进液管的空气
5. 置入镜体检查宫腔	顺宫腔方向缓慢轻柔置入宫腔镜，待膨宫液充盈后调焦至视野清晰，转动镜体，依次对宫底，宫腔前、后、左、右壁，子宫角及输卵管开口，宫颈内口，宫颈管进行全面检查
6. 推出宫腔镜	检查完毕缓慢推出镜体时，仔细检视宫颈内口和宫颈管

三、宫腔镜诊断手术

1. 手术适应证

(1)异常子宫出血。

(2)不孕症或反复流产。

(3)子宫畸形。

(4)宫腔粘连的诊断。

(5)宫腔节育器的诊断。

2. 手术体位　膀胱截石位。

3. 麻醉方式　局部麻醉，宫口松弛者无麻醉。

4. 术前准备

(1)患者准备：同宫腔镜检查手术。

(2)物品准备：同宫腔镜检查手术。

5. 手术方法及手术配合(表 19-13)

表 19-13　宫腔镜诊断手术手术方法及手术配合

手术方法	手术配合
1~4 步同宫腔镜检查手术	同宫腔镜检查手术
5. 置入镜体检查宫腔	顺宫腔方向缓慢轻柔置入宫腔镜，待膨宫液充盈后调焦至视野清晰，转动镜体，依次对宫底，宫腔前、后、左、右壁，子宫角及输卵管开口，宫颈内口，宫颈管进行全面检查，确定病变位置
6. 标本留取	观察有无子宫内膜异常或占位病变，用电凝或标本钳取定位活检。并用计算机管理系统采集图像
7. 退出宫腔镜	检查完毕缓慢退出镜体时，仔细检视宫颈内口和宫颈管

四、宫腔镜治疗手术配合

1. 手术适应证

(1)疏通输卵管开口。

(2)选择性输卵管插管通液试。

(3)异物取出。

(4)子宫内膜切除术。

(5)子宫内膜息肉切除术。

(6)子宫腔粘连分解术。

(7)宫颈电切。

2. 手术体位　膀胱截石位。

3. 麻醉方式　硬膜外麻醉或全麻。

4. 术前准备

(1)患者准备：常规术前检查，月经干净后3～7天，清洁会阴部。

(2)物品准备：宫腔镜器械包、手术衣、截石孔、双层大单、直型硬管诊断性宫腔镜、扩宫条、彩色监视器、CCD摄像机、图像信息及计算机管理系统、液体膨宫及灌流装置、膨宫介质、子宫内膜电切器械等。

5. 手术方法及手术配合(表19-14)

表19-14　宫腔镜治疗手术手术方法及手术配合

手术方法	手术配合
1. 手术野皮肤消毒	用肥皂水100ml，0.9%氯化钠 200ml，0.1%活力碘300ml做外阴清洗。1%和0.5%活力碘消毒皮肤3次。范围：耻骨联合、肛门周围、臀及大腿上1/3内侧
2. 仪器设备准备	监视器、摄像机、冷光源、膨宫机准备就绪，调节参数
3. 再次消毒会阴部及扩宫	放置窥阴器，用0.5%活力碘消毒阴道及宫颈，宫颈钳夹持宫颈前唇以探针探明宫腔方向和深度，扩宫条扩张宫颈，扩到10.5～11.5号，直径10～12mm
4. 膨宫液排气及压力调节	膨宫液选用5%葡萄糖溶液。压力调节为13～15kPa，排空进液管的空气
5. 切割组织	调节单机电切电凝功率分别为70～100W(或等离子双极电切，输出功率160～200W，最大可达300W)采用外鞘8～9mm的连续灌流宫腔镜，首先切割宫底部及双侧宫角部，从9点出按逆时针方向由宫底至宫颈内口切割1周，切割速度以1～2cm/s为宜
6. 标本留取	切下的组织呈条状，中间深两边稍浅，逐条取出或切割完后一起取出，标本送病理检查
7. 电凝止血	用电切环对准出血点电凝止血，切割完后如仍有出血，可换滚球电极电凝止血
8. 退出宫腔镜	检查完毕缓慢退出镜体时，仔细检视宫颈内口和宫颈管出血情况

五、宫腹腔镜联合手术

1. 手术适应证

(1)异位妊娠。

(2)腹腔镜子宫肌瘤剔出术。

(3)腹腔镜输卵管切开取胚术。

(4)腹腔镜输卵管吻合术。

(5)腹腔镜卵巢肿瘤剔出术。

(6)宫腹腔镜联合手术。

(7)腹腔镜子宫全、次切除术。

2. 手术体位　膀胱截石位。

3. 麻醉方式　全身麻醉，气管插管。

4. 术前准备

(1) 患者准备：常规术前检查，月经干净后3～7天，清洁会阴部，术前灌肠。

(2) 物品准备：宫腔镜器械包、腹腔镜手术包、手术衣、截石孔、双层大单、直型硬管宫腔镜、扩宫条、彩色监视器、CCD摄像机、图像信息及计算机管理系统、液体膨宫及灌流装置、膨宫介质、德国STORZ电视腹腔镜系统、气腹机、冷光源机、超声刀机、双击电凝器、3cm×5cm小切口敷贴。

5. 手术方法及手术配合(表19-15)

表 19-15　宫腹腔镜联合手术手术方法及手术配合

手术方法	手术配合
1. 手术切口	脐部、脐耻正中、反麦氏点三个切口
2. 手术野皮肤消毒	使用1%和0.5%活力碘消毒皮肤3次。消毒范围：上至乳突连线，下至大腿上1/3，两侧至腋中线
3. 建立气腹	使用双套管气腹针刺入腹腔，注入CO_2气体，设定气腹压力为15mmHg
4. 放置穿刺套管	在脐部切口，脐耻正中，反麦氏点放置5mm、10mm穿刺套管3个
5. 探查腹腔	通过冷光源，光透镜、光导纤维、摄像系统在监视器屏幕上了解内生殖器官及盆腔情况并在直视下手术
6. 再次消毒及扩宫	放置窥阴器，以0.5%活力碘消毒阴道及宫颈，宫颈钳夹持宫颈前唇以探针探明宫腔方向和深度，扩宫条扩张宫颈，扩到10.5～11.5号，直径10～12mm
7. 膨宫液排气及压力调节	膨宫液选用0.9%氯化钠溶液或5%葡萄糖溶液。压力调节为110mmHg，排空进液管的空气，液体最大流量250ml/min
8. 配合腹腔镜电切组织	电切功率调节为80～100W，电凝功率设置为30～40W。术后为防止盆腔粘连，放置透明质酸钠1支
9. 腹腔手术同腹腔镜下子宫切除术	同腹腔镜下子宫切除术

六、宫腔镜手术护理措施

常规护理见第三章手术室围手术期护理。

1. 护理评估

(1) 评估手术方式及术前准备质量。

(2) 评估患者对手术创伤、疾病转归的认知程度。

2. 常见护理诊断/问题

(1) 排尿异常：与疾病累及膀胱、输尿管有关。

(2) 有水电解质紊乱和酸碱平衡失调的危险：与手术、麻醉、术前肠道准备有关。

(3) 有空气栓塞的危险：与手术创伤、膨宫泵压力不当、膨宫管排气未尽有关。

3. 护理措施

(1) 腹腔镜和宫腔镜仪器、器械准备齐全：如直型硬管宫腔镜、扩宫条、彩色监视器、

CCD摄像机、图像信息及计算机管理系统、液体膨宫及灌流装置（膨宫泵）、膨宫介质、电视腹腔镜系统、气腹机、冷光源机、超声刀机、双击电凝器等。

（2）膨宫介质的选择：单级电切时膨宫液不能选用含电解质的液体，一般用5%葡萄糖溶液，糖尿病患者可用5%甘露醇。使用双极电切时要用0.9%氯化钠溶液作为膨宫液。

（3）正确安装膨宫泵，根据手术方式或遵医嘱调节好膨宫泵压力和流量。宫腔镜手术通过膨宫液流动保持宫腔内压力和视野，术中保障膨宫管全程无空气，在畅通流液的状态下置入宫腔镜，排尽气体进入宫腔，避免产生气泡影响术野观察和发生空气栓塞。

（4）腔镜镜头防雾护理：保持镜头清洁无渍，术中用70℃无菌生理盐水预热后使用，或1%活力碘擦拭镜头，可防止体热与冷镜头相遇而产生的水雾对手术视野的影响。

（5）其他护理措施：同第十四章第二节妇科手术专科护理措施。

第四节　关节镜手术

关节镜手术是微创外科技术在骨科领域中的重大进展，是关节外科的发展方向，它在各关节疾病中的诊断和治疗作用越来越受到许多患者和医生的青睐。通过直视下观察和处理关节内一些病变，用于明确诊断，指导手术方法的选择，同时避免了盲目切开探查造成的创伤。

一、概述

骨关节相关解剖知识详见第十二章骨科手术护理。

二、肩关节镜手术

1. 手术适应证

（1）滑膜炎性病变的诊断和活组织检查。

（2）肩峰下撞击症。

（3）肩袖损伤。

（4）肩锁关节病变。

（5）肩关节不稳定的治疗。

（6）肱二头肌腱和盂唇损伤的诊断和治疗。

2. 手术体位　侧卧位或沙滩椅位。

3. 麻醉方式　全身麻醉。

4. 术前准备

（1）患者准备：术前1天清洁备皮术区，注意避免损伤皮肤。

（2）物品准备：冲洗泵、灌洗管、吸引器、3000ml灌注液、50ml注射器、专用关节镜器械（光源系统、监测系统、电动刨削系统、录像系统、相应的光导纤维、摄像镜头、刨削器、冷消融等离子系统、骨动力系统）及相应的关节内手术器械。

5. 手术方法及手术配合(表 19-16)

表 19-16　肩关节镜手术手术方法及手术配合

手术方法	手术配合
1. 手术入路	前上(下)入路(位于喙突尖的外上方，喙突尖和肩峰前外缘连线的中点或位于喙突尖下 2cm)、外侧入路(位于肩峰前外缘的外侧 2～3cm)、后外入路(位于肩峰后外缘下 4cm，外 2cm)
2. 手术野皮肤消毒	1%活力碘消毒皮肤 3 次，周圈消毒，上下各超过一个关节
3. 器械设备调试准备	将消毒好的各种导线接头递于巡回护士，分别与各仪器准确连接，连接吸引器及冲洗泵和灌洗装置。无菌敷料将前臂包绕，手术野用有储液袋手术薄膜紧密粘贴，并将袋下引流管道拖至污物桶内
4. 置入关节镜	准备 50ml 生理盐水给术者注入关节腔内，使关节腔膨胀，扩大关节镜的操作空间，用 11 号尖刀切开皮肤约 5mm 的切口，锐性穿刺套管的关节镜鞘穿破滑膜组织，再换上钝性穿刺套管进入关节腔。拔出钝性穿刺套管后，将 30°摄像镜头插入关节腔
5. 腔内检查及治疗	经冲洗、检查，确认病灶后，进行相应的治疗
(1)肩峰成形术	用刨刀切除肩峰下滑膜，电刀切断喙肩韧带，用磨钻切除肩锁关节下骨赘物。使肩锁关节成形
(2)肩袖撕裂修复术	关节镜下切除滑膜、切断喙肩韧带和肩锁关节骨赘，用刨刀肩袖表面与关节盂之间，磨钻新鲜化创面及骨面，将前后肩袖以 2 号韧带线侧侧吻合
(3)肩周炎手术	关节镜下关节内清理、关节滑膜清理
6. 入路缝合	术后反复冲洗关节腔，将碎屑清理干净，关节腔内注入欣可聆(医用透明质酸钠凝胶)、得宝松(倍他米松)、耐乐品(罗哌卡因)，以防止粘连、感染，止痛。穿刺口以 6×17 角针、3-0 丝线缝合 1～2 针，切口覆盖敷贴，加压包扎，以促进关节内止血效果

三、肘关节镜手术

1. 手术适应证

(1)肘关节游离体。

(2)剥脱性骨软骨炎。

(3)肘关节滑膜炎。

(4)肘关节疼痛、僵硬、粘连等。

2. 手术体位　侧卧位、仰卧位和俯卧位。

3. 麻醉方式　全身麻醉或臂丛神经干阻滞。

4. 术前准备

(1)患者准备：术前 1 天清洁备皮术区，注意避免损伤皮肤。

(2)物品准备：冲洗泵、灌洗管、吸引器、3000ml 灌注液、50ml 注射器、专用关节镜器械：光源系统、监测系统、电动刨削系统、录像系统、相应的光导纤维、摄像镜头、刨削器、冷消融等离子系统、骨动力系统及相应的关节内手术器械。

5. 手术方法及手术配合(表 19-17)

表 19-17　肘关节镜手术手术方法及手术配合

手术方法	手术配合
1. 手术入路	前侧入路和外侧入路
2~4 步同肩关节镜手术	同肩关节镜手术
5. 腔内检查及治疗	经冲洗，镜下检查关节囊、韧带、滑车、鹰嘴等结构，确认病灶后，进行相应的治疗
(1)游离体取出	用弯头髓核钳夹住游离体，取出时减少液体流动
(2)肘关节滑膜切除	关节镜下用刨刀切除前关节囊滑膜、桡骨头前方周围滑膜、后外侧滑膜、鹰嘴窝及内、外侧沟滑膜
(3)肘关节僵硬手术	用刨刀切除清除关节内粘连、滑膜炎和关节囊，磨钻切除骨赘物，若桡骨头影响功能时给予切除
6. 入路缝合	同肩关节镜手术

四、髋关节镜手术

1. 手术适应证

(1)髋骨关节病关节清理。

(2)游离体异物的摘取，关节置换后关节内水泥块的取出。

(3)慢性滑膜炎滑膜切除。

(4)化脓性关节炎的灌洗和清创。

(5)股骨头坏死早期减压钻孔。

(6)髋臼盂唇损伤。

2. 手术体位　侧卧位或仰卧位。

3. 麻醉方式　全身麻醉。

4. 术前准备

(1)患者准备：术前 1 天清洁备皮术区，注意避免损伤皮肤。

(2)物品准备：全套关节镜设备，包括直径 4.0mm、30°广角关节镜镜头、冷光源、摄像成像系统、监视器、电动刨削系统、刨削刀头、射频汽化仪及髋关节专用射频刀头 AS4730 及 AC2340，髋关节专科手术器械、计算机辅助影像系统、冲洗泵、一次性使用 Y 形管、吸引器、3000ml 0.9%氯化钠注射液、髋关节专用穿刺针头、交换棒、导丝、手术贴膜、髋关节牵引床、会阴保护垫等各种手术体位垫、透视机等。

5. 手术方法及手术配合(表 19-18)

表 19-18　髋关节镜手术手术方法及手术配合

手术方法	手术配合
1. 牵引	患者仰卧在骨折牵引床上，对侧肢体外展，轻度牵引，透视确认髋关节牵开

续表

手术方法	手术配合
2. 手术入路	髋关节镜入路有3种 (1)前侧入路：在进入关节囊前部之前穿过缝匠肌及腹直肌的肌腹 (2)前外侧入路：在进入关节囊外侧部之前穿经臀中肌前缘，臀上神经盂前外侧入路平均只有4.4cm (3)后外侧入路：后外侧入路穿经臀中肌和臀小肌以及髋关节囊后外侧，进入关节囊。它位于梨状肌间的前上方
3. 手术野皮肤消毒	使用1%或0.5%活力碘消毒皮肤3次，上至肋缘，下至术侧膝关节
4. 器械设备准备	将消毒好的各种导线接头递于巡回护士，分别与各仪器准确连接，连接吸引器、冲洗泵和灌洗装置。用无菌敷料将膝关节下包绕，手术野用手术薄膜粘贴紧密，并将袋下引流管道拖至污物桶内
5. 置入关节镜	(1)无菌画线笔标示髋关节骨性标志、血管神经走行和手术入路 (2)C臂X线机透视，采用25cm长18号髋关节穿刺针沿股骨大转子顶点刺入，与股骨干呈45°角 (3)穿刺针针尾连接延长管及注射器，将50～60ml 0.9%氯化钠注射液(每10ml中加入肾上腺素1滴)注入髋关节腔内，扩充关节腔，同时达到手术野止血目的 (4)沿穿刺针芯插入导丝，再将交换棒沿导丝插入关节腔内，液体顺套管流出 (5)连接进水管出水管，进行关节镜检查，并根据检查结果做相应治疗
6. 手术治疗髋关节疾病	套管针进入关节囊，直视下插入电动刨刀和各种关节器械，清除滑膜组织、韧带和髋臼盂唇，同时在一定的空隙下，使用射频消融刀加快清理，电动磨钻磨掉骨刺
7. 松开牵引	手术完毕，松开牵引，X线下观察股骨头回到髋臼内
8. 缝合入路	同肩关节镜手术

五、膝关节镜手术

1. 手术适应证

(1)膝关节急慢性损伤

1)半月板损伤。

2)交叉韧带损伤。

3)骨软骨损伤等。

(2)关节内游离体摘除。

(3)膝关节炎的关节清理。

(4)类风湿关节炎关节病变严重程度的评估，滑膜组织活检、切除以及关节软骨损伤等清理治疗。

(5)结核性关节炎滑膜组织活检，滑膜次全切除。

(6)化脓性关节炎关节灌洗、渗出物清创、滑膜切除和闭式插管灌洗治疗。

(7)慢性滑膜炎，包括创伤性及绒毛色素沉着结节性滑膜炎。

(8)观察关节腔内病变侵及的范围和关节内肿瘤组织活检。

2. 手术体位　仰卧伸直位或屈曲位。伸直位常用于髌上囊和髌骨关节病变；屈曲位常用于前交叉韧带重建，胫骨平台骨折复位内固定，内侧半月板内角切除等手术。

3. 麻醉方式　硬膜外麻醉或全身麻醉。

4. 术前准备

(1)患者准备：术前1天清洁备皮术区，注意避免损伤皮肤。

(2)物品准备

1)常规用物：手术衣、防水一次性中单(交叉韧带重建用3M大中单)、10ml注射器、小贴膜、镜头套、吸引器管、脑外引流管、止血带、无菌绷带、2号和5号关节韧带缝线。

2)手术器械：膝关节器械包、膝关节镜小件、膝关节镜头、摄像显像系统、刨刀、穿刺套管、光源线、磨钻、等离子刀、交叉韧带器械等。所有光学内镜系统和器械均需低温等离子灭菌。

5. 手术方法及手术配合(表19-19)

表19-19　膝关节镜手术手术方法及手术配合

手术方法	手术配合
1. 手术入路	常用手术入路 (1)前内侧入路：于内侧关节囊上1cm，髌腱旁1cm处切一小口，直钳撑开皮肤，镜鞘进入膝关节 (2)外上入路：于股四头肌腱外侧，髌骨上方，上角各2.5cm处切一小口，插入套针，连接灌水输液装置及出水胶管 (3)前外侧入路：于外侧关节线上1cm 髌腱旁1cm切一小口，插入关节镜套针，连接出水管
2. 手术野皮肤消毒	患者下肢采用1%活力碘消毒皮肤3次，周圈消毒，上下各超过一个关节
3. 防水手术铺巾	先铺消毒好的一次性防水中单1块，再铺棉质敷料，在患侧大腿根部用手术薄膜连同洞巾一起环形贴紧，轻轻抚平
4. 上无菌止血带	将患腿抬高45° 1～2min，用气囊止血带缠绕于大腿中上1/3处，用弹力绷带驱血后，启动电动止血带仪器，成年下肢止血仪设定参数：男子65～70kPa，女子60～65kPa，小儿30～40kPa。准确记录止血带时间，如下肢禁止超过1.5h，松开止血带10min后可再次启动止血带仪器
5. 设备调试准备	将光源线、转换线，进水管、出水管，刨削器导线固定于手术台上，连接光源线、打开冷光源开关、调节光亮度，接通摄像系统、刨削系统、等离子机器、吸引器，并检查各系统运转情况。水管近端接于穿刺套管，远端接3000ml灌注液
6. 置入关节镜	用10ml注射器穿刺，感觉针进入关节腔，11号尖刀做前外侧进路切口，即在外侧膝眼、膝关节屈曲70°～80°时，外侧关节线上1cm与髌腱外缘1cm左右交界处做一约5 mm切口，将穿刺套管插入髌上囊，退出穿刺套管芯，接上镜头，观察关节腔内情况。此时将2

续表

手术方法	手术配合
	根进出水管接于关节镜鞘上待用，即可对膝关节进行检查、对症手术治疗
(1) 膝关节炎关节清理术	电动刨刀刨削增生、坏死的滑膜组织和软骨化纤维组织，电动磨钻磨掉骨刺
(2) 膝关节游离体取出术	皮下组织内游离体可用异物钳直接取出，关节内的游离体，镜下确定位置，用针固定后，髓核钳取出，很小的游离体也可通过加速灌注水量冲洗出
(3) 半月板部分切除术或修复术	在切除半月板的对侧置入关节镜，用探勾牵开病损半月板，根据病变位置对膝关节施力，使关节间隙扩大，用异物钳牵拉撕裂半月板，篮式钳或电动刨削器弧形切割和修整半月板，大量盐水冲洗膝关节腔，去除碎片组织
(4) 膝关节滑膜切除、粘连松解术	10ml 注射器抽取关节液进行检验，用电动刨削器在不同体位下，切除髌上囊滑膜、内外侧沟滑膜、后关节囊滑膜、髁间窝滑膜、腔内电凝止血或射频止血。如膝关节粘连分解，用粘连分离棒实施
7. 膝关节前交叉韧带重建术 腘腱的切除	左胫骨结节内侧纵行做 3～5cm 切口，用血管钳分离肌腱或股薄肌肌腱，将取下的肌腱在制作台上按需要编织成合适的长度
镜下清理关节病变组织	在内侧入路上纵行切一小口，关节内的碎屑及关节炎性物质通过刨削手柄的负压吸引排出关节镜，以达到清理关节的目的
清理前交叉韧带及髁间窝的滑膜	用刨削头和等离子刀清理断裂的前交叉韧带及髁间窝的滑膜，使髁间窝成形
扩大股骨隧道	建立隧道定位器在关节镜下对准前交叉韧带，胫骨下正点从胫骨结节内 45°角用电钻钻入 2.5mm，克氏针选用与移植肌腱胫骨端直径匹配的空心钻沿克氏针扩大胫骨隧道；屈膝 90°通过胫骨隧道置入股骨定位器，尖部对准股骨处髁后侧皮质，屈膝 110°钻入径 3mm 克氏针，穿透股骨外髁撤除定位器，用与移植肌腱股骨端相配的空心钻扩大股骨隧道 3～4cm 深
移植和固定肌腱 检查重建后韧带的张力和膝关节的活动度	测量肌腱胫骨端和股骨端的直径，用带尾空道针自胫骨隧道将移植肌腱拉入关节，股骨端至少需 2.5cm 位于骨道，两端各用界面螺钉固定好
8. 缝合入路	同肩关节镜手术

六、关节镜手术护理措施

1. 常规护理　见第三章手术室围手术期护理。

2. 关节镜手术特殊用物准备　摄像显像系统、光源系统、电动刨削系统、录像系统及相应的光导纤维、刨削器、冷消融等离子系统、骨动力系统及相应的关节内手术器械、冲洗泵、灌洗管、30°广角关节镜镜头、射频汽化仪及髋关节专用射频刀头 AS4730 及 AC2340、一次性使用“Y”形管、吸引器、3000ml 0.9%氯化钠注射液、髋关节专用穿刺针头、交换棒、导丝、髋关节牵引床、透视机、防水中单（交叉韧带重建用 3M 大中单）、无菌保护套、止血带、无菌绷带、2#和 5#关节韧带缝线等。

3. 备开放手术器械　方便及时中转。

4. 体位护理　①肩关节镜手术体位，侧卧位或沙滩椅位（半坐卧位）。②肘关节镜手手术体位，侧卧位、仰卧位和俯卧位。③髋关节镜手术体位，侧卧位或仰卧位。④膝关节镜手术体位，仰卧腿伸直位或屈膝位。伸直位常用于髌上囊和髌骨关节病变；屈曲位常用于前交叉韧带重建、胫骨平台骨折复位内固定、内侧半月板内角切除等手术。

5. 其他专科护理　同第十二章第三节人工关节手术专科护理。

第五节　椎间盘镜手术

椎间盘镜手术系统是脊柱微创外科的一场划时代革命。用于治疗椎间盘突出症，能够以微创的手段达到外科手术减压效果，手术后能彻底切除骨质病变和游离髓核。手术伤口小(约 1.6cm)，组织剥离少，出血少(19～40ml，平均 25ml)。患者术后当天可下地，3～4 天可出院，可行门诊手术。

一、概述

脊髓相关解剖知识详见第十二章骨科手术护理。

二、椎间盘镜下髓核摘除术

1. 手术适应证

(1)椎间盘突出症。

(2)部分椎管狭窄的患者。

(3)外伤伴椎间盘损伤者。

2. 手术体位　膝胸卧位。

3. 麻醉方式　全身麻醉。

4. 术前准备

(1)患者准备：术前完善各项检查及脊柱 MRI 影响检查。

(2)用物准备：骨下肢器械、椎间盘镜器械、显微镜、孔巾、双层大单、手术衣、双极电凝、脑棉片、骨蜡、1-0 可吸收线、止血纱布。

5. 手术方法及手术配合(表 19-20)

表 19-20　椎间盘镜下髓核摘除术手术方法及手术配合

手术方法	手术配合
1. 手术切口	距脊柱中线 1cm 处做平行于中线约 1.5cm 切口
2. 手术野皮肤消毒	1%活力碘消毒皮肤 3 次 (1)颈椎手术：上至颅顶，下至两腋窝连线 (2)胸椎手术：上至肩，下至髂嵴连线，两侧至腋中线 (3)腰椎手术：上至两腋窝连线，下过臀部，两侧至腋中线
3. 定位针定位	用 7 号长针头在对应的椎间盘定位，C 臂 X 线机确定定位点是否准确；拔除定位针，用手术记号笔做好标记，并用碘酊固定
4. 置扩张管道	用 11 号尖刀片在距脊柱中线 1cm 处做平行于中线约 1.5cm 切口，定位

续表

手术方法	手术配合
	针从切口插入，在C臂X线机指导下直达病变部位的上一个椎板下缘穿透腰背筋膜；沿定位针依次插入扩张管道，直达椎板下缘
5. 置脊椎穿刺套管	用神经剥离子将附近肌肉及软组织推移，置入10mm穿刺套管，将套好无菌保护套的显微镜对准手术野，并调整至合适的亮度
6. 咬除椎板间隙软组织、黄韧带;咬除髓核，充分减压神经根	用椎板咬骨钳咬除椎板间隙的软组织，双极电凝止血，神经剥离子分离上椎板下缘，小号椎板咬骨钳或髓核钳咬除黄韧带。神经钩或神经剥离子将硬膜囊和神经根牵向对侧推开，用髓核钳将突出的髓核咬除
7. 拔除脊椎穿刺套管	用双极电凝彻底伤口止血，将显微镜移开手术野，拔除脊椎穿刺套管
8. 关闭切口	用6×17角针缝合缝合伤口1~2针，小敷贴敷盖伤口

三、椎间盘镜手术护理措施

1. 常规护理 见第三章手术室围手术期护理。

2. 椎间盘镜手术特殊用物准备 椎间盘镜手术专用手术床、摄像显像系统、光源系统、定位针、透视机、骨动力系统、椎板显微开窗器械及椎间盘镜下显微手术器械。

3. 备开放手术器械 方便及时中转。

4. 体位护理 膝胸卧位。调节手术床使手术床腿板与背板呈直角，腿板高度同患者膝关节至髋关节距离，患者麻醉后由四人同时将患者抬起在同一水平线上，翻身俯卧，双手置头部两侧。置入胸、腹垫，轻轻放平患者，观察胸、腹垫置入位置是否适宜(胸垫上缘距腋下5cm，腹垫下缘平齐耻骨联合，胸、腹垫置于手术床正中)，将头部取适当的屈曲位，使下颌与胸骨柄的间距为1.5～2横指，置于头托上固定。患者耻骨联合与手术床背板下缘平齐，双膝跪于手术床腿板上。约束背部、小腿和双手。观察眼、鼻、生殖器、足尖等，防止受压。

5. 其他专科护理 同第十二章第一节脊柱手术专科护理。

第六节 鼻内镜手术

鼻内镜手术是利用光学内镜，行鼻或鼻窦的外科手术处理。该术式术野清楚，减少术后死角，观察全面，能较彻底地清除病变。鼻内镜术的优点：采用冷光源，导光纤维照明，亮度强，观察景物清晰；视角大，采用不同角度的内镜，医生可以对鼻腔、鼻窦做全方位的观察；分辨率高，无焦距限制，远近景物均很清晰；鼻内镜有放大作用，可以使观察物体放大1.5倍；鼻内镜可以与摄像系统连接，使手术方法、术腔等情况完整地从监视器显示出来，有利于手术指导者、术者、助手观察。改变了鼻科多年来一人手术其他人都无法明视的弊端。

一、概述

鼻的相关解剖知识详见第十六章耳鼻喉科手术护理。

二、鼻内镜下鼻息肉摘除+筛窦开放术

1. 手术适应证　鼻息肉、慢性鼻窦炎、鼻或鼻窦异物、鼻或鼻窦良性肿瘤、脑脊液鼻漏、鼻中隔偏曲或下鼻甲部分切除等。

2. 手术体位　去枕仰卧位，头部两侧用弯沙袋固定。

3. 麻醉方式　多采用局部麻醉+表面浸润麻醉。

4. 术前准备

(1)患者准备：清洁口腔、修剪鼻毛、剃胡须。

(2)物品准备：鼻内镜器械包、内镜(视觉分直向 0°，偏向 30°，斜向 70°，侧向 90°，倒向 120°)、光源系统、摄像系统、录像系统、转换线、切割器、细纱条、4×12 三角针、4-0 丝线、凡士林纱卷、5 号球后针头注射器、丁卡因、利多卡因、盐酸肾上腺素。

5. 手术方法及手术配合(表 19-21)

表 19-21　鼻内镜下鼻息肉摘除+筛窦开放术手术方法及手术配合

手术方法	手术配合
1. 手术切口	经鼻腔进入
2. 手术野皮肤消毒	用 0.5%活力碘消毒皮肤 3 次，除眼部以上的面部皮肤
3. 切除鼻息肉	用 0°镜或 30°镜，观察鼻息肉的解剖位置，用鼻剥离子和等离子消融器，切除息肉组织，保留标本，用吸引管吸引，用浸有肾上腺素的丁卡因纱条压迫止血
4. 切除下鼻甲	用鼻剥器和下鼻甲剪刀，切除变形下鼻甲部分
5. 切除筛窦的息肉样病变组织	用切割器(回旋刀)切除病变组织，保留标本，吸引管吸引，用浸有肾上腺素丁卡因纱条压迫止血
6. 开放筛窦	筛窦咬骨钳开放筛窦，用吸引管吸引筛窦内容物
7. 充分止血	用干细纱条或浸有肾上腺素丁卡因纱条压迫止血
8. 缝合切口	用 4×12 三角针、3-0 丝线缝合创面止血
9. 填塞鼻腔	填塞涂有四环素眼膏的膨胀海绵，用凡士林纱卷填塞鼻腔，无菌纱布覆盖鼻孔

三、鼻内镜下筛窦开放和蝶窦开放术

筛窦位于鼻腔外上方筛骨迷路内，由气化程度不同的含气小房构成，每侧有 3～18 个小的气房，气房的大小、排列及伸展范围极不规则，两侧极不对称。筛房因开口不同分为开口于中鼻道的前组筛窦和开口于上鼻道的后组筛窦，中间有中鼻甲基板相隔，前、后筛房互不相通。蝶窦位于蝶骨体内，左右各一，均各通过其前壁的孔开口于蝶筛隐窝。

与后组筛窦一起构成后组鼻窦。

1. 手术适应证

(1)慢性鼻窦炎、鼻息肉经保守治疗无效者。

(2)筛窦或蝶窦病变的手术探查与活检。

(3)筛窦或蝶窦内的良性肿瘤及异物。

(4)蝶窦自然口阻塞引流不畅，经保守治疗无效者。

2. 手术体位 去枕仰卧位，头部两侧用弯沙袋固定。

3. 麻醉方式 多采用局部麻醉+表面浸润麻醉。

4. 术前准备

(1)患者准备：术前修剪鼻毛，清洁鼻腔，鼻窦X线摄片或CT检查，了解患者鼻窦病变情况。

(2)物品准备：鼻内镜器械包、不同角度的筛窦钳、内镜(视觉分直向0°、偏向30°、斜向70°、侧向90°、倒向120°)、光源系统、摄像系统、录像系统、转换线、0.5%活力碘、细纱条、4×12三角针、3-0丝线、凡士林纱卷、5号球后针头注射器、丁卡因、利多卡因、盐酸肾上腺素、止血海绵等。

5. 手术方法及手术配合(表19-22)

表19-22 鼻内镜下筛窦开放蝶窦开放术手术方法及手术配合

手术方法	手术配合
1~2. 同鼻内镜下鼻息肉摘除	同鼻内镜下鼻息肉摘除
3. 切除钩突	用0°镜或30°镜置入鼻腔，观察病变位置，用较锐利的鼻剥离器或专用钩突刀剥离钩突，剪刀剪断钩突，筛窦钳夹取出鼻腔，吸引管吸引血迹及碎屑，用浸有0.1%肾上腺素的丁卡因纱条压迫止血
4. 开放前组筛窦	选用不同角度的筛窦钳开放前筛窦组织，用吸引管吸引窦内容物，浸有0.1%肾上腺素的丁卡因纱条填塞止血
5. 打开中甲基板	用较锐利的鼻剥离器分离并打开中鼻甲
6. 开放后组筛窦	选用不同角度的筛窦钳开放后筛窦组织，用吸引管吸引窦内容物，浸有0.1%肾上腺素的丁卡因纱条填塞止血
7. 寻找蝶窦自然口	用较细直头吸引器和鼻分离器剥离上鼻甲，鼻甲钳切除上鼻甲的后下部分0.1%肾上腺素丁卡因纱条压迫止血
8. 开放蝶窦口	用带角度的筛窦钳或蝶窦咬骨钳，若有息肉可用息肉钳轻轻咬除，吸引管吸引窦内容物，细纱条压迫止血
9. 填塞鼻腔	用涂有四环素眼膏的膨胀海绵或3-0丝线缝扎止血，凡士林纱卷填塞鼻腔，无菌纱布覆盖

四、鼻内镜手术护理措施

1. 常规护理 见第三章手术室围手术期护理。

2. 鼻内镜手术特殊用物准备 摄像系统、光源系统、录像系统、转换线、不同角度的镜头(直向0°、偏向30°、斜向70°、侧向90°、倒向120°)、切割器、不同角度的筛窦钳、5 号球后针头注射器、丁卡因、利多卡因、盐酸肾上腺素、止血海绵、70℃生理盐水等。

3. 其他专科护理　同第十六章第六节鼻部手术专科护理。

第七节　脑室镜手术

神经内镜可以辅助神经外科手术，缩小开颅范围，放大手术野内解剖结构图像，增强局部光照，提高手术效果，属微创神经外科重要技术之一。神经内镜系统包括神经内镜、神经内镜固定导向系统、附属器械和设备、影像记录与显示系统、术中冲洗泵。神经内镜按功能分为单功能镜与多功能镜，单功能镜是没有工作通道的观察镜；多功能镜除了观察镜外还有至少 1 个以上的工作通道，有吸引、手术、冲洗等功能。按内镜到达的部位不同分为脑室镜、脑镜和髓内镜。按镜身能否改变方向分为硬质镜和软质镜。神经内镜固定导向系统目前临床使用最多的是立体定向导向弓把持系统，还有类似蛇形牵开器的固定系统。附属器械和设备多种多样，有显微钳、显微剪、抓钳、球囊导管、射频单极、双极、激光等。影像记录与显示系统包括显示器、冷光源、录像记录设备、摄像机等。术中冲洗泵为维持神经内镜术中清晰显示手术野的关键设备，对细小血管的出血，持续冲洗也是首选的处理方法。

一、概述

相关解剖知识详见第十三章神经外科手术护理。

二、脑室腹腔分流术

1. 手术适应证

(1)先天性导水管狭窄或闭锁、第四脑室出口闭锁、室间孔闭锁等形成的梗阻性脑积水。

(2)脑室及其周围占位性病变导致的梗阻性脑积水。

(3)外伤或高血压脑出血后因确定急性梗阻性脑积水。

(4)合并有梗阻性脑积水的交通性脑积水，需加行脉络膜烧灼术以减少脑积液的分泌。

(5)经多次分流失败的梗阻性脑积水。

2. 手术体位　仰卧位，头稍垫高。

3. 麻醉方式　全身麻醉。

4. 术前准备

(1)患者准备：术前患者头部、颈部及腹部备皮准备并清洁。

(2)物品准备：脑外钻分修器械、孔巾、双层大单、手术衣、脑外动力系统、双极电凝、单极电凝、吸引器、骨蜡、洗创器、10ml 注射器、SP 无菌保护膜、SN 无菌保护膜、14 号脑塞型引流管、脑棉片、电钻、显微镜、显微镜保护套、脑室腹腔分流管、37℃平衡液等。

5. 手术方法及手术配合(表 19-23)

表 19-23　脑室腹腔分流术手术方法及手术配合

手术方法	手术配合
1. 切口	多取右侧入路，于冠状缝前 2.5cm，中线旁开 2.5cm，纵行或小弧形切口长 3cm
2. 手术野皮肤消毒	用 3%碘酒 75%乙醇纱布 3 块分别消毒 3 次 (1)头部消毒包括头部及前额 (2)颈部皮肤消毒上至下唇，下至乳头，两侧至斜方肌前缘 (3)腹部皮肤消毒上至乳头、下至耻骨联合，两侧至腋中线
3. 切开皮肤、硬脑膜	用 11 号刀片切开皮肤，双极电凝止血，颅骨钻钻孔颅骨约 1.5cm，骨蜡止血。乳突牵开器撑开切口，11 号刀片“十”字切开硬脑膜。双极电凝烧灼硬脑膜及脑皮质表面血管
4. 穿刺脑室	用脑穿刺针穿刺侧脑室，角度略偏向中线，留取少量脑脊液送检，退出脑穿针
5. 置入内镜	用内镜穿刺鞘，按脑穿针的角度和深度进入侧脑室，鞘内插入内镜探查脑室
6. 寻找室间孔	用 37℃平衡液持续低流速冲洗脑室，保持术野清晰及一定的脑室灌注压。辨认解剖标志，寻找室间孔
7. 第三脑室	将内镜经室间孔小心进入第三脑室
8. 置入脑室引流管	缓慢移动内镜，寻找三脑室内的解剖标志，在乳头体与漏斗隐窝之间为脚间窝，可见此处明显变薄且淡蓝的膜，其下可见搏动的基底动脉，此处便是造瘘的部位。置脑室引流管
9. 退出内镜	检查脑室无出血，预防气颅及脑皮质坍塌出血。将内镜及镜鞘一并退出
10. 切开腹膜	腹腔组的人员在剑突下正中线上切开长 5cm 的切口，只切至前鞘，沿皮下用通条向颈部做皮下隧道
11. 颈部切口	在锁骨上做一个小的切口，将通条引出，用粗线绑到尖端，将线引到腹部的切口处，将腹腔的上端绑到线上引到颈部的切口处
12. 调节脑室腹腔引流管	在切口的最外端做隧道至颈部的切口处，将腹腔引流管引到该处，用调节器械连接脑室管与腹腔管，调试引流装置，看是否通畅，如不通畅则查找原因，重新置管。直到畅通为止
13. 逐层关闭切口	用明胶海绵搓成条状置入穿刺道，明胶海绵半块放于脑皮质外。12×20 圆针、4 号线缝合帽状腱膜，9×28 角针缝合头皮，6×17 角针缝合颈部和腹部切口，纱布覆盖头、颈、腹三处切口

三、脑室镜手术护理措施

1. 常规护理　见第三章手术室围手术期护理。

2. 脑室镜手术特殊用物准备　神经内镜摄像系统、影像记录与显示系统、冲洗泵、单功能镜鞘(无工作通道的观察镜鞘)、多功能镜鞘(观察镜鞘加 1 个以上的工作通道)、镜头(脑室镜、脑镜、髓内镜)、硬质镜和软质镜、立体定向导向弓把持系统、蛇形牵开器、显微镜及显微镜保护套、脑室镜附属器械(显微钳、显微剪、抓钳、球囊导管、射频单极、双极电凝、激光等)。

3. 常规准备　脑外动力系统、双极电凝、单极电凝、骨蜡、脑棉片等备用。

4. 持续冲洗　术中使用冲洗泵维持神经内镜术中清晰手术野，且对细小血管的出血，持续冲洗也是首选的处理方法。冲洗液用37℃生理盐水。

5. 其他专科护理　同第十三章第一节显微神经外科手术专科护理。

（马　琼　高兴莲）

主要参考文献

陈惠芳，林翠芳，刘杨梅. 2007. 超声刀在腹腔镜下直肠癌切除术的手术配合. 中华现代护理学杂志，4(1)：27，28
杜如昱，马颂章，王宇，等. 2007. 临床技术操作规范. 北京：人民军医出版社，231～235
黄志强，丁义涛，王玉琦，等. 2009. 实用临床普通外科学. 北京：科学技术文献出版社，206～226
李慧琼，曹颖俐，温小媚. 2007. 3例腹腔镜下可调节胃束带手术配合. 现代护理，13(11)：1063，1064
李永红，曾俊. 2004. 腹腔镜等仪器导线的保护性缠绕法. 中国实用护理杂志，20(9)：24
李源. 2009. 实用鼻内镜外科学技术及应用. 北京：人民卫生出版社：120～123
柳娟. 2007. 腹腔镜下胆囊切除手术的护理配合. 中华临床医学研究杂志，13(12)：1692，1693
邱贵兴，戴尅戎. 2005. 骨科手术学. 北京：人民卫生出版社，1654～1658
王秋生，张日德. 2001. 内镜腹腔镜外科学. 北京：中国医药科技出版社，373
王涛，宋烽，银彩霞. 2004. 1例腹腔镜下胃大部切除的手术配合. 中华护理杂志，39(10)：760，761
王依贵. 2006. 6例腹腔镜下胃癌根治术的手术配合.中华现代护理学杂志，3(2)：15，16
魏革，刘苏群. 2008. 手术室护理学. 北京：人民军医出版社，721～724
杨顺秋，吴殿源. 2003. 现代实用护理管理. 北京：军事医学科学出版社，721

第二十章　器官移植手术护理

器官移植(organ transplantation)是用手术的办法，将保持活力的器官全部或一部分移植到自身的另一部位或通常是另一个体体内的某一部位，吻合主要血供通道和其他功能性管道主干，替代原有病变器官的全部或部分功能。

一、器官移植的特点

(1)移植器官从切取到植入全过程保持活力，植入恢复血供即可发挥原有功能。

(2)在移植术同时吻合动脉、静脉，建立移植器官与受体间的血液循环。

(3)替代移植需要重建移植器官的功能性管道，如肝移植时重建肝外胆道、肾移植时重建尿路等。

(4)除同质移植外，移植术后不可避免地会出现排斥反应。

二、器官移植的分类

器官移植以移植脏器命名，又可按以下方法进一步分类。

(1)按供体、受体遗传背景不同分类：可分为同质移植、同种移植和异种移植。

(2)按移植器官植入部位不同分类：可分为原位移植和异位移植。

(3)按供体来源不同分类：可分为尸体移植和活体供体移植。

第一节　肾　移　植

器官移植不仅是外科学的重大突破，而且促进了整个医学的发展。肾移植手术在器官移植中被创先提出并广泛应用于临床。肾移植手术一般需 3～5h，手术是将植入肾置放在下腹部靠近腹股沟处，不需要切除原有的肾，只需将移植的肾血管接到受体腹部血管，并且将移植肾的输尿管植入受体的膀胱壁即可。

一、供体肾摘除术

1. 手术适应证

(1)年龄在 20～50 岁最为适宜。

(2)同卵孪生者，属同质移植。

(3)非同卵孪生亲属供体，HLA 配型结果合适。

2. 手术体位　右侧卧位，升高腰桥。

3. 麻醉方式　全身麻醉。

4. 术前准备

(1) 患者准备：完善各项身体检查、免疫学检查及配型。

(2) 物品准备：肾手术器械、血管夹、高频电刀、孔巾、双层大单、手术衣、止血材料等。

5. 手术方法及手术配合（表 20-1）

表 20-1　供体肾摘除术手术方法及手术配合

手术方法	手术配合
1. 手术切口	第 11 肋间切口或 12 肋切口
2. 手术野贴手术薄膜	用手术薄膜、干纱布 1 块协助贴膜
3. 由第 11 肋间前段向前方做一个斜切口至腹直肌外缘切开皮肤、皮下组织	用拧干的湿方垫 2 块于切口拭血，23 号刀切开皮肤，电刀切开皮下组织及腹直肌外缘，用中弯血管钳钳夹止血
4. 切开背阔肌、腹外斜肌显露第 12 肋尖	用甲状腺拉钩牵开、电凝止血，湿纱垫拭血
5. 切开腰背筋膜及肋间组织	用中弯血管钳钝性分离，组织剪协助切开，2-0 或 0 号丝线结扎
6. 推开肾周筋膜、腹横筋膜、腹膜，显露胸膜反折，切断部分膈肌脚	用湿纱垫、手钝性分离，组织剪剪开
7. 切开腹外斜肌、腹内斜肌、腹横肌，显露肾周脂肪组织	用电刀切开，手指伸入腹肌下边钝性推开腹膜、腹膜外脂肪边切开，“S”形拉钩牵开术野
8. 切开肾周筋膜，分离脂肪囊，显露肾	中弯血管钳分离，解剖剪剪开，2-0 丝线结扎止血
9. 充分游离肾，切除其周围粘连组织	用“S”形拉钩、方钩牵开显露手术野，无齿长镊、长解剖剪分离，胆囊钳钳夹止血，2-0 丝线结扎
10. 解剖肾蒂血管，游离肾动脉、肾静脉	用长无齿镊、胆囊钳、长解剖剪剪断并结扎进入肾静脉的肾上腺静脉和性腺静脉，向前转动肾，在主动脉旁解剖，分离肾动脉至腹主动脉开口处
11. 游离输尿管	用中弯血管钳、长解剖剪锐性分离，2 把中弯血管钳钳夹末段输尿管，剪断输尿管远端用 0 号丝线结扎
12. 阻断肾动脉、肾静脉并切断	迅速用血管钳夹和沙氏钳阻断肾动脉、肾静脉，11 号尖刀片切断，0 号丝线结扎，2-0 丝线缝扎
13. 取出肾	用盛有冰融的无菌盆存放肾，交给灌注手术人员，用肾保液灌注，肾热缺血时间为 2min
14. 清除肾周创面组织	用长镊、长解剖剪修整，2-0 丝线结扎止血
15. 放置引流管，缝合切口	清点器械和敷料数目，放置引流管 1 根，12×28 圆针、0 号丝线关腔和缝合肌肉，9×28 角针、3-0 丝线缝合皮肤

二、供体灌注与修整

1. 物品准备　肾灌注修整器械、5-0 Prolene 线、2～4℃灌注液、水温度计。

2. 手术方法及手术配合（表 20-2）

表 20-2　供体灌注与修整手术方法及手术配合

手术方法	手术配合
1. 供体存放环境	铺置无菌台，供体取出后立即放置盛有 2～4℃冰盐水的无菌灌注盆中，同时放入少量冰屑保持盆中低温
2. 经肾动脉灌注	打开肾灌注器械，连接输液器灌注头，经肾动脉进行灌注，灌注压为 8.0～12.5kPa，灌注液的温度 2～4℃，悬挂高度 1m，灌注速度 60～80 滴/分。直至器官表面颜色苍白、均匀、柔软，静脉流出液清色为止
3. 游离供体动脉、静脉主干及各种管道	用无齿单齿镊、解剖剪游离，结扎肾上腺、精索静脉，剪除多余的肾周围脂肪组织，结扎分支血管
4. 修补破损血管及输尿管	检查动脉、静脉及输尿管是否有破损，用 5-0 Prolene 线对血管和输尿管进行修补
5. 供体低温保存	将修整好的供体保存在 2～4℃无菌盆内待用

三、同种异体肾移植术

1. 手术适应证　终末期尿毒症患者。

2. 手术体位　仰卧位、患侧垫高 15°。

3. 麻醉方式　全身麻醉。

4. 物品准备

（1）患者准备：术前充分透析，纠正贫血，控制感染，完善各项身体检查和组织配型。

（2）物品准备：脾肾器械包、显微器械、膀胱小件、肾移植小件、深部大“S”形拉钩、单极电凝、孔巾、双层大单、8 号或 10 号红尿管、吸针板、输血器、注射器（1ml、2ml、10ml、50ml）、大血管夹、手术膜、液状石蜡、16F 尿管、温度计、6-0 Prolene 线、5-0 可吸收线、止血材料。

5. 手术方法及手术配合（表 20-3）

表 20-3　同种异体肾移植术手术方法及手术配合

手术方法	手术配合
1. 手术切口	右下腹弧形切口（上端起自髂嵴内上方 3cm，下达耻骨联合上缘 3cm）
2. 手术野皮肤消毒	用 1%活力碘消毒皮肤 3 次，前后过中线，上至腋窝，下至腹股沟
3. 逐层切开皮肤、皮下组织至腹膜	用 23 号圆刀、有齿镊、弯血管钳切开皮肤、皮下组织，电刀切开腹壁各肌层至腹膜，3-0 丝线结扎或电凝止血
4. 显露髂血管	用“S”形大拉钩、方钩将输尿管与腹膜拉开，解剖剪打开血管前筋膜组织显露髂血管。用长无齿镊、解剖剪分离，蚊式血管钳、8F 导尿管牵拉血管，剥离球钝性游离、显露髂外静脉和髂内动脉

续表

手术方法	手术配合
5. 吻合血管准备	0号丝线结扎髂内动脉末端，用血管夹夹住起始端，剪断远端，6×14圆针、2-0丝线缝扎
6. 供体肾静脉与受体髂外静脉行端侧吻合	沙氏钳阻断髂外静脉，用显微无损伤血管镊，血管剪于髂外静脉做一切口，用6-0 Prolene血管吻合线将供体肾静脉与受体髂外静脉行端侧吻合，在缝合最后1针前用肝素钠12 500U加入500ml等渗盐水配成的肝素盐水冲洗吻合口，以防血管内存留空气和血栓形成
7. 供体肾动脉与受体髂内动脉（或髂外动脉）端端吻合	用6-0 Prolene血管吻合线行供体肾动脉与受体髂内动脉端端吻合，先行两端定点缝合，用2把蚊弯橡皮钳夹住线尾部牵引，继而连续缝合，在吻合完毕前，先松开阻断钳冲出血管内的小血块再打结
8. 恢复移植肾血流	开放动脉、静脉阻断钳，使移植肾恢复血流灌注，观察吻合口有无渗血及输尿管口尿液分泌，备单针6-0血管吻合线修补漏血处吻合口。用37℃左右温盐水纱布垫包裹肾，使肾复温
9. 重建尿路	备好双T管做支架，用液状石蜡润滑，5-0可吸收线行移植肾输尿管与受者膀胱黏膜下隧道式吻合，吻合前先置入受者导尿管，并注入生理盐水300ml，使膀胱充盈，便于吻合
10. 清理手术野	检查切口内有无活动性出血，髂窝处放置引流管，清点器械、敷料数目
11. 关闭手术切口	用12×28圆针、0号丝线间断缝合腹外斜肌筋膜。12×28圆针、3-0线间断缝合皮下，9×28角针、3-0丝线间断缝合皮肤，1%活力碘消毒切口，用敷贴覆盖切口

四、肾移植手术护理措施

常规护理见第三章手术室围手术期护理。

1. 护理评估

(1)评估患者(受体)营养状况、水、电解质、酸碱平衡、外周静脉、全身皮肤状况，是否合并其他心、脑、血管疾病。

(2)评估供肾者的心理、身体、精神状况及双侧肾功能。

(3)评估术前准备质量及异体肾的保养情况。

2. 常见护理诊断/问题

(1)排尿异常(无尿)：与肾衰竭有关。

(2)疲乏、活动无耐力：与水、电解质紊乱和酸碱平衡失调有关。

(3)组织灌注量改变：与机体代谢失常有关。

(4)有深静脉血栓形成的危险：与麻醉、手术、卧床有关。

(5)有心力衰竭的危险：与代谢紊乱、静脉输入控制不当有关。

3. 护理措施

(1)供肾切除前必须确定患者有双侧肾，且双侧肾的功能正常。

(2)供肾的保养：供肾取下后用≤4℃的冷水浸泡，保存于用冰形成的0～4℃环境中，肾周不可有硬质冰块，以免刺伤肾包膜。立即经肾动脉灌注肾保养液，保养液的温度0～4℃，悬挂高度1m，灌注速度60～80滴/分。直至器官表面颜色苍白、均匀、柔软，静脉流出液清澈为止。肾修整时必须在0～4℃环境中进行，肾移植过程中恢复移植肾血流前，供肾都必须维持0～4℃的冰冷环境。

(3)严密观察患者的生命体征变化和手术进展，肾移植血管吻合前严格控制液体输入，防止发生心力衰竭。从吻合肾静脉开始，需快速输液，使移植肾及早灌注充分而产生尿液。

(4)遵医嘱适时用药：术前用抗生素、白蛋白，吻合肾动脉过程中用甲泼尼龙、呋塞米，肾动脉内注入维拉帕米等。

(5)尿量观察：术中见移植肾输尿管有尿液排出，即行移植肾输尿管与受者膀胱黏膜下隧道式吻合，观察尿的颜色、性质，每30min记录一次储液袋尿量。

(6)血管保护：用钝针头，向开放的血管内注满肝素、罂粟碱、生理盐水混合液，松弛血管平滑肌，防止血栓形成和静脉痉挛。混合液的配制：生理盐水 400ml+肝素12 500U+罂粟碱60mg。

第二节　肝　移　植

致命性终末期肝病，用现有的常规治疗无效，预计短期内不可避免死亡或终生致残者，通过手术植入一个健康的肝，使肝功能获得良好的恢复，称为肝移植(liver transplantation，LT)。肝移植方式包括以下几种：

1. 经典式原位肝移植(standard orthotopic liver transplantation，SOLT)　切除病肝时，将病肝连同肝后下腔静脉一并切除，植入肝与受体同名血管相吻合，无肝期需要建立静脉旁路转流。通常讲的原位肝移植均指此类。

2. 背驮式原位肝移植(piggyback orthotopic liver transplantation，PBOLT)　切除病肝时，保留肝后下腔静脉，利用供肝肝上下腔静脉与受体肝静脉(一般为左、中肝静脉合干)端端吻合或与受体下腔静脉端侧吻合，供肝下下腔静脉自行缝扎，受者下腔静脉似背驮着植入的新肝。

3. 减体积肝移植(reduced-size liver transplantation，RLT)　利用带血管蒂的左半肝Ⅰ～Ⅳ段、左外叶或右半肝移植于原位。受体多为儿童。

4. 劈离式肝移植(splitting liver transplantation，SLT)　是指将一个完整的成人供体以手术的方式分割成两部分，并同时移植给两个不同的受体。

5. 活体肝移植(living donor liver transplantation)　在不明显影响供体生活质量的前提下，切取活体部分肝移植给受体。供肝一般来自血缘亲属，称为亲属活体肝移植(living-related liver transplantation)。

6. 辅助性肝移植　保留受者部分或全部病变肝，原位或异位移植部分供肝辅助功能。

一、供体肝切取术

1. 术前准备

(1)供体准备：ABO血型，淋巴细胞毒交叉试验，PRA检测，血、尿常规，肝肾功能检查，术前2h注射肝素12 500U，酚苄明100mg。

(2)物品准备：取肝器械、灌注管、尿管、输血器、50ml注射器、无菌手术衣、手套、1%活力碘、生理盐水+冰生理盐水、无菌标本袋、洗手裤、口罩、帽子、鞋套、防护眼镜、标签纸、记号笔、污物袋、剪刀、电筒、灌注液。

2. 手术体位　仰卧位，腰部垫高。

3. 麻醉方式　全身麻醉。

4. 手术方法及手术配合(表20-4)

表20-4　供体肝切取术手术方法及手术配合

手术方法	手术配合
1. 手术切口	腹部斜切口
2. 手术野皮肤消毒	1%活力碘消毒皮肤。上至乳头、下至耻骨联合，两侧至腋中线
3. 全层开腹	将1把23号刀分别递于术者，切开腹腔，双“S”形拉钩拉开腹腔，干止血垫拭血
4. 切开腹主动脉，插入气囊灌注管	用长无齿镊、长解剖剪、胆囊钳分离腹主动脉，在髂总动脉分叉处剪开腹主动脉前壁，插入灌注管，用长弯血管钳夹闭脾门，洗手护士注入30ml生理盐水于尿管气囊内，打开灌注管开关
5. 2～4℃肝保存液3000ml灌注肝	在灌注同时，洗手护士准备器官存放袋(分3层，第1层倒入500ml 2～4℃肝保存液，第2层装融冰，第3层装碎冰屑。分别准备橡皮筋环扎)
6. 门静脉原位灌注	游离肠系膜上静脉，解剖剪剪开前壁，轻轻插入门静脉并确认是管路末端位置，固定后开始灌注，巡回护士观察灌注液流速
7. 流出道建立	解剖剪打开膈肌，分离肝肾间隙，剪断肝上下腔静脉，建立流出道，观察是否有灌注液流出
8. 游离肝肾周围组织	长无齿镊和解剖剪分离肝周围组织，离断腹主动脉，将肝脏托起后，迅速离断周围组织
9. 胆道冲洗	肝离体后，剪开胆囊排放胆汁，在胆总管处插入细灌注管，灌注冰盐水冲洗胆道系统
10. 再次门静脉灌注	将2000mlUW液自门静脉管路注入，压力高度至少1m，观察流出灌注液颜色和肝颜色

续表

手术方法	手术配合
11. 肝放入 0～4℃ Collins 液中	洗手护士将准备好的器官存放袋打开，整块放入，分层扎紧，放入肝存放低温箱内，标示血型，交给手术医生
12. 缝合切口	12×28 角针、0 号丝线全层缝合切口

二、供体肝修整

1. 物品准备 修肝器械、灌注管、尿管、输血器、50ml 注射器、无菌手术衣、手套、生理盐水+冰生理盐水、灌注液。

2. 手术方法及手术配合(表 20-5)

表 20-5 供体肝修整手术方法及手术配合

手术方法	手术配合
1. 供体存放环境	铺置无菌台，供体取出后立即放置盛有 0～4℃冰盐水的无菌灌注盆中，同时放入少量冰屑保持盆中低温
2. 下腔静脉修整	灌注液压力高度维持在 1m，修整肝上下腔静脉时，沿途血管进行结扎，如膈静脉、肾上腺静脉等。破损部分用 5-0 Prolene 线修补
3. 门静脉修整	游离门静脉周围胰腺组织，检查门静脉密闭性，5-0 Prolene 线修补
4. 胆道修整	将胆总管分离出
5. 血管修整	用解剖剪修剪肠系膜上动脉，游离腹腔干动脉、脾动脉、肝总动脉等，观察肝动脉是否变异。分支小血管辨认后结扎
6.修整相关组织	2-0 丝线结扎三角韧带、圆韧带和胆囊底，低温保存肝脏供体

三、经典原位肝移植术

1. 手术适应证

(1)当各种急性或慢性肝病用其他内外科方法无法治愈，预计在短期内(6～12 个月)无法避免死亡者。

(2)肝脏病变所产生的症状导致患者的生活质量严重下降。

(3)终末期良性肝病。

(4)未有远处转移的肝脏恶性肿瘤。

2. 手术体位 仰卧位，肢体保温。

3. 麻醉方式 全身麻醉。

4. 术前准备

(1)患者准备：术前纠正贫血，控制感染，完善各项身体检查、细胞淋巴毒交叉配合试验和组织配型。

(2)物品准备：脾肾器械包、肝移植小件、大拉钩、冰机、冰盆、静脉切开包、胸孔、双层大单、10 F 尿管(做软管)、洗创器、10ml 注射器(平针头打肝素)、输血器、手术膜、蛋白海绵、止血纱、吸引器管、吸针板、温度计、控温毯。

5. 手术方法及手术配合(表 20-6)

表 20-6　经典原位肝移植术手术方法及手术配合

手术方法	手术配合
1. 手术切口	剑突下“人”字形切口；上腹部双肋缘下切口；正中切口向上垂直延长到剑突
2. 手术野皮肤消毒	1 %活力碘消毒皮肤 3 次，从颈部一直到大腿中部包括上臂及腋下，两侧至双侧腋中线
3. 开腹	23 号刀切开皮肤，电刀逐层切开皮下组织和肌肉层，用弯血管钳止血，必要时弯血管钳带 2-0 丝线结扎。进腹后，方止血垫保护切口，腹腔大拉钩将两侧肋缘向前上方提起暴露病肝
4. 探查腹腔	术者盐水洗手，持长无齿镊，方止血垫探查腹腔，吸引器吸尽腹水，观察肿瘤位置、转移情况及周围器官状态，决定手术方式
5. 游离病肝韧带	用血管钳、解剖剪离断病肝韧带，0 丝线结扎，2-0 丝线缝扎止血
6. 游离第一肝门和肝周围韧带及上下腔静脉	用血管钳、0 丝线结扎胆总管，2-0 丝线结扎肝动脉，6 × 14 圆针、2-0 丝线缝扎肝门附近组织
7. 阻断门静脉和肝下下腔静脉	用大号血管阻断钳于右肾上腺静脉残端下缘阻断门静脉及肝下下腔静脉。巡回护士记录阻断时间
8. 切除病肝	将病肝移出腹腔，用盐水纱垫清理手术创面，备 2-0 丝线结扎，或 6 × 14 圆针、2-0 丝线缝扎止血。对肝床进行彻底止血，必要时，喷洒局部止血剂
9. 肝上下腔静脉吻合及肝下下腔静脉吻合	将供肝移至腹腔内，肝脏前各侧分别设置冰盐水纱垫，保持供肝低温，用 3-0 Prolene 血管缝线连续缝合肝上下腔静脉。同法用 4-0 Prolene 血管缝线吻合肝下下腔静脉
10. 门静脉吻合	(1)吻合肝上下腔的同时，备无菌输血器 1 套，经供肝的门静脉插管快速输入冰血浆 500ml，以冲洗供肝中存留的保存液 (2)拔除供肝门静脉插管，用 5-0 Prolene 连续缝合门静脉
11. 恢复肝脏血流	开放门静脉、肝下下腔静脉、肝上下腔静脉前，由吻合口注入 20ml 肝素盐水，预防血栓形成。检查吻合口有无漏血，准备 3-0 Prolene 和 5-0 Prolene 缝扎止血。准备 40℃左右温盐水垫包裹肝脏，促进肝脏复温
12. 肝动脉吻合	(1)用血管镊，血管剪修整受体肝总动脉，在近心端处用血管夹钳夹肝总动脉，8-0 Prolene 做肝总动脉的端连续吻合，不断用肝素水冲洗吻合口 (2)开放肝动脉，检查漏血情况，8-0 Prolene 缝扎止血
13. 胆道重建	用 7-0 或 8-0 PDS 线连续行供受体胆总管端端吻合，检查胆总管吻合口有无漏胆汁，7-0 PDS 线缝扎修补

续表

手术方法	手术配合
14. 清理腹腔	清理腹腔止血垫，检查各个吻合口有无漏血，漏胆汁，准备腹腔引流管 3 根，分别放置于右膈下、肝下、左肝下。清点器械敷料数目
15. 逐层关闭腹腔	用腹线连续腹合，腹外斜肌筋膜以 12×28 圆针、0 号丝线间断缝合，9×28 角针、3-0 线间断缝合皮肤，1%活力碘消毒切口，用敷贴覆盖切口

四、肝移植手术护理措施

常规护理见第三章手术室围手术期护理。

1. 护理评估

(1) 评估患者社会心理素质及是否合并其他心、脑、肺、血管疾病。

(2) 评估手术方式，预评估手术失血量及备血情况。

(3) 评估术前准备质量。

(4) 评估患者外周静脉、全身皮肤状况。

(5) 评估供肝的保护。

2. 常见护理诊断/问题

(1) 体液严重不足：与肝功能不全、出血有关。

(2) 慢性疼痛：与肝脏肿瘤侵蚀有关。

(3) 凝血障碍：与肝功能不全有关。

(4) 有肝昏迷的危险：与肝衰竭有关。

(5) 有低血容量休克的危险：与切除病肝时大出血、患者凝血机制改变有关。

(6) 有门静脉、深静脉血栓形成的危险：与手术、患者凝血机制改变有关。

3. 护理措施

(1) 准备足够的血及血成分：与输血科取得联系，落实有足够的悬浮红细胞、血浆、血小板、冷沉淀。保证患者的生命安全。

(2) 特殊器械准备：准备冷光源头灯、显微镜、显微血管吻合及普通血管吻合器械，备齐各种型号的血管夹、各种型号的不同角度的血管游离钳、导管钳、阻断钳、血管探条、合适的血管、胆道缝合针线、制冰机、4℃生理盐水、40℃生理盐水等。

(3) 采用自体血回输：两条中心负压吸引连接血液回收机。

(4) 患者体温监控：使用体温探测仪监测患者鼻温和肛温，适时使用升温、降温装置(如变温水波床垫、鼓风变温毯)，维持手术患者需要的体温环境。供肝者因麻醉、手术中出血、手术创伤体温明显下降，适当保暖，可维持正常体温，有利于麻醉苏醒和术后恢复。受肝者在病肝血管阻断至恢复移植肝血流的无肝期，为降低机体的代谢、减少出血及维持移植肝恢复血流前的低温保养，需降低患者体温(约 34℃)，移植肝表面敷软冰和冰水保护，移植肝血流恢复后 40℃生理盐水冲洗腹腔，调节温控装置逐渐升温至正常体温。术中除无肝期外，静脉输注的液体及血制品应用数字加温器(设置 38℃)，加温后进入患者体内。

(5)选择粗直的外周静脉，建立良好的外周静脉通路 2 条，穿刺中心静脉置双腔管监测中心静脉压和连接静脉输注泵用药；协助麻醉师穿刺动脉并置管，建立有创血压监测和方便随时取血进行生化检查；必要时建立体位静脉——静脉循环。

(6)供肝的保养：供肝取下后用≤4℃的 Collins 液(保养液)浸泡，保存于用冰形成的 0～4℃环境中，肝周不可有硬质冰块，以免刺伤肝包膜。立即经门静脉灌注 UW 液，UW 液的温度 0～4℃，悬挂高度 1m，灌注速度 60～80 滴/分。至少灌注 2000ml。2～4℃生理盐水冲洗胆道，至流出液清澈为止。肝修整时必须在 0～4℃环境中进行，肝移植过程中恢复移植肾血流前，供肝都必须维持 0～4℃的冰冷环境。

(7)血管保护：用钝针头，向开放的血管内注满肝素、罂粟碱、生理盐水混合液，松弛血管平滑肌，防止血栓形成和静脉痉挛。混合液的配制：生理盐水 400ml+肝素 12 500U+罂粟碱 60mg。

(8)其他：同第五章第一节肝脏手术护理措施。

第三节　心 脏 移 植

心脏移植是治疗终末期心脏病最有效的方法之一，手术方法有原位心脏移植、异位心脏移植和心肺联合移植三种。

一、心脏供体摘除手术

1. 用物准备

(1)取心器械：大胸撑 2 个、肋骨剪 2 把、刀柄 4 个、解剖剪 5 把、胆囊钳 2 把、阻断钳 2 把(直角、120°各 1 把)、吸头 2 副、血管镊子 4 把，铁锤、盒、碗、孔巾各 1 个。

(2)其他物品：洗衣裤 10～15 套，一次性口罩、帽子 10～15 套，一次性连鞋裤式鞋套若干、一次性无菌手术衣 10～15 件、各型号无菌手套若干。

(3)放置标本冰桶：机组人员提前 2～3 天准备大冰桶及内置无菌小冰筒，在外出当日出发前提前 2h 至手术室备冰，并接三层标本冰袋分别装冰：最内层装冰泥、次内层装冰屑、最外层装冰块、用橡皮筋扎好口各放入无菌小冰筒内，由机组人员保管放入冰桶内，大冰桶事先由工作人员放入 5～8 瓶冰盐水及若干硬冰块。

2. 巡回护士配合　到达目的地后，将手术衣裤、手套分发给手术参与者。并与医生一起安排参与者各就其位。准备 1%活力碘消毒供体，手术开始后注意调节照明，必要用手电筒。待阻断主动脉、灌注前及时倒冰屑和冰盐水保护心肌，同时接好吸引器。术毕清理用物。

3. 手术方法及手术配合(表 20-7)

表 20-7 心脏供体摘除手术手术方法及手术配合

手术方法	手术配合
1. 左右两术者铺无菌大孔	洗手护士应站在供体左上方，提前站好位，并将大孔四角翻出递于术者
2. 全层切开皮肤、皮下及肌肉组织	将 2 把手术刀分别用于左右术者做“一”字横切口
3. 剪肋骨	将肋骨剪递于第一助手剪断肋骨
4. 暴露心脏	将胸骨撑开器予第二助手，拉开胸腔暴露出心脏
5. 游离心脏及升主动脉	将剪刀、镊子分别递于三位术者，游离心脏及相连的大血管
6. 阻断升主动脉灌注停跳液	用大阻断钳阻断升主动脉，机组人员用停跳液针进行停跳液灌注，同时向胸腔内倒入冰水以保护心脏
7. 准备断离各大血管切取心脏	将吸引器管接好后递于第二助手，吸引溢出的血液和水
8. 切取心脏：按上腔静脉、下腔静脉，右肺上、下静脉，左心房后壁、左肺上、下静脉、主动脉、肺动脉的顺序游离并切断，取出心脏	洗手护士拿出事先已备好的三层冰标本袋接过心脏标本，取下大阻断钳，将三层冰袋分层分开用橡皮筋捆扎紧，再放回小无菌冰桶，交由机组人员保管

二、心脏修整

同肝脏修整。将供体存放在低温环境中，游离心脏周围大血管，分支血管用 3-0 丝线结扎，检查大血管渗漏情况，破损部位 5-0 Prolene 线缝扎修补。

三、原位心脏移植术

1. 手术适应证

(1)心脏移植用于内科药物治疗无效、心脏功能 3～4 级的晚期心脏患者。受体的年龄应 65 岁，心理及精神状态无异常。

(2)各种心肌病，包括扩张型心肌病、限制型心肌病和心内膜下心肌纤维化。

(3)冠心病，大面积心肌梗死、心力衰竭以及冠状动脉弥漫性狭窄，失去冠状动脉旁路移植手术机会者。

(4)无法矫治的复杂先天性心脏畸形。

(5)风湿性心脏病伴有心肌广泛病变的联合瓣膜病。

(6)手术无法切除的心脏肿瘤。

2. 手术体位 仰卧，背部垫高，右上肢固定于体侧，左上肢外展不超过 90°。

3. 麻醉方式 全身麻醉。

4. 术前准备

(1)患者准备：术前纠正贫血，控制感染，完善各项身体检查、细胞淋巴毒交叉配合试验和组织配型。

(2)物品准备：成人心脏器械包、冠状动脉搭桥显微器械、冰机、冰盆、静脉切开包、孔巾、双层大单、洗创器、输血器、手术膜、吸引器管、吸针板、温度计、控温毯、各种型号血管缝合 Prolene 线。

5. 手术方法及手术配合(表 20-8)

表 20-8　原位心脏移植术手术方法及手术配合

手术方法	手术配合
1. 手术切口	胸部正中切口，上端始于胸骨上窝平面下 1～2cm，向下到剑突与脐连线的中上 1/3～1/2
2. 手术野皮肤消毒	1%活力碘消毒皮肤 3 次，上至下唇，下过肋缘，前后过中线
3. 建立体外循环	同心脏手术配合
4. 切除病变心脏	体外循环血流降温到接近 30℃时，收紧上、下腔静脉阻断带，用主动脉阻断钳阻断升主动脉，用 11 号手术刀在右心耳根部外侧切开右心房，平行房间沟向上延长切口，直至房间隔上、下切口会合，靠近半月瓣横断主动脉和肺动脉。将受体心脏推向左侧，切除左心房
5. 移植心脏	将供体心脏置入心床，浸泡在冰水中。用解剖剪将供体心与受体心吻合部位适当修剪
(1)吻合左心房	用长心脏镊、长持针器持夹 3-0 Prolene 线从受心左上肺静脉左心房切口和供心左心房切口左心耳侧开始，顺时钟向连续经房间隔中部，至缝合起始时，用左心引流管在左心耳处置管，灌入 4℃生理盐水，以保持心脏恒定低温和排气
(2)吻合右心房	用长心脏镊、长持针器持夹 3-0 Prolene 线从受心房间隔和供心右心房切口中部开始连续缝合。注意保护窦房结
(3)吻合上下腔静脉和肺动脉	用长心脏镊、长持针器持夹 4-0 Prolene 线连续缝合上下腔静脉，5-0 Prolene 线连续缝合肺动脉
(4)吻合主动脉	用长心脏镊、长持针器持夹 4-0 Prolene 线连续缝合主动脉，缝到最后 1 针时，挤压左心室，涨肺排除左心气体，开放主动脉阻断钳，恢复冠状动脉循环，心脏自动复跳或用除颤器除颤
6. 开放主动脉阻断钳，恢复冠状动脉血流	人工心肺机辅助循环，4-0 Prolene 线缝扎止血
7. 终止体外循环	同终止体外循环手术配合

四、心脏移植手术护理措施

同本章第四节心肺联合移植术护理措施。

(1)心脏移植手术过程复杂，参加人员较多，要求做好各种准备工作。

(2)对供心的保护非常重要，一定要有足够的冰盐水和冰屑。

(3)心脏移植手术患者在手术结束后需观察 2～3h，在观察期间要做好各种抢救工作：备好药物、再次开胸器械等。

(4)心脏供体取出时，处理迅速，降低心脏热缺血期，保持心脏细胞活力。

第四节　心肺联合移植

一、心肺供体取出术和修整

同心脏移植手术。

二、心肺联合移植术

1. 手术适应证

(1)先天性心脏病合并 Eisenmenger 综合征，肺血管阻力＞10Wood 单位。

(2)晚期心脏瓣膜疾病伴重度肺动脉高压。

(3)原发性肺动脉高压。

(4)肺纤维化和肺囊性纤维化疾病、慢性阻塞性肺疾病。

(5)多发性肺栓塞。

(6)肺肉芽瘤病、肺石棉沉着病、α_1 抗蛋白酶缺乏症及肺淋巴管平滑肌瘤等。

2. 手术体位　仰卧，背部垫高、右上肢固定于体侧，左上肢外展不超过 90°。

3. 麻醉方式　全身麻醉。

4. 术前准备　同心脏移植手术。

5. 手术方法及手术配合(表 20-9)

表 20-9　心肺联合移植术手术方法及手术配合

手术方法	手术配合
1. 手术切口	胸部正中切口，上端始于胸骨上窝平面下 1 ~ 2cm，向下到剑突与脐连线的中上 1/3 ~ 1/2
2. 常规开胸，建立体外循环	见心脏专科
3. 切除心脏(同心脏移植)	见心脏移植
4. 距左侧膈神经前各 2 ~ 3cm 处切开心包，从膈肌到左肺门切除左前壁心包	用长动脉镊、解剖剪，备中弯血管钳带 2-0 丝线结扎
5. 切除左肺。分离左肺静脉；结扎切断左肺韧带；游离支气管，结扎支气管动脉；切断左肺动脉，左支气管取出左肺	胆囊钳钳夹左肺静脉、中弯血管钳带 2-0 丝线结扎并离断、0 丝线胆囊钳结扎左肺韧带、2-0 丝线结扎支气管动脉，0 丝线结扎左肺动脉，0 丝线结扎左支气管，解剖剪离断，1% 活力碘消毒支气管断面
6. 切除右肺：结扎切断右肺韧带；结扎切断右支气管动脉；切断右肺动脉取出右肺	同左肺切除
7. 切断气管	用沙氏钳、11 号尖刀切断气管，备 1 %活力碘棉球消毒气管断端
8. 吻合气管	用 5-0 Prolene 连续缝合膜部，然后用“8”字缝合软骨环
9. 心脏移植，按右心房-主动脉-肺动脉的次序缝合心脏	用 3-0 Prolene 连续缝合右心房，4-0 Prolene 连续缝合主动脉和肺动脉

续表

手术方法	手术配合
10. 开放主动脉：升温，拔除灌注针，排气，开放主动脉阻断钳	用槽针和小帽，备好除颤器，电击复跳
11. 常规辅助、拔管、止血、关胸	见心脏移植手术

三、心肺移植手术护理措施

常规护理见第三章手术室围手术期护理。

1. 护理评估

(1)评估患者全身情况及其他合并症：如有无肝、肾、脑、血管栓塞等疾病；既往是否有深静脉血栓形成病史。

(2)评估患者的血氧饱和度及血氧分压。

(3)预评估手术失血量及备血情况。

(4)评估患者病情。

(5)评估手术方式及术前准备质量。

(6)评估中心供氧和中心负压吸引。

2. 常见护理诊断/问题

(1)气体交换受损：与肺动脉高压、肺功能受损有关。

(2)呼吸困难、发绀、下肢水肿等：与心功能衰竭有关。

(3)活动无耐力：与心、肺功能受损有关。

(4)有猝死的危险：与心、肺功能不全有关。

(5)有大出血的危险：与手术损伤、凝血机制改变有关。

(6)有呼吸机、循环机依赖的危险：与移植心、肺功能恢复差有关。

3. 护理措施

(1)根据患者基本情况和手术方式准备手术物品：如取供心、肺的物品要齐全、功能完好，且为手术者常用的；准备血管吻合器械、各种型号的血管夹、各种型号的不同角度的血管游离钳、导管钳、阻断钳、合适的血管缝合针线、制冰机、冰帽、4℃生理盐水、40℃生理盐水、变温水波床垫等。

(2)供心、肺的保养：①准备充足的冰水、软冰屑、表面光滑无菱角的硬质小冰块、足够大的带密封盖的无菌容器(能够将供心、肺完全浸没)。②切取供心的同时注意用≤4℃的灌注液充分灌注冠状动脉，保护心肌。③供心、肺取下后立即采用逆行灌注供肺，以确保肺叶的充分灌注至供肺组织变白，冠状动脉灌注继续进行。④供心、肺用≤4℃的生理盐水浸泡，密封后保存于用冰形成的0～4℃环境中，心、肺周不可有硬质冰块，轻柔触摸和挤压心、肺，防止心、肺损伤。⑤修整心、肺时必须在0～4℃环境中进行，术中直到开始复温前、供心、肺都必须维持0～4℃的冰冷环境。

(3)心、肺移植手术切除病变心、肺时，先切除心，后切除肺；移植心、肺时，先吻合气管，后吻合血管。手术中需注意遵守沾染手术技术规范，接触气管的手术物品应视为污染，不可继续使用。

(4)患者体温监控：常规建立体外循环，使用体温探测仪监测患者鼻温和肛温，术中需将患者体温降至32～28℃(甚至25℃)，注意用冰帽行头部降温(体温降至32℃时开始使用，持续到复温至34℃时取出)。

(5)其他专科护理：同第九章第三节肺手术和第十章第六节心脏大血管手术专科手术护理。

第五节 角膜移植

角膜移植手术是用透明的角膜片置换混浊或有病变部分的角膜，以达到增视、治疗某些角膜病和改善外观的目的。角膜移植手术分两种：①全层(穿透性)角膜移植术，以全层透明角膜代替全层混浊角膜。②板层角膜移植术，将浅层角膜病变组织切除，留下一定厚度的角膜作移植床，用一块同样大小和厚度的板层移植片放在受眼角膜床上。

1. 手术适应证

(1)角膜变性或营养不良。

(2)各种原因所致的角膜白斑。

(3)感染(病毒、细菌、真菌、阿米巴)所致药物不能控制的角膜炎或溃疡。

(4)角膜基质炎后混浊、先天性角膜混浊。

(5)圆锥角膜(变性期)。

(6)角膜血染。

(7)严重的角膜外伤、撕裂伤、化学伤。

(8)后弹力层膨出，角膜瘘。

(9)角膜内皮功能失代偿、角膜大疱性病变。

2. 手术体位 仰卧位。

3. 麻醉方式 成人球后、眼轮匝肌局部麻醉。小儿基础麻醉加局部麻醉，压迫眼球10min。

4. 术前准备

(1)患者准备

1)患者术前1～2天以0.3%诺氟沙星滴眼液滴眼。

2)术前晚0.25%毒扁豆碱(依色林)眼膏包眼，或术前1h用1%毛果芸香碱滴眼液(匹罗卡品滴眼液)滴眼2次。

(2)物品准备：眼小孔器械包、异体角膜处理器械包、环钻、显微器械、显微镜、四环素眼膏。

5. 手术方法及手术配合(表 20-10)

表 20-10　角膜移植手术方法及手术配合

手术方法	手术配合
1. 开睑	用开睑器开睑，上直肌、下直肌以 4 × 12 角针、3-0 丝线固定。角膜瘘、穿孔、无晶状体眼和小儿患者缝 Fleiringa 环
2. 剪下病变角膜	根据角膜病变范围选择环钻，用 7 ~ 7.5mm 环钻钻取植床。成人一般选比移植片小 0 .25mm 的环钻，钻通植床并剪下病变角膜
3. 钻取移植片	从角膜上皮面，左手握以纱布包绕角膜向上的供眼，右手持环钻垂直置于供眼角膜中央，钻透后，用角膜剪剪下角膜植片。从内皮面取材，应预先取下带有巩膜瓣的角膜片。将角膜片内皮面朝上置于切割枕上，以锋利的环钻压切下角膜植片
4. 固定植片	用 10-0 无损伤缝线在 12、6、3、9 点固定，间断缝合
5. 重建前房	用 2ml 注射器从植片缘注入生理盐水，以减少虹膜前粘、植片混浊，以达到水密为好
6. 散光检查	用角膜散光盘在显微镜下，调整缝线松紧度
7. 包扎双眼	结膜下注射庆大霉素 20 000U、地塞米松 2.5mg，眼内涂四环素眼膏。纱布绷带包扎双眼

角膜移植手术护理措施：①常规护理，见第三章手术室围手术期护理。②移植角膜的准备，取下眼球，用≤4℃的冷水浸泡，保存于用冰形成的 0～4℃环境中备用，移植前用无菌生理盐水反复冲洗，然后根据手术方式(全层角膜移植术板层角膜移植)，从角膜上皮面，左手握以纱布包绕角膜向上的供眼，右手持环钻垂直置于供眼角膜中央，钻透后，用角膜剪剪下角膜植片。③专科护理，同第十五章第二节外眼手术。

(李婷婷　王　萍)

主要参考文献

金锡御，俞天麟. 2009. 泌尿外科手术学. 北京：人民卫生出版社，167～185
孙辉，孙大军. 2007. 外科手术规范化操作与配合. 北京：人民军医出版社，459～463

第二十一章　介入手术护理

介入治疗是利用现代高科技手段进行的一种微创性治疗，在医学影像设备的引导下，将特制精密器械，引入人体，对体内病态进行诊断和局部治疗。它应用数字技术，扩大了医生的视野。介入手术具有切口小、创伤小、恢复快、效果好的特点，是未来医学的发展趋势。

第一节　颈动脉瘤手术

颈动脉瘤在周围动脉瘤中比较常见，它包括颈总动脉、颈内动脉颅外段和颈外动脉及其分支的动脉瘤。主要原因是动脉粥样硬化和创伤。颈总动脉及其分叉部的最多见，其次是颈内动脉。

一、颈动脉相关解剖知识

详见第八章第二节动脉手术。

二、手术适应证

(1)成熟的颈动脉70%可因瘤内血栓形成、栓塞造成脑供血不足，或因动脉瘤破裂大出血、窒息死亡，诊断明确者均需外科治疗。

(2)瘤体巨大，有颈部压迫症状或有一过性体位昏厥等短暂性脑缺血症状。

(3)动脉瘤两端血管无明显扭曲，瘤腔内无大量血栓者。

(4)无严重心、脑、肾等疾病，可耐受麻醉及手术。

三、麻醉方式

全身静脉复合麻醉，脑组织处于低温状态(32℃以下)，监测颈静脉氧浓度。

四、手术体位

仰卧位。

五、术前准备

1. 患者准备

(1)心、肺、肝、肾功能检查，凝血酶原时间测定。

(2)碘过敏试验。

(3)穿刺部位备皮。

(4)术前 6h 禁食。

(5)术前预防感染。

2. 物品准备

(1)血管外科器械包、动脉器械小件、高频电刀、18 号引流管、5-0 与 6-0 Prolene 缝线、5-0 可吸收缝线、皮肤胶、立式手术托盘。

(2)Seldinger 穿刺针、各种造影导管、超引导丝、扩张气囊导管、腔内移植物及导入器械。

(3)药物，如肝素、造影剂、激素等。

六、手术方法及手术配合

颈动脉瘤手术手术方法及手术配合见表 21-1。

表 21-1　颈动脉瘤手术手术方法及手术配合

手术方法	手术配合
1. 手术切口	腹股沟平行股动脉纵行 3cm 切口
2. 手术野皮肤消毒	1 %活力碘消毒皮肤 3 次，上平脐，下至双大腿，两侧过腋中线
3. 穿刺造影，全身肝素化	采用 Seldinger 穿刺技术，插入导管至颈总动脉造影，指导植入物，全身肝素化
4. 备超引导丝	植入超引导丝，导入腔内移植物
5. 移植物释放	透视下按原定方位释放移植物，防止移动，气囊扩张移植物，使其与血管壁紧贴
6. 隔绝成功，缝合股动脉	用血管针持 6-0 Prolene 缝合线股动脉
7. 缝合切口	清点器械和敷料数目，电凝止血，6 × 14 圆针、3- 0 丝线缝合皮下组织， 6 - 0 皮内缝合关闭切口，覆盖敷贴

七、护理措施

1. 常规护理　见第三章手术室围手术期护理。

2. 特殊用物准备　将手术所需的特殊器械及 Seldinger 穿刺针、肝素液、鱼精蛋白、造影剂碘海醇、各种造影导管、超引导丝、扩张气囊导管、腔内移植物及导入器械等，妥善放置，严格无菌操作，避免被污染。

3. 备开放手术器械　方便及时中转。

4. 参加手术者穿铅衣　自我防护放射性损害。

5. 其他专科护理　同第八章第二节动脉手术专科护理。

第二节　微创法治疗腹主动脉瘤

微创腔内隔绝术是利用特制的专用装置将微创腔内移植物经股动脉将其送入动脉瘤腔内，依靠金属支架的弹性及头端的钩状附件将腔内移植物与动脉壁固定，利用移植物表面的人造血管覆膜将动脉瘤腔与血流完全隔绝。

一、腹主动脉相关解剖知识

详见第八章第三节血管移植手术。

二、手术适应证

(1) 无症状的直径＞5cm 腹主动脉瘤及有症状的腹主动脉瘤或破裂的腹主动脉瘤。

(2) 与腔内隔绝术相关的解剖学标准包括：①瘤体近端和远端有合适的铆定区，对于近端铆定区，通常认为至少有 15 mm 的正常动脉段。②有足够粗的导入动脉，以保证导入系统的顺利导入，通常选择股动脉。③主髂隔绝区没有重要的分支动脉。

三、麻醉方式

全身麻醉，建立中心静脉压测压及有创动脉压测压。

四、手术体位

仰卧位。

五、术前准备

1. 患者准备

(1) 做好体格检查及辅助检查，行彩色 B 超、CTA 或 MRI 检查，进行精确的影像学评估，并根据测量数据选择移植物的种类、规格及数量，选择合适的移植物型号，术前准确评估将有利于手术方案、移植物的选择，CT 和三维 CT 评估或动脉造影数据。

(2) 术前药物过敏试验、抗生素及碘过敏试验。

(3) 穿刺部位皮肤准备。

(4) 术前禁食，留置导尿管。

2. 物品准备

(1) 血管外科器械包　动脉器械小件、下肢敷料、双层大单、5-0 和 6-0 Prolene 缝合线、肝素盐水、鱼精蛋白、造影剂碘海醇、移植物及导入系统。

(2) 手术在 DSA 室进行，术前 1h 开层流，调节温湿度备用。

六、手术方法及手术配合

微创法治疗腹主动脉瘤手术方法及手术配合见表 21-2。

表 21-2　微创法治疗腹主动脉瘤手术方法及手术配合

手术方法	手术配合
1. 手术切口	腹股沟韧带水平，沿股动脉做 3～5cm 纵切口
2. 手术野皮肤消毒	1 %活力碘消毒皮肤 3 次，上至耻骨联合、下至双大腿，两侧至腋中线
3. 造影、DSA 发射探头以无菌塑料套加以保护	严格无菌操作，切开右侧股动脉，插入导丝至瘤体上方，在导丝指引下置入 Pigtail 导管行瘤体造影评估，选择适当口径、长度的植入物
4. 全身肝素化 1mg/kg，静脉推注	以输送器将带外鞘管的内支撑人工血管主体送入预定位置，抽出外套管，人工血管因弹性形变展开后，将造影剂注入输送器球囊，分段扩张人工血管，使人工血管上端固定于肾动脉下方，下端固定于髂外动脉
5. 解剖对侧股动脉	同法释放对侧单支，再次造影
6. 隔绝成功，缝合股动脉	用血管针持 6-0 Prolene 缝合线缝合
7. 缝合切口	清点器械和敷料数目，电凝止血，6 × 14 圆针、3-0 丝线缝合皮下组织，6-0 皮内缝合关闭切口，覆盖敷贴

七、护理措施

同本章第一节护理措施。

第三节　胸主动脉夹层动脉瘤腔内隔绝术

胸主动脉夹层动脉瘤是指主动脉腔内高速、高压血流从主动脉内膜撕裂处进入胸主动脉壁内，使主动脉中膜分裂，并使主动脉外膜扩张而形成的假性动脉瘤。动脉瘤腔内隔绝术的设计思想是将人工血管经远端浅表动脉导入，利用支架的弹性扩张力将人工血管无缝合固定于病变动脉两端的正常动脉壁，通过封闭夹层裂口而使高速、高压的动脉血流与扩张薄弱的动脉瘤壁隔绝，而达到预防动脉瘤破裂的目的。

一、胸主动脉的相关解剖知识

详见第八章第三节血管移植手术。

二、手术适应证

(1) 急性期 Stanford B 型胸主动脉夹层动脉瘤的腔内隔绝术治疗。
(2) Stanford A 型胸主动脉夹层动脉瘤的腔内隔绝术治疗。

三、麻醉方式

全身麻醉，建立中心静脉压测压及有创动脉压测压。

四、手术体位

仰卧位。

五、术前准备

1. 患者准备

(1)患者住院，配合做好体格检查及辅助检查，行彩色B超、CTA或MRI检查，进行精确的影像学评估，并根据测量数据选择移植物的种类、规格及数量，选择合适的移植物型号。术前准确评估将有利于手术方案、移植物的选择，CT和三维CT可评估动脉造影数据。

(2)心功能检查、心电图、心脏B超、全面评估脏器功能。

(3)术前药物过敏试验、抗生素及碘过敏试验。

(4)穿刺部位皮肤准备。

(5)术前6小时禁食，留置导尿管。

(6)术前药物治疗：术前3天口服肠溶阿司匹林50mg每日1次，双嘧达莫(潘生丁)25mg每日3次。

2. 物品准备

(1)血管外科器械包：动脉器械小件、下肢敷料、双层大单、敷料包、5-0和6-0 Prolene线。

(2)肝素盐水(12 500U生理盐水稀释至1000ml)、鱼精蛋白、造影剂碘海醇100ml、溶栓剂尿激酶等。

(3)造影导管，5F和6F猪尾巴多侧孔导管。

(4)抗过敏药及抢救药物，如地塞米松、肾上腺素。

(5)手术在DSA监视下进行，术前1h开层流，调节温湿度备用。

六、手术方法及手术配合

胸主动脉夹层动脉瘤腔内隔绝术手术方法及手术配合见表21-3。

表21-3　胸主动脉夹层动脉瘤腔内隔绝术手术方法及手术配合

手术方法	手术配合
1. 手术切口	腹股沟韧带水平，沿股动脉做3～5cm纵切口
2. 手术野皮肤消毒	1%活力碘消毒皮肤3次，左上肢消毒上下超过一个关节，双侧腹股沟区，至大腿

续表

手术方法	手术配合
3. 造影、DSA 发射探头以无菌塑料套加以保护	严格无菌操作，Seldinger 方法穿刺左肘或肱动脉，沿导丝插入 5F 导管鞘，撤出导丝，经导管鞘旁路注入肝素溶液，预防血栓形成。经左肘动脉穿刺导鞘送入导丝至升主动脉，沿导丝送入猪尾巴导管，将导管定位于左锁骨下动脉开口，撤出导丝，行胸主动脉造影。在 DSA 监视器上标记夹层裂口
4. 显露股动脉。全身肝素化 1mg/kg，静脉推注	解剖股总动脉 3cm，穿过血管吊带。切开右侧股动脉，Seldinger 方法穿刺插入导丝至升主动脉。肝素化后 TALENT 导管沿导丝经股动脉导入降主动脉。控制性降压 70 ~ 80mmHg
5. 释放植入物	以输送器将带外鞘管的内支撑人工血管主体送入预定位置，固定内鞘管，退出外鞘管，推出移植物
6. 球囊扩张	TALENT 导管内附球囊扩张支架近远端，固定移植物
7. 再次造影	证实隔绝
8. 缝合股动脉	用血管针持 6-0 Prolene 缝合线
9. 缝合切口	同上

七、护理措施

同本章第一节护理措施。

（李　芳　高兴莲）

主要参考文献

侯桂华，辜小芳. 2012. 心血管介入治疗围术期安全护理. 北京：人民军医出版社，13～15
毛燕君，许秀芳，杨继金. 2007. 介入治疗护理学. 北京：人民军医出版社，148～153